骨科常见疾病诊治与处理

主编　丁建军　姜士刚　张和兴　张　铮
　　　仲吉军　孙延辉　郭志涛　杨顺杰

中国海洋大学出版社
·青岛·

图书在版编目（CIP）数据

骨科常见疾病诊治与处理 / 丁建军等主编. —青岛：
中国海洋大学出版社，2023.5
ISBN 978-7-5670-3504-1

Ⅰ．①骨… Ⅱ．①丁… Ⅲ．①骨疾病－常见病－诊疗
Ⅳ.①R68

中国国家版本馆CIP数据核字（2023）第088097号

出版发行	中国海洋大学出版社	
社　　址	青岛市香港东路23号	邮政编码　266071
出 版 人	刘文菁	
网　　址	http://pub.ouc.edu.cn	
电子信箱	369839221@qq.com	
订购电话	0532-82032573（传真）	
责任编辑	韩玉堂	电　　话　0532-85902349
印　　制	蓬莱利华印刷有限公司	
版　　次	2023年5月第1版	
印　　次	2023年5月第1次印刷	
成品尺寸	185 mm×260 mm	
印　　张	26	
字　　数	656千	
印　　数	1～1000	
定　　价	198.00元	

发现印装质量问题，请致电15865352991，由印刷厂负责调换。

编 委 会

◎ **主 编**　丁建军　姜士刚　张和兴　张　铮
　　　　　　仲吉军　孙延辉　郭志涛　杨顺杰

◎ **副主编**　苏道静　李禄松　高建峰　何桂松
　　　　　　王伟东　王　勇

◎ **编 委**（按姓氏笔画排序）

　　　　丁建军（山东省鱼台县人民医院）

　　　　王　勇（四川大学华西空港医院

　　　　　　　　成都市双流区第一人民医院）

　　　　王伟东（浙江中医药大学附属第二医院）

　　　　仲吉军（山东省安丘市中医院）

　　　　刘　磊（江苏省徐州医科大学附属沭阳医院）

　　　　孙延辉（山东省临清市人民医院）

　　　　苏道静（湖北省十堰市太和医院）

　　　　李禄松（贵州省遵义市播州区人民医院）

　　　　杨顺杰（四川大学华西医院）

　　　　何桂松（广东省广州医科大学附属第二医院）

　　　　张　铮（湖北省武汉大学人民医院）

　　　　张和兴（山东省胜利油田中心医院西郊康复医院）

　　　　姜士刚（山东省临清市人民医院）

　　　　高建峰（山东省菏泽市第三人民医院）

　　　　郭志涛（天津市西青医院）

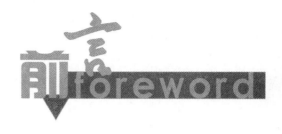

前言 foreword

　　近半个世纪以来,随着生产力的飞速发展和科学技术的不断进步,我国骨科学也获得了长足的进展。当今骨科学既沿袭了我国传统医学中有益的经验和科学的学术思想,又总结了近现代骨科名家的先进技术、方法和理论;同时吸收了现代科学技术发展的新成就。虽然新的治疗技术和内固定系统的出现,拓展了骨科的治疗领域,增加了骨科患者治疗方法的选择范围,提高了疾病的治疗效果,但是,只有严格掌握每项技术的理论基础、适应证、操作方法及其优缺点,才能使患者获得满意疗效。为了给骨科医师提供一部特色鲜明、系统而又全面的临床参考书,我们精心编写了《骨科常见疾病诊治与处理》一书,旨在全面总结防治各种骨伤及骨关节疾病的丰富经验和心得体会。

　　本书由长期从事骨科学临床研究,尤其是在临床一线工作的骨科医师共同编写。首先概述骨科学基础知识,然后就临床上常见的骨科多发病、常见病逐一展开,分别阐述了疾病的病因、发病机制、临床表现、相关检查、诊断与鉴别诊断、治疗与预后等,同时融入了骨科新观念、新理论、新技术、新经验在临床上的应用。本书内容丰富,讲述深入浅出,并具有科学性、权威性、简明性和实用性等特点,是一本全面反映骨科疾病最新科研成果的优秀书籍,对广大骨科医师的临床实践具有指导意义,也可供急诊科、外科及其他相关科室医务人员和医学院校师生参考使用。

　　本书编写时虽力求严谨,但由于编者水平有限,书中可能存在不足之处,恳请广大读者批评指正。

《骨科常见疾病诊治与处理》编委会

2022 年 12 月

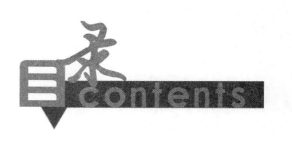

第一章

骨科学基础

第一节 骨组织细胞的功能

骨组织是一种特殊的结缔组织,是骨的结构主体,由数种细胞和大量钙化的细胞间质组成,钙化的细胞间质称为骨基质。骨组织的特点是细胞间质有大量骨盐沉积,即细胞间质矿化,使骨组织成为人体最坚硬的组织之一。

在活跃生长的骨中,有 4 种类型细胞:骨祖细胞、成骨细胞、骨细胞和破骨细胞。其中骨细胞最多,位于骨组织内部,其余 3 种均分布在骨质边缘。

一、骨祖细胞

骨祖细胞或称骨原细胞,是骨组织的干细胞,位于骨膜内。胞体小,呈不规则梭形,突起很细小。核椭圆形或细长形,染色质颗粒细而分散,故核染色浅。胞质少,呈嗜酸性或弱嗜碱性,含细胞器很少,仅有少量核糖体和线粒体。骨祖细胞着色浅淡,不易鉴别。骨祖细胞具有多分化潜能,可分化为成骨细胞、破骨细胞、成软骨细胞或成纤维细胞,分化取向取决于所处部位和所受刺激性质。骨祖细胞存在于骨外膜及骨内膜贴近骨质处,当骨组织生长或重建时,它能分裂分化成为骨细胞。骨祖细胞有两种类型:决定性骨祖细胞(DOPC)和诱导性骨祖细胞(IOPC)。DOPC位于或靠近骨的游离面上,如骨内膜和骨外膜内层、生长骨骺板的钙化软骨小梁上和骨髓基质内。在骨的生长期和骨内部改建或骨折修复以及其他形式损伤修复时,DOPC 很活跃,细胞分裂并分化为成骨细胞,具有蛋白质分泌细胞特征的细胞逐渐增多。IOPC 存在于骨骼系统以外,几乎普遍存在于结缔组织中。IOPC 不能自发地形成骨组织,但经适宜刺激,如骨形态发生蛋白(BMP)或泌尿道移行上皮细胞诱导物的作用,可形成骨组织。

二、成骨细胞

成骨细胞又称骨母细胞,是指能促进骨形成的细胞,主要来源于骨祖细胞。成骨细胞不但能分泌大量的骨胶原和其他骨基质,还能分泌一些重要的细胞因子和酶类,如基质金属蛋白酶、碱性磷酸酶、骨钙素、护骨素等,从而启动骨的形成过程,同时也通过这些因子将破骨细胞耦联起来,控制破骨细胞的生成、成熟及活化。常见于生长期的骨组织中,大都聚集在新形成的骨质表面。

（一）成骨细胞的形态与结构

骨形成期间，成骨细胞被覆骨组织表面，当成骨细胞生成基质时，被认为是活跃的。活跃的成骨细胞胞体呈圆形、锥形、立方形或矮柱状，通常单层排列。细胞侧面和底部出现突起，与相邻的成骨细胞及邻近的骨细胞以突起相连，连接处有缝隙连接。胞质强嗜碱性，与粗面内质网的核糖体有关。在粗面内质网上，镶嵌着圆形或细长形的线粒体，成骨细胞的线粒体具有清除胞质内钙离子的作用，同时也是能量的加工厂。某些线粒体含有一些小的矿化颗粒，沉积并附着在嵴外面，微探针分析表明这些颗粒有较高的钙、磷和镁的踪迹。骨的细胞常有大量的线粒体颗粒，可能是激素作用于细胞膜的结果。例如，甲状旁腺激素能引起进入细胞的钙增加，并随之有线粒体颗粒数目的增加。成骨细胞核大而圆，位于远离骨表面的细胞一端，核仁清晰。在核仁附近有一浅染区，高尔基复合体位于此区内。成骨细胞胞质呈碱性磷酸酶强阳性，可见许多 PAS 阳性颗粒，一般认为它是骨基质的蛋白多糖前身。当新骨形成停止时，这些颗粒消失，胞质碱性磷酸酶反应减弱，成骨细胞转变为扁平状，被覆于骨组织表面，其超微结构类似成纤维细胞。

（二）成骨细胞的功能

在骨形成非常活跃处，如骨折、骨痂及肿瘤或感染引起的新骨中，成骨细胞可形成复层堆积在骨组织表面。成骨细胞有活跃的分泌功能，能合成和分泌骨基质中的多种有机成分，包括Ⅰ型胶原蛋白、蛋白多糖、骨钙蛋白、骨粘连蛋白、骨桥蛋白、骨唾液酸蛋白等。因此认为其在细胞内合成过程与成纤维细胞或软骨细胞相似。成骨细胞还分泌胰岛素样生长因子Ⅰ、胰岛素样生长因子Ⅱ、成纤维细胞生长因子、白细胞介素-1 和前列腺素等，它们对骨生长均有重要作用。此外还分泌破骨细胞刺激因子、前胶原酶和胞质素原激活剂，它们有促进骨吸收的作用。因此，成骨细胞的主要功能概括起来有：①产生胶原纤维和无定形基质，即形成类骨质；②分泌骨钙蛋白、骨粘连蛋白和骨唾液酸蛋白等非胶原蛋白，促进骨组织的矿化；③分泌一些细胞因子，调节骨组织形成和吸收。成骨细胞不断产生新的细胞间质，并经过钙化形成骨质，成骨细胞逐渐被包埋在其中。此时，细胞内的合成活动停止，胞质减少，胞体变形，即成为骨细胞。总之，成骨细胞是参与骨生成、生长、吸收及代谢的关键细胞。

1.成骨细胞分泌的酶类

(1)碱性磷酸酶(ALP)：成熟的成骨细胞能产生大量的 ALP。由成骨细胞产生的 ALP 称为骨特异性碱性磷酸酶(BALP)，它以焦磷酸盐为底物，催化无机磷酸盐的水解，从而降低焦磷酸盐浓度，有利于骨的矿化。在血清中可以检测到 4 种不同的 ALP 同分异构体，这些异构体都能作为代谢性骨病的诊断标志，但各种异构体是否与不同类型的骨质疏松症(绝经后骨质疏松症、老年性骨质疏松症，以及半乳糖血症、乳糜泻、肾性骨营养不良等引起的继发性骨质疏松症)相关，尚有待于进一步研究。

(2)组织型谷氨酰胺转移酶(tTGs)：谷氨酰胺转移酶是在组织和体液中广泛存在的一组多功能酶类，具有钙离子依赖性。虽然其并非由成骨细胞专一产生，但在骨的矿化中有非常重要的作用。成骨细胞主要分泌组织型谷氨酰胺转移酶，处于不同阶段或不同类型的成骨细胞，其胞质内的谷氨酰胺转移酶含量是不一样的。tTGs 能促进细胞的黏附、细胞播散、细胞外基质的修饰，同时也在细胞凋亡、损伤修复、骨矿化进程中起着重要作用。成骨细胞分泌的 tTGs，以许多细胞外基质为底物，促进各种基质的交联，其最主要的底物为纤连蛋白和骨桥素。tTGs 的活化依赖钙离子，即在细胞外钙离子浓度升高的情况下，才能催化纤连蛋白与骨桥素的自身交联。由于钙离子和细胞外基质成分是参与骨矿化最主要的物质,在继发性骨质疏松症和乳糜泻患者的血液中,也可检测到以 tTGs 为自身抗原的自身抗体,因而 tTGs 在骨的矿化中肯定发挥着极其重要的作用。

(3)基质金属蛋白酶(MMP):是一类锌离子依赖性的蛋白水解酶类,主要功能是降解细胞外基质,同时也参与成骨细胞功能与分化的信号转导。

2.成骨细胞分泌的细胞外基质

成熟的成骨细胞分泌大量的细胞外基质,也称为类骨质,包括各种胶原和非胶原蛋白。

(1)骨胶原:成骨细胞分泌的细胞外基质中大部分为胶原,其中主要为Ⅰ型胶原,占 ECM 的90%以上。约占 10%为少量Ⅲ型、Ⅴ型和Ⅹ型胶原蛋白及多种非胶原蛋白。Ⅰ型胶原蛋白主要构成矿物质沉积和结晶的支架,羟磷灰石在支架的网状结构中沉积。Ⅲ型胶原和Ⅴ型胶原能调控胶原纤维丝的直径,使胶原纤维丝不致过分粗大,而Ⅹ型胶原纤维主要是作为Ⅰ型胶原的结构模型。

(2)非胶原蛋白:成骨细胞分泌的各种非胶原成分如骨桥素、骨涎蛋白、纤连蛋白和骨钙素等在骨的矿化、骨细胞的分化中起重要的作用。

3.成骨细胞的凋亡

凋亡的成骨细胞经历增殖、分化、成熟、矿化等阶段后,被矿化骨基质包围或附着于骨基质表面,逐步趋向凋亡或变为骨细胞、骨衬细胞。成骨细胞的这一凋亡过程是维持骨的生理平衡所必需的。和其他细胞凋亡途径一样,成骨细胞的凋亡途径也包括线粒体激活的凋亡途径和死亡受体激活的凋亡途径,最终导致成骨细胞核的碎裂、DNA 的有控降解、细胞皱缩、膜的气泡样变等。由于成骨细胞上存在肿瘤坏死因子受体,且在成骨细胞的功能发挥中起着重要作用,因此推测成骨细胞主要可能通过死亡受体激活的凋亡途径而凋亡。细胞因子、细胞外基质和各种激素都能诱导或组织成骨细胞的凋亡。骨形态生成蛋白(BMP)被确定为四肢骨指间细胞凋亡的关键作用分子。此外,甲状旁腺激素、糖皮质激素、性激素等对成骨细胞的凋亡均有调节作用。

三、骨细胞

骨细胞是骨组织中的主要细胞,埋于骨基质内,细胞体所在的腔隙称骨陷窝,每个骨陷窝内仅有一个骨细胞胞体。骨细胞的胞体呈扁卵圆形,有许多细长的突起,这些细长的突起伸进骨陷窝周围的小管内,此小管即骨小管。

(一)骨细胞的形态

骨细胞的结构和功能与其成熟度有关。刚转变的骨细胞位于类骨质中,它们的形态结构与成骨细胞非常近似。胞体为扁椭圆形,位于比胞体大许多的圆形骨陷窝内。突起多而细,通常各自位于一个骨小管中,有的突起还有少许分支。核呈卵圆形,位于胞体的一端,核内有一个核仁,染色质贴附核膜分布。HE 染色时胞质嗜碱性,近核处有一浅染区。胞质呈碱性磷酸酶阳性,还有 PAS 阳性颗粒,一般认为这些颗粒是有机基质的前身物。较成熟的骨细胞位于矿化的骨质浅部,其胞体也呈双凸扁椭圆形,但体积小于年幼的骨细胞。核较大,呈椭圆形,居胞体中央,在 HE 染色时着色较深,仍可见有核仁。胞质相对较少,HE 染色呈弱嗜碱性,甲苯胺蓝着色甚浅。

电镜下其粗面内质网较少,高尔基复合体较小,少量线粒体分散存在,游离核糖体也较少。

成熟的骨细胞位于骨质深部,胞体比原来的成骨细胞缩小约 70%,核质比例增大,胞质易被甲苯胺蓝染色。电镜下可见一定量的粗面内质网和高尔基复合体,线粒体较多,此外尚可见溶酶体。线粒体中常有电子致密颗粒,与破骨细胞的线粒体颗粒相似,现已证实,这些颗粒是细胞内的无机物,主要是磷酸钙。成熟骨细胞最大的变化是形成较长突起,其直径为 85~100 nm,为骨小管直径的 1/4~1/2。相邻骨细胞的突起端对端地相互连接,或以其末端侧对侧地相互贴附,其间有缝隙连接。成熟的骨细胞位于骨陷窝和骨小管的网状通道内。骨细胞最大的特征是细胞突起在骨小管内伸展,与相邻的骨细胞连接,深部的骨细胞由此与邻近骨表面的骨细胞突起和骨小管相互连接和通连,构成庞大的网样结构。骨陷窝-骨小管-骨陷窝组成细胞外物质运输通道,是骨组织通向外界的唯一途径,深埋于骨基质内的骨细胞正是通过该通道运输营养物质和代谢产物。而骨细胞-缝隙连接-骨细胞形成细胞间信息传递系统,是骨细胞间直接通讯的结构基础。据测算,成熟骨细胞的胞体及其突起的总表面积占成熟骨基质总表面积的 90% 以上,这对骨组织液与血液之间经细胞介导的无机物交换起着重要作用。骨细胞的平均寿命为 25 年。

(二)骨细胞的功能

1.骨细胞性溶骨和骨细胞性成骨

大量研究表明,骨细胞可能主动参加溶骨过程,并受甲状旁腺激素、降钙素和维生素 D_3 的调节及机械性应力的影响。Belanger 发现骨细胞具有释放枸橼酸、乳酸、胶原酶和溶解酶的作用。溶解酶会引起骨细胞周围的骨吸收,他把这种现象称之为骨细胞性骨溶解。骨细胞性溶骨表现为骨陷窝扩大,陷窝壁粗糙不平。骨细胞性溶骨也可类似破骨细胞性骨吸收,使骨溶解持续地发生在骨陷窝的某一端,从而使多个骨陷窝融合。当骨细胞性溶骨活动结束后,成熟骨细胞又可在较高水平的降钙素作用下进行继发性骨形成,使骨陷窝壁增添新的骨基质。生理情况下,骨细胞性溶骨和骨细胞性成骨是反复交替的,即平时维持骨基质的成骨作用,在机体需提高血钙量时,又可通过骨细胞性溶骨活动从骨基质中释放钙离子。

2.参与调节钙、磷平衡

现已证实,骨细胞除了通过溶骨作用参与维持血钙、磷平衡外,骨细胞还具有转运矿物质的能力。成骨细胞膜上有钙泵存在,骨细胞可能通过摄入和释放 Ca^{2+} 和 P^{3+},并可通过骨细胞相互间的网状连接结构进行离子交换,参与调节 Ca^{2+} 和 P^{3+} 的平衡。

3.感受力学信号

骨细胞遍布骨基质内并构成庞大的网状结构,成为感受和传递应力信号的结构基础。

4.合成细胞外基质

成骨细胞被基质包围后,逐渐转变为骨细胞,其合成细胞外基质的细胞器逐渐减少,合成能力也逐渐减弱。但是,骨细胞还能合成极少部分行使功能和生存所必需的基质,骨桥蛋白、骨连接蛋白及 I 型胶原在骨的黏附过程中起着重要作用。

四、破骨细胞

(一)破骨细胞的形态

1.光镜特征

破骨细胞是多核巨细胞,细胞直径可达 50 μm 以上,胞核的大小和数目有很大的差异,15~20 个不等,直径为 10~100 μm。核的形态与成骨细胞、骨细胞的核类似,呈卵圆形,染色质颗粒细小,着色较浅,有 1~2 个核仁。在常规组织切片中,胞质通常为嗜酸性;但在一定 pH 下,用碱性染料染色,胞质呈弱嗜碱性,即破骨细胞具嗜双色性。胞质内有许多小空泡。破骨细胞的数量较少,约为成骨细胞的1‰,细胞无分裂能力。破骨细胞具有特殊的吸收功能,从事骨的吸收活动。破骨细胞常位于骨组织吸收处的表面,在吸收骨基质的有机物和矿物质的过程中,造成基质表面不规则,形成近似细胞形状的凹陷称吸收陷窝。

2.电镜特征

功能活跃的破骨细胞具有明显的极性,电镜下分为4个区域,紧贴骨组织侧的细胞膜和胞质分化成皱褶缘区和亮区。

(1)皱褶缘区:此区位于吸收腔深处,是破骨细胞表面高度起伏不平的部分,光镜下似纹状缘,电镜观察是由内陷很深的质膜内褶组成,呈现大量的叶状突起或指状突起,粗细不均,远侧端可膨大,并常分支互相吻合,故名皱褶缘。ATP酶和酸性磷酸酶沿皱褶缘细胞膜分布。皱褶缘细胞膜的胞质面有非常细小的鬃毛状附属物,长为 $15\sim20$ nm,间隔约 20 nm,致使该处细胞膜比其余部位细胞膜厚。突起之间有狭窄的细胞外裂隙,其内含有组织液及溶解中的羟基磷灰石、胶原蛋白和蛋白多糖分解形成的颗粒。

(2)亮区或封闭区:环绕于皱褶缘区周围,微微隆起,平整的细胞膜紧贴骨组织,好像一堵环行围堤,包围皱褶缘区,使皱褶缘区密封与细胞外间隙隔绝,造成一个特殊的微环境。因此将这种环行特化的细胞膜和细胞质称为封闭区。切面上可见两块封闭区位于皱褶缘区两侧。封闭区有丰富的肌动蛋白微丝,但缺乏其他细胞器。电镜下观察封闭区电子密度低,故又称亮区。破骨细胞若离开骨组织表面,皱褶缘区和亮区均消失。

(3)小泡区:此区位于皱褶缘的深面,内含许多大小不一、电子密度不等的膜被小泡和大泡。小泡数量多,为致密球形,小泡是初级溶酶体或内吞泡或次级溶酶体,直径为 $0.2\sim0.5$ μm。大泡数目少,直径为 $0.5\sim3$ μm,其中有些大泡对酸性磷酸酶呈阳性反应。小泡区还有许多大小不一的线粒体。

(4)基底区:位于亮区和小泡区的深面,是破骨细胞远离骨组织侧的部分。细胞核聚集在该处,胞核之间有一些粗面内质网、发达的高尔基复合体和线粒体,还有与核数目相对应的中心粒,很多双中心粒聚集在一个大的中心粒区。破骨细胞膜表面有丰富的降钙素受体和亲玻粘连蛋白或称细胞外粘连蛋白受体等,参与调节破骨细胞的活动。破骨细胞表型的标志是皱褶缘区和亮区,以及溶酶体内的抗酒石酸酸性磷酸酶(TRAP),细胞膜上的ATP酶和降钙素受体,以及降钙素反应性腺苷酸环化酶活性。近年来的研究发现,破骨细胞含有固有型一氧化氮合酶(cNOS)和诱导型一氧化氮合酶(iNOS),用NADPH-黄递酶组化染色,破骨细胞呈强阳性,这种酶是NOS活性的表现。

(二)破骨细胞的功能

破骨细胞在吸收骨质时具有将基质中的钙离子持续转移至细胞外液的特殊功能。骨吸收的最初阶段是羟磷灰石的溶解,破骨细胞移动活跃,细胞能分泌有机酸,使骨矿物质溶解和羟基磷灰石分解。在骨的矿物质被溶解吸收后,接下来就是骨的有机物质的吸收和降解。破骨细胞可分泌多种蛋白分解酶,主要包括半胱氨酸蛋白酶(CP)和基质金属蛋白酶(MMP)两类。有机质经蛋白水解酶水解后,在骨的表面形成Howships陷窝。在整个有机质和无机矿物质的降解过程中,破骨细胞与骨的表面是始终紧密结合的。此外,破骨细胞能产生一氧化氮(NO),NO对骨吸收具有抑制作用,与此同时破骨细胞数量也减少。

(张和兴)

第二节 骨 的 基 质

骨的基质简称骨质,即钙化的骨组织的细胞外基质。骨基质含水较少,仅占骨重量的8%～9%。骨基质由有机质和无机质两种成分构成。

一、无机质

无机质即骨矿物质,又称骨盐,占干骨重量的65%～75%,其中95%是固体钙和磷,无定形的钙-磷固体在嫩的、新形成的骨组织中较多(40%～50%),在老的、成熟的骨组织中少(25%～30%)。骨矿物质大部分以无定形的磷酸钙和结晶的羟基磷灰石[$Ca_{10}(PO_4)_6(OH)_5$]的形式分布于有机质中。无定形磷酸钙是最初沉积的无机盐,以非晶体形式存在,占成人骨无机质总量的20%～30%。无定形磷酸钙继而组建成结晶的羟基磷灰石。电镜下观察,羟基磷灰石结晶呈柱状或针状,长为20～40 nm,宽为2～3 nm。经X线衍射法研究表明,羟基磷灰石结晶体大小很不相同,体积为(2.5～5)nm×40 nm×(20～35)nm。结晶体体积虽小,但密度极大,每克骨盐含1 016个结晶体,故其表面积甚大,可达100 m^2。它们位于胶原纤维表面和胶原纤维之间,沿纤维长轴以60～70 nm的间隔规律地排列。在液体中的结晶体被一层水包围形成一层水化壳,离子只有通过这层物质才能达到结晶体表面,有利于细胞外液与结晶体进行离子交换。羟基磷灰石主要由钙、磷酸根和羟基结合而成。结晶体还吸附许多其他矿物质,如镁、钠、钾和一些微量元素,包括锌、铜、锰、氟、铅、锶、铁、铝、镭等。因此,骨是钙、磷和其他离子的储存库。这些离子可能位于羟基磷灰石结晶的表面,或能置换晶体中的主要离子,或者两者同时存在。

骨骼中的矿物质晶体与骨基质的胶原纤维之间存在十分密切的物理-化学和生物化学-高分子化学结构功能关系。正常的羟磷灰石形如长针状,大小较一致,有严格的空间定向,如果羟磷灰石在骨矿化前沿的定点与排列紊乱,骨的矿化即可发生异常,同时也使基质的生成与代谢异常。

二、有机质

有机质包括胶原纤维和无定形基质(蛋白多糖、脂质,特别是磷脂类)。

(一)胶原纤维

胶原纤维是一种结晶纤维蛋白原,被包埋在含有钙盐的基质中。在有机质中胶原纤维占90%,人体的胶原纤维大约50%存在于骨组织。构成骨胶原纤维的化学成分主要是Ⅰ型胶原,占骨总重量的30%,还有少量Ⅴ型胶原,占骨总重量的1.5%。在病理情况下,可出现Ⅲ型胶原。骨的胶原纤维与结缔组织胶原纤维的形态结构基本相同,分子结构为3条多肽链,每条含有1 000多个氨基酸,交织呈绳状,故又称三联螺旋结构。胶原纤维的直径为50～70 nm,具有64 nm周期性横纹。Ⅰ型胶原由20多种氨基酸组成,其中甘氨酸约占33%,脯氨酸和羟脯氨酸约占25%。骨的胶原纤维和其他胶原蛋白的最大不同在于它在稀酸液中不膨胀,也不溶解于可溶解其他胶原的溶剂中,如中性盐和稀酸溶液等。骨的胶原纤维具有这些特殊的物理性能,是由于骨Ⅰ型胶原蛋白分子之间有较多的分子间交联。骨胶原与羟磷灰石结晶结合,形成了抗挤压和抗拉扭很强的骨组织。随着骨代谢不断进行,胶原蛋白也不断降解和合成。胶原的功能是使各种组织和器官具有强度完整性,1 mm 直径的胶原可承受 10～40 kg 的力。骨质含的胶原细纤维普遍呈平行排列,扫描电镜下胶原细纤维分支,形成连接错综的网状结构。

(二)无定形基质

无定形基质仅占有机质的 10% 左右,是一种没有固定形态的胶状物,主要成分是蛋白多糖和蛋白多糖复合物,后者由蛋白多糖和糖蛋白组成。

蛋白多糖类占骨有机物的 4%～5%,由一条复杂的多肽链组成,还有几个硫酸多糖侧链与其共价连接。多糖部分为氨基葡聚糖,故 PAS 反应阳性,某些区域呈弱的异染性。尽管骨有机质中存在氨基葡聚糖,但由于含有丰富的胶原蛋白,骨组织切片染色呈嗜酸性。还有很少脂质,占干骨重 0.1%,主要为磷脂类、游离脂肪酸和胆固醇等。

无定形基质含有许多非胶原蛋白,占有机物的 0.5%,近年来已被分离出来的主要有以下几种。

1.骨钙蛋白

骨钙蛋白或称骨钙素,骨钙蛋白是骨基质中含量最多的非胶原蛋白,在成人骨中约占非胶原蛋白总量的 20%,占骨基质蛋白质的 1%～2%。它是一种依赖维生素 K 的蛋白质,由 47～351 个氨基酸残基组成的多肽,其中的 2～3 个氨基酸残基中含有 γ-羧基谷氨酸残基(GIA)链,相对分子质量为 5 900。一般认为骨钙蛋白对羟基磷灰石有很高亲和力,在骨组织矿化过程中,能特异地与骨羟基磷灰石结晶结合,主要通过侧链 GIA 与晶体表面的 Ca^{2+} 结合,每克分子骨钙蛋白能结合 2～3 mol 的 Ca^{2+},从而促进骨矿化过程。骨钙蛋白对成骨细胞和破骨细胞前体有趋化作用,并可能在破骨细胞的成熟及活动中起作用。骨钙蛋白还可能控制骨 Ca^{2+} 的进出,影响肾小管对 Ca^{2+} 的重吸收,提示它参与调节体内钙的平衡。当成骨细胞受 $1,25-(OH)_2D_3$ 刺激,可产生骨钙蛋白。此外,肾、肺、脾、胰和胎盘的一些细胞也能合成骨钙蛋白。

骨钙素的表达受许多激素、生长因子和细胞因子的调节。上调骨钙素表达的因子主要是 $1,25-(OH)_2D_3$,而下调其表达的因子有糖皮质激素、TGF-B、PGE2、IL-2、TNF-A、IL-10、铅元素和机械应力等。

2.骨桥蛋白

骨桥蛋白(OPN)又称骨唾液酸蛋白 I(BSP I),分泌性磷蛋白,是一种非胶原蛋白,主要由成骨性谱系细胞和活化型 T 淋巴细胞表达,存在于骨组织、外周血液和某些肿瘤中。OPN 分子大约由 300 个氨基酸残基组成,分子量为 44～375 ku,其突出的结构特点是含有精氨酸-甘氨酸-天冬氨酸(RGD)基序。骨桥蛋白具有 9 个天冬氨酸的区域,该处是同羟基磷灰石相互作用的部位,故对羟基磷灰石有很高的亲和力。骨桥蛋白浓集在骨形成的部位、软骨成骨的部位和破骨细胞同骨组织相贴部位,它是成骨细胞和破骨细胞黏附的重要物质,是连接细胞与基质的桥梁。骨桥蛋白不仅由成骨细胞产生,破骨细胞也表达骨桥蛋白 mRNA,表明破骨细胞也能合成骨桥蛋白。此外,成牙质细胞、软骨细胞、肾远曲小管上皮细胞,以及胎盘、神经组织及骨髓瘤的细胞也分泌骨桥蛋白。

OPN 能与骨组织的其他组分结合,形成骨代谢的调节网络。破骨细胞中的 OPN 与 $CD_{44}/\alpha V\beta_3$ 受体形成复合物,可促进破骨细胞的移行。

3.骨唾液酸蛋白

骨唾液酸蛋白又称骨唾液酸蛋白 II(BSP II)是酸性磷蛋白,相对分子质量为 7 000 kD,

40%～50%由碳水化合物构成,13%～14%为唾液酸,有30%的丝氨酸残基磷酸化。BSPⅡ在骨中占非胶原蛋白总量的约15%。BSPⅡ的功能是支持细胞黏附,对羟基磷灰石有很高的亲和力,具有介导基质矿化作用。它由成骨细胞分泌。

4.骨酸性糖蛋白-75

骨酸性糖蛋白-75(BAG-75)含有30%的强酸残基、8%的磷酸,是酸性磷蛋白,相对分子质量为75 000 kD。它存在于骨骺板中,其功能与骨桥蛋白和BSPⅡ一样,对羟基磷灰石有很强的亲和力,甚至比它们还大。

5.骨粘连蛋白

骨粘连蛋白或称骨连接素它是一种磷酸化糖蛋白,由303个氨基酸残基组成,相对分子质量为32 000 kD,其氨基酸末端具有强酸性,有12个低亲和力的钙结合位点和一个以上高亲和力的钙结合位点。骨粘连蛋白能同钙和磷酸盐结合,促进矿化过程。能使Ⅰ型胶原与羟基磷灰石牢固地结合,它与钙结合后引起本身分子构型变化。如果有钙螯合剂,骨粘连蛋白即丧失其选择性结合羟基磷灰石能力。骨粘连蛋白在骨组织中含量很高,由成骨细胞产生。但一些非骨组织也存在骨粘连蛋白,如软骨细胞、皮肤的成纤维细胞、肌腱的腱细胞、消化道上皮细胞及成牙质细胞也可产生。骨连接蛋白还与Ⅰ型、Ⅲ型和Ⅴ型胶原及与血小板反应素-1结合,并增加纤溶酶原活化抑制因子-1的合成。骨连接蛋白可促进牙周组织MMP-2的表达,同时还通过OPG调节破骨细胞的形成。

6.钙结合蛋白

钙结合蛋白是一种维生素D依赖蛋白,存在于成骨细胞、骨细胞和软骨细胞胞质的核糖体和线粒体上,成骨细胞和骨细胞突起内及细胞外基质小泡内也有钙结合蛋白,表明钙结合蛋白沿突起传递,直至细胞外基质小泡。所以,钙结合蛋白是一种钙传递蛋白,基质小泡内的钙结合蛋白在矿化过程中起积极作用。此外,钙结合蛋白还存在于肠、子宫、肾和肺等,体内分布较广。

7.纤连蛋白

纤连蛋白主要由发育早期的成骨细胞表达,以二聚体形式存在,分子量约400 ku,两个亚基中含有与纤维蛋白、肝素等的结合位点,亦可与明胶、胶原、DNA、细胞表面物质等结合。纤连蛋白主要由成骨细胞合成,主要功能是调节细胞黏附。成骨细胞的发育和功能有赖于细胞外基质的作用,基质中的黏附受体将细胞外基质与成骨细胞的细胞骨架连接起来,二氢睾酮可影响细胞外基质中纤连蛋白及其受体的作用,刺激纤连蛋白及其受体ALP、OPG的表达。

(张和兴)

第三节 骨 的 种 类

一、解剖分类

成人有206块骨,可分为颅骨、躯干骨和四肢骨3个部分。前两者也称为中轴骨。按形态骨可分为4类。

(一)长骨

长骨呈长管状,分布于四肢。长骨分一体两端,体又称骨干,内有空腔称髓腔,容纳骨髓。体表面有1~2个主要血管出入的孔,称滋养孔。两端膨大称为骺,具有光滑的关节面,活体时被关节软骨覆盖。骨干与骺相邻的部分称为干骺端,幼年时保留一片软骨,称为骺软骨。通过骺软骨的软骨细胞分裂繁殖和骨化,长骨不断加长。成年后,骺软骨骨化,骨干与骺融合为一体,原来骺软骨部位形成骺线。

(二)短骨

形似立方体,往往成群地联结在一起,分布于承受压力较大而运动较复杂的部位,如腕骨。

(三)扁骨

呈板状,主要构成颅腔、胸腔和盆腔的壁,以保护腔内器官,如颅盖骨和肋骨。

(四)不规则骨

形状不规则,如椎骨。有些不规则骨内具有含气的腔,称含气骨。

二、组织学类型

骨组织根据其发生的早晚、骨细胞和细胞间质的特征及其组合形式,可分为未成熟的骨组织和成熟的骨组织。前者为非板层骨,后者为板层骨。胚胎时期最初形成的骨组织和骨折修复形成骨痂,都属于非板层骨,除少数几处外,它们或早或迟被以后形成的板层骨所取代。

(一)非板层骨

非板层骨又称为初级骨组织。可分两种,一种是编织骨,另一种是束状骨。编织骨比较常见,其胶原纤维束呈编织状排列,因而得名。胶原纤维束的直径差异很大,但粗大者居多,最粗直径达13 μm,因此又有粗纤维骨之称。编织骨中的骨细胞分布和排列方向均无规律,体积较大,形状不规则,按骨的单位容积计算,其细胞数量约为板层骨的4倍。编织骨中的骨细胞代谢比板层骨的细胞活跃,但前者的溶骨活动往往是区域性的。在出现骨细胞溶骨的一些区域内,相邻的骨陷窝同时扩大,然后合并,形成较大的无血管性吸收腔,使骨组织出现较大的不规则囊状间隙,这种吸收过程是清除编织骨以被板层骨取代的正常生理过程。编织骨中的蛋白多糖等非胶原蛋白含量较多,故基质染色呈嗜碱性。若骨盐含量较少,则X线更易透过。编织骨是未成熟骨或原始骨,一般出现在胚胎、新生儿、骨痂和生长期的干骺区,以后逐渐被板层骨取代,但到青春期才取代完全。在牙床、近颅缝处、骨迷路、腱或韧带附着处,仍终身保存少量编织骨,这些编织骨往往与板层骨掺杂存在。某些骨骼疾病,如畸形性骨炎、氟中毒、原发性甲状旁腺功能亢进引起的囊状纤维性骨炎、肾病性骨营养不良和骨肿瘤等,都会出现编织骨,并且最终可能在患者骨中占绝对优势。束状骨比较少见,也属粗纤维骨。它与编织骨的最大差异是胶原纤维束平行排列,骨细胞分布于相互平行的纤维束之间。

(二)板层骨

板层骨又称次级骨组织,它以胶原纤维束高度有规律地成层排列为特征。胶原纤维束一般较细,因此又有细纤维骨之称。细纤维束直径通常为2~4 μm,它们排列成层,与骨盐和有机质结合紧密,共同构成骨板。同一层骨板内的纤维大多是相互平行的,相邻两层骨板的纤维层则呈交叉方向。骨板的厚薄不一,一般为3~7 μm。骨板之间的矿化基质中很少存在胶原纤维束,仅有少量散在的胶原纤维。骨细胞一般比编织骨中的细胞小,胞体大多位于相邻骨板之间的矿化基质中,但也有少数散在于骨板的胶原纤维层内。骨细胞的长轴基本与胶原纤维的长轴平行,显示了有规律的排列方向。

在板层骨中,相邻骨陷窝的骨小管彼此通连,构成骨陷窝-骨小管-骨陷窝通道网。由于骨浅部骨陷窝的部分骨小管开口于骨的表面,而骨细胞的胞体和突起又未充满骨陷窝和骨小管,因此该通道内有来自骨表面的组织液。通过骨陷窝-骨小管-骨陷窝通道内的组织液循环,既保证了骨细胞的营养,又保证了骨组织与体液之间的物质交换。若骨板层数过多,骨细胞所在位置与血管的距离超过 300 μm,则不利于组织液循环,其结果往往导致深层骨细胞死亡。一般认为,板层骨中任何一个骨细胞所在的位置与血管的距离均在 300 μm 以内。

板层骨中的蛋白多糖复合物含量比编织骨少,骨基质染色呈嗜酸性,与编织骨的染色形成明显的对照。板层骨中的骨盐与有机质的关系十分密切,这也是与编织骨的差别之一。板层骨的组成成分和结构的特点,赋予板层骨抗张力强度高、硬度强的特点;而编织骨的韧性较大,弹性较好。编织骨和板层骨都参与松质骨和密质骨的构成。

(仲吉军)

第四节　骨的组织结构

人体的 206 块骨,分为多种类型,其中以长骨的结构最为复杂。长骨由骨干和骨骺两部分构成,表面覆有骨膜和关节软骨。典型的长骨,如股骨和肱骨,其骨干为一厚壁而中空的圆柱体,中央是充满骨髓的大骨髓腔。长骨由密质骨、松质骨和骨膜等构成。密质骨为松质骨质量的 4 倍,但松质骨代谢却为密质骨的 8 倍,这是因为松质骨具有大量表面积,为细胞活动提供了条件。松质骨一般存在于骨干端、骨骺和如椎骨的立方形骨中,松质骨内部的板层或杆状结构形成了沿着机械压力方向排列的三维网状构架。松质骨承受着压力和应变张力的合作用,但压力负荷仍是松质骨承受的主要负载形式。密质骨组成长骨的骨干,承受弯曲、扭转和压力载荷。长骨骨干除骨髓腔面有少量松质骨外,其余均为密质骨。骨干中部的密质骨最厚,越向两端越薄。

一、密质骨

骨干主要由密质骨构成,内侧有少量松质骨形成的骨小梁。密质骨在骨干的内外表层形成环骨板,在中层形成哈弗斯系统和间骨板。骨干中有与骨干长轴几乎垂直走行的穿通管,内含血管、神经和少量疏松结缔组织,结缔组织中有较多骨祖细胞;穿通管在骨外表面的开口即为滋养孔。

（一）环骨板
环骨板是指环绕骨干外、内表面排列的骨板,分别称为外环骨板和内环骨板。
1.外环骨板
外环骨板厚,居骨干的浅部,由数层到十多层骨板组成,比较整齐地环绕骨干平行排列,其表面覆盖骨外膜。骨外膜中的小血管横穿外环骨板深入骨质中。贯穿外环骨板的血管通道称穿通管或福尔克曼管,其长轴几乎与骨干的长轴垂直。通过穿通管,营养血管进入骨内,和纵向走行的中央管内的血管相通。

2.内环骨板

内环骨板居骨干的骨髓腔面,仅由少数几层骨板组成,不如外环骨板平整。内环骨板表面衬以骨内膜,后者与被覆于松质骨表面的骨内膜相连续。内环骨板中也有穿通管穿行,管中的小血管与骨髓血管通连。从内、外环骨板最表层骨陷窝发出的骨小管,一部分伸向深层,与深层骨陷窝的骨小管通连;一部分伸向表面,终止于骨和骨膜交界处,其末端是开放的。

(二)哈弗斯骨板

哈弗斯骨板介于内、外环骨板之间,是骨干密质骨的主要部分,它们以哈弗斯管为中心呈同心圆排列,并与哈弗斯管共同组成哈弗斯系统。哈弗斯管也称中央管,内有血管、神经及少量结缔组织。长骨骨干主要由大量哈弗斯系统组成,所有哈弗斯系统的结构基本相同,故哈弗斯系统又有骨单位之称。

骨单位为厚壁的圆筒状结构,其长轴基本上与骨干的长轴平行,中央有一条细管称中央管,围绕中央管有 5～20 层骨板呈同心圆排列,宛如层层套入的管鞘。改建的骨单位不总是呈单纯的圆柱形,可有许多分支互相吻合,具有复杂的立体构型。因此,可以见到由同心圆排列的骨板围绕斜形的中央管。中央管之间还有斜形或横形的穿通管互相连接,但穿通管周围没有同心圆排列的骨板环绕,据此特征可区别穿通管与中央管。哈弗斯骨板一般为 5～20 层,故不同骨单位的横断面积大小不一。每层骨板的平均厚度为 3 μm。

骨板中的胶原纤维绕中央管呈螺旋形行走,相邻骨板中胶原纤维互成直角关系。有人认为,骨板中的胶原纤维的排列是多样性的,并根据胶原纤维的螺旋方向,将骨单位分为 3 种类型:Ⅰ型,所有骨板中的胶原纤维均以螺旋方向为主;Ⅱ型,相邻骨板的胶原纤维分别呈纵行和环行;Ⅲ型,所有骨板的胶原纤维以纵行为主,其中掺以极少量散在的环行纤维。不同类型骨单位的机械性能有所不同,其压强和弹性系数以横形纤维束为主的骨单位最大,以纵行纤维束为主的骨单位最小。每个骨单位最内层骨板表面均覆以骨内膜。

中央管长度为 3～5 mm,中央管的直径因各骨单位而异,差异很大,平均为 300 μm,内壁衬附一层结缔组织,其中的细胞成分随着每一骨单位的活动状态而各有不同。在新生的骨质内多为骨祖细胞,被破坏的骨单位则有破骨细胞。骨沉积在骨外膜或骨内膜沟表面形成的骨单位,或在松质骨骨骼内形成的骨单位,称为初级骨单位。中央管被同心圆骨板柱围绕,仅有几层骨板。初级骨单位常见于未成熟骨,如幼骨,特别是胚胎骨和婴儿骨,随着年龄增长,初级骨单位也相应减少。次级骨单位与初级骨单位相似,是初级骨单位经改建后形成的。次级骨单位或称继发性哈弗斯系统,有一黏合线,容易辨认,并使其与邻近的矿化组织分开来。

中央管中通行的血管不一致。有的中央管中只有一条毛细血管,其内皮有孔,胞质中可见吞饮小泡,包绕内皮的基膜内有周细胞。有的中央管中有两条血管,一条是小动脉,或称毛细血管前微动脉,另一条是小静脉。骨单位的血管彼此通连,并与穿通管中的血管交通。在中央管内还可见到细的神经纤维,与血管伴行,大多为无髓神经纤维,偶可见有髓神经纤维,这些神经主要由分布在骨外膜的神经纤维构成。

(三)间骨板

间骨板位于骨单位之间或骨单位与环骨板之间,大小不等,呈三角形或不规则形,也由平行排列骨板构成,大都缺乏中央管。间骨板与骨单位之间有明显的黏合线分界。间骨板是骨生长和改建过程中哈弗斯骨板被溶解吸收后的残留部分。

在以上 3 种结构之间,以及所有骨单位表面都有一层黏合质,呈强嗜碱性,为骨盐较多而胶原纤维较少的骨质,在长骨横断面上呈折光较强的轮廓线,称黏合线。伸向骨单位表面的骨小管,都在黏合线处折返,不与相邻骨单位的骨小管连通。因此,同一骨单位内的骨细胞都接受来自其中央管的营养供应。

二、松质骨

长骨两端的骨骺主要由松质骨构成,仅表面覆以薄层密质骨。松质骨的骨小梁粗细不一,相互连接而成拱桥样结构,骨小梁的排列配布方向完全符合机械力学规律。骨小梁也由骨板构成,但层次较薄,一般不显骨单位,在较厚的骨小梁中,也能看到小而不完整的骨单位。例如,股骨上端、股骨头和股骨颈处的骨小梁排列方向,与其承受的压力和张力曲线大体一致;而股骨下端和胫骨上、下端,由于压力方向与它们的长轴一致,故骨小梁以垂直排列为主。骨所承受的压力均等传递,变成分力,从而减轻骨的负荷,但骨骺的抗压抗张强度小于骨干的抗压抗张强度。松质骨骨小梁之间的间隙相互连通,并与骨干的骨髓腔直接相通。

三、骨膜

骨膜是由致密结缔组织组成的纤维膜。包在骨表面的较厚层结缔组织称骨外膜,被衬于骨髓腔面的薄层结缔组织称骨内膜。除骨的关节面、股骨颈、距骨的囊下区和某些籽骨表面外,骨的表面都有骨外膜。肌腱和韧带的骨附着处均与骨外膜连续。

(一)骨外膜

成人长骨的骨外膜一般可分为内、外两层,但两者并无截然分界。

纤维层是最外的一层薄的、致密的、排列不规则的结缔组织,其中含有一些成纤维细胞。结缔组织中含有粗大的胶原纤维束,彼此交织成网状,有血管和神经在纤维束中穿行,沿途有些分支经深层穿入穿通管。有些粗大的胶原纤维束向内穿进骨质的外环层骨板,亦称穿通纤维,起固定骨膜和韧带的作用。骨外膜内层直接与骨相贴,为薄层疏松结缔组织,其纤维成分少,排列疏松,血管及细胞丰富,细胞贴骨分布,排列成层,一般认为它们是骨祖细胞。

骨外膜内层组织成分随年龄和功能活动而变化,在胚胎期和出生后的生长期,骨骼迅速生成,内层的细胞数量较多,骨祖细胞层较厚,其中许多已转变为成骨细胞。成年后骨处于改建缓慢的相对静止阶段,骨祖细胞相对较少,不再排列成层,而是分散附着于骨的表面,变为梭形,与结缔组织中的成纤维细胞很难区别。当骨受损后,这些细胞又恢复造骨的能力,变为典型的成骨细胞,参与新的骨质形成。由于骨外膜内层有成骨能力,故又称生发层或成骨层。

(二)骨内膜

骨内膜是一薄层含细胞的结缔组织,衬附于骨干和骨骺的骨髓腔面及所有骨单位中央管的内表面,并且相互连续。骨内膜非常薄,不分层,由一层扁平的骨祖细胞和少量的结缔组织构成,并和穿通管内的结缔组织相连续。非改建期骨的骨内膜表面覆有一层细胞称为骨衬细胞,细胞表型不同于成骨细胞。一般认为它是静止的成骨细胞,在适当刺激下,骨衬细胞可再激活成为有活力的成骨细胞。

骨膜的主要功能是营养骨组织,为骨的修复或生长不断提供新的成骨细胞。骨膜具有成骨和成软骨的双重潜能,临床上利用骨膜移植,已成功地治疗骨折延迟愈合或不愈合、骨和软骨缺损、先天性腭裂和股骨头缺血性坏死等疾病。骨膜内有丰富的游离神经末梢,能感受痛觉。

四、骨髓

骨松质的腔隙彼此通连,其中充满小血管和造血组织,称为骨髓。在胎儿和幼儿期,全部骨髓呈红色,称红骨髓。红骨髓有造血功能,内含发育阶段不同的红骨髓和某些白细胞。在 5 岁以后,长骨骨髓腔内的红骨髓逐渐被脂肪组织代替,呈黄色,称黄骨髓,失去造血活力,但在慢性失血过多或重度贫血时,黄骨髓可逐渐转化为红骨髓,恢复造血功能。在椎骨、髂骨、肋骨、胸骨及肱骨和股骨等长骨的骨骺内终生都是红骨髓,因此,临床常选髂前上棘或髂后上棘等处进行骨髓穿刺,检查骨髓象。

（丁建军）

第二章

骨科常用治疗方法

第一节 石膏绷带治疗

利用熟石膏遇水可以重新结晶变硬这一特性,将熟石膏粉制作成石膏绷带。使用时将石膏绷带浸泡于水中,取出后做成石膏托或者直接缠绕在患肢远近端,石膏硬化后起到固定骨折的作用。石膏绷带固定根据肢体的任何形状塑形,具有固定可靠、简单方便、便于运送的优点。其缺点是石膏较重、透气性差、固定范围较大,须超过骨折部位远、近端关节,易引起关节僵硬。

一、适应证

(1)小夹板难以固定的某些部位的骨折如脊柱骨折。

(2)开放性骨折经清创缝合术后创口尚未愈合者。

(3)某些骨关节行关节融合术者(如关节结核行融合术)。

(4)畸形矫正术后,维持矫正位置。

(5)治疗化脓性骨髓炎、关节炎者,固定患肢,减轻疼痛。

(6)肌腱、血管、神经及韧带需要石膏保护固定。

二、操作方法

(1)材料准备:石膏绷带、脱脂绷带、纱布、棉纸、石膏操作台、石膏床、石膏刀、石膏剪等。

(2)石膏绷带用法:在固定部位缠绕脱脂绷带或纱布,在骨骼隆起部位垫以棉垫或绵纸,以免皮肤受压坏死,形成压疮。将石膏绷带卷按包扎石膏使用的顺序,轻轻横放浸泡于温水中,等气泡排空,石膏绷带卷泡透,两手握住石膏绷带卷的两端取出,用两手向石膏绷带卷中央轻轻对挤,除去多余水分即可使用。

常用石膏类型。①石膏托:根据测量固定患肢所需长度,在平板上将石膏绷带折叠成需要长度的石膏条,宽度为患肢周径的 2/3,下肢厚度为 12～15 层,上肢 10～12 层,然后放入水桶浸湿,贴皮肤面用棉纸衬垫保护,放到患肢的后面或背侧,用普通绷带缠绕固定。②石膏夹板或前后石膏托是在单侧石膏托的对侧增加一个石膏托,固定骨折的伸屈侧或前后侧,固定的牢固度优于单侧石膏托。以上两种石膏托多用于早期肢体肿胀的临时固定,方便调整松紧,当肿胀消退后,通常改行石膏管型固定。③石膏管型:将石膏条置于肢体前后侧,然后用石膏绷带平整包裹患肢,包扎完毕,表面抹光。注明石膏日期和类型,未干硬以前可以考虑开槽和开窗。

(3)躯干石膏及特殊石膏固定,多采用石膏绷带与石膏条带包扎相结合的方法。一方面可加快包扎石膏的速度,有利于石膏塑形,能较好地达到固定的目的。另一方面可节省石膏绷带。应用此法包扎的石膏有厚有薄,即不负重的次要部位较薄,负重的重要部位较厚,使包制的石膏既轻又有较好的固定作用。如石膏床、头颈胸石膏、髋人字石膏等。

(4)石膏固定操作过程中应快速、平整、无皱褶,根据包扎部位的需要可做适当的加强。石膏绷带缠绕时用力要均匀,勿过紧过松,边包缠边用手抹平,使石膏条带及石膏绷带之间的空气及多余的水分挤出,成为无空隙的石膏管型,达到牢固的固定作用。注意石膏的塑形,能够最大限度符合肢体的外部轮廓。

三、注意事项

(1)石膏固定后伤肢必须抬高5～7 d以减轻肢体肿胀。肿胀消退后伤肢即可自由活动。

(2)石膏固定应该将手指、足趾露出,方便观察手指或足趾血循环、感觉和运动情况,如发现手指或足趾肿胀明显、疼痛剧烈、颜色变紫、变青、变白、感觉麻木或有运动障碍时,随时都应立即紧急处理,切勿延误,以免造成不可挽救的残疾。

(3)冷冻季节石膏绷带的肢体要注意保暖,但不能热敷、不能烤火,以免引起肢体远端肿胀造成血液循环障碍。

(4)石膏如有松动或破坏失去固定作用时,要及时更换石膏或改用其他固定。

(5)必须将石膏固定后的注意事项向伤、病员和其家属交代清楚,最好能印成文字说明交给患者和家属,避免并发症的发生。

目前新型高分子材料绷带已经应用于临床,如树脂、SK聚氨酯等,具有轻度高、重量轻、透气性好、不怕水、不过敏的优点,但价格昂贵。

(郭志涛)

第二节　牵引治疗

牵引治疗是骨科常用的治疗方法,利用持续、适当的牵引力作用,通过反作用力达到缓解软组织紧张、骨折复位固定、炎症部位制动、预防矫正畸形及减轻疼痛的目的。常用的牵引治疗技术有皮肤牵引、骨牵引和特殊牵引。

一、皮肤牵引

皮肤牵引是借助胶布粘贴或海绵内衬牵引带包压于患肢,利用与皮肤之间的摩擦力,使牵引力通过皮肤、肌肉、骨骼,进行复位、维持固定。胶布远侧端于扩张板中心钻孔穿绳打结,再通过牵引架的滑轮装置,加上悬吊适当的重量进行持续皮肤牵引。牵引重量一般不得超过5 kg,牵引力过大易损伤皮肤、引起水泡,妨碍继续牵引。牵引时间为2～3周,时间过长,因皮肤上皮脱落影响胶布黏着,如需继续牵引,应更换新胶布维持牵引。

（一）适应证

（1）小儿股骨骨折。

（2）年老体弱者的股骨骨折，在夹板固定的同时辅以患肢皮牵引。

（3）手术前后维持固定，如股骨头骨折、股骨颈骨折、股骨转子间骨折、人工关节置换术后等。

（二）注意事项

皮肤必须完好，避免过度牵引，牵引2～4周，骨折端有纤维性连接，不再发生移位时可换为石膏固定，以免卧床时间太久，不利于功能锻炼。皮牵引带不能压迫腓骨头颈部，以免引起腓总神经麻痹。

二、骨牵引

骨牵引是在骨骼上穿过克氏针或斯氏针，安置牵引弓后，通过牵引绳及滑轮连接秤砣而组成的牵引装置，牵引力直接作用于骨骼上，用以对抗肢体肌肉的痉挛或收缩的力量，达到骨折复位、固定的目的。骨牵引力量较大，阻力小，牵引收效大，可以有效地复位骨折，恢复力线。

（一）适应证

（1）成人长骨不稳定性、易移位骨折（如股骨、胫骨螺旋形及粉碎性骨折、骨盆、颈椎）。

（2）开放性骨折伴有软组织缺损、伤口污染、骨折感染或战伤骨折。

（3）患者有严重多发伤、复合伤，需密切观察，肢体不宜做其他固定者。

（二）注意事项

（1）骨牵引的力量较大，牵引时必须有相应的反牵引，如抬高床脚或床头。

（2）定期检查牵引针（或钉）进针处有无不适，如皮肤绷得过紧，可适当切开少许减张；穿针处如有感染，应设法使之引流通畅，保持皮肤干燥；感染严重时应拔出克氏针改换位置牵引。

（3）牵引期间必须每天观察患肢长度及观察患肢血循环情况，注意牵引重量，防止过度牵引。肢体肿胀消退，骨折复位良好，应酌情减轻牵引重量。

（4）牵引时间一般不超过8周，若需继续牵引治疗，则应更换牵引针（或钉）的部位，或改用皮肤牵引。若骨折复位良好，可改用石膏固定。

（三）常用的几种骨骼牵引

1.尺骨鹰嘴牵引

（1）适应证：适用于肱骨颈、干及肱骨髁上、髁间粉碎性骨折移位和局部肿胀严重，不能立即复位固定者，以及陈旧性肩关节脱位将进行手法复位者。

（2）操作步骤：在肱骨干内缘的延长线（即沿尺骨鹰嘴顶点下3 cm），画一条与尺骨背侧缘的垂直线；在尺骨背侧缘的两侧各2 cm处，画一条与尺骨背侧缘平行的直线，相交两点即为牵引针的进口与出口点。用手牵引将患者上肢提起、消毒、麻醉后，将固定在手摇钻上的克氏针从内侧标记点刺入到尺骨，手摇钻将克氏针穿过尺骨鹰嘴向外标记点刺出。此时要注意切勿损伤尺神经，不能钻入关节腔，以免造成不良后果或影响牵引治疗。使牵引针两端外露部分等长，安装牵引弓。将牵引针两端超出部分弯向牵引弓，并用胶布固定，以免松动、滑脱或引起不应有的损伤，然后拧紧牵引弓的螺旋，将牵引针拉紧，系上牵引绳，沿上臂纵轴线方向进行牵引，同时将伤肢前臂用帆布吊带吊起，保持肘关节屈曲90°，一般牵引重量为2～4 kg。

2.尺桡骨远端牵引

（1）适应证：适用于开放性尺桡骨骨折及陈旧性肘关节后脱位，多用于鹰嘴牵引和尺桡骨远端牵引固定治疗开放性尺桡骨骨折。

（2）操作步骤：将伤肢前臂置于旋前旋后中间位，并由助手固定，消毒皮肤，局部麻醉，于桡骨茎突上 1.5～2 cm 部位的桡侧无肌腱处，将克氏针经皮肤刺入至骨，安装手摇钻，使克氏针与桡骨纵轴垂直钻过尺桡骨的远端及尺侧皮肤，并使外露部分等长，装上牵引弓即可进行牵引。或与尺骨鹰嘴牵引针共装在骨外固定架上，进行开放性尺桡骨骨折固定治疗。

3.股骨髁上牵引

（1）适应证：适用于有移位的股骨骨折、有移位的骨盆环骨折、髋关节中心脱位和陈旧性髋关节后脱位等；也可用于胫骨结节牵引过久，牵引钉松动或钉孔感染，必须换钉继续牵引时。

（2）操作步骤：将损伤的下肢放在布朗牵引支架上，自髌骨上缘近侧 1 cm 内，画一条与股骨垂直的横线（老年人骨质疏松，打钉应距髌骨上缘高一些，青壮年骨质坚硬，打钉应距髌骨上缘近一些）。再沿腓骨小头前缘与股骨内髁隆起最高点，各做一条与髌骨上缘横线相交的垂直线，相交的两点作为标志，即斯氏针的进出点。消毒，局部麻醉后，从大腿内侧标记点刺入斯氏针直至股骨，一手持针保持水平位，并与股骨垂直，锤击针尾，使斯氏针穿出外侧皮肤标记点，使两侧牵引针外部分等长，用巾钳将进针处凹陷的皮肤拉平，安装牵引弓，在牵引架上进行牵引。小腿和足部用胶布辅助牵引，以防肢体旋转和足下垂。将床脚抬高 20～25 cm 以作反牵引。牵引所用的总重量应根据伤员体重和损伤情况决定，如骨盆骨折、股骨骨折和髋关节脱位的牵引总重量，成人一般按体重的 1/7 或 1/8 计算，年老体弱者、肌肉损伤过多或有病理性骨折者，可用体重的 1/9 重量。小腿辅助牵引的重量为 1.5～2.5 kg，足部皮肤牵引重量为 0.25～0.50 kg。

4.胫骨结节牵引

（1）适应证：适用有移位股骨及骨盆环骨折、髋关节中心脱位及陈旧性髋关节脱位等，胫骨结节牵引较股骨髁上牵引常用，如此牵引过程中有其他问题时，才考虑换为股骨髁上牵引继续治疗。

（2）操作步骤：将伤肢放在布朗牵引支架上，助手用手牵引踝部固定伤肢，以减少伤员痛苦和防止继发性损伤。自胫骨结节向下 1 cm 内，画一条与胫骨结节纵轴垂直的横线，在纵轴两侧各 3 cm 左右处，画两条与纵轴平行的纵线与横线相交的两点，即为斯氏针进出点。老年人骨质疏松，标记点要向下移一点，以免打针时引起撕脱性骨折；青壮年人骨质坚硬，标记点要向上移一点，以免打针时引起劈裂骨折；儿童应改用克氏针牵引。此牵引技术的方法和牵引总重量，均与股骨髁上牵引技术相同。值得注意的是，进针应从外侧标记点向内侧，防止损伤腓总神经，术后两周内每天要测量伤肢的长度，以便随时根据检查结果及时调整牵引重量，并检查伤肢远端的运动、感觉及血供情况。

5.跟骨牵引

（1）适应证：适用于胫腓骨不稳定性骨折、某些跟骨骨折及髋关节和膝关节轻度挛缩畸形的早期治疗。

（2）操作步骤：将踝关节保持伸屈中间位。自内踝下端到足跟后下缘连线的中点，即为进针标记点。消毒皮肤，局部麻醉后，用斯氏针从内侧标记点刺入到跟骨，一手持针保持水平位并与跟骨垂直，一手捶击针尾，将针穿过跟骨并从外侧皮肤穿出，使牵引针两端外露部分等长。用布巾钳拉平打针处凹陷的皮肤，安装牵引弓，在布朗架上进行牵引。如胫腓骨骨折有严重移位，需在复位后加小腿石膏固定，再进行牵引。一般成人的牵引重量为 4～6 kg。术后要经常观察脚趾活动、感觉及血供情况。

6.第1～4跖骨近端牵引

(1)适应证:多与跟骨牵引针共装骨外固定架,进行牵引或固定治疗楔状骨及舟状骨的压缩性骨折。

(2)操作步骤:将伤肢的小腿放置于布朗架上,助手将脚及小腿固定。消毒皮肤,局部麻醉,将克氏针的尖端从第4跖骨近端的外边与跖骨纵轴垂直刺入至骨,装手摇钻,穿过第1～4跖骨的近端部至皮肤外,并使外露部分等长,装牵引弓或与跟骨牵引针共装骨外固定架,以便调整楔状骨或舟状骨的移位,并行固定治疗。

7.颅骨牵引

(1)适应证:适用于颈椎骨折和脱位,特别是骨折脱位伴有脊髓损伤者。

(2)操作步骤:将伤员剃去头发,仰卧位,颈部两侧用沙袋固定。用记号笔在两侧乳突之间画一条冠状线,再沿鼻尖到枕外隆凸画一条矢状线。将颅骨牵引弓的交叉部支点对准两线的交点,两端钩尖放在横线上充分撑开牵引弓,钩尖所在横线上的落点做切口标记。用1%普鲁卡因在标记点处进行局部麻醉,在两标记点各做一个小横切口,直至骨膜,并略做剥离。用颅骨钻在标记点钻孔。钻孔时应使钻头的方向与牵引弓钩尖的方向一致,仅钻入颅骨外板(成人约为4 mm,小儿约为3 mm)。钻孔后安装颅骨牵引弓,并拧紧牵引弓上的两个相对应的螺栓固定,防止松脱或向内拧紧刺入颅内。牵引弓系结牵引绳,通过床头滑轮进行牵引。床头抬高20 cm左右,作为反牵引。牵引重量要根据颈椎骨折和脱位情况决定,一般为6～8 kg。如伴小关节交锁者,重量可加到12.5～15 kg,同时将头稍呈屈曲位,以利复位。抬高床头,加强对抗牵引。如证明颈椎骨折、脱位已复位,应立即在颈部和两肩之下垫薄枕头,使头颈稍呈伸展位,同时立即减轻牵引重量,改为维持性牵引。

三、特殊牵引

(一)枕颌带牵引

1.适应证

枕颌牵引带是通过滑轮及牵引支架,施加重量进行牵引。适用于轻度颈椎骨折或脱位、颈椎间盘突出症及根性颈椎病等。

2.操作方法

(1)卧床持续牵引:牵引重量一般为2.5～3 kg。其目的是利用牵引维持固定头颈休息,使颈椎间隙松弛或骨质增生造成的水肿尽快吸收,使其症状缓解。

(2)坐位牵引:间断牵引,重量自6 kg开始,逐渐增加,根据每个患者的具体情况,可增加到15 kg左右,但须注意如颈椎有松动不稳者,不宜进行重量较大的牵引,以免加重症状。

(二)骨盆带牵引

1.适应证

骨盆带牵引适用于腰椎间盘突出症及腰神经根刺激症状者。

2.操作方法

(1)用骨盆牵引带包托于骨盆,两侧各1条牵引带,所系重量相等,两侧总重量为9～10 kg,床脚抬高20～25 cm,使人体重量作为反牵引,进行持续牵引,并加强腰背肌功能锻炼,使腰腿痛的症状逐渐减轻。

(2)利用机械大重量间断牵引,即用固定带将两侧腋部向上固定,作反牵引,另用骨盆牵引带包托进行牵引,每天牵引1次,每次牵引20～30 min,牵引重量先从体重的1/3开始,逐渐加重牵引重量,可使腰腿痛症状逐渐消退。但腰椎如有明显松动不稳者,不宜用较大重量牵引,以免加重症状。

(三)骨盆悬带牵引

1.适应证

骨盆悬带牵引适用于骨盆骨折有明显分离移位,或骨盆环骨折有向上移位和分离移位,经下肢牵引复位,而仍有分离移位者。

2.操作方法

使用骨盆悬带通过滑轮及牵引支架进行牵引,同时进行两下肢的皮肤或骨牵引,可使骨盆骨折分离移位整复,待4～6周解除牵引,进行石膏裤固定。

(四)胸腰部悬带牵引

1.适应证

胸腰部悬带牵引适用于胸腰椎椎体压缩性骨折的整复。

2.操作方法

采用金属悬吊牵引弓,帆布带和两个铁环制成的胸腰部悬带,患者仰卧在能升降的手术床上,两小腿固定于手术床上,头下垫枕。悬起胸腰部悬带,降下手术床,患者呈超伸屈位,使胸腰椎椎体压缩骨折整复,并包缠石膏背心固定,即可解除胸腰部悬带牵引。

另一种胸腰部悬带持续牵引技术,适用于老年或脏器患有严重病变的患者。取宽20 cm、长50 cm的帆布带,两端用长25 cm、直径3 cm的木棒套穿固定,于悬带两端加滑轮及绳子,即可进行患者仰卧位胸腰部悬吊牵引,逐渐适当增加重量,使患者脊柱超伸展,达到胸腰部脊椎压缩性骨折逐渐复位。同时加强腰背肌功能练习,维持胸腰段脊椎压缩性骨折的复位。

(丁建军)

第三节 局部封闭治疗

局部封闭治疗是指利用利多卡因、布比卡因等麻醉药物,配合皮质类固醇等药物注射到疼痛部位,通过阻滞感觉、交感神经,直接阻断疼痛的神经传导通路,改善局部血液循环,激素发挥抗炎、抗过敏作用,从而获得消除炎症、解除疼痛、软化瘢痕和改善功能的疗效,在临床上被广泛应用。使用时必须掌握好局部封闭治疗的适应证、相关解剖知识和操作技术要点,才能获得良好疗效。

一、适应证

(1)软组织的急慢性损伤,如滑囊炎、腱鞘炎、腰肌劳损、肩周炎等。

(2)周围神经卡压,如腕管综合征、肘管综合征等。

(3)关节炎,如骨关节炎、痛风性关节炎等。

二、禁忌证

(1)穿刺部位或者附近皮肤有感染。

(2)不能使用激素或对激素、麻醉药过敏。

(3)有消化道反复出血史,特别是近期有消化道出血者。

(4)凝血功能障碍,如血友病。

(5)严重的高血压或者糖尿病。

(6)结核病。

(7)甲状腺功能亢进。

(8)注射部分附近 X 线片显示有骨或软组织病理性病变,如骨肿瘤。

三、常用药物

(一)麻醉药物

1.利多卡因

效能和作用时间均属中等程度的局麻药。组织弥散能力和黏膜穿透力好。局部浸润和神经阻滞采用 1%～2%,成人限量 400 mg。

2.丁哌卡因

长效酰胺类局麻药,起效时间较利多卡因长,作用时间可持续 5～6 h。采用 0.50%～0.75%,成人一次限量为 150 mg。

局部麻醉药物注射前都必须回抽,以免将药物注入血管,导致神经系统和心脏毒性反应。

(二)激素类药物

1.复方倍他米松(得宝松)

复方倍他米松是由二丙酸倍他米松和倍他米松混合而成的灭菌混悬液,有比较明显的消炎止痛作用。局部用药时每次用量 1 mL,同时加利多卡因等麻醉药物 1～2 mL。使用时须事先将药瓶中的混悬注射液抽入注射器内,然后抽入局麻药,多数患者 1 次局部封闭后症状即可缓解,如局部封闭后症状未能缓解者,过 2～3 周可再注射 1 次,2～3 次为 1 个疗程。

2.醋酸曲安奈得(确炎舒松)

醋酸曲安奈得是一种合成的肾上腺皮质激素,属于糖皮质激素。主要起抗炎和抗过敏作用。局部封闭时每处 20～30 mg,每次总量不超过 40 mg,两周 1 次。使用时可添加局麻药物。

四、操作过程

(一)局部封闭的准备

(1)与患者及其家属充分沟通,告知相关操作风险。

(2)物品准备:醋酸曲安奈得(确炎舒松)或复方倍他米松(得宝松)、丁哌卡因或利多卡因、手套(非消毒)、标记笔、固定垫、安尔碘、酒精棉球、不同规格注射器及穿刺针、胶布、绷带、无菌纱布敷料。

(二)操作

告知患者即将进行的操作,缓解患者紧张情绪。

(1)摆放正确体位,确定穿刺部位后用标记笔标记,注意解剖结构(标记后直到操作结束,不允许患者更改体位)。

(2)消毒穿刺部位,采用不触碰无菌操作技术(即只有针头才可以接触消毒过的穿刺点,无需铺巾),从穿刺点进针,并准确进针至治疗区域。

(3)将药物注射至治疗区域,注射前一定回抽,以确定针头不在血管内后给药,避免加压给药。

(4)对于需要进行抽吸液体的关节,抽吸液体之后不要移开针头,更换注射器后立即注射药物。

(5)注射结束后拔出针头,在注射点上使用酒精棉球压迫 10 min。

(6)用创口敷料加压覆盖,进行特殊的注射后指导。

五、局部封闭后处理

局部封闭后缓慢活动关节,使药物能在关节间隙和软组织中充分分散开来。确认患者无头晕等症状后方可从诊疗床上下来,休息 15 min,确认无不适后方可离开。告诉患者若注射部位出现肿胀、发红、皮肤温度升高或体温超过 38 ℃等情况,应及时来院就诊,以排除感染发生。

封闭治疗后疼痛缓解是由于麻醉药物的暂时镇痛作用,疼痛会在几小时后恢复,在皮质激素作用下疼痛会在 1～2 d 间再次减轻。可根据病情选择口服非甾体类消炎镇痛药物加强疗效。

六、并发症

(一)全身并发症

麻醉药过敏和毒性反应、心律失常、癫痫发作、面部潮红、糖尿病患者血糖升高、免疫应答受损、月经不调、阴道异常出血及骨质疏松等,注意适应证掌握,注射时回抽,确保不注入血管,防止全身并发症。

(二)局部并发症

出血、感染、骨坏死、韧带断裂、肌腱断裂、皮下萎缩及皮肤色素减退等。掌握正确技术和剂量,不要打到皮下和肌腱内部,有助于防止局部并发症。

(何桂松)

第四节　小夹板固定治疗

小夹板固定是利用有一定弹性的柳木、杉木、竹片或塑料制成长宽合适的板条,在接触肢体一面附加有各种形状的固定垫,通过固定垫维持骨折断端对位,不固定关节。因此,小夹板治疗既固定骨折局部,维持骨折整复的位置,又便于关节功能活动,防止肌肉萎缩和关节僵硬。

一、适应证

(1)四肢管状骨闭合骨折,不全骨折和稳定性骨折。

(2)作为股骨、胫骨不稳定骨折的辅助固定手段,需要结合持续骨牵引复位。

(3)骨折拆除石膏或内固定后,但尚不坚固,需要短时间外固定保护。

二、操作方法

（一）准备工作

小夹板固定治疗常用的材料有小夹板、固定垫（棉垫或纸垫）、横带（扁布带）、绷带、棉花、胶布等。

1.小夹板

长度一般以不超过骨折上、下关节为准（关节附近的骨折例外），所用小夹板宽度的总和，应略窄于患肢的最大周径，使每两块小夹板之间有一定的间隙。

2.固定垫

固定垫根据形态分为平垫、大头垫、空心垫等，在小夹板内的作用是防止骨折复位后再发生移位，但不可依赖固定垫对骨折段的挤压作用来代替手法复位，否则将引起压迫性溃疡或肌肉缺血性坏死等不良后果。

（二）小夹板固定的包扎方法

1.续增包扎法

骨折复位后，先从患肢远端开始向近端包扎内衬绷带1～2层，用以保护皮肤不受小夹板摩擦，然后再安放小夹板。此时，应首先对骨折起主要固定作用的两块小夹板，以绷带包扎两圈后，再放置其他小夹板。在小夹板外再用绷带包扎覆盖，维持各块小夹板的位置。再从近侧到远侧捆扎横带3～4根，每根横带绕肢体两周后打结。横带的作用是调节小夹板的松紧度，以比较方便地将结头上下移动1 cm的松紧度为宜，此法优点是小夹板固定较为牢靠。

2.一次包扎法

骨折复位后先包内衬绷带，然后将几块小夹板一次安置于伤肢四周，外用3～4根横带捆扎。此法使用的绷带较少，小夹板的位置容易移动，应经常检查，以免影响骨折的固定。

三、注意事项

（1）注意患肢的肢端血供状况，观察肢端皮温、颜色、感觉、肿胀程度、手指或足趾主动活动等有无异常。若发现有血供障碍，立即放松横带，如未好转，应拆开绷带，重新包扎，以免处理延误导致缺血性肌挛缩、神经麻痹或肢体坏死。肢体血供障碍最早的症状是剧烈疼痛，切勿与骨折疼痛混淆，造成疏忽延误。骨折疼痛局限于骨折断端周围，血供障碍引起的疼痛是夹板固定处远侧肢体的搏动性疼痛，必须认真分析，正确区分，采取及时、正确的处理。

（2）小夹板内固定垫接触部位、小夹板两端或骨骼隆突部位出现疼痛，注意观察，必要时拆开检查，以防发生压迫性溃疡。

（3）注意经常调整小夹板的松紧度。患肢肿胀消退后，小夹板也将松动，应每天检查横带的松紧度，及时调整。

（4）复位后2周、4周、8周、12周定期做X线透视或摄片检查，了解骨折对位与愈合情况，若有移位及时复位处理。

小夹板治疗具有简便易行、固定牢固、骨折愈合快、功能恢复好、费用低廉等优点，掌握好适应证，临床上并发症并不多见，但治疗过程中需要重视患者的随访观察，及时发现、处理患者缺血、神经受压等异常变化，避免前述并发症的发生。

（杨顺杰）

第五节　外固定支架治疗

外固定支架技术是治疗骨折和肢体矫形重建等的一种重要方法,在骨折或需矫形固定的近端和远端经皮穿入固定针,用连接杆及克氏针固定夹将克氏针连接起来,组成力学稳定结构装置,称为外固定支架。其优点在于既可为骨折提供可靠的复位固定、轴向加压与延长、矫正畸形,又不破坏局部血液供应,兼具力学和生物学两方面的优点。

外固定支架始于 19 世纪中叶,在第二次世界大战中曾被广泛使用,但因其结构缺陷、缺乏稳定性及高感染率等受到广泛质疑,从 20 世纪 70 年代开始,外固定支架的使用进入新的阶段。近年来,外固定支架在设计制作和应用技术日臻完善,现已成为治疗骨折的标准方法之一,在临床上得到了广泛应用。

一、骨外固定支架的分类

近年来随着医学科学技术的发展,外固定支架也在不断地进步与改进,其形式很多,通常可按它的功能、构型与力学结构分类。

(一)按功能分类

(1)单纯固定的外固定器,从 Parkhill 与 Lambotte 的外固定器发展而来的类型,如标准的单平面单侧 Judet 外固定器。

(2)兼备整复和固定的外固定器,如 Hoffmann 与改进后的 Anderson 外固定器类型。

(二)按构型分类

(1)单平面单边式。其特点是螺钉仅穿出对侧骨皮质,在肢体侧用连接杆将裸露于皮外的顶端连接固定。

(2)单平面双边式。其特点是钉贯穿骨与对侧软组织及皮肤,在肢体两侧各用 1 根连接杆将钉端连接固定。

(3)单平面四边式。其特点是肢体两侧各有 2 根伸缩滑动的连接杆,每侧的两杆之间也有连接结构,必要时再用横杆连接两侧的连接杆。

(4)半环式。半环式外固定器的特点是可供多向性穿针有牢固可靠的稳定性,半环槽式外固定器为其代表。

(5)全环式。这类外固定器是用圆形套放于肢体,可实施多向性穿针固定,但不及半环式简便。

(6)三角式。可供 2～3 个方向穿针,多采用全针与半针相结合的形式实现多向性固定,国际内固定研究学会三角式管道系统为其代表。

(三)按力学结构分类

(1)单平面半针固定型,这类外固定器是依靠半针的钳夹式把持力保持对骨断端的固定,骨断端的受力为不对称性,抗旋转与前后方向弯曲力最差,克氏针可发生变形或断裂,用于不稳定骨折时,骨折端易发生再错位。

(2)单平面全针固定型,这类骨外固定是将克氏针贯穿骨与对侧软组织,肢体两侧有连接杆将克氏针两端固定,骨断端的受力呈对称性,和单平面单侧固定相比较,固定的稳定性有所加强,但抗前后向弯曲力与扭力的能力仍差,用于肢体牵引延长时,可发生骨端旋转与成角畸形。

(3)多平面固定型,半环、全环与三角式构型的外固定器可提供多向性固定,有良好的稳定性。

二、骨外固定的适应证

外固定支架固定是介于内固定和外固定之间的一种方法,操作简单、创伤小、穿针远离骨折区,对骨折局部干扰小,不破坏局部血供,将牵引、复位、加压、矫正成角等融为一体。

适应证:①开放性骨折。②闭合性骨折伴有广泛软组织损伤。③在严重头胸腹部等多发伤时,可迅速实施对骨折进行固定,有助于稳定全身情况。④涉及关节面的不稳定或粉碎的桡骨下端骨折等,获得良好的稳定性。⑤骨折合并感染和骨折不愈合。⑥不稳定的骨盆骨折。

三、外固定支架的临床应用

(一)桡骨远端骨折

用外固定支架治疗桡骨远端粉碎性不稳定骨折患者,优良率高,疗效确切。其基本方法是骨折复位后,采用超关节外固定。远端固定针分别固定在第2或第3掌骨基底部、近端固定在骨折端近侧3～4 cm的桡骨干上。复位后腕关节固定在尺偏中立或尺偏轻度屈腕位,固定均较稳定;若仍欠稳定,加用经皮克氏针辅助固定。术后即可开始行主被动手指、肘关节的功能锻炼。该固定器适用于手法复位和石膏固定较为困难的桡骨远端不稳定骨折,具有操作简便、省时,固定可靠的优点。此外,固定器最大特点在于改变了常规外固定支架要求固定针必须平行一致或近乎平行的缺点,因针夹可于防滑杆上做360°旋转,再配合中心关节达到了万向的功能,使手术中无须刻意要求固定针平行与否,降低了操作难度,缩短了手术时间。

(二)开放性骨折

外固定支架治疗开放性骨折起到了消除骨折端对皮肤的威胁,减少污染扩散的机会,不破坏骨膜和血供,可多次清创,便于软组织损伤处理和伤口闭合,为二期处理打好基础,还可以给骨折端应力刺激,利于骨折愈合。

(三)肢体功能重建

外固定支架治疗骨不连、肢体延长、矫正各类畸形及恢复肢体正常功能等方面都取得了令人满意的临床效果。外固定支架治疗可以对骨端始终保持均匀的压应力刺激,为骨折愈合创造必要的生物力学条件;对骨折局部的血供影响较小,不需要剥离骨膜,对骨折端血运干扰小,有利于骨折愈合;与此同时,对感染性骨不连、骨缺损伴患肢短缩,可采用骨转运技术,不需要植骨,即可治愈骨不连,同时,还可以通过肢体延长,解决肢体不等长的问题,恢复肢体功能。

(四)重度骨盆骨折和多发伤

重度骨盆骨折属高能量损伤,由于合并伤多、出血量大,伤后全身抵抗力急剧下降,而致休克不可逆转、感染等导致死亡。应用外固定支架治疗旋转不稳定的骨盆环骨折能够早期固定,控制出血,防治休克,降低患者死亡率。骨外固定支架对多发伤中大的管状骨折实施早期外固定,可作为一种急诊处理,方法简便,利于施行抢救性手术,明显降低病死率和减少并发症。

四、外固定支架并发症

(一)针道感染和渗液

这是最常见及最主要的并发症,主要原因:针与骨体结合不够紧密,造成松动;钻速过高,引起针道周围的骨质烧伤和肌肉坏死、液化;穿针没有垂直骨干造成应力不均衡;对针道的护理不仔细,未能及时处理等。因此,需要保持针道清洁,定期换药,减少患肢的活动,及时应用抗生素。若经针道护理、换药后,感染仍然得不到控制,可在骨折端基本稳定后尽早拆除外固定支架,改用石膏或小夹板等其他外固定方式,不会影响骨折治疗的固定效果。

(二)断针

断针是由于金属疲劳导致,最易产生金属疲劳的部位是针与连接杆的接合部。不应多次紧旋固定克氏针的螺钉或在固定夹面上加放非金属垫圈,以及克氏针只能单次使用,可防止断针的发生。

(三)神经、血管损伤

神经与血管损伤、关节功能障碍、骨筋膜室综合征或穿针部位骨折等,这些并发症可以通过严格执行操作规程与细心观察加以避免。

(四)骨折延迟愈合和不愈合

外固定支架治疗骨折的另一主要并发症,其主要原因有骨折部位骨缺损、局部软组织挫伤严重、骨折难愈合部位、外固定支架的应力遮挡、外固定器固定不够稳定等。防治方法有准确复位、局部有限切开复位,对骨折端间隙与骨缺损的骨折可采用早期自体松质骨移植术和带血管骨瓣、肌瓣移位修复骨质缺失和改善血运,促进骨折愈合。

外固定支架应用应重视如何为骨折愈合提供良好的环境和生物力学条件,以及对外固定支架生物力学性能、强度调整方法和技术应用的掌握,使得外固定支架在满足骨折复位、固定功能和生物力学性能要求的前提下,构造越简单,部件越少,性能越稳定,操作越简单,越有利于人体功能锻炼和康复。

(张　铮)

第三章

肩部及上臂损伤

第一节 复发性肩关节脱位

一、病因

复发性肩关节脱位的发生主要取决于初次脱位时的损伤程度。初次脱位的创伤程度、发生年龄、是否顺利复位、复位后的固定等因素均与日后的复发相关。一般来讲,初次脱位的创伤越大、年龄越小、复位困难、复位后的固定不足等,均易导致复发性脱位的发生。肩关节脱位复发的病理方面有以下几种原因。

(1)盂唇从关节盂腔的前缘上剥离,肩盂前方或前下方的盂唇一旦剥离,非手术治疗下愈合困难,易导致盂肱关节前方不稳。

(2)肩关节囊过度松弛,盂肱中韧带松弛或断裂,肩关节囊的前壁松弛及膨胀不易修复。随脱位次数增加,其松弛程度加重。

(3)肩关节前脱位时,肱骨头撞向关节盂缘,可导致肱骨头的后外侧面因撞击导致骨缺损。该部位的凹陷性骨缺损,使肱骨头外旋到达一定角度,加上后伸动作即可促使肱骨头的缺损部位自肩盂的边缘向前滑出,导致再次脱位。

二、分型

肩关节脱位可依据以下几方面来进行分型和决定治疗:不稳的方向、程度和病程;引起不稳的原发创伤;患者的年龄、心理状态及伴随疾病情况。

(一)肩关节脱位的分型

1.按方向分型

分为前脱位、后脱位及上、下脱位。约占97%的复发性脱位为前脱位,约占3%为后脱位,上、下脱位极为罕见。

2.按程度分型

分为半脱位或全脱位。

3.按病程分型

分为急性、亚急性、慢性或复发性。如果肱骨头脱位超过6周,被称为慢性脱位。

4.按与脱位有关的创伤分型

分为创伤性脱位,即由一次单独的创伤即可造成的脱位;微创伤性脱位(获得性的),即肢体运动时反复的创伤造成了关节囊盂唇复合体的塑性变形。

5.随意性脱位

即一些患有后方不稳定的患者能通过选择性地收缩肌肉,使其肩关节随意地脱位。对这些患者应以心理治疗为主。另对患有原发性神经肌肉疾病或综合征而伴发的复发性脱位,应首先进行药物治疗。

(二)患者的年龄

患者的年龄对于预后极为重要。依年龄常分为20岁以下、20～40岁和40岁以上。

三、诊断

复发性肩关节脱位,有经常脱位的病史,当上臂外展、外旋和后伸时,即可发生脱位。但肩关节复发性半脱位的患者,症状不典型,有的患者诉说有肩关节滑进与滑出的感觉,有的无任何不适,常被漏诊。检查时应双侧对比,进行双肩关节的全面检查。观察肩部是否有萎缩,有无压痛,压痛部位和程度。检查双肩的主动与被动活动范围,评价三角肌、肩袖与肩胛骨稳定肌肉的肌力。此外,还有一些特殊检查可帮助判断肩关节的稳定性。

(一)肱骨头推移试验

上臂0°外展位,检查者一只手固定肩胛骨,另一只手握住肱骨头施加压力,观察肱骨头在关节盂中前后移位的程度。

(二)陷窝试验

分别在上臂0°和45°外展位,牵拉患侧上肢远端,观察肱骨头与肩峰间的陷窝,测量肱骨头与肩峰间距离。并分为三级:<1 cm为1+;1～2 cm为2+;>2 cm为3+。0°外展位时,半脱位更多地提示旋转间隙的松弛;而45°外展位时,半脱位则提示下盂肱韧带复合体的松弛。

(三)负荷和位移实验

患者仰卧位,在肩胛骨平面,将肢体在各个角度外展、外旋。检查患者的右肩时,检查者的左手握住肱骨近端,右手轻握住肘部。用左手在肱骨近端向前方施压,观测移位程度及脱位点。移位程度被分为0～3级。1级,移位超过对侧正常肢体;2级,肱骨头滑至关节盂缘的上方,但可自行复位;3级,脱位。检查左肩时相反。

(四)前方恐惧试验

将肩关节外展90°,屈肘90°,肩部在向前的压力下,轻度外旋上肢。此时患肩关节前侧不稳定的患者一般可产生一种恐惧感。

(五)复位试验

用于检查击球运动员的不稳定,患者仰卧位,肩关节外展90°并外旋,检查者在肱骨的后部向前方施压,如果患者出现疼痛或脱位的恐惧感,对肱骨施以向后的压力,使肱骨头复位于关节内,疼痛或恐惧感消失,解除向后的压力,疼痛或恐惧感又出现,提示前不稳定。

(六)其他

存在后方不稳定时,要判断患者是否能将肩关节随意脱位。如果患者有掌指关节过伸超过

90°、肘膝关节过伸、双肩关节松弛、拇指能被动触及前臂等表现提示存在韧带普遍松弛。

通过病史及体格检查一般能诊断肩关节不稳,常规 X 线检查可进一步支持诊断。X 线检查包括肩关节的前后位与腋窝侧位平片。如仍不能得出结论,必要时可行 MRI 扫描或 CT 关节造影。

四、治疗

(一)复发性肩关节前脱位的治疗

虽然已有 100 多种手术及更多的改良方法来治疗创伤性复发性肩关节前方不稳定,但却没有一种最好的方法。要获取满意效果需依据不同的病理特点选择手术方法。复发性肩关节前脱位的手术方法可分为下列几类。①修复关节囊前壁,加强肩关节前方稳定性的手术,常用的有 Bankart 手术和 Putti-Platt 手术。②肌肉止点移位,加强肩关节前壁的手术,常用的有 Magnuson 手术。③骨移植术:使用移植骨块修复肩盂的缺损,同时肌肉韧带的"悬吊作用"可有效地防止脱位复发,常用的是 Latarjet 术和 Bristow 术。

1.Bankart 手术

盂唇与关节囊在关节盂缘分离或关节囊较薄时,有行 Bankart 手术的指征。该手术的优点是可矫正盂唇缺损并将关节囊重叠加固;主要缺点是手术操作较困难。

(1)患者体位:患者取仰卧位,患肩垫高,头端摇高 20°,整个肩部消毒并铺单。

(2)切口及显露:从喙突部至腋皱襞作一直切口,于胸大肌、三角肌间沟进入,将头静脉及三角肌牵向外侧,显露喙突及附着其上的肱二头肌短头、喙肱肌与胸小肌联合腱,向内侧牵开联合腱。如果显露困难,可行喙突截骨,先自喙突的尖部沿其纵轴钻一骨孔,以利于喙突重新固定。

(3)手术方法:骨刀截断喙突,将喙突尖与附着的联合腱一起向内下方牵开,注意勿损伤肌皮神经。外旋肩关节,显露整个肩胛下肌肌腱,如发现有裂口,在肱骨头上方修补该裂口,如果打算把肩胛下肌肌腱从关节囊上游离下来,则应在切断肩胛下肌肌腱后,切开关节囊前修补该裂口。如果打算水平切开肩胛下肌及其肌腱,则应在切开肩胛下肌前修补该裂口。切开肩胛下肌的方法。①二头肌间沟的外侧约 1 cm 处,锐性垂直分离肩胛下肌腱。②仅切开肩胛下肌肌腱的上 3/4,下 1/4 保留于原位以保护腋神经及其下方的血管。③沿肩胛下肌肌纤维方向分开。外旋肩关节打开关节囊,如关节囊松弛或多余,那么在关节囊修补过程中,应收紧松弛部分。外旋肩关节,垂直切开关节囊,如发现有 Bankart 损伤,则通过盂缘的 3 个骨孔将关节囊重新固定于关节盂缘,打孔前,用刮匙刮净肩胛颈边缘及前关节盂缘。促进关节囊附着并与骨组织愈合。骨孔距关节盂缘 4~5 mm。然后将关节囊的外侧部与关节盂缝合。检查肩关节的活动,外旋应能达到 30°。缝合前关节囊的所有剩余开口,将肩胛下肌肌腱缝回原位,如截断喙突,则要用 1 枚螺纹钉重新固定。

(4)术后处理:吊带固定肩关节,以防止外旋。第 3 天解除吊带,进行肩关节摆动锻炼。3 周后开始肌肉等长收缩锻炼。3 个月后进行抗阻力锻炼。6 个月时应恢复肩关节的全部功能。

2.Putti-Platt 手术

该方法的优点是不论肱骨头外上方是否缺损,不论盂唇是否脱落,均可防止肱骨头再脱位;缺点是术后肩关节外旋受限。

(1)手术方法:大部分与 Bankart 手术相似,主要不同在于重叠缝合关节囊和肩胛下肌肌瓣。用褥式缝合法将关节囊的外侧瓣缝在肩胛骨颈部软组织上,内旋上臂,并下压上臂近端,然后收紧结扎缝线。将关节囊的内侧瓣重叠缝于外侧瓣的浅层,然后将肩胛下肌向外侧移位,缝于肱骨头大结节处的肩袖肌腱上或肱二头肌沟处。缝合后肩胛下肌的张力应以肩关节仅能外旋35°～45°为宜。这样就形成一个抵御再脱位的结实的屏障。但当前关节囊组织结构较差或如果后肱骨头缺损较大需行手术以限制外旋时,这种重叠手术的作用极小。

(2)术后处理:同 Bankart 手术。

3.Magnuson-Stack 手术

由 Magnuson 与 Stack 设计,该方法将肩胛下肌的止点由小结节移至大结节,由于这种手术的成功率较高且简单可行,因而目前非常流行。其缺点是不能矫正盂唇及关节囊的缺损且术后外旋受限。外旋恢复正常的患者会出现复发。

(1)手术方法:手术入路同 Bankart 手术,显露肩胛下肌后,外旋上臂,沿肩胛下肌的上、下缘做一切口,游离肩胛下肌至小结节的附着部。在肱骨小结节处将肩胛下肌凿开,附着一薄骨片,但不要损伤肱二头肌腱沟,将肩胛下肌向内侧掀起,显露肩关节囊。内旋上臂,显露肱骨大结节,在大结节部位选择新的附着点,其标准是以能限制肩关节50%的外旋。选定新附着点后,在新的附着点骨皮质上凿楔形骨槽,骨槽外侧壁钻3～4个小孔,将肩胛下肌腱连同附着的骨片用粗丝线缝在骨槽内。将肩胛下肌上、下缘与邻近组织间断缝合,逐层缝合关闭切口。

(2)术后处理:同 Bankart 手术。

4.Bristow 手术

手术指征为关节盂缘骨折、慢性破损或前关节囊肌肉等支持组织结构不良。喙突转位的位置是否正确是手术成败的关键。喙突转位后必须贴近关节盂前缘,而不是超越。手术的关键在于以下方面。①喙突转位点在关节盂中线以下,距关节盂内侧缘 5 mm 以内。②固定螺钉应不穿透关节面,并过关节盂后方皮质骨。③喙突与肩胛骨之间产生骨性融合。

该手术的主要缺点:①术后产生内旋挛缩。②不能矫正盂唇或关节囊的病理状况。③可能损伤肌皮神经。④肩胛下肌相对短缩,降低了内旋力量。⑤破坏了肩关节原有的解剖结构,损伤喙肩弓。

(1)手术方法:取肩关节前切口,于胸大肌、三角肌间沟进入,显露喙突及其上附着的联合腱。切断喙突,将喙突尖及与其附着的腹股沟镰与喙肩韧带移向远端,注意保护肌皮神经。然后找到肩胛下肌的上下界限,顺其肌纤维方向,约在该肌的中下 1/3,由外向内劈开肩胛下肌,显露前关节囊。同法劈开前关节囊。探查关节内的病理变化。如果关节囊及盂唇从关节盂前缘剥离,用缝线将其缝合于新的骨床上。骨膜下剥离,显露肩胛颈前部。转位点位于关节盂中线以下,距关节盂内侧缘 5 mm。在这一位置,钻一个直径为 3.2 mm 的骨孔,穿过肩胛颈的后部皮质,测深,在喙突尖钻一个同样直径的孔。去除肩胛颈的所有软组织并使其表面粗糙。间断缝合关节囊,将转位的喙突尖及其附着的肌肉穿过肩胛下肌的水平裂隙固定于肩胛颈,用 1 枚适当长度的松质骨螺钉将喙突尖固定于肩胛颈。检查肌皮神经不被牵拉,间断缝合肩胛下肌纵裂,逐层缝合切口。

(2)术后处理:肩关节制动 1 周,然后悬吊制动 3～4 周,并进行肩关节摆动锻炼。6 周后,不负重增加活动范围。3～4 个月时进行非接触性运动。6 个月后进行接触性运动。定期摄片,以观察转位的喙突或螺纹钉位置的变化。螺钉松动,应及时去除。可能仅有50%～70%的患者产生骨愈合,其余患者可产生牢固的纤维连接。

5.关节镜下 latarjet 术

近年来在成功切开 Latarjet 手术及关节镜技术和器械改进的基础上,国际上开始尝试将高难度的切开 Latarjet 手术在关节镜下完成,既保留了切开手术稳定性好的优点,又采用了微创技术。关节镜 Latarjet 拥有许多优势,包括:在肩胛盂前颈部提供了清楚的视野,可以准确地放置骨块和螺钉;可同时治疗伴随病理损伤;降低了肩关节术后粘连和僵硬的风险等。2010 年,Lafosse 报道全关节镜下 Latarjet 手术是一个可行但高难度的技术,需要很长的学习曲线及一定程度的专业知识和技能。Latarjet 手术区附近有臂丛神经和腋血管,是一个有着潜在危险的手术,需要对肩胛下肌、喙突和臂丛神经解剖的完全掌握。这一技术的开展使肩关节复发性前脱位的治疗全面微创化。

(二)复发性肩关节后脱位的治疗

1.保守治疗

肩关节后方不稳定的初期应采用非手术治疗。治疗包括以下内容。

(1)教育指导患者避免特殊的、可引起后方半脱位的随意动作。

(2)进行外旋肌与三角肌后部的肌力锻炼,锻炼恢复肩关节正常的活动范围。经过至少 4～6 个月恰当的康复治疗后仍不能好转,并且疼痛与不稳定影响日常生活和工作,在排除了习惯性脱位且患者的情绪稳定后,则应手术治疗。

2.手术治疗

多年来已有多种类型的手术用于矫正肩关节后方不稳定,包括后关节囊肌腱紧缩术、关节囊后壁修复术,如反 Bankart 与反 Putti-Platt 手术、肌肉转位术、骨阻挡术及关节盂截骨术。

(1)后关节囊肌腱紧缩术:后关节囊肌腱紧缩术基本上是一种改良的、反 Putti-Platt 手术,由 Hawkins 和 Janda 提出。可用于肩关节反复遭受向后的创伤或有一定程度内旋丧失的运动员或体力劳动者。

手术方法:患者取侧卧位,患肢消毒铺单,应使其可被自由搬动。从肩峰后外侧角的内侧 2 cm 处开始做纵向切口,延伸至腋后部。顺肌纤维方向钝性剥离分开下方的三角肌,显露冈下肌与小圆肌。将上肢置于旋转中立位,平行关节线,垂直切开冈下肌肌腱与关节囊,注意保护小圆肌或腋神经。切开关节囊后,缝定位线,将肱骨头半脱位,检查关节,外旋上肢,将关节囊外侧缘缝合于正常的后关节盂盂唇上。如果盂唇已被剥离,在关节盂上钻孔固定关节囊的边缘。将关节囊内侧部与冈下肌向外侧缝合于关节囊外侧缘的表面。上肢应能内旋约 20°。缝合三角肌筋膜,常规缝合切口。

术后处理:上肢用支具或肩"人"字石膏制动于外展 20°并外旋 20°位。非创伤性脱位的患者,制动 6 周。创伤性脱位的患者,制动 4 周。然后除去支具,开始康复训练,先被动锻炼,后主动锻炼,一般经 6 个月的积极锻炼,患者才能重新参加体育运动或重体力工作。

(2)关节盂截骨术。①手术方法:患者取侧卧位。切口同后关节囊肌腱紧缩术,显露三角肌肌纤维。在肩峰后角内侧 2.5 cm 处,顺三角肌肌纤维方向向远端将三角肌劈开 10 cm,向内、外侧牵开三角肌,显露下方的冈下肌与小圆肌。然后,将小圆肌向下翻至关节囊水平。切断冈下肌肌腱并将其翻向内外侧,注意勿损伤肩胛上神经。垂直切开关节囊显露关节。于关节盂缘截骨,截骨部位不要超过关节盂面内侧 0.6 cm,以免损伤肩胛上神经。骨刀边推进,边撬开截骨部,使后关节盂产生向外侧的塑性变形。截骨不应穿出前方,恰好止于肩胛骨的前侧皮质部,以形成完整的前侧皮质、骨膜软组织链,使移植骨不用内固定即能固定于截骨处。然后从肩峰取约 8 mm×30 mm 的移植骨,用骨刀撬开植骨处,插入移植骨。维持上肢于旋转中立位。将内侧关节囊向外并向上牵拉缝在外侧关节囊的下面。将外侧关节囊向内并加上牵拉缝在内侧关节囊上。然后在上肢旋转中立位修复冈下肌肌腱。②术后处理：术后石膏或支具维持上肢于外展10°～15°并旋转中立位。6～8周拆除石膏,循序渐进开始康复锻炼。

（高建峰）

第二节　肩锁关节脱位

一、病因

肩锁关节脱位通常由暴力自上而下作用于肩峰所致。坠落物直接砸在肩顶部后,锁骨下移,由于第1肋骨阻止了锁骨的进一步下移,如果锁骨未骨折,则肩锁、喙锁韧带断裂,同时可伴有三角肌和斜方肌锁骨附着点的撕裂,肩峰、锁骨和喙突的骨折,肩锁纤维软骨盘的断裂和肩锁关节的关节软骨骨折。锁骨的移位程度取决于肩锁和喙锁韧带、肩锁关节囊及斜方肌和三角肌的损伤程度。

二、分型

Urist根据关节面解剖形态和排列方向,把肩锁关节分为3种形态(图3-1)。①Ⅰ型:冠状面关节间隙的排列方向自外上向内下,即锁骨端关节面斜形覆盖肩峰端关节面。②Ⅱ型:关节间隙呈垂直型排列,两个关节面相互平行。③Ⅲ型:关节间隙由内上向外下,即肩峰端关节面斜形覆盖锁骨端关节面。Ⅲ型的结构居于稳定型,Ⅰ型属于不稳定型。在水平面上,肩锁关节的轴线方向由前外指向后内。

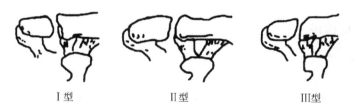

Ⅰ型　　　　　Ⅱ型　　　　　Ⅲ型

图3-1　肩锁关节3种形态

三、分类

Rockwood等将肩锁关节脱位分为Ⅰ～Ⅵ型(图3-2)。

（一）Ⅰ型

Ⅰ型指肩锁关节的挫伤,并无韧带断裂和关节脱位,肩锁关节稳定,疼痛轻微,早期X线片阴性,后期可见锁骨远端骨膜的钙化。

（二）Ⅱ型

由更大的外力引起,肩锁韧带和关节囊破裂,但喙锁韧带完好,肩锁关节不稳定,尤其是在前后平面上不稳定。X线片上可看到锁骨外侧端高于肩峰,但高出的程度小于锁骨的厚度,肩锁关节出现明显的疼痛和触痛,但必须拍摄应力下的X线片来确定关节不稳定的程度。

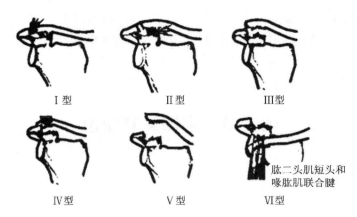

图 3-2　肩锁关节损伤分 6 型

（三）Ⅲ型

损伤肩锁韧带、喙锁韧带及锁骨远端三角肌附着点的撕裂。锁骨远端高于肩峰至少一个锁骨厚度的高度。

（四）Ⅳ型

损伤的结构与Ⅲ型损伤相同，但锁骨远端向后移位进入或穿过斜方肌。

（五）Ⅴ型

损伤三角肌与斜方肌在锁骨远端上的附着部均从锁骨上分离，肩锁关节的移位程度为 $100\%\sim300\%$，同时在锁骨和肩峰之间出现明显的分离。

（六）Ⅵ型

损伤较少见，由过度外展使肩锁韧带和喙锁韧带撕裂所致，锁骨远端移位至喙突下、肱二头肌和喙肱肌联合腱后。

四、临床表现及诊断

查体有局部疼痛、肿胀及肩锁关节不稳定伴锁骨远端移位，X 线片可以帮助评价损伤的程度。患者直立，摄双侧肩锁关节的前后位平片，然后进行两侧比较。必要时可在患者腕部悬挂 $4.5\sim6.8$ kg 的重物，可以观察到肩锁关节的不稳定，重物最好系在患者腕部，避免让患者用手握，以使上肢肌肉能够完全放松。

五、治疗

（一）非手术治疗

Ⅰ型损伤通常采用吊带制动，配合局部冰敷、止痛药物治疗。Ⅱ型损伤的治疗方法与Ⅰ型相似，如果锁骨远端移位的距离不超过锁骨厚度的 1/2，可应用绑扎、夹板或吊带制动 2～3 周，但必须在 6 周后才能恢复举重物或参加体育运动。

（二）手术治疗

对于Ⅲ、Ⅳ、Ⅴ、Ⅵ型损伤应行手术治疗，手术方法有许多种，可分为 5 个主要类型。①肩锁关节复位和固定。②肩锁关节复位、喙锁韧带修复和喙锁关节固定。③前两种类型的联合应用。④锁骨远端切除。⑤肌肉转移。常用的手术方法如下所述。

1.喙锁韧带缝合、肩锁关节克氏针内固定术(改良 Phemister 法)

通过肩部前内侧的 Thompson 和 Henry 入路,显露肩锁关节、锁骨外侧端及喙突。探查肩锁关节,去除关节盘或其他妨碍复位的结构,然后褥式缝合肩锁韧带,暂不要打结,接着逆行穿出克氏针,整复脱位的肩锁关节后顺行穿入,使其进入锁骨 2.5～4 cm。通过前后位和侧位(腋部) X 线片检查克氏针的位置和复位的情况。如二者均满意,于肩峰外侧边缘将克氏针折弯 90°并剪断,保留0.6 cm 的钩状末端以防止其向内侧移位,旋转克氏针,将末端埋于肩峰下软组织内,修复肩锁关节囊和韧带,并将预先缝合喙锁韧带的线收紧打结,修复斜方肌和三角肌止点的损伤。术后处理用肩胸悬吊绷带保护,术后 2 周去除绷带并拆线,开始主动活动,8 周在局麻下拔除克氏针。克氏针的折断和移位是常见的并发症。

2.喙锁关节的缝线固定术

做一个弧形切口显露肩锁关节、锁骨的远端和喙突,显露肩锁关节,彻底清除关节盘或其他碎屑,褥式缝合断裂的喙锁韧带,暂不打结。用直径约为 0.7 cm 的钻头在喙突上方的锁骨上前后位钻两个孔,在喙突基底的下方穿过 1 根不吸收缝线,并向上穿过锁骨的两个孔,复位肩锁关节,打紧缝线,这样缝线就可不绕住整个锁骨,以避免缝线割断锁骨。如果仍有前后向不稳定,可按 Phemister 法用 1 枚克氏针固定肩锁关节,最后收紧打结喙锁韧带的缝线,修复肩锁关节囊,缝合撕裂的三角肌和斜方肌。术后处理同改良 Phemister 法。

3.喙锁关节螺钉内固定及喙锁韧带缝合术(改良 Bosworth 法)

通过前内侧弧形切口显露肩锁关节和锁骨末端,向远外侧牵开三角肌以暴露喙突尖和喙锁韧带(图 3-3)。同 Phemister 法一样,检查肩锁关节,去除关节盘或其他妨碍复位的结构,缝合喙锁韧带,暂不要打结,用直径为 4.8 mm 的钻头在锁骨上垂直钻一个孔,此孔在锁骨复位后应同喙突基底在同一直线上。复位锁骨,用另外一个直径为 3.6 mm 的钻头通过先前在锁骨上钻好的孔在喙突上再钻一个孔,选择一个合适长度的 Bosworth 螺钉穿过两孔,拧紧螺钉使锁骨上表面与肩峰上表面平齐,收紧打结喙锁韧带缝线,修复撕裂的斜方肌和三角肌止点。术后用悬吊带制动,1 周后去除悬吊,开始轻微的主动功能锻炼,2 周拆线,术后 6～8 周取出螺钉,10 周内避免超过 90°的外展运动和举重物。

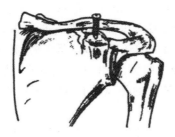

图 3-3 改良 Bosworth 法

4.锁骨远端切除术

通过前方弧形切口显露肩锁关节、锁骨外侧端及喙突,沿锁骨长轴切开关节囊和肩锁上韧带,骨膜下剥离显露锁骨,然后修复关节囊和韧带,用咬骨剪或摆动锯在骨膜下自下外方斜向内上方截除 1 cm 长的锁骨外侧端,挫平上缘残端。褥式缝合损伤的喙锁韧带,暂不打结,交叉穿入 2 枚克氏针,将锁骨外侧端维持在正常位置。术后悬吊制动 1 周,进行轻微的主动环绕运动,2 周拆线,增加活动量,4 周内避免抬举重物,8 周内避免体育活动。

5.喙肩韧带移位加强肩锁关节术

通过前内侧弧形切口显露肩锁关节、锁骨外侧端及喙突,切断喙肩韧带在喙突前外侧缘的起点,向下推压锁骨外侧段,复位肩锁关节,用克氏针1～2枚,贯穿固定肩锁关节,将喙肩韧带向前上翻转,固定缝合于锁骨外侧端前方,修复肩锁韧带和喙锁韧带。术后处理同Stewart法。

6.喙肩韧带移位重建喙锁韧带术

同Neviaser法显露肩锁关节、锁骨外侧端及喙突,切断喙肩韧带在肩峰前内侧缘的起点(图3-4)。在锁骨外侧端相当于喙突尖的上方行锁骨切骨术,切骨线由内下向外上倾斜,切除锁骨外侧端约2 cm。在切骨端近侧1 cm处,于锁骨前壁钻两个骨孔,以细钢丝或粗丝线在喙肩韧带的肩峰端做褥式缝合,两线端分别经髓腔,从锁骨的骨孔引出。下压锁骨,恢复正常喙锁间距,抽紧缝线,结扎固定,使喙肩韧带移入锁骨断端的髓腔内。

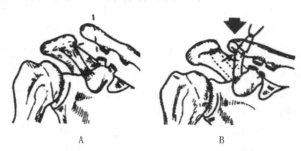

图3-4　Weaver法喙肩韧带移位重建喙锁韧带术

A.切除锁骨外侧端,切断喙肩韧带;B.喙肩韧带移入锁骨断端的髓腔内

术后用Velpeau绷带固定患肩4周,之后改用三角巾悬吊4周,术后8周去除悬吊,进行康复训练。

7.Dewar手术

显露肩峰、肩锁关节及锁骨外侧端,自肩峰和锁骨外侧端前方切断三角肌附着点,行骨膜下剥离,显露肩锁关节。切除破碎的肩锁关节囊,软骨盘,显露锁骨外侧端并切除1.0 cm。切开喙突上方的锁骨前方骨膜,将锁骨前面1.5～2.0 cm的皮质骨制成粗糙面,于骨粗糙面中央由前向后钻孔备用。切开胸肌筋膜,显露喙突及其下方的肱二头肌短头、喙肱肌和胸小肌。在肱二头肌短头、喙肱肌和胸小肌之间做由下而上的逆行分离,至喙突前、中1/3交界处,环形切开骨膜,在喙突角部由前向后钻备用。以骨刀在喙突前、中1/3处截骨,使喙突骨块连同肱二头肌短头腱和喙肱肌一起向下翻转,以1枚适当长度的加压螺钉贯穿固定喙突骨块于锁骨前方原钻孔部位。将三角肌前部重新缝合。

术后三角巾悬吊患臂3周,3周后练习上举及外展活动,6～8周后即可负重功能训练。

8.锁骨钩钢板内固定、喙锁韧带缝合术

近年我们采用锁骨钩钢板内固定,喙锁、肩锁韧带缝合治疗肩锁关节脱位(图3-5)取得满意疗效。该方法固定牢靠,并可早期行肩关节功能锻炼,又无克氏针内固定断裂后游走的危险。

9.关节镜下微创治疗肩锁关节脱位

随着关节镜技术的发展,微创理念不断的推广,传统的切开复位手术已经逐渐地被小切口微创手术和关节镜手术所取代,关节镜下手术治疗肩锁关节脱位被越来越多的临床医师和患者所接受,并取得了较好的疗效。

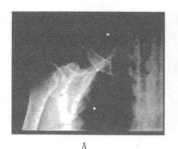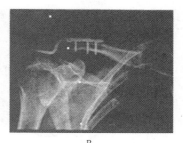

A B

图3-5 肩锁关节脱位锁骨钩钢板内固定、喙锁韧带缝合术

A.术前X线片；B.术后X线片

（1）关节镜下螺钉固定肩锁关节：采用这种手术方法的优点是，关节镜下直视喙突下面的结构，有助于选择合适长度的空心钉，并将空心钉置于合适的位置。螺钉固定可以防止锁骨脱位，并防止肩锁关节复位不良。还有助于检查肩关节和肩峰下间隙的损伤。

（2）关节镜下喙肩韧带转位重建喙锁韧带：喙肩韧带可以防止肱骨头向上方移位，以及保持前后向的稳定性。因此，对于巨大肩袖损伤的患者不适于此类手术。使用喙肩韧带转位重建喙锁韧带不仅使肩锁关节得到重建，而且喙肩韧带为新生的细胞和胶原纤维提供了支撑结构。此外，这种术式还保留了胸肩峰动脉的肩峰支，有利于组织愈合。术中没有破坏肩锁关节周围的稳定结构，患者术后可早期活动患肢。

（3）关节镜下纽扣钢板重建喙锁韧带：采用 ENDOBUTTON（纽扣钢板）重建喙锁韧带，无须再次手术拆除内固定钢板，带襻纽扣钢板生物力学强度大，能够满足生物力学需求，术后对肩关节外展和上举活动影响小，有利于早期功能锻炼，可减少肩锁关节炎和肩关节粘连的发生。

（高建峰）

第三节 胸锁关节脱位

一、解剖与损伤机制

胸锁关节是由锁骨内侧端与胸骨柄切迹构成的关节，锁骨关节面较胸骨关节面大，锁骨内侧关节面仅有50％与向外倾的胸骨关节面相对，其间借一个软骨盘补偿。胸锁关节由关节囊、前后胸锁韧带、锁骨间韧带和肋锁韧带维持其稳定性（图3-6）。正常状态下胸锁关节约有40°的活动范围。上肢外展时肩前方受到暴力可导致锁骨内端向前移位，胸锁关节发生前脱位。暴力作用于肩部后外侧，可导致锁骨移位到胸骨后方，发生胸锁关节后脱位。胸锁关节脱位也可以是先天性的，还可在发育、退变及炎症过程中发生。

二、临床表现

当创伤导致前脱位时，会产生剧烈疼痛，脱位关节处有明显的肿胀和前突畸形，锁骨内端相对于胸骨向前隆起，而在靠近第1肋骨处出现凹陷，程度取决于韧带损伤的程度。胸锁关节后脱位很少见,但锁骨内端向后移位,可导致气管、食管、胸导管或纵隔内大血管的损伤,故可能会出现严重的损伤。

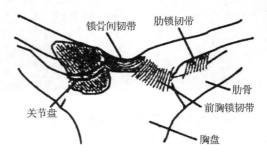

图 3-6　胸锁关节解剖图

三、诊断及鉴别诊断

(一)诊断

对症状和体征可疑有胸锁关节脱位者,可进一步行前后位 X 线片检查和 CT 扫描。以胸骨为中心的胸腔上部的顶前凸位 X 线片具有诊断意义,阳性表现是锁骨内端位于对侧正常锁骨内端前方或后方。CT 扫描可显示胸锁关节的结构变化,明确诊断胸锁关节脱位。

(二)鉴别诊断

胸锁关节是半脱位还是脱位,取决于关节囊韧带、关节软骨盘及锁骨间韧带和肋锁韧带的损伤程度。20 岁以下患者的锁骨内端骨骺损伤与胸锁关节脱位表现相似,应加以鉴别。

四、治疗

(一)手法复位外固定

胸锁关节后脱位的闭合复位方法有两种:一种为患者取仰卧位,在肩胛骨间垫大沙袋,肩内收位牵引患侧上肢,由前向后用力下压肩和锁骨远端;另一种为外展位牵引伤肢,用手指夹住锁骨,用力向前牵引以帮助复位,如仍不能复位,消毒皮肤,用无菌巾钳夹住锁骨,向前牵引复位,大多数后脱位复位后是稳定的,复位后以"8"字绷带、商品化的锁骨固定带或"8"字石膏固定 4 周,限制活动 6 周。如果在全麻状态下仍无法使后脱位闭合复位,应行手术复位,因为使其处于脱位状态是危险的。手术复位时应找有胸外科经验的医师会诊。

(二)切开复位内固定

1.前脱位者

如不易复位或有小片骨折,整复不易维持关节的对合关系且有疼痛者,可考虑行开放复位,用 2 枚克氏针经过关节固定,合并有骨折者也可用 2 枚空心拉力螺钉内固定(图 3-7),用克氏针时需将克氏针尾端弯成钩状,以防克氏针移位;缝合修复撕破或断裂的胸锁前韧带,术后用前"8"字石膏绷带固定 4 周,6 周左右拔除克氏针,活动关节。

2.后脱位者

不能用手法复位,或有气管或纵隔血管压迫症状者,沿锁骨内侧段切口,暴露胸锁关节及锁骨内侧段,在直视下向外牵引上臂,并用巾钳夹住锁骨内端向外前方牵拉,使脱位整复,并用 2 枚克氏针经过关节固定,尾端弯成钩状,术后用后"8"字石膏固定 5 周,6 周左右拔除克氏针。

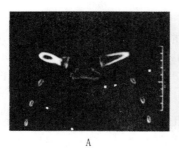 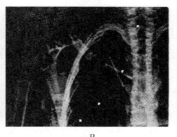

图 3-7　锁骨近端骨折并胸锁关节脱位切开复位空心钉内固定

A.术前 CT 表现；B.术后 X 线表现

3.陈旧性未复位的胸锁关节前脱位

一般认为造成的功能丧失即使有，也是程度较轻的。这种疾病手术治疗的指征是患者主诉在用力或者在体育运动时上臂乏力和疲劳。常用的手术方法有在锁骨和第 1 肋骨周围使用阔筋膜稳定，在锁骨和胸骨之间行阔筋膜稳定术，锁骨下肌腱移植重建术，锁骨内侧端切除术。

（高建峰）

第四节　锁 骨 骨 折

锁骨骨折是临床常见的骨折之一，占全身骨折的 6% 左右，各种年龄均可发生，但青壮年及儿童多见。发病部位以中 1/3 处最多见。

一、病因、病机

（一）间接暴力

间接暴力是引起锁骨骨折最常见的暴力，如跌倒时，手掌、肘部或肩部触地，传导暴力冲击锁骨发生骨折，多为横断形或斜形骨折。骨折内侧因胸锁乳突肌的牵拉作用向后上移位，外侧因上肢的重力作用和胸大肌的牵拉作用向前下方移位图（图 3-8）。

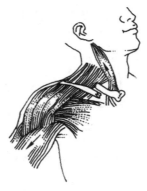

图 3-8　锁骨骨折移位

(二)直接暴力

暴力从前方或上方作用于锁骨,可发生锁骨的横断骨折或粉碎性骨折,幼儿多为横断或青枝骨折。骨折移位严重时可伤及锁骨下方的臂丛神经,锁骨下动、静脉。

二、临床表现

锁骨全长均位于皮下,骨折后局部有肿胀和压痛,触诊可摸到移位的骨折端,可闻及骨擦音和触到异常活动,患肩下沉,并向前、内倾斜。患者常用健侧手掌托起患肢肘部,以减轻因上肢的重量牵引所引起的疼痛;同时头部向患侧偏斜,使胸锁乳突肌松弛而减轻疼痛。患肢活动功能障碍。幼儿因不能自述疼痛部位,畸形可不甚明显。但若不愿活动上肢,且于穿衣伸手入袖或上提患肢有啼哭等症状时,应仔细检查是否有锁骨骨折。锁骨骨折刺破皮肤或损伤臂丛神经及锁骨下血管者也较为常见,且多为青枝骨折。

三、诊断与鉴别诊断

锁骨骨折的患者通过外伤史,临床的症状、体征及 X 线检查诊断并不困难。锁骨外侧 1/3 骨折需与肩锁关节脱位相鉴别。骨折患者一般疼痛、肿胀更加明显,有骨折的特有症状、骨擦音和异常活动等。X 线片可以明确诊断。

四、治疗

(一)儿童青枝骨折及成人无明显移位的骨折

可用三角巾或颈腕吊带悬吊 2～3 周即可痊愈。

(二)锁骨有移位骨折复位法

骨折端局部血肿内麻醉。患者坐在橙子上,两手叉腰挺胸。首先进行牵引。

(1)一助手立于患者背后,用两手反握两肩前下腋侧,两侧向外后上扳提,同时用一个膝部顶住患者背部胸椎棘突,使骨折远侧端在挺胸的作用及助手两手向后上扳提的作用下,使两骨折端被牵引拉开,两骨折端的轴线在一个直线上,多数可自行复位(图 3-9)。

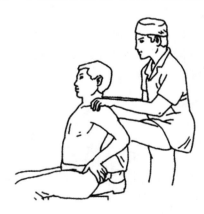

图 3-9　锁骨骨折手法复位

(2)上述的牵引方法,向后上扳提的作用力较大,而向外的牵引力则较弱,常因远侧骨折端向外的牵引力不够,影响手法复位。因此,另一助手一手推顶伤侧胸壁,另一手向外牵拉伤肢上臂,协助第一助手缓缓将远侧骨折牵开,再行手法复位。

(3)手法复位,在助手牵引的情况下,术者立于患者面前,用两拇指及示指摸清并捏住两骨折端向前牵拉,即可使骨折复位。或用两拇指摸清两骨折端,并以一拇指及示指捏住近侧骨折端向前下侧牵拉,同时另一手拇指及示指捏住远侧骨折端向后上方推顶,也可使骨折端复位(图3-10)。

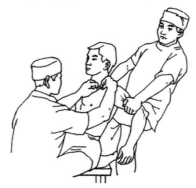

图3-10 锁骨骨折手法复位

手法复位后,将向外的牵引力稍放松一些,使对位的两骨折端互相嵌紧,然后进行外固定。

(三)外固定方法

1."8"字形绷带固定

将棉垫或纸压垫放置于两骨折端的两侧,并用胶布固定;两侧腋窝放置棉垫,用绷带行"8"字形缠绕固定,绷带经患侧肩部腋下,绕过肩前上方,横过背部至对侧腋下,再绕过对侧肩前上方,经背部至患侧腋下,包绕8～12层,缠绕绷带时应使绷带的两侧腋部松紧合适,以免引起血管或神经受压(图3-11)。

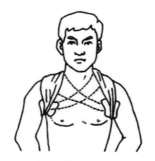

图3-11 锁骨骨折"8"字绷带固定法

2.双圈固定

用绷带缠绕棉花制作好大小合适的绷带圈两只,于手法复位前套于两侧腋部,待骨折复位后,用棉垫或纸垫将两骨折端上下方垫压合适,并用胶布固定。从患者背侧拉紧此两布圈,在其上下各用一布带扎牢,维持两肩向外、向上后伸;另用一布带将两绷带圈于胸前侧扎牢,以免双圈滑脱(图3-12)。

用以上两种固定方法固定后,如出现手及前臂麻木感或桡动脉搏动摸不清,表示固定过紧,有压迫血管或神经的情况,应立即给予固定适当放松,直至症状完全解除为止。

(四)手术治疗

手法治疗难获满意疗效者或多发性骨折等情况,可行手术治疗。

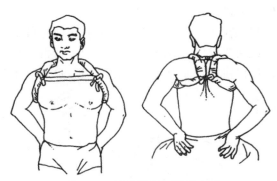

图 3-12　锁骨骨折双圈固定法

五、预防与调护

骨折整复固定后,平时应挺胸抬头,睡觉时应平卧位,肩胛骨间稍垫高,保持双肩后仰,有利于骨折复位。固定初期可作腕、肘关节的屈伸活动。中、后期逐渐作肩关节功能练习,尤其是肩关节的外展和内、外旋运动。肩部长时间固定,易出现肩关节功能受限,所以早期功能锻炼十分必要。

（高建峰）

第五节　肱骨干骨折

一、解剖特点

自胸大肌附着处上缘至肱骨髁上为肱骨干。近端肱骨干横断面呈圆周形,远端在前后径上呈狭窄状。内、外侧肌间隔将上臂分成前间隔和后间隔。前间隔包括肱二头肌、喙肱肌和肱肌。肱动、静脉及正中神经、肌皮神经及尺神经沿肱二头肌内侧走行。后间隔包含肱三头肌和桡神经。桡神经穿过肱三头肌在后方骨干中段走行于桡神经沟内,在臂中下 1/3 处穿过外侧肌间隔至臂前侧,骨折移位时易受到损伤。

二、损伤机制

(一)直接暴力

直接暴力是造成肱骨干骨折的常见原因,如打击伤、机械挤压伤、火器伤等,可呈横断骨折、粉碎性骨折或开放骨折。

(二)间接暴力

如摔倒时手或肘部着地,由于身体多伴有旋转或因附着肌肉的不对称收缩,发生斜形或螺旋形骨折。

(三)旋转暴力

以军事或体育训练的投掷骨折,以及掰手腕所引起的骨折最为典型,多发生于肱骨干的中下 1/3 处,主要由于肌肉突然收缩,引起肱骨轴向受力,导致螺旋形骨折。

由于肱骨干上的肌肉作用,骨折后常呈典型的畸形。当骨折线在胸大肌止点近端时,由于肩袖的作用,骨折近端呈外展和内旋畸形,远端由于胸大肌的作用向内侧移位;当骨折线位于胸大肌以远、三角肌止点以近时,骨折远端由于三角肌的牵拉向外侧移位,近端则由于胸大肌、背阔肌及大圆肌的牵拉作用向内侧移位;当骨折线位于三角肌止点以远时,骨折近端外展、屈曲,远端则向近端移位。

三、骨折的分类

同其他骨折的分类一样,肱骨干骨折可依据不同的分类因素构成多种分类方式。根据骨折是否与外环境相通,可分为开放和闭合骨折;因骨折部位不同,可分为三角肌止点以上及三角肌止点以下骨折;由于骨折程度不同,可分为完全骨折和不完全骨折;根据骨折线的方向和特性又可分为纵、横、斜、螺旋、多段和粉碎型骨折;根据骨的内在因素是否存在异常而分为正常和病理骨折等。

四、肱骨干骨折的临床症状和体征

同其他骨折一样,肱骨干骨折后可出现疼痛、肿胀、局部压疼、畸形、反常活动及骨擦音等,骨科医师不应为证实骨折的存在而刻意检查骨擦音,以免增加伤者的痛苦和桡神经损伤。对于不完全或无移位的骨折,单凭临床体检很难判断,所以对可疑骨折的患者必须拍 X 线片。拍片范围包括:肱骨的两端、肩关节和肘关节。对于高度怀疑有骨折的患者,即使在急诊拍片时未能发现骨折也不要轻易下无骨折的结论,可用石膏托暂时固定两周后再拍片复查,若有不全的裂纹骨折此时因骨折线的吸收而显现出来。若骨折合并桡神经损伤,可出现垂腕、手部掌指关节不能伸直、拇指不能伸展和手背虎口区感觉减退或消失。肱骨干骨折的患者应当常规检查患肢远端血运的情况,包括对比两侧桡动脉搏动、甲床充盈、皮肤温度等,必要时可行血管造影,以确定有无肱动脉损伤。

五、治疗方法

近几十年来,骨折固定技术有了极大的提高,治疗手段远比过去丰富,在具体实施何种治疗方案时必须考虑如下因素:骨折的类型和水平、骨折的移位程度,患者的年龄、全身健康情况、与医师的配合能力、合并伤的情况,患者的职业及对治疗的要求等。此外,经治医师还应考虑本身所具备的客观设备条件,掌握各种操作技术的水平、经验等。经过全面分析比较后再确定一最佳治疗方案。根本原则是:有利于骨折尽早愈合,有利于患肢的功能恢复,尽可能减少并发症。

(一)闭合治疗

近几十年来的骨科著作中,均强调绝大多数的肱骨干骨折可经非手术治疗而痊愈,国外的文献报道中其成功的比例甚至可高达 94% 以上。但在临床实际工作中能否达到如此高的比例仍值得商榷。此外,现代的就医人群已对骨科医师提出了更高的要求,即不仅要获得良好的最终治疗结果,而且希望治疗过程中尽量减少痛苦,在骨折愈合期间有相对高的生活质量,甚至仍能够从事一些工作。那种令患者在石膏加外展架上苦撑苦熬数个月,夜间无法平卧的传统治疗方式很难为多数患者所接受。依现代的治疗观点,闭合治疗的适应证应结合患者的具体情况认真审视后而定。

1.适应证

可供参考的适应证如下。

(1)移位不明显的简单骨折(AO 分类:A_1、A_2、A_3)。

（2）有移位的中、下 1/3 骨折（AO 分类：A_1、A_2、A_3 或 B_1、B_2）经手法整复可以达到功能复位标准的。

2.闭合治疗的复位标准

肱骨属非负重骨，轻度的畸形愈合可由肩胛骨代偿，其复位标准在四肢长骨中最低，其功能复位的标准：2 cm 以内的短缩，1/3 以内的侧方移位，20°以内的向前、30°以内的外翻成角，以及 15°以内的旋转畸形。

3.常用的闭合治疗方法

（1）悬垂石膏：应用悬垂石膏法治疗肱骨干骨折已有半个多世纪的历史，目前在国内外仍有相当多的骨科医师在继续沿用。该法比较适合于有移位并伴有短缩的骨折或者斜形、螺旋形的骨折。悬垂石膏应具有适当的重量，避免过重或过轻，其上缘至少应超过骨折断端 2.5 cm 以上，下缘可达腕部，屈肘 90°，前臂中立位，在腕部有三个固定调整环。在石膏固定期间，前臂需始终维持下垂，以便提供一向下的牵引力。患者夜间不宜平卧，而采取坐睡或半卧位（这是使用悬垂石膏的不便之处）。吊带需可靠地固定在腕部石膏固定环上，向内成角畸形可通过将吊带移至掌侧调整，反之向外成角则通过背侧的固定环调整。后成角和前成角，可利用吊带的长短来调整，后成角时加长吊带，而前成角则缩短吊带。使用悬垂石膏治疗应经常复查拍 X 线片，开始时为 1～2 周，以后可改为 2～3 周或更长的间隔时间。石膏固定期间应注意功能锻炼，如握拳、肩关节活动等，减少石膏固定引起的不良反应。对某些患者，如肥胖或女性，可在内侧加一衬垫，以免由于过多的皮下组织或乳房造成的成角畸形。当骨折的短缩已经克服、骨折已达到纤维性连接时，可更换 U 形石膏。

悬垂石膏曾成功地治愈过许多患者，但也不乏骨折不愈合或延迟愈合的例子。故治疗期间应注意密切观察，若固定超过 3 个月仍无骨折愈合迹象，已出现失用性骨质疏松时，应考虑改用其他方法，如切开复位内固定加自体植骨，不要一味地坚持下去，以避免最后因严重的失用性骨质疏松导致连内固定的条件都不具备，丧失有利的治疗时机，对中老年患者更应注意这点。

（2）U 形或 O 形石膏：多用于稳定的中下 1/3 骨折复位后，或应用其他方法治疗肱骨干骨折后的继续固定手段。所谓 U 形即石膏绷带由腋窝处开始，向下绕过肘部，再向上至三头肌以上。若石膏绷带再延长一些，使两端在肩部重叠则成为 O 形石膏。U 形石膏有利于肩、腕和手部的关节功能锻炼（图 3-13），而 O 形石膏的固定稳定性更好一些。

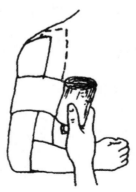

图 3-13　U 形石膏

（3）小夹板固定：对内外成角不大者,可采用二点直接加压方法（利用纸垫）；对侧方移位较多,成角显著者,常可用三点纸垫挤压原理,以使骨折达到复位。不同水平的骨折需用不同类型的小夹板,如上1/3骨折用超肩关节小夹板,中 1/3 骨折用单纯上臂小夹板,而下 1/3 骨折需用超肘关节小夹板固定。其中尤以中 1/3 骨折的固定效果最为理想(图 3-14)。

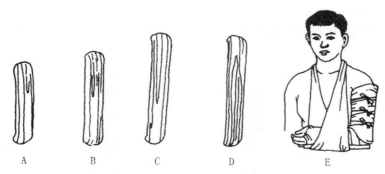

图 3-14 小夹板固定治疗肱骨干骨折
A.内侧小夹板；B.前侧小夹板；C.后侧小夹板；D.外侧小夹板；E.小夹板固定后的外形

利用小夹板治疗肱骨干骨折时,经治医师需密切随诊,观察病情的变化,根据肢体肿胀的程度随时调整夹板的松紧度,避免因固定不当而引起并发症,同时鼓励患者在固定期间积极锻炼患肢功能。

（4）其他治疗方法：采用肩人字石膏、外展架加牵引或鹰嘴骨牵引等治疗肱骨干骨,但多数情况下已经较少使用。

(二)手术治疗

如果能够正确掌握手术指征并配合以高质量手术操作,绝大多数的肱骨干骨折可以正常愈合。同时可以减少因长期石膏或小夹板等外固定带来的邻近关节僵硬、肌肉萎缩和失用性骨质疏松等不利影响,甚至可在固定期间从事某些非负重性工作,治疗期的生活质量相对较高。不利的方面是：所花费用较多；需二次手术取出内固定物；手术本身具有一定的风险等。

1.手术治疗的适应证

（1）绝对适应证：①保守治疗无法达到或维持功能复位的。②合并其他部位损伤,如同侧前臂骨折、肘关节骨折、肩关节骨折,伤肢需早期活动的。③多段骨折或粉碎性骨折(AO 分型：B_3、C_1、C_2、C_3)。④骨折不愈合。⑤合并有肱动脉、桡神经损伤需行探查手术的。⑥合并有其他系统特殊疾病而无法坚持保守治疗的,如严重的帕金森病。⑦经 2~3 个月保守治疗已出现骨折延迟愈合现象,开始有失用性骨质疏松的(如继续坚持保守治疗,严重的失用性骨质疏松可导致失去切开复位内固定治疗的机会)。⑧病理性骨折。

（2）相对适应证：①从事某些职业对肢体外形有特殊要求,不接受功能复位而需要解剖复位的。②因工作或学习需要,不能坚持较长时间的石膏、夹板或支具牵引固定的。

2.手术治疗的方法

（1）拉力螺丝钉固定：单纯的拉力螺钉固定只能用于长螺旋形骨折,而且术后常需要外固定保护一段时间,优点是骨折段软组织剥离较少,骨折断端的血运影响小,正确使用可缩短骨折愈合时间。

（2）接骨钢板固定：尽管带锁髓内钉的使用趋于增多,但现阶段接骨钢板仍在较广的范围内继续应用,缘于其操作简单,易于掌握,无须 C 形臂 X 线透视等较高档辅助设备。钢板应有足够长度,螺钉孔数目不得少于 6 孔,最好选用较宽的 4.5 mm 动力加压钢板(DCP 或 LC-DCP),远近骨折段至少各由 3 枚螺钉固定,以获得足够的固定强度。对于短斜形骨折尽量使用 1 枚跨越骨折线的拉力螺钉,而粉碎性骨折最好同时植入自体松质骨(图 3-15)。AO 推荐的手术入路是后侧切口(Henry1966),将钢板置于肱骨干的后侧,而且在骨折愈合后不再取出。但国内多数骨科医师愿意采用上臂前外侧入路,将钢板放置在骨干的前外侧,在骨折愈合后取出内固定物也相对比较容易。

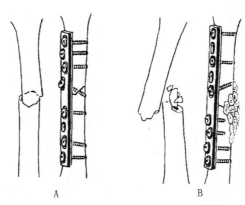

图 3-15   肱骨干骨折钢板螺钉内固定

A.横形骨折的固定方法;B.如为粉碎性骨折应 I 期自体松质骨植骨

(3)带锁髓内针固定:随着带锁髓内针的普及应用,以往的 Rush 针或 V 形针、矩形针已较少使用。使用带锁髓内针的优点是:软组织剥离少,术后可以适当负重,用于粉碎性骨折时其优点更为突出。由于是带锁髓内针,其尾端部分基本与肱骨大结节在同一平面,对肩关节功能影响不大(近期可能有一定影响)。使用时刻采用顺行或逆行穿针方法,与股骨或胫骨不同的是,其近端锁钉一般不穿过对侧皮质(避免损伤腋神经),而远端锁钉最好采用前后方向(避免损伤桡神经)(图 3-16)。

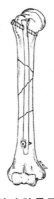

图 3-16   髓内针治疗肱骨干骨折(顺行穿针)

(4)外固定架固定:从严格意义上讲,外固定架固定是一种介于内固定和传统外固定之间的固定方式,其有创、有固定针进入组织内穿过两侧皮质,必要时可切开直视下复位。优点是:创伤小,固定相对可靠,愈合周期比较短,不需二次手术取出内固定物,对邻近关节干扰小。缺点是:

针道可能发生感染,尽管其固定物已经比其他外固定方式轻便了许多,但仍有不便,用于中上1/3骨折时可能影响肩关节活动。肱骨干骨折多用单边固定方式,有多种比较成熟的外固定架可供选择,治疗成功的关键在于熟悉和正确使用,而不在于外固定架本身。

（5）Ender针固定:采用多根可屈件的髓内针——Ender针固定,现国内少数医院的医师仍在应用。利用不同方向插针和三点固定原理,可较好地控制骨折端的旋转、成角。操作比较简单,既可顺行也可逆行打入。术前需要准备比较齐全的规格、型号,包括不同长度和直径的Ender针。切忌强行打入,否则可造成骨质劈裂和髓内针穿出髓腔。

六、护理要点

(一)固定的患者护理

可平卧,要保持固定不移位,悬垂石膏固定患者取坐位或半卧位,以保证下垂牵引作用。内固定术后宜取半卧位,患肢下垫枕,减轻肿胀。伴有桡神经损伤者,注意观察神经恢复情况。石膏或夹板固定者,密切观察患肢血运。术后观察伤口渗血情况。

(二)功能锻炼

骨折1周内,做患侧上臂肌肉的主动舒缩活动,握拳、伸曲腕关节、小幅度的耸肩运动。伴桡神经损伤者,可被动进行手指的主动屈曲活动。2～3周后可做肩关节内收外展活动。4周后可做肩部外展、外旋、内旋、后伸及手爬墙等运动,以恢复患肢功能。

(三)健康指导

向患者解释,肱骨干骨折复位后可遗留20°以内向前成角,30°以内向外成角,不影响功能。伴桡神经损伤者伸指伸腕功能障碍,要鼓励坚持功能锻炼。嘱其分别在术后第1、第3、第6个月复查X线,伴桡神经损伤者,应定期复查肌电图。

（张和兴）

第六节　肱骨近端骨折

一、解剖特点

肱骨近端包括肱骨头、小结节、大结节及外科颈。肱骨头关节面呈半圆形,朝向上、内、后方。在肱骨头关节面边缘与大小结节上方连线之间为解剖颈,骨折少见,但骨折后对肱骨头血运破坏明显,极易发生坏死;大、小结节下方的外科颈,相当于圆形的骨干与两结节交接处,此处骨皮质突然变薄,骨折好发于此处。大结节位于肱骨近端外上后方,为冈上肌、冈下肌和小圆肌提供止点,向下移行为大结节嵴,有胸大肌附着。小结节居前,相当于肱骨头的中心,有肩胛下肌附着,向下移行为小结节嵴,有背阔肌及大圆肌附着。结节间沟内有肱二头肌长头腱经过(图3-17、图3-18)。

二、损伤机制

肱骨近端骨折多为间接暴力所致。对于老年患者,与骨质疏松有一定关系,轻或中度暴力即可造成骨折。常见于在站立位摔伤,即患肢外展时身体向患侧摔倒,患肢远端着地,暴力向上传导,导致肱骨近端骨折。对于年轻患者,其受伤暴力较大,多为直接暴力。

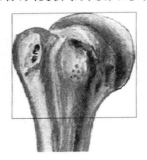

图 3-17　肱骨近端

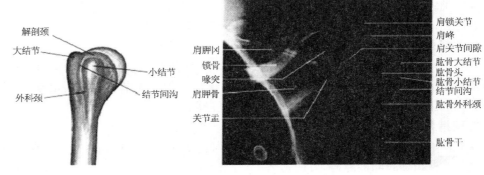

图 3-18　肱骨近端解剖特点

大结节骨折时,在冈上肌、冈下肌和小圆肌的牵拉下向后上方移位;小结节骨折时,在肩胛下肌的牵拉下向内侧移位。外科颈骨折时三角肌牵拉使骨折端短缩移位,胸大肌使远折端向内侧移位。

三、骨折分类

(一)骨折分类法的发展

肱骨近端骨折的分类不但能充分区别和体现肱骨近端骨折的特点,并能对临床治疗有指导意义。1986 年,Koher 根据骨折线的位置进行了骨折的解剖分类,分为解剖颈、结节部和外科颈,但没有考虑骨折的移位,对临床治疗的意义不大。Watson-Jones 根据受伤机制将肱骨近端骨折分为内收型和外展型,有向前成角的肱骨近端骨折,肩内旋时表现为外展型,而肩外旋时表现为内收型损伤,所以临床诊断有时会引起混乱。1934 年,Codman 描述了肱骨近端的 4 个解剖部分,即以骺线为基础,将肱骨近端分为肱骨头、大结节、小结节和干骺端四个部分。1970 年Neer 发展 Codman 理念,基于肱骨近端的四个解剖部分,将骨折分为一、二、三、四部分骨折。4 个解剖部分之间,如骨折块分离超过 1 cm 或两骨折块成角大于 45°,均称为移位骨折。如果两部分之间发生移位,即称为两部分骨折;三个部分之间或四个部分之间发生骨折移位,分别称为三部分或四部分骨折(图 3-19)。任何达不到此标准的骨折,即使粉碎性骨折也被称为一部分骨折。Neer 分类法对临床骨折有指导意义,所以至今广为使用。肱骨近端骨折除 Neer 分类法外,AO 分类法在临床应用也较多。

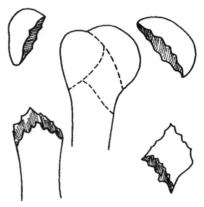

图 3-19 肱骨近端四个解剖结构

（二）Neer 分类

Neer(1970)在 Codman 的四部分骨块分类基础上提出的 Neer 分类（图 3-20）包括因不同创伤机制引起的骨折的解剖位置、移位程度、不同骨折类型的肱骨血运的影响及因为不同肌肉的牵拉而造成的骨折的移位方向，对临床治疗方法的选择提供可靠的参考。

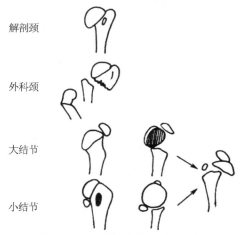

图 3-20 肱骨近端骨折 Neer 分型

Neer 分类法骨折移位的标准为：相邻骨折块彼此移位＞1 cm 或成角＞45°。

1.一部分骨折（包括无移位和轻度移位骨折）

轻度移位骨折是指未达到骨折分类标准的骨折，无移位和轻度移位骨折占肱骨近端骨折的85％左右，又常见于 60 岁以上老年人。骨折块因有软组织相连，骨折稳定，常采用非手术治疗，前臂三角巾悬吊或石膏托悬吊治疗即可。

2.二部分骨折

指肱骨近端四部分中，某一部分移位，临床常见外科颈骨折和大结节撕脱骨折，为二部分骨折。小结节撕脱或单纯解剖颈骨折少见。

（1）大结节骨折：多种暴力可引起大结节骨折，如肩猛烈外展、直接暴力和肩关节脱位等。骨折后，主要由于冈上肌的牵拉可出现大结节向上、向后移位，骨折后往往合并肩袖肌腱或肩袖间隙的纵形撕裂。大结节撕脱骨折可以被认为是特殊类型的肩袖撕裂。

（2）外科颈骨折：发生于肱骨干骺端、大结节与小结节基底部。多见，占肩部骨折的11%，外科颈骨折由于远端胸大肌和近端肩袖牵拉而向前成角。临床根据移位情况而分为内收型和外展型骨折。

（3）解剖颈骨折：单纯解剖颈骨折临床少见，此种骨折由于肱骨头血运破坏，造成骨折愈合困难、肱骨头坏死率高的特点。

（4）小结节骨折：单纯小结节骨折少见，多数与外科颈骨折同时发生。

3.三部分骨折

3个主要结构骨折和移位，常见为外科颈骨折合并大结节骨折并移位，肱骨头可因肩胛下肌的牵引而有内旋移位。CT扫描及三维成像时可清楚显示。三部分骨折时，肱骨头仍保留较好的血运供给，故主张切开复位内固定。

4.四部分骨折

四个解剖部位均有骨折和移位，是肱骨近端骨折中最严重的一种，约占肱骨近端骨折的3%，软组织损伤严重，肱骨头的解剖颈骨折使肱骨头血供系统破坏，肱骨头坏死率高。若行内固定手术，应尽可能保留附着的软组织结构。四部分骨折因内固定手术后并发症多，功能恢复缓慢，对60岁以上老年人，人工肱骨头置换是手术适应证。

5.骨折脱位

在严重暴力时，肱骨近端骨折可合并肱骨头的脱位，脱位方向依暴力性质和方向而定，可出现前后上下甚至胸腔内的脱位，临床二部分骨折合并脱位常见，如大结节骨折并脱位。

6.肱骨头劈裂骨折

严重暴力时，除引起肱骨近端骨折、移位和肱骨头脱位外，还可造成肱骨头骨折或肩盂关节面的塌陷。肱骨头关节面塌陷骨折如达到或超过关节面的40%，应考虑人工肱骨头置换；肱骨头劈裂伴肩盂关节面塌陷时，应考虑盂肱关节置换术。

（三）AO分类法

A型骨折是关节外的一处骨折。肱骨头血循环正常，因此不会发生头缺血坏死。B型骨折是更为严重的关节外骨折。骨折发生在两处，波及肱骨上端的3个部分。一部分骨折线可延到关节内。肱骨头血循环部分受到影响，有一定的肱骨头缺血坏死发生率。B_2型骨折是干骺端骨折无嵌插，骨折不稳定，难以复位，常需手术复位内固定。C型骨折是关节内骨折，波及肱骨解剖颈，肱骨头血液供应常受损伤，易造成肱骨头缺血坏死。

AO分类较复杂，临床使用显得烦琐，但分类法包括了骨折的位置和移位的方向，还注重了骨折块的形态结构，同时各亚型间有相互比较和参照，对临床治疗更有指导意义。而Neer分类法容易操作，但同一类型骨折中缺少进一步的分类。对同一骨折不同的影像照片，不同医师的诊断会有不同的结果。

四、临床表现及诊断

肩部的直接暴力和肱骨的传导暴力均可造成肱骨近端骨折，骨折患者肩部疼痛明显，主、被动活动均受限，肩部肿胀、压痛、活动上肢时有骨擦感。患肢紧贴胸壁，需用健手托住肘部，且怕别人接触伤部。诊断时还需注意有无病理性骨折的存在。肱骨近端骨折可能合并肩关节脱位，此时局部症状很明显，肩部损伤后，由于关节内积血和积液，压力增高，可能会造成盂肱关节半脱位，待消肿后半脱位能自行恢复。单纯肱骨近端骨折合并神经、血管损伤的机会较少，如合并肩关节脱位，在检查时应注意有无合并神经血管损伤。

骨折的确诊和准确分型依赖于影像学检查,而影像学检查的质量直接影响对骨折的判断。虽然投照中骨折患者伤肢摆放位置上不方便,会增加痛苦,但应尽可能帮助患者将伤肢摆放在标准体位上。肱骨近端骨折检查通常采用创伤系列投照方法,包括肩胛骨标准前后位,肩胛骨标准侧位及腋位等体位。通过三种体位投照,可以从不同角度显示骨折移位情况。

　　肩胛骨平面与胸廓的冠状面之间有一夹角,通常肩胛骨向前倾斜 35°～40°,因此盂肱关节面既不在冠状面,也不在矢状面上。通常的肩关节正位片实际是盂肱关节的轻度斜位片,肱骨头与肩盂有一定的重叠,不利于对骨折线的观察,拍摄肩胛骨标准正位片,需把患侧肩胛骨平面贴向胶片盒,对侧肩向前旋转 40°,X 线球管垂直于胶片(图 3-21)。正位片上颈干角平均为 143°,是垂直于解剖颈的轴线与平行肱骨干纵轴轴线的交角,此角随肱骨外旋而减少,随内旋而增大,可有 30° 的变化范围。肩胛骨侧位片也称肩胛骨切线位或 Y 形位片。所拍得的照片影像类似英文大写字母 Y(图 3-22)。其垂直一竖是肩胛体的切线位投影,上方两个分叉分别为喙突和肩峰的投影,三者相交处为肩盂所在,影像片上如果肱骨头没有与肩盂重叠,需考虑肩关节脱位的可能性。腋位 X 线片上能确定盂肱关节的前后脱位,为确定肱骨近端骨折的前后移位及成角畸形,提供诊断依据(图 3-23、图 3-24)。

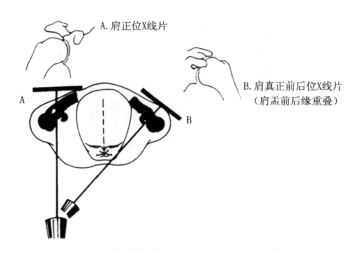

图 3-21　肩真正前后位 X 线片拍摄法及其投影

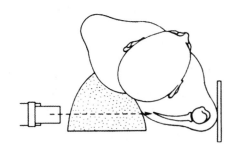

图 3-22　肩真正侧位 X 线片拍摄法

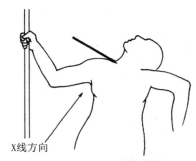

图 3-23　标准腋位投照

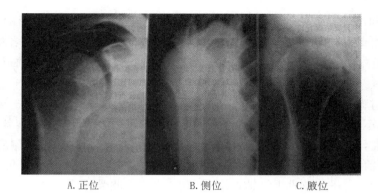

A. 正位　　　　　　B. 侧位　　　　　　C. 腋位

图 3-24　肩关节 X 线投照

对新鲜创伤患者,由于疼痛往往难以获得满意的各种影像片,此时 CT 扫描及三维重建具有很大的帮助,通过 CT 扫描可以了解肱骨近端各骨性结构的形态,骨块移位及旋转的大小及游离移位骨块的直径。CT 扫描三维重建更能提供肱骨近端骨折的立体形态,为诊断提供可靠的依据(图 3-25)。MRI 对急性损伤后骨折及软组织损伤程度的判断帮助不大。

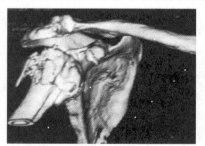

图 3-25　肱骨近端骨折三维重建图

五、治疗

肱骨近端骨折的治疗效果直接影响肩关节的功能,治疗原则是争取骨折早期解剖复位,保留肱骨头血运,合理可靠的骨折固定,早期功能锻炼,减少关节僵硬和肱骨头坏死的发生。肩关节是全身活动最大的关节,关节一定程度的僵硬或畸形愈合,由于代偿的功能,一般不会造成明显的关节功能障碍。治疗骨折方法的选择需综合考虑骨折类型、骨质量条件、患者的年龄、功能要求和自身的医疗条件。

肱骨近端骨折中有 80%～85% 为轻度移位骨折,Neer 分型中为一部分骨折,常采取保守治疗;二部分骨折中,部分外科颈骨折可以保守治疗,大结节骨折明显移位者尽可能行手术复位,以免骨折愈合后,引起肩峰下撞击和影响肩袖功能。而三、四部分骨折中只要情况允许,应尽可能行手术治疗。对于肩关节脱位的患者,无论有无骨折,有学者主张行关节镜内清理,撕脱盂唇缝合修复,以免引起肩关节的再脱位;肱骨头劈裂多需要手术探查或固定或切除。

(一)一部分骨折

肱骨近端虽有骨折线,但骨折块的移位和成角均不明显。骨折的软组织合页均有保留,肱骨头的血运也保持良好。骨折相对比较稳定,一般不需再闭合复位或切开复位,尽可能采取非手术治疗。通过制动维持骨折稳定,减少局部疼痛和骨折再移位的可能,早期功能锻炼,一般可以取得较为满意的治疗效果。

常用颈腕吊带或三角巾悬吊,可把患肢固定于胸前,肘关节90°屈曲位,腋窝垫一棉垫,保护皮肤,如上肢未与胸壁固定,患者仰卧休息时避免肘部支撑。固定3周左右即可开始做上臂摆动和小角度的上举锻炼,定期照X线片观察是否有继发性的移位,4周后可以练习爬墙,3个月后可以部分持重。

(二)二部分骨折

1.外科颈骨折

原则上首选闭合复位,克氏针固定或用外固定治疗。闭合复位需在麻醉下进行。全麻效果好,肌间沟麻醉不完全。肌肉松弛有利于操作,复位操作手法应轻柔,复位前认真阅片和分析暴力机制,根据受伤机制及骨折移位方向,按一定的手法程度复位,切忌粗暴盲目地反复复位。这样不但难以成功,反而增加损伤,复位时尽可能以X线透视辅助。骨折断端间成角大于45°时,不论有无嵌插均应矫正,外科颈骨折侧位片上多有向前成角畸形,正位有内收畸形。整复时,先行牵引以松开断端间的嵌插,然后前屈和轻度外展骨干,以矫正成角畸形,整复时牵引力不要过大,避免骨折端间的嵌插完全解脱,以免影响骨折间的稳定。复位后三角巾悬吊固定或石膏托固定。

骨折端间完全移位的骨折,近骨折块因大、小结节完整,旋转肌力平衡,因此肱骨头没有旋转移位。远骨折端因胸大肌的牵拉向前,故有内侧移位,整复时上臂向远侧牵引,当骨折近端达到同一水平时,轻度内收上臂以中和胸大肌牵拉的力量,同时逐渐屈曲上臂,以使骨折复位,正位片呈轻度外展关系。整复时助手需在腋部行反牵引,并以手指固定近骨折块,同时帮助推挤骨折远端配合术者进行复位,复位后适当活动肩关节,可以感觉到骨折的稳定性,如果稳定,可用三角巾悬吊或石膏固定。如果骨折复位后不稳定,可行经皮克氏针固定。克氏针固定一般需3根克氏针。自三角肌点处向肱骨头打入两枚克氏针,再从大结节向内下干骺端打入第3枚克氏针。克氏针需在透视下打入,注意不要损伤内侧的旋肱血管。旋转上臂观察克氏针位置满意、固定牢固,再处理克氏针尾端,可以埋于皮下,也可留在皮外,三角巾悬吊,早期锻炼,6周左右拔除克氏针。

如骨折端有软组织嵌入,影响骨折的复位,二头肌长头腱卡于骨折块之间是常见的原因。此时需采取切开复位内固定治疗。手术操作应减少软组织的剥离,可以依据具体情况选择松质骨螺钉、克氏针、细线缝合固定或以钢板螺钉固定。

总之,外科颈骨折时,不管移位及粉碎程度如何,断端间血运比较丰富,只要复位比较满意,内、外固定适当,骨折基本能按时愈合。

2.大结节骨折

移位大于1 cm的结节骨折,由于肩袖的牵拉,骨块常向上方移位,此时会产生肩峰下撞击和卡压,影响肩关节上举活动,且肩袖肌肉松弛、肌力减弱,往往需切开复位内固定。

肩关节前脱位合并大结节撕脱骨折。一般先行复位肱骨头,然后观察大结节的复位情况。若无明显移位,可用三角巾悬吊;若有移位>1 cm,则手术切开内固定为宜。现有学者主张肱骨头脱位时,应当修复损伤的盂唇和关节囊,以免关节脱位复发。

3.解剖颈骨折

单纯解剖颈骨折少见。由于骨折时肱骨头血运遭到破坏,因此肱骨头易发生缺血性坏死,对于年轻患者,如有肱骨头移位,建议早期行切开复位内固定。术中操作应力求减少软组织的剥离,减少进一步损伤肱骨头的血运。尤其是头的边缘如有干骺端骨质相连或软组织连接时,肱骨头有可能由后内侧动脉得到部分供血而免于坏死,内固定方式可用简单的克氏针张力带固定,也可用螺钉或可吸收钉固定。

4.小结节骨折

单独小结节骨折极少见,常合并肩关节后脱位。骨块较小不影响肩关节内旋时,可行悬吊保守治疗。若骨块较大且有明显移位时,会影响肩关节的内旋,则应切开复位螺丝钉内固定术。

(三)三部分骨折

三部分骨折中常见类型是外科颈骨折合并大结节骨折,由于损伤严重,骨折块数量较多,手法复位常难以成功,原则上需手术切开复位;三部分同时骨折时由于肱骨头血运常受到破坏,肱骨头坏死有一定的发生率,有报告为 3‰～25‰不等。手术治疗的目的是将移位骨折复位,重新建立血供系统,尽量减少软组织剥离,可用钢丝克氏针张力带固定,临床也常用解剖型钢板螺钉内固定,这样可以早期功能锻炼。对有骨质疏松的老年患者,临床使用 AO 的 LCP 系统锁定型钢板取得了较好的效果,对骨缺损患者可以同时植骨,但对骨质疏松非常严重,估计内固定可能失败的患者,可一期行人工肱骨头置换术。

(四)四部分骨折

四部分骨折常发生于老年人及骨质疏松患者。比三部分骨折有更高的肱骨头坏死发生率,有的报告高达 13‰～34‰,目前一般均行人工肱骨头置换术(图 3-26)。对有些患者,由于各种原因,不能行人工肱骨头置换术,也可切开复位,克氏针张力带内固定术,基本能保证骨折愈合,但关节功能较差,肩关节评分不高。但这些患者,对无痛的肩关节也很满足。但年轻患者,四部分骨折,一般主张切开复位内固定术。

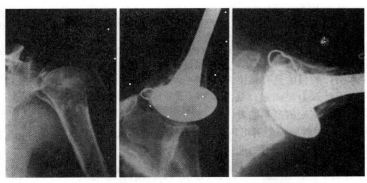

图 3-26　肱骨上端粉碎性骨折,人工关节置换

人工肱骨头置换术首先由 Neer 在 1953 年报告,在此之前,肱骨近端的严重粉碎性骨折只能采用肱骨头切除术或肩关节融合术治疗。人工关节的应用为肱骨近端骨折的治疗提供了更多的选择,对某些特殊骨折患者有着内固定无法达到的效果。1973 年 Neer 重新设计出新型人工肱骨头(Neet Ⅱ)型,经过几十年的应用和改进,目前人工肱骨头置换术治疗肱骨近端骨折已达到83‰以上的优良效果。

(五)骨折合并脱位

1.二部分骨折合并脱位

此类以大结节骨折最常见,此时应先急诊复位,复位后大结节骨折往往达到同时复位。若大结节仍有明显移位,则应切开复位内固定。

肱骨头脱位合并解剖颈骨折时,此时肱骨头血管破坏严重,宜考虑行人工肱骨头置换术。肱骨头脱位合并外科颈骨折时,可先试行闭合复位脱位的肱骨头,然后再行外科颈骨折复位。若闭合复位不能成功,则需手术切开复位,同时复位和固定骨折的外科颈。

2.三部分骨折脱位

一般均需切开复位肱骨头及移位的骨折,选择克氏针、钢板螺钉均可,尽可能减少软组织的剥离。

3.四部分骨折脱位

由于肱骨头解剖颈骨折失去血循环,应首先考虑人工肱骨置换术。手术复位肱骨头时,应常规探查关节囊及盂唇,应缝合修补因脱位引起的盂唇撕裂,可用锚钉或直接用丝线缝合,防止肱骨头再次脱位。

(1)肱骨头压缩骨折:肱骨头压缩骨折一般是关节脱位的合并损伤,肱骨头压缩面积小于20%的新鲜损伤,可进行保守治疗;后脱位常发生较大面积的骨折,如肱骨头压缩面积达20%～45%时,可造成肩关节不稳定,引起复发性肩关节脱位,需将肩胛下肌及小结节移位于骨缺损处,以螺钉固定;压缩面积＞40%时,需行人工肱骨头置换术。

(2)肱骨头劈裂骨折或粉碎性骨折:临床不多见,此种骨折因肱骨头关节面破坏,血运破坏严重,加之关节面内固定困难,所以一般需行人工肱骨头置换术。年轻患者尽可能行切开复位内固定,尽可能保留肱骨头。

(张和兴)

第四章

肘部及前臂损伤

第一节　肘关节脱位

肘关节脱位是肘部最常见的损伤,在全身各大关节脱位中占1/2左右,居第1位,多发生于青少年,儿童和老年人少见,多为间接暴力所致。按脱位的方向,可分为前脱位、后脱位两种,后脱位最为常见,前脱位甚少见。

一、创伤机制

肘关节由肱桡关节、肱尺关节和上尺桡关节所组成。这3个关节共包在一个关节囊内,有一个共同的关节腔。肘关节从整体上来说,以肱尺部为主,与肱桡部、上尺桡部协调运动,使肘关节做屈伸动作。构成肘关节的肱骨下端呈内外宽厚,前后扁薄状,其两侧的纤维层则增厚而形成桡侧副韧带和尺侧副韧带,关节囊的前后壁薄弱而松弛。由于尺骨冠状突较鹰嘴突低,所以对抗尺骨向后移位的能力较对抗前移位的能力差,常易导致肘关节向后脱位。

肘关节脱位主要由间接暴力所造成,由于暴力的传导和杠杆的作用而产生不同的脱位形式。患者跌倒时,肘关节伸直前臂旋后位手掌触地,外力沿尺骨纵轴上传,使肘关节过度后伸,以致鹰嘴尖端急骤撞击肱骨下端的鹰嘴窝,在肱尺关节处形成杠杆作用,使止于喙突上的肱前肌及肘关节囊的前壁被撕裂,肱骨下端前移位,尺骨喙突和桡骨头同时滑向肘后方形成肘关节后脱位。由于环状韧带和骨间膜将尺桡骨比较牢靠地夹缚在一起,所以脱位时尺桡骨多同时向背侧移位。由于暴力作用不同,尺骨鹰嘴和桡骨头除向后移位外,有时还可以向桡侧或尺侧移位,形成肘关节侧方移位。向桡侧移位又可称为肘外侧脱位,向尺侧移位称为肘关节内侧脱位。

若屈肘位跌倒,肘尖触地,暴力由后向前,可将尺骨鹰嘴推移至肱骨的前方,成为肘关节前脱位,多并发鹰嘴骨折,偶尔可出现肘关节分离脱位,因肱骨下端脱位后插入尺桡骨中间,使尺桡骨分离。脱位时肘窝部和肱三头肌腱被剥离,骨膜、韧带、关节囊被撕裂,以致在肘窝形成血肿,该血肿容易发生骨化,成为整复的最大障碍,或影响复位后肘关节的活动功能。另外,肘关节脱位可合并肱骨内上髁骨折,有的还夹入关节内而影响复位,若忽视将会造成不良的后果。移位严重的肘关节脱位,可能损伤血管与神经,应予以注意。

二、诊断

(一)肘关节后脱位

肘关节肿胀、疼痛、压痛。肘关节呈靴样畸形,尺骨鹰嘴向后突出,肘后关系失常,鹰嘴上方凹陷或有空虚感。肘窝可能触及扁圆形光滑的肱骨下端,肘关节后外侧可触及脱出的桡骨小头。肘关节呈屈曲位弹性固定,肘关节功能障碍。

X线正位见尺桡骨近端与肱骨远端相重叠,侧位见尺桡骨近端脱出于肱骨远端后侧,有时可见喙突骨折。

(二)肘关节前脱位

肘关节肿胀,疼痛,肘后部空虚,肘后三点关系失常,前臂较健侧变长,肘前可触及尺骨鹰嘴,前臂有不同程度的旋前或旋后。

X线侧位可见尺骨鹰嘴突出于肘前方,或合并尺骨鹰嘴骨折,尺桡骨上段向肘前方移位。

(三)肘关节侧方脱位

肘关节内侧或外侧副韧带、关节囊和软组织损伤严重,肘部内外径增宽。内侧脱位时肱骨外髁明显突出,尺骨鹰嘴和桡骨小头向内侧移位;外侧脱位时,前臂呈旋前位,肱骨内髁明显突出,尺骨鹰嘴位于外髁外方,桡骨头突出。肘部呈严重的内翻或外翻畸形。X线可见外侧脱位尺骨半月切迹与外髁相接触,桡骨头移向肱骨头外侧,桡骨纵轴移向前方,前臂处于旋前位。内侧脱位时,尺骨鹰嘴、桡骨小头位于肱骨内髁内侧。

三、治疗

新鲜肘关节脱位一般采用手法复位,固定3周后去除外固定做功能锻炼。合并血管神经损伤者早期应密切观察,必要时行手术探查。对于陈旧性肘关节脱位,经手法整复失败者,可采用切开复位术。

(一)手法复位外固定

1.新鲜肘关节脱位

(1)肘关节后脱位:助手用双手握患肢上臂,术者用一手握住患肢腕部,另一手握持肘关节,在对抗牵引的同时,握持肘关节前方的拇指,扣住肱骨下端,向后上方用力推按,置于肘后鹰嘴部位的其余手指,向前下方用力端托,在持续加大牵引力量后,当听到或触诊到关节复位弹响感觉时,使肘关节逐渐屈曲90°～135°,复位即告成功。肘关节恢复无阻力的被动屈伸活动,其后用三角巾悬吊前臂或长臂石膏托在功能位制动2～3周。

(2)肘关节前脱位:应遵循从哪个方向脱出,还从哪个方向复回的原则。如鹰嘴是从内向前脱位,复位时由前向内复位。术者一手握住肘部,另一手握住腕部,稍加牵引,保持患肢前臂旋内同时在前臂上段向后加压,听到复位的响声,即为复位。再将肘关节被动活动2～3次,无障碍时,将肘关节屈曲135°用小夹板或石膏固定3周。合并有鹰嘴骨折的肘关节脱位,复位时前臂不需牵引,只需将尺桡骨上段向后加压,即可复位。复位后不做肘关节屈伸活动试验,以免导致骨折再移位,将肘关节保持伸直位或过伸位,此时尺骨鹰嘴近端向远端挤压,放上加压垫,用小夹板或石膏托固定4周。

(3)肘关节侧方脱位:术者双手握住肘关节,以双手拇指和其他手指使肱骨下端和尺桡骨近端向对方向移动即可使其复位。伸肘位固定3周后进行功能锻炼。

2.陈旧性肘关节脱位

复位前,应先拍 X 线片排除骨折、骨化性肌炎,明确脱位类型、程度、方向及骨质疏松等情况。行尺骨鹰嘴骨牵引,重量 6～8 kg,时间约为 1 周。肘部、上臂行推拿按摩,并中药熏洗,使粘连、挛缩得到松解。在臂丛麻醉下,解除骨牵引,进行上臂、肘部按摩活动,慢慢行肘关节屈伸摇摆、内外旋转活动,范围由小到大,力量由轻到重,然后在助手上下分别牵引下,重复以上按摩舒筋手法,这样互相交替,直到肘关节周围的纤维粘连和瘢痕组织,以及肱二、三头肌得到充分松解,伸展延长,方可进行整复。患者取坐位或卧位,上臂和腕部分别由两名助手握持,作缓慢强力对抗牵引,术者两手拇指顶压尺骨鹰嘴突,余手指环握肱骨下端,肘关节稍过伸,当尺骨鹰嘴和桡骨头牵引至肱骨滑车和外髁下时,缓缓屈曲肘关节,若能屈肘 90°以上,即为复位成功。此时鹰嘴后突畸形消失,肘后三角关系正常,肘关节外形恢复。复位成功后,将肘关节在 90°～135°范围内反复屈伸 3～5 次,以便解除软组织卡压于关节间隙中,再按摩上臂、前臂肌肉,旋转前臂及屈伸腕、掌、指关节,以理顺筋骨,行气活血。然后将肘关节屈曲 90°位以上,用石膏托或绷带固定 2 周,去除固定后,改用三角巾悬吊 1 周。

(二)切开复位外固定

对于陈旧性肘关节脱位手法复位不成功者及骨化性肌炎明显者,可采用切开复位及关节切除术,术后肘关节功能改善比较满意。手术一般取肘正中切口,分离出尺神经加以保护,将肱三头肌肌腱作舌状切开并翻向远端,行骨膜下剥离松解肱骨下端,清除关节内瘢痕组织,进行复位。如不稳定可用克氏针将鹰嘴与肱骨髁固定,放置引流条,固定 3 周后进行肘关节功能锻炼。若脱位时间较长,关节软骨已变性剥脱,已不能行切开复位术。取肘后方切口,将肱骨远端由内外上髁水平切除或保留两上髁而将其间的滑车和外髁的内侧部切除,呈鱼尾状,适当修正尺骨鹰嘴使其形状与肱骨下端相对应并切除桡骨头。彻底止血,将肘关节屈曲 90°～100°位,于内外髁上缘打入 2 枚克氏针,术后石膏托固定,2 周后拔除克氏针,4 周后进行功能锻炼。

(三)药物治疗

早期多为瘀血阻络,治以活血祛瘀、消肿止痛。中期为气血留滞,治以行气活血,舒筋通络。后期为肝肾不足,治以补益肝肾,壮骨强筋。外敷用活血散或消瘀散等,每隔 1～3 d 换药一次,肿胀消退后改用外洗药方,至功能恢复。

四、护理要点

(一)固定

注意观察固定是否正确有效,固定期间保持肘关节的功能位不可随意放松。

(二)保持清洁、平整

肘关节周围皮肤保持清洁,石膏夹板内衬物保持平整。

(三)指导活动

指导患者活动患侧掌指,按摩患肢,防止肌肉萎缩。

(仲吉军)

第二节 桡骨头半脱位

桡骨头半脱位也叫牵拉肘,是发生在小儿外伤中最为常见的损伤之一。常见发病年龄为1～4岁,其中2～3岁最为多见。也可偶见于学龄前儿童,甚至小学生。

一、病因病机

常由于大人牵着患儿走路,上台阶时在跌倒瞬间猛然拉住患儿手致伤;或从床上拉起患儿,拉胳膊伸袖穿衣;或抓住患儿双手转圈玩耍等原因,患儿肘关节处于伸直、前臂旋前位突然受到牵拉而致。

目前,有关本病的发病机制仍未得到明确的统一认识,过去认为小儿桡骨头发育不完全,桡骨头的周径比桡骨颈部的周径小,环状韧带松弛,不能牢固保持桡骨头的位置,当受到牵拉时,桡骨头自环状韧带下滑脱,致使环状韧带嵌在肱桡关节间。但近年来有些学者通过尸检发现婴幼儿桡骨头的周径反而比桡骨颈的周径大,而且桡骨头也并非圆形而是椭圆形,矢状面直径比冠状面大,当伸肘、前臂旋前位牵拉肘关节时,环状韧带远侧缘附着在桡骨颈骨膜处发生横断撕裂,此时桡骨头直径短的部分转到前后位,所以桡骨头便自环状韧带的撕裂处脱出,致使环状韧带嵌在肱桡关节间(图4-1)。因环状韧带滑脱不超过桡骨头的一半,故一般很容易复位。总之,有关本病的发病机制尚需进一步探讨和研究。

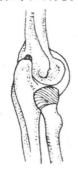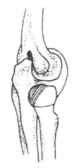

A.环状韧带正常解剖关系

B.肘受到牵拉后,环状韧带远端附着处撕裂,桡骨头部分脱出,环状韧带剥离部滑进肱桡关系

图 4-1 牵拉肘的创伤解剖

二、临床表现与诊断

患儿受牵拉伤后,疼痛哭闹,拒绝使用患肢,前臂常处于旋前,肘关节半屈曲位。上肢不敢上举,肘不敢屈曲。桡骨头部位可有压痛,但无明显红肿。肘关节屈伸稍受限,但前臂旋后明显受限。X线片表现正常。结合有牵拉外伤史而不是跌打摔伤即可考虑为本病。有时在临床检查及拍片过程中,不知不觉已经复位。

三、治疗

（一）非手术治疗

1.复位

以右侧为例，术者右手握住患儿前臂及腕部，左手拇指放于桡骨头外侧，先轻轻牵引，然后将前臂旋后屈肘，当桡骨头复位时可感觉到弹响，此时疼痛立即消除，患儿即刻停止哭闹，并能屈肘上举，开始使用患肢拿东西。若不能复位，术者左手握住患儿肘部，拇指放于桡骨头内侧，先轻轻牵引，然后右手将前臂旋前，同时左手拇指向外侧推压桡骨头即可复位。有时桡骨头脱位时间长、复位后需经过一段时间之后症状才能消除。

2.固定

复位后无须特殊外固定，简单用三角巾悬吊患肢于屈肘功能位1周即可。另外应嘱咐家长避免再牵拉伤患肢。若反复多次发生脱位时，复位后患肢应适当用石膏托制动2周左右。

3.练功方法

固定期间无须特殊锻炼，去除固定后应避免再次牵拉伤患肢。

4.药物治疗

无须药物治疗。

（二）手术治疗

无特殊情况，闭合手法复位均能获得成功而不需行手术治疗。但对年龄较大的患儿用手法复位失败，需行手术切开复位并修复环状韧带。

四、并发症

本病复位后，除未予制动而且多次受到牵拉易导致习惯性桡骨头半脱位外，一般无其他并发症发生。

（仲吉军）

第三节　尺骨鹰嘴骨折

一、损伤机制

直接暴力作用于肘关节后侧面，即尺骨鹰嘴后方，跌落伤致上肢受伤，间接作用于肘关节，均可发生鹰嘴骨折。不容置疑的是，肌肉肌腱的张力，包括静态和动态，所产生的应力决定了骨折出现的类型和移位程度。若肘关节遭受到了特别大的暴力或高能量损伤，强大的外力直接作用于前臂近端后侧，使尺桡骨同时向前移位，由于肱骨滑车对尺骨鹰嘴的阻挡，致使其在冠状突水平发生骨折，在骨折端和肱桡关节水平产生明显不稳定。表现为鹰嘴的近骨折端常常向后方明显移位，而尺骨的远骨折端则会和桡骨头一起向前方移位，称为"骨折脱位"或"经鹰嘴的肘关节前脱位"。由于常常是直接暴力创伤所致，故鹰嘴或尺骨近端的骨折大多呈粉碎状，而且多合并有冠状突骨折。这种损伤比单纯的鹰嘴骨折要严重得多。如果尺骨鹰嘴或尺骨近端骨折不能获得良好的解剖复位和稳定的内固定,则易出现持续性或复发性畸形。

二、临床表现

由于尺骨鹰嘴骨折属于关节内骨折,所有的尺骨鹰嘴骨折都包含有某种程度的关节内部分,故常常发生关节内出血和渗出,这将导致鹰嘴附近的肿胀和疼痛。骨折端可以触及凹陷,并伴有疼痛及活动受限。肘关节不能抗重力伸肘是可以引出的一个最重要体征。它表明肱三头肌的伸肘功能丧失,伸肌装置的连续性中断,并且这个体征的出现与否常常决定如何确定治疗方案。因为尺骨鹰嘴骨折有时合并尺神经损伤,特别是在直接暴力导致严重、广泛、粉碎性骨折时,更易合并尺神经损伤,故应在确定治疗方案之前仔细判断或评定神经系统的功能,以便及时进行处理。

三、放射学检查

在评估尺骨鹰嘴骨折时,最容易出现的一个错误是不能坚持获得一个真正的肘关节侧位X线片。在急诊室常常获得的是一个有轻度倾斜的侧位X线片,它不能充分判断骨折线的准确长度、骨折粉碎的程度、半月切迹处关节面撕裂的范围及桡骨头的任何移位。应尽可能获得一个真正的肘关节侧位X线片,以准确掌握骨折的特点。前后位X线平片也很重要,它可以呈现骨折线在矢状面上的走向。若桡骨头也同时发生了骨折,在侧位X线片上可以沿骨折线出现明显挛缩,并且没有成角或移位。

四、骨折分类

有几种分类方法,每一种分类都有其优缺点,但没有一种分类能够全面有效地指导治疗及合理地选择内固定物。有些学者将鹰嘴骨折仅分为横形、斜形和粉碎性3种类型。有的将其分为无移位或轻度移位骨折、横形或斜形移位骨折、粉碎性移位骨折及其他4种类型。Home(1981年)按骨折线位于关节面的位置将骨折分为近侧、中段和远侧三种类型。Holdsworth(1982年)增加了开放骨折型。Morrey(1995年)认为骨折移位超过3 mm应属移位骨折。Graves(1993年)把儿童骨折分为骨折移位小于5 mm、骨折移位大于5 mm和开放骨折3型。Mayo Clinic提出的分型:1型,无移位,1a型为非粉碎性骨折,1b型是粉碎性骨折;2型,骨折移位,但稳定性良好,移位大于3 mm,侧副韧带完整,前臂相对于肱骨稳定,2a是非粉碎性骨折,2b属粉碎性骨折;3型,骨折移位,不稳定,前臂相对于肱骨不稳定,是一种真正的骨折脱位,3a无粉碎性骨折,3b有粉碎性骨折。显然,对粉碎性骨折、不稳定者治疗最困难,预后也最差。

现在临床上应用比较流行的是Colton(1973年)分类,它简单实用,易于反映骨折的移位程度和骨折形态。1型,骨折无移位,稳定性好;2型,骨折有移位,又分为撕脱骨折、横断骨折、粉碎性骨折、骨折脱位。无移位骨折是指移位小于2 mm,轻柔屈曲肘关节至90°时骨折块无移位,并且可抗重力伸肘,可以采取保守治疗。

(1)撕脱骨折:在鹰嘴尖端有一小的横形骨折块(近骨折端),与鹰嘴的主要部分(远骨折端)分开,最常见于老年患者。

(2)斜形和横形骨折:骨折线走行呈斜形,自接近于半月切迹的最低处开始,斜向背侧和近端,可以是一个简单的斜形骨折,也可以是由于矢状面骨折或关节面压缩性骨折所导致的粉碎性骨折折线的一部分。

（3）粉碎性骨折：包括鹰嘴的所有粉碎性骨折，常因直接暴力作用于肘关节后方所致，常有许多平面的骨折，包括较常见的严重的压缩性骨折块，可以合并肱骨远端骨折、前臂骨折及桡骨头骨折。

（4）骨折-脱位：在冠状突或接近冠状突的部位发生鹰嘴骨折，通过骨折端和肱桡关节的平面产生不稳定，使得尺骨远端和桡骨头一起向前脱位，常继发于严重创伤，如肘后方直接遭受高能量撞击等。更为重要的是，骨折的形态决定了这种骨折需要用钢板进行固定，而不是简单地用张力带固定。

五、治疗方法

（一）无移位的稳定骨折

屈肘90°固定1周，以减缓疼痛和肿胀；然后在理疗师的指导下进行轻柔的主动屈伸训练。伤后1周、2周、4周复查X线片，防止骨折再移位。

（二）撕脱骨折

首选张力带固定（图4-2），亦可进行切除术，将肱三头肌腱重新附丽，主要是根据患者的年龄等具体情况来决定。

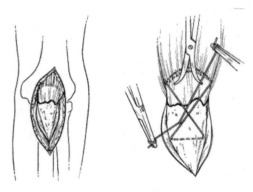

图4-2　张力带钢丝

（三）无粉碎的横断骨折

应行张力带固定。可采取半侧卧位，肘后方入路，注意保护肱三头肌腱在近骨折块上的止点，可用6.5拉力螺丝钉加钢丝固定；若骨折块较小，则可用2枚克氏针加钢丝盘绕固定（图4-3）。

（四）粉碎的横断骨折

应行钢板固定。若用张力带固定，可导致鹰嘴变短，活动轨迹异常，关节面变窄，造成关节撞击，活动受限。最好用克氏针加钢丝，再加上钢板固定。有骨缺损明显者，应行一期植骨，以防止关节面塌陷和鹰嘴变形。

（五）伴有或不伴有粉碎的斜形骨折

用拉力螺钉加钢板固定最为理想，有时亦可用张力带加拉力螺丝钉固定，或用重建钢板固定，1/3管状钢板易失效。重建钢板不要直接放置在尺骨背侧，否则极易出现伤口的问题，可沿尺骨外侧缘固定。若骨折粉碎，则不宜用张力带固定，最好用钢板固定并行植骨术。重建钢板在强度上优于1/3管状钢板，且厚度小于DCP，钢板近端的固定非常重要，可使用松质骨螺丝钉，但注意不要进入关节内。

（六）斜形骨折

适宜于拉力螺丝钉固定，比较理想的是拉力螺钉加中和钢板，或拉力螺钉通过中和钢板的钉孔拧入。对骨折端的加压应小心。

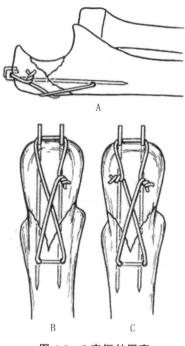

图 4-3　8 字钢丝固定

（七）单纯的粉碎性骨折

无尺骨和桡骨头脱位及无前方软组织撕裂者，可行切除术，肱三头肌腱用不吸收缝线重新附丽于远骨折端，术后允许肘关节早期活动。重要的是要保持侧副韧带，特别是内侧副韧带前束的完整，以保证肘关节的稳定。若骨折累及尺骨干，则不能进行切除术，可行张力带加钢板固定，有骨缺损者应一期植骨。

（八）骨折脱位型

骨与软组织损伤严重，应切开复位内固定，可用钢板加张力带固定。骨折块的一期切除应慎重，否则可致肘关节不稳定。

（九）开放性骨折

内固定并不是禁忌，但需彻底清创。若对鹰嘴的软组织覆盖有疑问，应行局部皮瓣或游离组织转移。有时可延期行内固定治疗。

（仲吉军）

第四节 尺骨冠突骨折

尺骨冠突是尺骨半月关节面的一部分,它可阻止尺骨向后脱位,阻止肱骨向前移位,防止肘关节过度屈曲对维持肘关节的稳定性起重要作用。冠突边缘有肘关节囊附着,前面为肱肌附丽部,尺骨冠突骨折常合并肘关节脱位及肘部骨折,临床上并不少见,常见报道15%肘关节后脱位患者可合并尺骨冠突骨折。而单纯的尺骨冠突骨折较少,多为肱肌猛烈收缩牵拉造成的撕脱性骨折。冠突骨折常并发肘关节的后脱位,如处理不当,可产生创伤性关节炎、疼痛和功能障碍。

一、应用解剖和损伤机制

尺骨冠突在尺骨鹰嘴切迹前方,与鹰嘴共同构成切迹,冠突在切迹之前方与肱骨滑车形成关节,并与外侧桡骨头一起构成肘关节(尺肱桡关节),借助环状韧带,尺桡骨紧密相合,并互成尺桡上关节。尺骨冠突不仅是肱尺关节的主要组成部分,也是肘关节内侧副韧带前束,前关节束和肱肌的附着点,起阻止肱二头肌、肱肌和肱三头肌牵拉尺骨向肘后移位的作用,是维持肘关节稳定的主要结构。

冠突有3个关节面,与滑车关节面相合,关节面互相移行。冠状高度是指尺骨冠突尖到滑车切迹的最低点的垂直距离,高的为1.5 cm,低的为0.9 cm,儿童的发育4岁时最快,至14~16岁大致长成。

当暴力撞击手掌,冠突受到传导应力,与肱骨滑车相撞。若暴力足以大到引起冠突骨折时,会造成冠突不同程度的骨折,进而发生肘关节后脱位。研究表明,冠突的损伤会对肘关节的稳定性产生影响;与此同时,附丽于冠突前下的肱肌强力收缩还引起间接暴力的冠突撕脱骨折。

二、临床分类

Regan和Marry在1984年将冠突骨折分3种类型(图4-4)。

Ⅰ型骨折:冠突尖小骨片骨折(又称撕脱骨折),骨块常游离关节腔内或附着于关节囊壁上。

Ⅱ型骨折:50%的冠突骨折,伴肘关节不稳定,临床上往往行手法石膏外固定,必要时行切开复位内固定。

Ⅲ型骨折:冠突基底部骨折,如有移位常伴肘关节后脱位。如冠突骨折无移位者,可单纯石膏固定。临床上偶见冠突纵形骨折合并尺骨鹰嘴骨折,治疗方法同尺骨鹰嘴。

根据解剖及临床文献报道,尺骨冠突内侧缘高度1/2处为尺侧副韧带前束的附着部,冠突骨折常合并该韧带的损伤,而尺侧副韧带前束是肘关节内侧副韧带的主要结构,对肘关节内侧稳定具有重要作用。因此,尺骨冠突骨折的分型应考虑尺侧副韧带前束损伤情况。

此外,还按骨折形态分类,斜形抑或横形骨折,通过冠突骨折与否各有异同,其预后亦有不同。O'Driscoll从冠突关节面做了骨折分类。

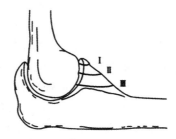

A.尺骨冠突骨折的Regan-Morrey分类

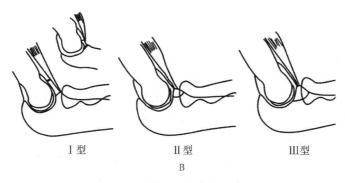

Ⅰ型　　　　　　Ⅱ型　　　　　　Ⅲ型

B

图 4-4　尺骨冠突骨折的分类分型

三、诊断

临床上出现的关节肿胀、出血和肘关节的功能障碍情况,仅能提示可疑骨折,而借以确诊的唯一依据是做 X 线检查,可见冠突残缺和骨折线,骨片上移,偶可进入肱尺关节囊内,影响功能。从 X 线片上观察半月切迹是否圆滑,若不圆滑而出现阶梯样,则提示发生骨折,可作为诊断的一个重要指标。骨片进入关节内,以 CT 扫描最形象地描记出部位、骨片大小,必要时亦可行 CT 三维重建检查。

四、治疗

(一)非手术治疗

适用于冠突骨折骨块小或没有移位的患者。仅用石膏托固定,肘关节于屈曲 80°～90°位。2 周解除石膏托,开始活动肘关节,并继续做颈腕带悬吊,间歇行主动肘关节功能锻炼。对骨折块较大,可行手法复位,石膏外固定方法。

(二)手术治疗

O'Driscoll 认为维持尺关节的稳定须具备 3 个条件:完整的关节面、完整的内侧副韧带前束和桡侧副韧带复合体。所以对尺骨冠突骨折的手术治疗,首先恢复骨性解剖结构,其次应重视内侧副韧带的修复和重建,以期获得一个稳定的关节。对关节腔内游离骨块或骨块较大、手法复位失败的患者,均可考虑手术治疗。避免因非手术治疗因神经或肌肉损伤的忽视而造成后期预后不良、活动度降低等现象。

(1)关节腔内的游离骨切摘除术(Ⅰ型)。对较小的冠突骨折,游离于关节腔内,影响肘关节的活动,应行骨块摘除。有条件者,可行肘关节镜下骨块摘除术。

(2)大块冠突骨折,影响尺骨半月关节面。为恢复滑车的屈戊关节的稳定性,应进行切开复位与内固定。AO提出开放整复,螺钉内固定方法,从尺侧入路,辨认并保护尺神经,用一薄凿将肱骨内上髁截骨,将内上髁连同附着肌肉和尺神经一起牵向前方,切开关节囊,即可充分显露骨折部,此时可在直视下将冠突复位,并从尺骨背侧穿入螺钉固定,然后复位内上髁,用预先准备好的螺钉固定,同时检查前关节囊、肱肌和内侧副韧带前束止点,如有损伤一并缝合。最后将尺神经放回原位或行前置术。冠突骨折超过1/2高度必须良好复位,近特制螺钉固定尤为推崇。

(3)冠突切除术。对于冠突骨折愈合和骨质增生,或畸形愈合,影响肘关节正常屈曲时,应手术切除冠突。一般以不超1/2冠突高度为限;如切除超过1/2,可致肘前方不稳定。

对于尺骨冠突粉碎性骨折,由于碎片多少和大小不等,有的与关节囊相连,有的游离于关节腔内影响关节屈曲功能,所以应手术摘除。Ⅲ型骨折患者往往合并尺侧副韧带前束断裂。在冠突骨折的切开内固定时,一定要修复或重建前束。

目前根据骨折类型及肘部合并伤等情况,多数学者采用肘前入路。肘前入路可避开尺神经,直接行冠突骨折的复位内固定术。但采用肘前入路时,注意适当向远侧游离穿过旋前圆肌深浅头的正中神经,防止术中过度牵拉,产生神经症状或损伤正中神经支配前臂屈肌及旋前圆肌的分支。内固定物可选用螺钉包括小的可吸收螺钉或克氏针加张力带及钢丝固定为主,不主张克氏针、钢丝或缝线单一固定。要求尽量牢固固定,争取早期肘关节的功能锻炼。

儿童冠突骨折少见,常合并肘关节后脱位。儿童尺骨冠突骨折在X线上显示骨块虽小,但周围有软骨,因此实际上骨块比X线片所显示的要大。对于儿童冠突骨折的治疗同成人相同。由于儿童冠突骨折大都较易愈合,预后良好。

手术时应注意以下几点。①因尺神经穿过内侧副韧带前束于尺骨的止点外,先游离尺神经并牵开加以保护,避免损伤之。术终根据手中情况,可将尺神经放置原位或行尺神经前置术。②内固定尽量留于背侧,以利肘关节功能练习。③注意尺侧副韧带及关节囊等软组织的修复,尤其是尺侧副韧带前束的修复,以防产生肘外翻不稳定。④术中注意微创操作,不要剥离附着于骨块的关节囊等软组织,以防发生骨化性肌炎。⑤冠突骨折多为复杂骨折的一部分,应重视并发症,尤其是肘部合并伤,也是影响预后的重要因素。⑥内固定要加强,争取早期行肘关节的主、被动功能练习,提高治疗效果。

当冠突骨折合并桡骨小头骨折和肘关节脱位为肘部"恐怖三联征"时,应引起重视,诊断时有时须借助X线和CT三维重建,采用特别螺钉,后期采用人工桡骨小头替代切除桡骨小头,有些则不得不采取人工肘关节置换。

五、并发症

(一)早期并发症
可因肘关节屈曲固定时间过长,影响肘关节的活动功能或在锻炼中引起疼痛。

(二)后期并发症
在冠突骨折合并肘关节脱位和臂部软组织有广泛撕裂时,偶可发生肘关节的纤维性僵直。当冠突骨折块落入关节腔内较难退出,而形成关节内的游离体,游离骨块对关节面造成损伤或发生交锁。因此,关节内骨块一经确认,就需尽早切除。当晚期骨折处骨质增生,形成骨化性肌炎骨突,严重妨碍肘关节活动。

部分冠突骨折术后关节活动范围稍差,但肘关节稳定性良好。关节活动范围减少的常见的原因为关节粘连,另外可能与重建骨无软骨而致术后发生创伤性关节炎有关。因此,在今后的临床中可考虑采用带软骨面且有血供的骨块或人工冠突假体重建,以期术后肘关节功能良好恢复,减少肘关节退变和发生骨性关节炎的可能,提高冠突骨折治疗的效果。

(仲吉军)

第五节　尺桡骨干双骨折

一、受伤机制

(一)直接暴力
直接致伤因素,作用于前臂,骨折通常基本在同一水平。

(二)间接暴力
多为跌倒致伤,由于暴力传导,骨折水平多为桡高尺低,常为短斜形。

(三)其他致伤因素
如暴力碾压、扭曲等,多为多段骨折,不规则,且伴不同程度软组织损伤。

二、分型

常用的 AO 分型如图 4-5 所示。

三、治疗原则

闭合复位外固定:用于移位不明显的稳定性前臂双骨折。传统的复位标准,桡骨近端旋后畸形小于 30°,尺骨远端的旋转畸形小于 10°,尺、桡骨成角畸形小于 10°。桡骨的旋转弓应恢复。不稳定的前臂双骨折或稳定性的骨折,闭合复位失败,骨折再移位及伴有其他血管神经并发症的,应行切开复位内固定。

(一)钢板螺钉内固定
主要是根据 AO 内固定原则发展的内固定系统,用于前臂双骨折的治疗,明确提高了骨折的治疗水平,提高了愈合率,达到早期功能锻炼及恢复的目的。

(二)髓内固定系统
用于前臂双骨折的治疗,最初应用是 20 世纪 30 年代的克氏针内固定,20 世纪 40 年代以后却较广泛流行的有 Sage 设计的髓内系统,至目前发展到较成熟的带锁髓内钉固定系统。虽然目前带锁髓内钉固定系统用于前臂骨折,意见仍不统一,特别是对于桡骨的髓内固定,但对于尺骨的髓内固定效果却是比较肯定的。

满意有效的内固定必须能牢固地固定骨折,尽可能地完全消除成角和旋转活动。我们认为用牢固的带锁髓内钉或 AO 加压钢板均可达到此目的。而较薄的钢板,如 1/3 环钢板及单纯圆形可预弯的髓内钉效果欠佳。手术时选用髓内钉或钢板,主要根据各种具体情况来确定。每种器械均有其优点和缺点,在某些骨折中使用其中一种可能比另一种更易成功。在许多尺、桡骨骨折中,用钢板或髓内钉均能得到满意的效果,究竟选用哪一种则主要是根据外科医师的训练和经验。

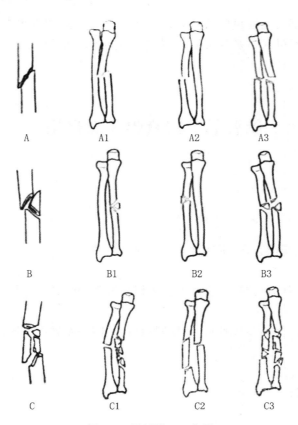

图 4-5 骨折的 AO 分型
A 型:简单骨折;B 型:楔形骨折;C 型:粉碎性骨折

AO 加压钢板内固定系统已应用多年,业内比较熟悉,这里不再赘述。而髓内钉固定,特别是前臂髓内钉固定系统,近几年有重新流行的趋势。使用髓内钉固定时,其长度或直径的选择、手术方法和术后处理的不慎都可导致不良的后果。这里着重讨论一下。

根据文献,最早广泛使用的前臂髓内钉系统是由 Sage 于 1959 年研制成功的,他曾对 120 具尸体桡骨做解剖,并对 555 例使用髓内固定治疗的骨折作了详细回顾。根据他的设计,预弯的桡骨髓内钉可以保持桡骨的弧度,三角形的横断面可以防止旋转不稳定。桡骨和尺骨 Sage 髓内钉的直径足以充满髓腔,能够做到牢固地固定。虽然在某些医疗机构传统的 Sage 髓内钉仍在应用,但根据 Sage 的研究和临床经验,目前又有更新的髓内钉系统设计应用于临床。

(三)前臂骨折应用髓内钉固定的适应证

(1)多段骨折。

(2)皮肤软组织条件较差(如烧伤)。

(3)某些不愈合或加压钢板固定失败的病例。

(4)多发性损伤。

(5)骨质疏松患者的骨干骨折。

(6)某些Ⅰ型和Ⅱ型开放性骨干骨折病例(使用不扩髓髓内钉)。

(7)大范围的复合伤在治疗广泛的软组织缺损时,可使用不扩髓的尺骨髓内钉作为内部支架,用以保持前臂的长度。

几乎所有前臂的骨干骨折均可应用髓内钉治疗(图 4-6)。这些骨折都可使用闭合髓内穿钉技术,同样的方法目前在其他长骨干骨折应用已很成熟。

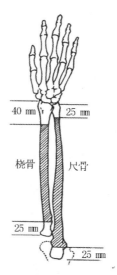

图 4-6 尺、桡骨骨折适用髓内钉的骨折部位

前臂骨折应用髓内钉固定的禁忌证:①活动性感染;②髓腔小于 3 mm;③骨骺未闭者。

包括 Sage 髓内钉在内,有多种不同的前臂髓内钉固定系统,这些器械均可用于闭合性骨折的内固定。髓内钉优于加压钢板之处为:①根据使用的开放或闭合穿钉技术,只需要少量剥离或不剥离骨膜。②即使采用开放穿钉技术,也只需要一个较小的手术创口。③使用闭合穿钉技术,一般不需要进行骨移植。④如果需要去除髓内钉,不会出现骨干应力集中所造成的再骨折。同加压钢板和螺丝钉固定不一样,髓内钉固定的可屈曲性足以形成骨旁骨痂。正如 Sage 所推荐的那样,所有需要切开复位的骨干骨折都应做骨移植,通常使用钻和扩髓器时即能获得足够的、用于移植的骨材料,因此不需另外采取移植骨。无论使用哪一种髓内钉系统,尺骨钉的入口都是在尺骨近端鹰嘴处。桡骨的钉入口根据钉的不同设计有所不同,其原则是根据钉设计的弧度、预弯等情况加以调整。如 Sage(C)桡骨内钉在桡侧腕长伸肌腱和拇短伸肌腱之间的桡骨茎突插入。Fore Sight(B)桡骨髓内钉则在 Lister 结节的桡侧腕伸肌腱下插入。Ture-Flex 和 SST(A)桡骨髓内钉的插入口是在 Lister 结节的尺侧拇长伸肌腱下(图 4-7)。所有桡骨髓内钉均应正确插入,并将钉尾埋于骨内,防止发生肌腱磨损和可能的断裂。

四、前臂开放骨折

对前臂开放性骨折的治疗原则是不首先做内固定,我们认为以创口冲洗和清创为最初治疗时,并发症较少。这样做能使创口的感染显著降低,或者愈合。如果创口在 10~14 d 愈合,即可做适当的内固定。

Anderson 曾报道过采用这种延迟切开复位和加压钢板做内固定的方法治疗开放性骨折的经验。在采用这个方法治疗的 38 例开放性骨折中,没有发生感染。在许多 Gustilo Ⅰ 型、Ⅱ 型创口中,能够在早期做内固定,而无创口愈合问题。但我们认为延迟固定会更安全。对于单骨骨折,由于延迟内固定骨折重叠所造成的挛缩畸形一般切开后即可复位(图 4-8)。对有广泛软组织损伤的前臂双骨折,为了避免短缩畸形,并方便软组织处理,需要进行植皮等治疗时,可采用外固定支架、牵引石膏,进行整复和骨折的固定,如果软组织损伤范围较大,必须进行皮肤移植和后续的重建治疗,而这些治疗措施又不能通过外固定支架、牵引石膏的窗口完成时,可采用髓内钉来固定前臂。只有通过外固定或内固定方法,使前臂稳定后,才能进行皮肤移植和其他软组织手术。

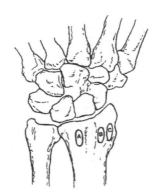

图 4-7 桡骨骨折采用髓内钉固定时,根据不同钉设计的进针点(A、B、C)调整

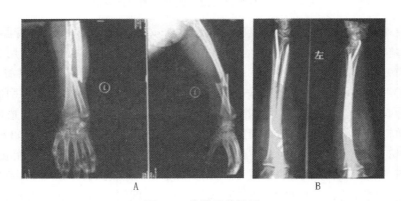

图 4-8 前臂开放骨折

A:外伤致尺、桡骨中远端双骨折;B:尺、桡骨骨折髓内钉复位及固定情况

目前,对开放性前臂骨折的治疗趋势为立即清创、切开复位和内固定。有人曾报道,对103 例 Gustilo Ⅰ型、Ⅱ或ⅢA型前臂开放性骨干骨折,采用立即清创和加压钢板及螺丝钉固定治疗,其中90%效果满意。但ⅢB型和ⅢC型损伤采用此法治疗,疗效不佳,一般用外固定治疗。

五、护理要点

(一)保持有效的固定
注意观察石膏或夹板是否有松动和移位。

(二)维持患肢良好血液循环
术后抬高患肢,观察患肢皮肤的颜色、温度、有无肿胀及桡动脉搏动情况。如出现剧痛,手部皮肤苍白、发凉、麻木,被动伸指疼痛,桡动脉搏动减弱或消失等表现时,提示骨筋膜室综合征的发生;如有缺血表现,立即通知医师处理。

（三）康复锻炼

术后 2 周开始练习手指屈伸活动和腕关节活动。4 周后开始练习肘、肩关节活动。8～10 周后 X 线片证实骨折愈合后,可进行前臂旋转活动。

（仲吉军）

第六节 尺桡骨茎突骨折

一、桡骨茎突骨折

单纯桡骨茎突骨折临床上较为少见,在 20 世纪初,也被称为 Hutchinson 骨折。

（一）损伤机制

直接暴力或间接暴力均可引起此类骨折,但以间接暴力引起为多见。直接暴力常由汽车摇柄直接打击而骨折。间接暴力常为跌倒时手掌着地,暴力沿腕舟骨冲击桡骨下端而致骨折。

（二）分类

按桡骨茎突骨折的受伤机制分为:①横形骨折,常为间接暴力手掌着地所致,骨折线为横形,从外侧斜向关节面(图 4-9)。②桡骨茎突撕脱性骨折,此类骨折块甚小,并向远侧移位,损伤机制为受伤时腕关节强力尺偏,桡侧副韧带牵拉桡骨茎突而造成。

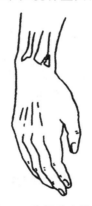

图 4-9 桡骨茎突骨折

（三）临床表现

伤后桡骨茎突处出现肿胀,疼痛。桡骨茎突处压痛明显,并有较明显的骨擦音。

（四）影像学检查

侧位 X 线片不易见到骨折。正位 X 线片,可见一横形骨折线,骨折线从外侧斜向关节面,骨折块常为三角形。很少有移位,如有移位,常向背侧桡侧移位。

（五）治疗

大部分桡骨茎突骨折均可通过手法复位石膏外固定而治愈。手法复位的方法为:术者一手握着患者之手略尺偏,纵向牵引,另一手持腕部,其拇指于骨折片近侧向下并向尺侧推压即可得到满意的复位。复位后采用短臂石膏固定于腕中立位,轻度尺偏位 5～6 周(图 4-10)。

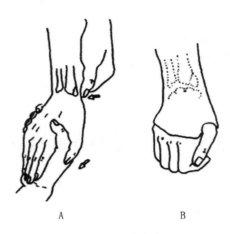

图 4-10　手法治疗
A.手法复位;B.石膏外固定

通过手法复位如骨折块不稳定或再移位,可行经皮克氏针内固定或行切开复位克氏针或加压松质骨螺钉内固定。

二、尺骨茎突骨折

单纯尺骨茎突骨折极为少见,临床上常与 Colles 骨折并发损伤。单纯尺骨茎突骨折常为跌倒时手旋前尺偏着地而造成。尺骨茎突骨折处局部轻度肿胀、疼痛,常与扭伤不易区别,但通过腕部 X 线拍片即可得到准确的诊断。

治疗:单纯尺骨茎突骨折可行牵引下手法复位,短臂石膏托固定前臂于中立位,腕关节尺偏位 4 周即可。但大部分尺骨茎突骨折很难达到骨性愈合。近几年有许多学者主张对不稳定性的尺骨茎突骨折应早期行切开复位,螺钉加张力带内固定。如尺骨茎突骨折发生骨不愈合,局部疼痛较重,压痛明显时可考虑行手术切除骨不愈合的尺骨茎突。

(仲吉军)

第七节　桡骨小头骨折

一、桡骨小头骨折的创伤机制

桡骨小头部骨折临床并不少见,急诊检查易误诊,延误治疗,结果导致肘关节创伤性关节炎,或者影响前臂旋转功能。创伤机制为传导暴力,患者跌倒时,肘关节呈半屈曲位手掌着地。由于肘部提携角的存在,肘部外翻,暴力经桡骨向上传导,使桡骨小头冲击肱骨小头而致骨折。前臂外翻角度越大,单纯桡骨小头骨折的机会越多。桡骨小头骨折时,根据创伤暴力的作用方向与大小,常同时发生肱骨内上髁骨折、尺骨鹰嘴骨折、尺骨近端骨折、肘关节后脱位。Masson 将桡骨小头骨折分为以下 4 种类型:①Ⅰ型,无移位的桡骨小头骨折;②Ⅱ型,骨折块有移位;③Ⅲ型,粉碎性骨折,桡骨头常碎裂分离;④Ⅳ型,桡骨小头粉碎性骨折并发肘关节脱位。

二、桡骨小头骨折的临床症状与诊断

患者有明确的外伤史,前臂近端外侧肿胀、压痛。伤肘常呈半屈曲位,不愿活动。前臂旋转受限,尤以旋后明显。肘部 X 线正侧位片即可确诊。

三、桡骨小头骨折的治疗

无移位或者轻度嵌插骨折采用肘部功能位固定,3 周后开始功能活动,预后较好。

桡骨小头骨折移位明显、塌陷骨折应在臂丛麻醉下行手法整复。患者仰卧位,上肢外展,肘屈曲位对抗牵引。术者用拇指触及移位的桡骨小头,根据 X 线片提供的骨折移位方向,在助手旋转前臂的同时用拇指用力推压、复位。一般认为小儿桡骨小头骨折复位后,桡骨头倾斜成角在30°以内,侧方移位小于1/3,随着骨折愈合再塑形,日后对肘关节功能影响不大。复位后屈肘 90°前臂旋中位固定 3 周。

对于桡骨头骨折,嵌插较紧,手法复位困难时,可以在透视下,穿入克氏针撬拨复位。穿针时注意不要损伤桡骨小头前外侧的桡神经。

骨折复位不满意时,应行切开复位,克氏针内固定。对于成年人粉碎性骨折,关节面破坏大于 1/3,或者骨折后治疗较晚,主张行桡骨小头切除术。桡骨小头切除术可以延期施行,待局部软组织创伤恢复后手术,术后仍然可以获得较好的功能。

手术方法:臂丛麻醉下,以桡骨小头为中心 S 形切口。于尺侧腕伸肌与肘后肌之间分离。显露肱桡关节,此时关节囊多已破裂,仔细确定骨折移位方向,检查桡骨头关节面的情况。直视下手法或借助于骨膜剥离器,将桡骨小头撬起复位,准确对位后,打入克氏针或者可吸收螺钉固定。如果桡骨小头呈粉碎状,关节面严重破坏,或者陈旧性骨折,则清除骨折片,继续向桡骨干方向切开骨膜,剥离至桡骨结节部,于桡骨结节近侧横形切断,取出桡骨头。桡骨头内固定术后,肘部固定经 3～4 周开始功能活动。桡骨头切除用肘部石膏托固定肘屈曲 90°位,1 周后去除,开始练习前臂旋转活动。

（仲吉军）

第八节　桡骨头颈部骨折

桡骨头颈部骨折是临床常见的骨折类型之一,约占全身骨折的 0.8%,属于关节内骨折。由于其解剖结构复杂,比一般骨折难以处理,治疗结果关系到肘关节的稳定性和前臂的功能,因此正确的临床治疗尤显重要。

一、病因、病机

桡骨头颈部骨折多见于青壮年。多由间接暴力所致,如跌倒时手掌着地,暴力沿桡骨向上传达,引起肘过度外翻,使桡骨头撞击肱骨小头,反作用力使桡骨头受到挤压而发生骨折。儿童由于桡骨近端薄弱,暴力作用可造成头骺分离或干骺端骨折,即桡骨颈骨折。若暴力继续作用,肘关节进一步外翻,则造成肘关节内侧副韧带支持结构的损伤——内侧副韧带损伤或肱骨内上髁撕脱骨折;而伸肘位时尺骨鹰嘴紧嵌于鹰嘴窝内可造成尺骨鹰嘴骨折;桡骨结节对尺骨的顶压可导致尺骨上段骨折;由于外翻暴力的影响,桡神经与桡骨头关系又极为密切,故容易受到挤压或牵拉而致伤;本病伤后还常合并肱骨内上髁、尺骨鹰嘴骨折及桡神经正中神经、尺神经损伤。

二、临床表现

桡骨头处有明显疼痛感、压痛及前臂旋转痛。桡骨头处局限性肿胀,并可伴有皮下瘀血。肘关节屈伸、前臂旋转活动明显障碍。还可伴有桡神经损伤。

依据影像学所见,一般分为以下 4 型。

(一)无移位型

无移位型指桡骨颈部的裂缝及青枝骨折,此型稳定,一般无须复位。多见于儿童。

(二)嵌顿型

嵌顿型多系桡骨颈骨折时远侧断端嵌入其中,此型亦较稳定。

(三)歪戴帽型

歪戴帽型即桡骨颈骨折后,桡骨头部骨折块偏斜向一侧,犹如头戴法兰西帽姿势。

(四)粉碎型

粉碎型指桡骨、颈及(或)头部骨折呈 3 块以上碎裂者。

三、诊断与鉴别诊断

患者有明显的外伤史,局部疼痛、肿胀,前臂屈伸功能障碍,前臂旋转功能受限,以旋后运动受限明显。如合并伴有肘关节脱位,肘部明显畸形,肘窝部饱满,前臂外观变短,尺骨鹰嘴后突,肘后部空虚和凹陷,出现肘后三角关系破坏的表现。一般 X 线检查,可以确诊。

四、治疗

对于无移位或轻度移位骨折采用非手术保守治疗为主,移位明显者用切开复位内固定术。

(一)无移位及嵌入型

仅在肘关节用上肢石膏托或石膏功能位固定 3～4 周。

(二)轻度移位者

施以手法复位,在局麻下,在助手的持续的牵引条件下,由术者一手拇指置于桡骨头处,另一手持住患者腕部在略施牵引情况下快速向内、外两个方向旋转运动数次,一般多可复位。

(三)移位明显者

先复位不佳者,可行桡骨头切开复位,必要时同时行内固定术。在桡骨头严重粉碎性骨折,无法重建修复桡骨头时,可行桡骨头切除术,也可在切除后内置人工桡骨头。14 岁以下儿童不宜做桡骨头切除术。

五、预防与调护

复位成功后即可进行简单的手指及腕关节的屈伸活动,经 2～3 周可以开始肘关节屈伸功能训练。合理的功能锻炼有助于功能最大限度恢复,采取循序渐进的原则,早期以被动活动为主,晚期则改为主动活动为主,并根据骨痂生长情况,给予适当的负荷锻炼,促进功能康复。

(仲吉军)

第九节 桡骨干骨折

桡骨干单骨折比较少见,患者多为青少年。桡骨的主要功能是参与前臂的旋转活动和支持前臂。桡骨干上 1/3 骨质较坚固,具有丰厚的肌肉包裹,不易发生骨折,中、下 1/3 段肌肉逐渐变为肌腱,容易受直接暴力打击而骨折。在桡骨中、下 1/3 交界处,为桡骨生理弯曲最大之处,是应力上的弱点,故骨折多发生于此处。

一、病因病理

直接暴力和间接暴力均可造成桡骨干骨折,但多由间接暴力所致。直接暴力多为重物打击于前臂桡侧所造成,以横断骨折或粉碎性骨折较常见。间接暴力多为跌倒时手掌撑地,因暴力向上冲击,作用于桡骨干所致,以横断骨折或短斜形骨折较常见。桡骨干骨折,因有尺骨支持,骨折端重叠移位不多,而主要是肌肉造成的旋转移位。在幼儿多为不全或青枝骨折。成人桡骨干上 1/3 骨折时,附着于桡骨结节的肱二头肌及附着于桡骨上 1/3 的旋后肌,拉骨折近段向后旋移位;而附着于桡骨中部及下部的旋前圆肌和旋前方肌,拉骨折远段向前旋转移位。桡骨干中 1/3 或中下 1/3 骨折时,骨折位于旋前圆肌终止点以下,因肱二头肌与旋后肌的旋后倾向,被旋前圆肌的旋前力量相抵消,骨折近段就处于中立位,而骨折远段被附着于桡骨下端的旋前方肌的影响而向前旋转移位。

二、临床表现与诊断

骨折后局部疼痛、肿胀、压痛和纵向叩击痛。完全性骨折时,可有骨擦音,较表浅的骨段骨折,可触及骨折端。不完全性骨折症状较轻,尚有部分旋转功能。前臂 X 线正侧位片可明确骨折部位和移位情况,拍摄 X 线片时,应包括上、下尺桡关节,注意检查是否有尺桡关节脱位。

三、治疗

无移位的骨折,先将肘关节屈曲至 90°,矫正成角畸形,再将前臂置于中立位,用前臂夹板或长臂管型石膏固定 4~6 周。对有移位的骨折应以手法整复夹板固定为主。

(一)手法复位夹板固定法

1.手法复位

患者平卧,麻醉下,患肩外展,屈肘 90°。一助手握住肘上部,另一助手握住腕部。两助手作对抗牵引,骨折在中或下 1/3 时,前臂置中立位,在上 1/3 置稍旋后位,牵引 3~5 min,待骨折重叠移位矫正后,进行夹挤分骨。在牵引分骨下,术者一手固定近侧断端,另一手的拇指及食、中、环三指,捏住向尺侧倾斜移位远侧断端,并向桡侧提拉,矫正向尺侧移位。若有掌背侧移位可用折顶提按法,加大骨折断端的成角。术者一手将向掌侧移位的骨折端向背侧提拉,另一手拇指将向背侧移位的骨折端向掌侧按捺,一般都可复位成功。

手法整复要领:桡骨骨折后可出现重叠、成角、旋转、侧方移位等 4 种畸形,其中断端的短缩、成角和侧方移位是在暴力作用时发生,而旋转移位则是在骨折以后发生的。由于前臂的主要功能是旋转活动,故如何纠正旋转移位就成为整个治疗的关键。由于有尺骨的支撑,桡骨骨折的短缩重叠移位甚少,但常有桡骨骨折端之间的旋转畸形存在。因此,在整复时,只有恰当地处理好这个主要移位,才能为纠正其他移位创造条件。如上 1/3 骨折,为旋前圆肌止点以上的骨折,则骨折端是介于两旋转肌群之间,近侧断端只有旋后肌附着,则近折端处于旋后位,远折端只有旋前肌附着,则远折端相对旋前,按照骨折远端对近端的原则,首先应将前臂牵引纠正至稍旋后位,以纠正远折端的旋前移位。如桡骨中、下 1/3 骨折,近折端有旋后肌与旋前肌附着,其拮抗作用的结果使近折端仍处于中立位,远折端则受旋前方肌的作用而相对旋前,故应首先纠正远折端的旋前移位至中立位。对于桡骨中、下 1/3 骨折整复侧方移位较容易,而桡骨上 1/3 骨折因局部肌肉丰满则较难整复,但如果能以前臂创伤解剖为基础,使用推挤旋转复位亦较易成功。即整复时将肘关节屈曲纵行牵引,前臂由中立位渐至旋后位,术者两手分别握远近骨折端,将旋后而向桡背侧移位的骨折近端向尺掌侧推挤,同时将旋前而向尺掌侧移位的骨折远端向桡背侧推,使骨折断端相互接触,握远端的助手在牵引下小幅度向后旋转并作轻微的摇晃,使骨折完全对位。

2.固定方法

骨折复位后,用前臂夹板固定,尺侧夹板和桡侧夹板等长,不超过腕关节。在维持牵引下,先放置掌、背侧分骨垫各一个,再放置其他压垫。桡骨上 1/3 骨折须在骨折近端的桡侧再放一个小压垫,以防向桡侧移位。然后放置掌、背侧夹板,用手捏住,再放桡、尺侧夹板。桡骨中 1/3 骨折及下 1/3 骨折,桡侧夹板下端超腕关节,将腕部固定于尺偏位,借紧张的腕桡侧副韧带限制骨折远端向尺侧偏移。两骨折端如有向掌、背侧移位,可用两点加压法放置压垫。夹板用 4 条布带缚扎固定,患肢屈肘 90°。桡骨上 1/3 骨折者,前臂固定于稍旋后位;中、下 1/3 骨折者,应将前臂固定于中立位。用三角带悬吊前臂于胸前,一般固定 4～6 周。

固定要领:无论是手法复位或夹板固定,均应注意恢复和保持桡骨旋转弓的形态,复和保持骨间隙的正常宽度。桡骨旋前弓、旋后弓的减少或消失,骨间隙的变窄,不仅影响前臂旋转力量,也将影响前臂的旋转范围。为了保持桡骨旋转弓的形态和骨间隙的正常宽度,在选择前臂夹板固定时,掌背侧夹板应有足够的宽度,使扎带的约束力主要作用于掌背侧夹板上,尺桡侧夹板宜窄,尺侧夹板下端不宜超过腕关节,强调腕关节应固定于尺偏位以抵消拇长肌及伸拇短肌对骨折端的挤压。

3.医疗练功

初期应鼓励患者做握拳锻炼,待肿胀基本消退后,开始做肩、肘关节活动,如小云手等,但应避免做前臂旋转活动。解除固定后,可做前臂旋转锻炼。

4.药物治疗

按骨折三期辨证用药。

(二)切开复位内固定

不稳定骨折和骨折断端间嵌有软组织手法整复困难者,应行切开复位,以钢板螺丝钉固定,必要时同时植以松质骨干于骨折周围。手术途径在桡骨中下段以采用前臂前外侧切口为宜,经桡侧腕伸肌、肱桡肌与指浅屈肌之间进入,此部位桡骨掌面较平坦,宜将钢板置入掌面。桡骨上 1/3 则宜选用背侧切口,经伸指总肌与桡侧腕短伸肌之间进入,钢板置于背侧。术后仍以长臂石膏固定较稳妥。

(仲吉军)

第五章

腕部及手部损伤

第一节 腕关节不稳定

1968 年 Fisk 首次提出"腕关节不稳定(carpal instability)"。1972 年,Linscheid 和 Dobyns 系统描述了腕关节不稳定的分类、病理机制和诊断,并把它定义为"腕部外伤后早期或晚期出现的腕骨排列异常"。1999 年,国际手外科联盟解剖和生物力学委员会提出了定义:腕关节不稳定为腕关节出现以不能承受正常的生理负荷和/或在其正常运动范围内的任何部分活动时出现异常运动学表现为特征的关节功能障碍。其原因有创伤、炎症和先天性关节韧带松弛。狭义的不稳定多为创伤、炎症所致,少数因为先天性腕关节韧带松弛;广义的不稳定已被延伸为任何引起已存在的、不稳定或潜在不稳定的腕关节损伤。腕关节不稳定的表现:①腕关节关联异常,如舟月骨分离、头月骨分离、月三角骨分离、腕骨尺侧移位等。②腕骨排列异常,如月骨脱位、头状骨反转移位等。③运动异常,如腕中关节韧带损伤等。

一、舟月骨分离

舟月骨分离是腕关节不稳定最常见的类型,也有将其描述为腕舟骨旋转半脱位或舟月不稳定,是由于某些特定原因导致腕舟骨月骨骨间韧带(舟月韧带)连续性部分或完全中断,或韧带连续性存在但由于损伤或先天性因素造成其松弛,进而引起一系列的腕关节解剖序列、生物力学改变及相关的临床表现。过去一直将以上 3 个概念等同理解,目前认为它们之间还是有一定的不同之处,如舟骨存在不稳定时,并不是一定会发生半脱位,半脱位一般均发生在舟月分离或不稳定的晚期(即掌侧桡腕韧带损伤时);而多数情况下舟骨半脱位都伴发有不稳定(舟骨陈旧性半脱位后引起舟骨位置固定时除外)。一般认为,作用于腕关节尺掌侧的背伸、尺偏和旋后暴力引起稳定舟骨近极的韧带断裂,导致舟月骨分离,同时桡侧副韧带和桡舟头韧带也可能断裂。腕关节反复重复性活动、握物旋转伤、先天性韧带松弛、尺骨负向变异或其他损伤等也与舟月骨分离有关。

从临床治疗角度出发,目前有如下分类。①急性舟月骨分离:损伤 4 周以内者,常与舟骨骨折、桡骨远端骨折、月骨周围脱位或月骨脱位等损伤共存。②慢性舟月骨分离:损伤 4 周以上者,常由急性舟月骨分离迁延不愈所致。③单纯性舟月骨分离:不伴有腕关节及其周围其他结构的损伤,常见病因有创伤、先天性韧带松弛、腕背腱鞘囊肿切除术后、尺骨负向变异等。④复合型舟月骨分离:伴发其他损伤或病变的舟骨分离,如:腕舟骨骨折(尤其是舟骨近极骨折)、月骨周围脱位或月骨脱位、桡骨远端骨折、月骨缺血性坏死、类风湿关节炎等。⑤静态舟月骨分离:常规体位X线平片即可发现舟月骨分离的异常改变,提示稳定舟骨近极的韧带完全断裂。⑥动态舟月骨分离:常规体位X线平片无异常发现,当通过外在应力的作用后或腕关节处于特殊体位时,舟月分离才可在X线平片上显示出来。提示韧带不完全断裂或韧带处于松弛状态。

(一)临床表现与诊断

(1)中青年多见,多数有外伤史,也可无明显外伤史。早期单纯性舟月骨分离临床症状常不典型,容易被诊断为"软组织损伤"或"腕关节挫伤",直到症状严重时才就诊。

(2)腕关节桡侧疼痛和力弱为主要临床症状,也可伴有痛性弹响及运动功能障碍。

(3)局限于舟月骨间的压痛是具有临床诊断意义的体征,创伤性关节炎发生时关节疼痛和触痛范围可有不同程度的增加。

(4)腕关节应力试验阳性可提供间接诊断依据:①Waston试验(腕舟骨漂移试验);②握拳试验;③舟骨移动试验。

(5)放射影像学及关节镜检查:①X线片(进行双侧对比):前臂旋后位时,腕关节X线前后位正位片,舟骨骨间间隙>2 mm为可疑分离,如>4 mm即可肯定诊断。皮质环征,舟月骨间韧带损伤引起舟骨掌屈角度增大,其长轴与桡骨纵轴角度接近垂直,此时舟骨远极皮质在正位片上的投影呈"环"状改变。环下界与舟骨近极关节面的间距>7 mm。侧位X线片,舟月角>70°(正常值30°~60°)。②有条件者可行透视、电影摄影、腕关节造影、磁共振等检查。③腕关节镜检查是目前最为直观和确切的诊断手段,可直接观察到舟月骨间韧带的损伤及相关的病变情况,并可在镜下修复损伤的骨间韧带。

(二)治疗

1.急性单纯型分离

(1)闭合复位石膏管形外固定:适合于手法复位后舟骨位置稳定者。但临床经验证实,石膏外固定并不是一个可靠的方法,固定期间可能发生舟月骨分离复发,建议同时用经皮克氏针固定。

(2)闭合复位经皮克氏针内固定:适合于手法复位后舟骨位置不稳定者,即使复位后稳定者也建议行经皮克氏针内固定。注意将舟月角保持在45°~60°,或更大一些。一般将舟月骨间关节和舟头骨间关节同时予以固定,外固定最好选用前臂管形石膏,将腕关节固定8周后拆除固定及克氏针,然后支具保护性固定4周。

(3)切开复位韧带修复:适合于手法复位后舟骨位置不稳定者,少部分慢性韧带损伤者也存在韧带修复的可能。如两侧韧带断端可以找到,可直接修复韧带,如一端韧带从舟骨(多数情况韧带从舟骨上撕脱)撕脱,可在相对应的骨上钻骨孔,行韧带附着点重建,或使用微型骨锚进行修复;但仍需要用克氏针将舟月骨间关节和舟头骨间关节同时予以固定。术后选用管形石膏固定腕关节于掌屈功能位8周,然后支具保护性固定4周,期间手指及掌指关节应适当功能锻炼。

2.不合并创伤性关节炎的慢性单纯型分离

(1)切开复位背侧关节囊韧带固定:适合于韧带回缩或纤维化严重,无法直接缝合者。利用腕关节背侧舟月骨间关节处关节囊,形成一个蒂位于桡骨远端的舌形关节囊瓣,舟骨复位并固定后,将关节囊瓣前移,用钢丝将其固定缝合在舟骨远极背侧。术后用人字石膏固定8周。

（2）切开复位韧带重建：适合于韧带回缩或纤维化严重，无法直接缝合者。主要目的是重建桡腕掌侧韧带和舟月骨间韧带，恢复两者之间的正常关系。目前,各种韧带重建方法的临床效果尚不一致,如何选用合适的韧带重建材料及其重建后生物力学强度和弹性的变化规律、手术操作的技术改进等均为需要解决的问题。

（3）局限性腕关节融合：适合于无法直接缝合或重建韧带者。即使有条件重建韧带者,也可直接选择局限性腕关节融合。常用的局限性腕关节融合方法,如舟大小多角骨间关节融合、舟头骨间关节融合、舟月骨间关节融合等。主要目的在于矫正舟骨旋转脱位和舟月骨间分离,舟大小多角骨间关节融合是目前最常用的方法,局限性腕关节融合在一定程度上可以缓解或消除相关的症状,但将引起腕关节部分运动功能和握力的下降,也有可能使桡腕关节的应力增加,是否导致术后创伤性关节炎发生概率加大,仍需临床密切观察。

3.伴有创伤性关节炎的慢性单纯型分离

（1）舟骨假体置换和头月骨间关节融合：适合于舟骨严重变形、塌陷者。虽然舟骨人工假体置换可以恢复舟骨的解剖形态,但假体脱位、松动、对桡骨远端关节面的撞击或磨损、硅胶颗粒沉积性滑膜炎等合并问题仍未得到良好的解决。

（2）近排腕骨切除：当桡骨远端关节面和腕中关节面(尤其是头骨近一侧关节面)正常无损时,可选择近排腕骨切除。术后可以缓解疼痛症状,但腕关节稳定性稍差,同时握力有可能减弱。

（3）全腕关节融合：适合于腕关节广泛创伤性关节炎形成者。术后症状有效缓解,但腕关节的所有运动功能丧失,患者往往难以接受。人工腕关节置换或许能够为治疗带来新的契机,但现行的假体仍存在相应的问题,有待进一步的改进和总结。

4.伴有舟骨骨折的分离

（1）切开复位克氏针内固定：适合于急性、有骨折移位的分离。

（2）闭合复位经皮克氏针内固定：适合于急性、无骨折移位者。

（3）切开复位植骨和舟大小多角骨间关节融合：适合于伴有舟骨骨折不愈合的分离,当腕关节有创伤性关节炎存在时,则行舟骨假体置换和头月骨间关节融合。

5.伴有月骨周围脱位或月骨脱位的分离

（1）闭合复位经皮克氏针内固定,适合急性期患者。

（2）切开复位韧带修复,适合急性期患者需重视韧带修复者。

6.动态分离

（1）石膏托制动：适用于急性动态分离不稳定。

（2）舟月骨间韧带重建：保守治疗无效,而韧带回缩无法直接缝合者。

（3）舟大小多角骨间关节融合：保守治疗无效和慢性分离者。

二、头月骨分离

（一）病因及损伤机制

头月骨分离是一种动态型不稳定,临床较为少见。解剖上,头骨和月骨之间没有直接的韧带联系,其稳定和支持作用由腕关节掌侧的桡舟头韧带和"V"字韧带完成,当它们的作用减退或消失时,头月骨间不稳定即可能发生。急性期常因患者惧怕疼痛而难以完成相关检查,因而不易早期诊断。临床上所见者多为慢性分离。另外一种头月分离为继发性,如 Colles 骨折畸形愈合后,引起韧带功能失用,导致头月骨间分离。

（二）临床表现与诊断

1.临床表现

多见于年轻好运动及先天性腕关节韧带松弛者。无不稳定发生的先天性韧带松弛者在应力下拍摄X线片，也可见到与头月骨间分离相同的表现，但临床上无症状出现。如果出现有关的症状，则考虑关节有不稳定发生。

2.原发性分离

可有外伤史，如腕关节强力背伸史或桡骨远端骨尺桡远侧关节损伤，也可无外伤史。渐进性腕关节肿痛、力弱，握拳或腕关节承受纵向应力、腕关节侧偏或背向应力作用下可出现痛性弹响，关节活动可正常，腕中关节背侧可有压痛。头状骨背移试验阳性：对头骨施加背向应力时，由于头骨近极移向背侧，与月骨背侧极发生碰撞，引起腕关节局部疼痛或不适，同样试验对于仅有韧带松弛而没有不稳定发生者，则不会出现症状。常规X线片检查仅可见原始损伤表现。向头骨施加背向应力时，可见头骨近极向背侧移位，头月骨间关节掌侧间隙增宽及背侧半脱位。如果月骨有背伸出现，表明背侧镶嵌不稳定（DISI）发生。

3.继发性分离

多见于桡骨远端骨折畸形愈合、桡骨远端腕关节面背倾的患者。关节疼痛为主要症状，渐进性加重，可有痛性弹响。关节握力及运动幅度下降，头月骨间关节和三角钩骨间关节背侧压痛。X线片可见原骨折遗留畸形、桡骨远端关节面背倾，头骨和月骨中轴线移向桡骨干中轴线后方。腕关节尺偏时，头月骨间关节呈现背侧半脱位。动态X线或摄影检查为较好的确诊手段。

（三）治疗原则

1.原发性分离

桡舟头韧带紧缩术疗效较为可靠，术后石膏固定腕关节8周左右。

2.继发性分离

桡骨远端截骨、楔形骨块植骨，矫正桡骨远端腕关节面背倾畸形。

三、月三角骨分离

（一）病因及损伤机制

与舟月分离一样，同属一分离型不稳定，多见于类风湿关节炎患者。一般认为，单纯月三角骨间韧带损伤难以引起月三角骨分离，当月三角骨间韧带、桡腕背侧韧带（或背侧桡三角韧带）、掌侧月三角韧带复合损伤时，分离方可发生。由于月三角骨分离后桡腕关节生物力学变化较小，其X线片表现常不如舟月骨间分离明显，很容易漏诊或误诊，同时临床上发生创伤性关节炎的可能性也较小。

（二）临床表现与诊断

其损伤机制与舟月骨间分离相似，多有腕背伸着地的外伤史，也可由于腕关节旋转暴力引起，或继发于类风湿关节炎。腕尺侧疼痛、握力下降，腕关节尺偏及旋转时疼痛明显加重。局限性压痛位于月三角骨间关节背侧，腕关节尺桡偏活动时可出现痛性弹响。偶有尺神经受压症状。

1.月三角骨冲击触诊试验

检查者一手稳定月骨，另一手掌背方向捏持三角骨和豌豆骨，并使其掌背方向移动，若发现三角骨移动幅度过大或月三角骨间关节疼痛或摩擦感，视为阳性。

2.放射学检查

(1)Ⅰ型:常规 X 线片无异常发现,应力位片可有掌侧镶嵌不稳定(VISI)出现。关节造影和关节镜检查可见月三角骨间韧带穿孔或部分撕裂。闪烁摄影显示月三角骨间关节处有核素浓集。

(2)Ⅱ型:由Ⅰ型发展而来,可有上述阳性发现。

X 线检查还可见舟骨掌屈、投影变短和皮质环征;月骨掌屈,桡月角>15°,三角骨呈背伸位;月三角骨关节间隙可有增宽,腕骨弧线中断。

由于腕关节尺侧疼痛的原因众多,如三角纤维软骨损伤、腕尺侧撞击综合征、三角钩骨关节关节炎、豌豆骨骨折、尺动脉血栓、腕尺管综合征、肌腱炎等,诊断月三角骨分离时应注意鉴别。临床上单纯靠放射学检查较难对月三角骨分离做出确切诊断,如临床怀疑为月三角骨间分离,有条件者应通过腕关节镜检查来明确诊断。

(三)治疗原则

1.保守治疗

适用于急性期月三角骨分离。最好用长臂石膏管形固定腕关节于背伸、尺偏位 6～8 周。如有 VISI,先行复位,然后通过经皮克氏针做内固定。

2.手术治疗

适用于保守治疗失败,VISI 畸形严重及慢性分离。有以下两种方法。

(1)韧带修复:修复和手术操作方法与舟月骨分离相似,对于严重的 VISI 畸形者,需同时修复背侧桡三角韧带。

(2)局限性腕关节融合:如月三角骨间关节融合、头月三角骨间关节融合等,以纠正关节分离和 VISI 畸形。

四、舟大小多角骨间关节不稳定

(一)病因及损伤机制

一种少见的无分离型腕关节不稳定形式,一般认为与拇指强力外展或腕桡背侧受伤有关,导致舟大小多角骨间韧带复合体的掌侧部分损伤,而大小多角骨过度背移。有动态和静态之分。

(二)临床表现与诊断

1.静态不稳定

多有外伤史,如拇指强力外展位致伤或腕背桡侧最先着地致伤;舟骨远极掌侧或舟大小多角骨间关节有疼痛和压痛,关节活动受限。X 线片及关节造影检查可见舟大小多角骨间关节间隙增宽,或舟、月、三角骨掌屈,呈 VISI。

2.动态不稳定

可有外伤史;局部可有疼痛和压痛,某些体位时可出现关节"交锁"或关节活动受限。X 线片无异常发现。动态放射学检查可见舟大小多角骨间关节有暂时性的分离和纵向半脱位。

(三)治疗原则

石膏管形制动适用于急性期。急性及慢性期均可行手术修复韧带。

五、腕骨尺侧移位

(一)病因及损伤机制

腕骨尺侧移位由多种原因引起,如类风湿关节炎(最常见)、尺骨头切除术后、创伤、多发性骨软骨瘤、Madelung 畸形等。正常情况下,腕骨承受纵向负荷时有滑向尺侧和掌侧的趋势,而桡腕掌、背侧韧带、三角纤维软骨复合体及尺骨远端有控制这种趋势的作用,当稳定结构损伤后,其稳定作用减弱或消失,导致腕骨尺侧移位发生,同时腕骨也可表现掌屈移位的特点。该不稳定也可是动态型不稳定,临床发现桡腕掌侧韧带有明显损伤。

(二)临床表现与诊断

关节肿胀、疼痛、活动受限和握力减弱。其原发疾病也可引起上述症状。可见患手向尺侧移位,桡骨茎突凸出,可出现轻度"银叉"样畸形,施加桡向外力时畸形可消失,但某些情况下畸形也可以是固定的,如严重的类风湿关节炎。X 线片检查为主要诊断手段。①Ⅰ型:所有腕骨均向尺侧移位,桡骨茎突与舟骨间的间距加大,尺桡距比大于健侧,月骨近极关节面与桡骨远端关节面相对部分少于其 1/2。侧位片有时可见近排腕骨掌屈和向掌侧移位,表现为 VISI。②Ⅱ型:桡骨与舟骨的对应关系不变,月骨和其他腕骨移向尺侧,舟月骨间间隙加大,近排腕骨掌屈,呈 VISI。

(三)治疗原则

早期患者可进行损伤韧带的直接修复,但临床效果不是十分肯定。晚期治疗方法主要为局限性腕关节融合,如桡月关节融合或桡舟关节融合。

六、腕骨桡侧移位

该病较少见,与桡骨远端骨折桡偏畸形愈合关联,表现为桡骨远端关节面桡偏、桡月短韧带及尺腕韧带松弛。临床表现为腕骨背侧移位。治疗上可行桡骨远端截骨矫正桡偏畸形。

七、腕骨背侧移位

(一)病因及损伤机制

腕骨背侧移位又称为桡腕关节背侧半脱位,常继发于桡骨远端骨折或骨折畸形愈合(Barton 背侧骨折)。

(二)临床表现与诊断

关节肿痛,握力和活动度减弱。侧面可见"枪刺"样畸形。X 线片可见桡骨远端骨折或骨折畸形愈合,关节面掌倾角消失或呈背倾,月骨和头状骨背侧移位,中轴线位于桡骨干轴线的背侧。

(三)治疗原则

急性期将桡骨远端骨折复位,腕骨背侧移位即可矫正。慢性期宜手术治疗,桡骨远端截骨植骨,恢复桡骨远端腕关节面正常掌倾角和尺偏角。若发生创伤性关节炎,则宜行桡舟月关节融合。

八、腕骨掌侧移位

(一)病因及损伤机制

腕骨掌侧移位又称为腕关节掌侧半脱位,常见于 Barton 掌侧骨折或畸形愈合,腕骨骨折片移向掌侧和近侧。也可发生于桡骨远端骨折掌侧愈合、韧带损伤、感染性关节炎等。

（二）临床表现与诊断

症状与腕骨背侧移位相同,但腕部畸形较轻。X线片可见桡骨远端骨折或骨折畸形愈合,月骨背伸并向掌侧移位,中轴线移向桡骨干中轴线的掌侧;可合并尺侧移位。

（三）治疗原则

合并尺侧移位时,可行桡月关节融合。其他类型的掌侧移位,可行骨折切开复位纠正腕骨掌侧移位。若合并创伤性关节炎,需行桡舟月关节融合。

（姜士刚）

第二节　远侧尺桡关节损伤

尺桡远侧关节是一个运动滑膜关节,它连接桡、尺骨远端,并作为旋前旋后的旋转轴。由于尺骨和桡骨关节面的曲率半径不同,因此,在控制和限制关节上,软组织起到了重要的作用。在前臂运动时,尺桡远端关节与尺桡近端关节同步,尺骨是前臂的稳定单元,并协助桡腕之间的应力传递。桡骨在乙状切迹围绕尺骨头进行旋转,远端尺桡韧带是其主要的稳定结构。任何涉及尺骨或桡骨的损伤或畸形都能够影响两个关节的功能。远侧尺桡关节和尺腕关节在解剖与功能上融为一体,两者均可受到创伤和关节炎因素的影响。

一、三角纤维软骨复合体(TFCC)损伤

（一）病因及损伤机制

TFCC是腕关节稳定和力量传导的重要结构,引起三角纤维软骨复合体损伤的原因有外伤性损伤和退行性损伤。

1.外伤性三角纤维软骨复合体损伤

外伤性三角纤维软骨复合体损伤分为4种。①A型损伤:三角纤维软骨复合体周边部撕裂或穿孔。②B型损伤:三角纤维软骨复合体从尺骨茎突的止点撕裂,可伴有或不伴有尺骨茎突骨折。③C型损伤:三角纤维软骨复合体周边部撕脱。④D型损伤:三角纤维软骨从桡骨附着缘上撕脱。

2.退行性三角纤维软骨复合体损伤

退行性三角纤维软骨复合体损伤分为5种。①A型损伤:三角纤维软骨复合体水平部在近侧面或远侧面磨损。②B型损伤:除具有A型损伤外,还有月骨的尺侧面或尺骨头的桡侧面破坏。③C型损伤:三角纤维软骨复合体水平部发生穿孔。④D型损伤:退变处于进展期,月骨和尺骨头的关节面出现退行性变化,三角纤维软骨复合体水平部穿孔,月三角骨间韧带断裂。⑤E型损伤:尺骨撞击综合征的终末期,出现创伤性关节炎,三角纤维软骨复合体水平部通常完全消失,月三角骨间韧带完全断裂。

（二）临床表现与诊断

多数有腕关节外伤史或过度重复使用历史,少数患者也可无明确外伤史。持续腕尺侧慢性疼痛,关节无力、肿胀、活动受限,腕关节活动及前臂旋转时腕疼痛加剧,活动时可有响声。腕尺侧或远侧尺桡关节处压痛,腕关节各向活动受限。伴有远侧尺桡关节脱位时局部可见尺骨远端

骨性隆起突出皮下,尺骨末端可触及异常活动及骨擦音。腕关节尺侧挤压试验阳性。X线片可见尺桡骨远端分离、重叠,也可见尺骨茎突骨折。腕关节造影三角纤维软骨复合体可见裂隙、缺损、造影剂渗漏到远侧尺桡关节。腕关节镜可准确了解其损伤部位、形状、范围、程度及滑膜炎症情况。断层摄影、磁共振及放射性核素扫描等均可辅助诊断。

(三)治疗原则

保守治疗包括去除原发病因、制动、理疗、药物止痛等,如效果不满意可考虑手术治疗。①尺骨短缩术:适用于三角纤维软骨复合体中央部撕裂或磨损及尺骨撞击综合征。②尺骨头半切除间位关节成形术:适用于尺桡远侧关节不稳定即骨性关节炎、尺骨撞击综合征等。③三角纤维软骨清创术:适用于三角纤维软骨中央部撕裂、穿孔或桡侧附着部撕裂。④腕关节镜下三角纤维软骨清创术:周围撕裂型可在腕关节镜下修复。

二、急性远侧尺桡关节不稳

大多数单纯性脱位为背侧脱位,是由于过度旋前和腕背伸,如跌倒时手部撑地所导致。相反,掌侧脱位发生在前臂旋后或由前臂尺侧的直接暴力导致。尽管造成急性远侧尺桡关节不稳定的最常见原因是桡骨远端骨折,但急性期行骨折复位固定后发生不稳定很少见。在大多数病例中,远侧尺桡关节不稳的次要稳定结构,包括骨间膜、尺侧腕伸肌腱鞘、尺腕韧带,以及月三角骨间韧带,在愈合直至恢复为稳定关节的过程中,保持着足够的稳定性。当外伤的严重程度增加,累及次要稳定结构,将最终导致关节不稳定程度增加。骨折的复位和桡骨排列的维持是远侧尺桡关节稳定性恢复的最重要因素。研究表明,较中部桡骨干骨折,骨折越靠近远端,伴发远侧尺桡关节不稳定的危险性越高。

单纯性远侧尺桡关节背侧脱位较掌侧脱位常见,急性期复位容易完成。通常,背侧脱位时旋后位最稳定,而掌侧脱位时旋前位最稳定。可用肘上位石膏在该位置固定3～4周。

尺骨茎突尖部骨折无须干预,因为该类骨折不会导致远侧尺桡关节不稳定,并且预后良好。尺骨茎突基底骨折,尤其是当发生移位时,伴发远侧尺桡关节不稳定的风险较高。可考虑固定尺骨茎突,骨块的大小常决定了固定方式的选择。

三、慢性远侧尺桡关节不稳

腕关节外伤后,尤其是桡骨远端骨折畸形愈合后,常见有症状的远侧尺桡关节功能障碍。桡骨残存的背侧成角大于20°可伴发尺骨远端负荷增加,尺桡远侧关节不匹配,TFCC扭曲变形和掌侧远侧尺桡关节不稳定。桡骨远端或前臂骨折畸形愈合导致的远侧尺桡关节不稳定常表现为前臂旋转受限,尺骨头突出,以及腕尺侧痛。这是由于合并了桡腕关节、尺腕关节及远侧尺桡关节畸形愈合的效果导致。无桡骨远端骨折时也能出现DRUJ不稳定。最常见的外伤史为跌倒时手部撑地或腕关节遭受意外的旋转暴力。外伤后出现尺侧肿痛,前臂及腕部活动后加重。若外伤未行治疗,残留的疼痛或肿胀常可自行改善,但活动时疼痛、无力,以及力学症状将持续存在。尺骨远端持续疼痛并且明显突起。慢性不稳定很少自行改善,并且也不明确这种不稳定是否易导致关节炎。

非手术治疗严重的慢性远侧尺桡关节不稳定常常无效,除非患者愿意使用限制前臂旋转的支具4周。恢复稳定性和全幅无痛的活动度是手术治疗创伤后不稳定远侧尺桡关节的目标。软组织重建手术适于TFCC可修复并且乙状切迹仍可胜任的患者。用尺侧腕屈肌腱束重建掌侧尺腕韧带的术式尤其适合于尺腕不稳为主要问题,而远侧尺桡关节不稳为相对次要的情况。对于有累及乙状切迹骨折病史或怀疑存在远侧尺桡关节畸形的患者来说,CT 有助于评估乙状切迹的情况。为了改善乙状切迹边缘的机械性支持作用,可考虑单独行骨成形术,或作为韧带重建的补充手术。

四、尺骨撞击综合征

尺腕关节通过相对较小的接触面积传递大量的应力负荷,因而易发生关节退变。这种退变过程常称为尺骨撞击综合征或尺腕撞击综合征,慢性过度的压力负荷是其主要原因。关节表面的剪切应力和通过软组织的拉伸应力无疑也起到促进作用。尺骨撞击综合征专门指尺骨头切除后的尺骨残端与桡骨干骺端发生的痛性碰撞。

尺骨撞击综合征表现为腕尺侧疼痛、局限性肿胀及偶尔的活动受限。其病史和查体与急性 TFCC 损伤相似。疼痛多在握拳尺偏时加剧,尤其合并主动的旋前和旋后时。尺骨头和三角骨周围存在掌、背侧压痛。被动和主动尺偏可导致疼痛,检查者按压尺骨头同时提升尺侧腕骨(推挤豌豆骨)可使疼痛加剧。拍摄标准腕关节 X 线片以评估腕关节和远侧尺桡关节的关节炎,以及测量尺骨变异。

在治疗腕尺侧痛时,必须明确尺腕关节的退变是一个常见的、自然发生的过程。在手术前,应试行数月的非手术治疗。手术适于临床和影像学存在尺腕撞击,不伴有远侧尺桡关节炎,并且非手术治疗无效的患者。可选择尺骨头部分切除术或尺骨短缩截骨术,手术的目的是减轻尺腕负荷。

五、远侧尺桡关节炎

下列因素可导致远侧尺桡关节的退变:创伤后关节炎、炎症性关节炎、骨性关节炎或偶尔由于长期的远侧尺桡关节不稳定造成。在治疗腕尺侧退行性改变时,区别远侧尺桡关节炎和尺骨撞击综合征非常重要。在一些病例中二者同时存在,并且均需要治疗以缓解症状。疼痛、肿胀、握力下降及僵硬是最常见的症状。在远侧尺桡关节水平可直接引发点状压痛。前臂旋转可导致疼痛加剧,尤其是在关节被动挤压时。远侧尺桡关节退行性关节炎早期的 X 线表现通常在关节的近端部分。在尺骨头近端边缘可见骨赘形成,而乙状切迹通常没有表现。在晚期的病例,手术治疗计划通过尺骨头完全或部分切除,关节融合,或尺骨头置换,切除尺骨和桡骨远端间的关节。在选择治疗方案时,应当考虑到每一种术式的优点和缺点,合理采用。

(姜士刚)

第三节 手部神经、血管损伤

一、手部神经损伤设计和修复

(一)手部神经损伤的早期处理
根据手部神经损伤修复时间的不同,手术可分为 3 类。①一期修复手术,指在受伤后几小时即进行手术修复。②延迟一期手术,指在外伤后1～3周内进行手术修复。③二期手术,指损伤后超过1个月才进行手术修复。

手部神经损伤早期修复的适应证:手部神经损伤后,只要患者情况能够耐受手术,伤口污染轻,医师技术条件具备,均应一期缝合。因为在伤后几小时内,组织界限清楚,手术比较容易进行,术后的效果也比较好。如切割伤所致的神经断裂,伤口清洁,即应早期修复。断掌、断指再植时,神经应予缝合,而且争取修复两侧的指神经。指神经损伤,除末节手指外,均应修复。正中神经的大鱼际支和尺神经深支损伤后应一期缝合,否则严重影响手功能。

手部神经损伤早期修复的禁忌证:伤情严重,如爆炸伤、碾挫伤,污染严重,清创后仍估计有感染可能或伤后时间过长时,应二期修复。如神经缺损过多,一般应二期修复。

显微外科技术将传统神经外膜缝合法手术优良率的50％～70％提高至90％。显微外科技术可清楚看见神经表面营养血管及神经束的走向,分离神经束时不易损伤束间交通支,并可彻底地切除瘢痕。又因采用无创缝合针线,创伤轻,组织反应小,神经断面对合准确,瘢痕形成小,有利于神经再生。因此,神经松解术、神经缝合术、神经移植术等都必须采用显微外科技术修复。

损伤神经的修复,认真彻底地清创后,像修复血管损伤一样,创面应血运良好。对于断裂的神经和肌腱应仔细分辨,不要将神经与肌腱错接。神经断端破碎的组织要彻底清除。各神经束不要求在同一平面切断,以便尽量保留更多的正常神经束。神经完全断裂,可用神经外膜缝合修复;神经部分断裂,应先分出正常与损伤的神经束,对损伤神经束用神经束膜缝合法修复。神经应在无张力下缝合,当吻合口有张力时,神经断端之间因被拉开则出现裂缝,以致纤维组织长入,妨碍神经的再生。此外,还会引起神经缺血,瘢痕增生,也不利于神经生长。缓解张力可用屈曲关节的方式,但不应广泛游离神经来缓解张力,只能分别对两断端各游离一段,还可用神经移位的方法减张。一般腕部可修复的缺损为3～4 cm。

神经修复的效果,青年人较老年人好,纯感觉和纯运动神经较混合神经好,近末梢较近中枢好,早期修复较晚期修复好,单纯切割较撕裂伤好,神经纤维损伤的类型也关系到神经修复和功能的恢复。

神经吻合时,断端应显露正常的神经乳头,为使断端尽量对合准确,可根据断端形状,神经束在断面的布局及神经营养血管的部位等作为标志,对合神经断端。一般用7-0尼龙线,只缝外膜,用反向吻合法(图5-1)缝4针即可,以乳头不外露为准。神经束膜缝合时用9-0或11-0的无创伤针线,针数尽量少,以对准为宜。术后用前臂石膏托固定腕关节及手指半屈曲位4～5周。

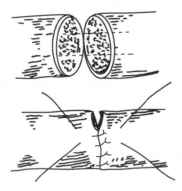

图 5-1　神经反向吻合法

(二)手部神经损伤的修复

1.神经修复的时间

时间因素对周围神经损伤修复有重要意义,但不是绝对因素。一期修复是神经再生的有利时机。一期修复神经6个月内发现吻接不佳,并出现感觉或运动障碍时,应再行神经探查术。一般情况下,二期手术应在炎症和创口纤维增生期消退之后进行,以1~2个月为好。时间太长,远侧神经内膜管塌陷,失去神经支配的肌肉发生纤维化。

2.神经外膜与束膜缝合方法

(1)神经外膜缝合法:用7-0~8-0的尼龙线缝合,不缝合神经质(图5-2)。常存在间隙、扭转、瘢痕等现象(图5-3)。

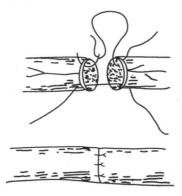

图 5-2　神经外膜缝合法

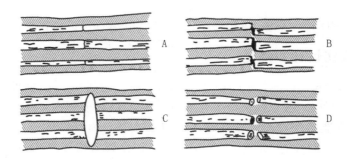

图 5-3　神经外膜缝合中的问题
A.对位好;B.错位;C.间隙;D.扭转

(2)神经束膜缝合法(图5-4):可增加神经束对合的准确性,但有错对的可能,进行束间分离时,易误伤。

3.神经端端缝合法

切口不定型,暴露神经要从健康处向损伤处分离,注意勿损伤神经分支保持神经瘤原状。

(1)神经瘤的处理。神经不完全断裂或有神经瘤保持连续性时:①神经瘤轻度增大,神经轻度变硬者,可不处理,其预后好,只做神经束间松解术。②神经瘤肿大明显,较硬,表明神经内有大量瘢痕组织,神经内结构已破坏,如无真正神经束相连续,可切除神经瘤,行端端缝合术。③若神经瘤位于神经干一半或3/4的、被切断的地方,也可做部分神经断裂缝合术。④损伤区呈哑铃状,神经瘤和胶质瘤间仅以瘢痕相连,可做病变区切除行端端缝合。

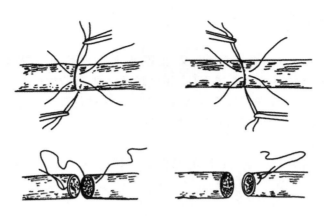

图 5-4 外膜束膜缝合法

(2)神经断端间缺损区的处理。①缺损在 2～3 cm,可通过游离神经直接缝合。一般情况下,正中神经、尺神经通过游离神经、屈曲关节等方法可以克服的最大缺损长度为上臂 7 cm、肘部 12 cm、前臂 7～8 cm、腕部 3～4 cm。②屈曲关节。③神经移位。④截骨。⑤神经移植。⑥神经交叉缝合。

(三)神经移植术

常用的有腓肠神经、隐神经、股外侧皮神经、前臂外侧皮神经及桡神经浅支等。其中以腓肠神经最常用,可取 20～40 cm 长的神经供移植用,但不可用同侧的桡神经浅支修复尺神经。有数条大神经同时损伤,可利用其中一条修复其他更重要的神经,如正中神经和尺神经同时损伤,可用尺神经修复正中神经。

移植方法主要有束间神经移植、襻状神经移植、带血管蒂神经游离移植、神经转移。

二、手部血管损伤设计和修复

手部血供丰富,即使尺、桡动脉均损伤,手的成活率还可达到 38％。除断手、断掌、断指进行再植手术必须吻合血管外,一般手外伤很少有单独血管损伤,即使创伤较严重,出血较多,经加压包扎和抬高患肢多能控制。手部血供良好时,完全不需要进行血管修复。

腕部桡、尺动脉单一断裂时,如发生血运不良,损伤血管应修复。指总动脉断裂或双侧指固有动脉断裂,手指若血运不良,至少应修复一根血管。必要时可移植静脉进行修补,如头静脉或贵要静脉。血管修复一般在深部其他组织修复完成后再进行,基部组织要有良好的血运。

对血管修复的基本要求有清创彻底、创基血运好、张力适当及高质量的血管吻合。争取在外伤 6～8 h 做好清创术,对较大的血管,去除血管吻合口外膜,常规剥除吻合口周围血管外膜 2～3 mm长,然后用肝素、利多卡因生理盐水冲洗两吻合口,如血管痉挛影响吻合,可用镊子对吻合段进行扩张。腕部桡、尺动脉可用分段连续缝合吻合法。手掌部指总动脉进行两定点间断缝合法(图 5-5)吻合血管,均缝 8 针。血管吻合要张力适度,防止吻合口撕裂或血管折叠,应用静脉移植修补动脉应倒置,防止静脉瓣影响血液回流,当外伤后血循环严重不良时,动、静脉血管修复的比例争取为(1∶2)～(1∶3)。

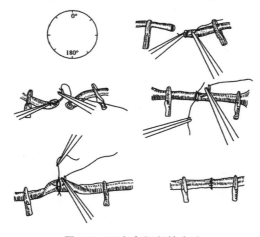

图 5-5 两定点间断缝合法

（姜士刚）

第四节 手部骨关节损伤

一、掌骨骨折

（一）损伤机制

掌骨骨折多为直接暴力造成,暴力多种多样,如重物压砸伤、机器绞伤、压面机挤伤、车祸压轧伤等。这种力量往往比较大,常造成皮肤、神经、肌腱等组织的复合性损伤。骨折也比较严重,多是粉碎性骨折,有明显的移位、成角、旋转畸形。此类骨折不但骨折难处理,同时还会有皮肤、神经、肌腱等组织缺损,有的还会有血液供应障碍,可能造成手指或整个肢体坏死。也有的损伤相对简单,如掌骨颈骨折,又称"拳击者骨折",是发生在第 5 掌骨颈的骨折(图 5-6)。当握拳做拳击动作时,暴力纵向施加在掌指关节上,传达到掌骨颈部造成骨折。其次,掌骨颈骨折也可发生在第 2 掌骨。其他掌骨颈骨折较少见。

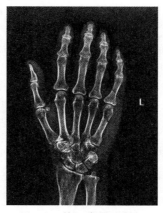

图 5-6 第 5 掌骨颈骨折

掌骨头骨折则是由于手在握拳位,掌骨头受直接打击所致,也可发生于机器的压轧伤。掌骨头的骨折是在关节内,故骨折常影响到关节面的平整及晚期关节的活动。

发生在掌骨基底的骨折是腕掌关节的骨折,多由于纵向撞击力量作用在掌骨,传达至腕掌关节处,造成腕掌关节骨折脱位。虽然骨折移位不多,但如治疗不当,常会遗留局部隆起、疼痛,以及因屈、伸肌腱张力失衡使手指活动受限。

(二)损伤分类

1.掌骨头骨折

(1)单纯掌骨头骨折:发生在掌骨头的骨折可有斜形、横形、纵形,损伤多为闭合性。骨折愈合后,如关节面不平,可影响关节活动。晚期由于关节面反复磨损,还会造成创伤性关节炎。

(2)关节软骨骨折:这种损伤多由于紧握拳时拳击锐利性的物体,如牙齿、玻璃等,致使关节内软骨破碎。损伤多为开放性,可从伤口看到破碎的软骨面。

(3)掌骨头粉碎性骨折:多发生于较大暴力的损伤。常合并有相邻的掌、指骨骨折及严重的软组织损伤(图 5-7)。

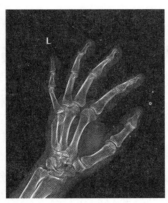

图 5-7 第 5 掌骨头骨折

2.掌骨颈骨折

正常掌骨颈向背侧轻度成角,称颈干角,在斜位 X 线片上,第 5 掌骨的颈干角约为 25°。有人认为此角超过 30°即为手术或整复的适应证。在 30°以内者,对手的外观及功能都没有明显影响。

3.掌骨干骨折

掌骨干骨折发生在第 3、4 掌骨者较多(图 5-8)。作用在手或手指上的旋转暴力,常致成斜形或螺旋形骨折。由纵轴方向的暴力传达至掌骨上时,多造成横形骨折。一般横形骨折是稳定性骨折,而斜形或螺旋形骨折为不稳定性骨折。

4.掌骨基底骨折

掌骨基底骨折多发生在第 1、4、5 腕掌关节,多为腕掌关节的骨折脱位,80%发生在第 1 掌骨。第 4、5 腕掌关节也有较大的活动,它们分别可屈、伸 15°和 20°,位于尺侧边缘,故易受伤(图 5-9)。

因为第 1 腕掌关节活动度最大,关节孤立,缺乏保护,受伤机会较多。第 1 掌骨基底关节面在尺桡方向是突出的,在掌背方向是凹陷的,而大多角骨远端在尺桡方向是凹陷的。因此,腕掌关节是一马鞍状关节,关节囊及其韧带周围韧带松弛,关节活动度大。它不但可做屈伸,收展活动,还可做旋转运动。在掌骨基底尺侧和大多角骨之间,有一个较强的斜形韧带,以稳定关节。此韧带断裂,可造成第1腕掌关节背侧脱位。

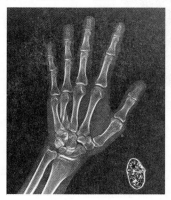

图 5-8　第 4 掌骨干骨折

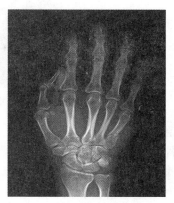

图 5-9　第 5 掌骨基底骨折

第1掌骨基底骨折包括两种类型,即 Bennett 骨折和 Rolando 骨折。由于第1掌骨基底的粉碎性骨折,所有与大多角骨联系的韧带均断裂或损伤,第1掌骨基底部出现明显的反常活动。由于肿胀、疼痛,拇指一般无法再做较大幅度的活动。X 线片可清楚地显示骨折。

Bennett 骨折由 Bennett 于 1882 年首先描述其临床表现,是第1掌骨基底尺侧、斜形、通关节的骨折,常合并有第1腕掌关节的脱位。患者大都有外伤史,伤后出现第1掌骨基底部肿胀、疼痛及活动受限。尤其是在捏指时疼痛加重,用力捏指可使第1腕掌关节脱位,第1掌骨基底向背侧突出。但用手指按压可使其很快复位。X 线片对骨折的诊断起关键性作用。通过 X 线片还可看到小骨折块是否有旋转和明显的移位,这对决定采用手术或非手术治疗有重要意义。Rolando骨折是为第1掌骨基底的 T 形或 Y 形粉碎性骨折,可伴有关节半脱位。Bennett 骨折,常由作用在拇指纵轴线上的暴力导致,骨折线自掌骨基底内上斜向外下,进入腕掌关节内。在掌骨基底内侧形成一个三角形骨块,由于掌骨基底尺侧的掌骨钩与大多角骨间有韧带相连,故此骨块仍保持在原位,或骨折块仅有少量旋转。而骨折远端因失去了与近侧骨折块的连续性,再加上拇长展肌的牵拉而滑向背侧及外侧,造成第1腕掌关节的脱位。大多数近端骨折块小于掌骨基底关节面的 1/3(图 5-10)。

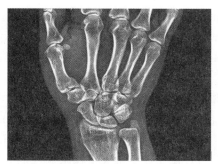

图 5-10　Bennett 骨折

Rolando 骨折由 Rolando 于 1910 年首先报道,是由于作用在拇指纵轴线上的强大暴力,通过指骨传达到第1掌骨基底,巨大的撞击力量使掌骨基底产生粉碎性破坏,导致骨块的分裂,形成 T 形或 Y 形骨折(图 5-11)。还可以是巨大的直接暴力作用在掌骨基底使之产生粉碎性骨折。

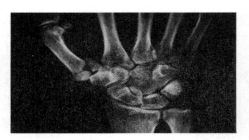

图 5-11　Rolando 骨折

(三)治疗

1.掌骨头骨折

治疗要根据骨折移位的情况,如横形或斜形骨折等稳定骨折,无明显移位,且关节面平整的,可用石膏托固定掌指关节于屈曲位,3 周后解除制动,做主动功能锻炼。

有移位的骨折,因骨折块在关节内,又无韧带或肌腱的牵拉,复位比较容易。要使关节在屈曲位,轻轻牵拉该指,使手指侧偏,并轻轻挤压掌骨头,可使向两侧移位的骨块复位。屈曲掌指关节,向背侧推顶掌骨头,可使向掌侧移位的骨折块复位。

如手法复位失败,可行切开复位及克氏针内固定手术。但应注意,掌骨头为松质骨,骨折复位后,克氏针应准确打入,争取一次成功。否则,克氏针反复穿入,会使克氏针松动,固定不牢或失败。克氏针可保留 4 周左右,然后去除固定,开始活动。

对关节软骨骨折,应彻底清创,脱入关节内的小骨折片应摘除,较大的骨折可复位后以石膏托做短时间固定,然后开始活动。

掌骨头粉碎性骨折:对骨折移位不明显,关节面尚平整者,可做石膏托固定经 3～4 周开始功能练习。有移位的骨折治疗比较困难,可行切开复位,以多根细的克氏针分别将骨折块固定。若骨折块小,克氏针粗,贯穿骨折块时容易碎裂。固定后,一旦骨折初步愈合,即可开始活动,以防关节僵直。如掌骨头严重粉碎、短缩、已无法使用内固定时,可用骨牵引 3～4 周,然后开始主动功能练习。

2.掌骨颈骨折

稳定性骨折,且成角在 30°以内者,对手的外观及功能都没有明显的影响。可用石膏托固定腕关节于轻度背伸,掌指关节屈曲 50°～60°,指间关节在休息位。6～8 周拆除石膏,鼓励患者活动患手。有的患者可能有 15°～20°的掌指关节伸展受限,一般锻炼经 2～3 个月即可恢复正常。

掌骨颈不稳定性骨折,常有较大的成角畸形及移位,可行手法整复。因为掌指关节侧副韧带附着于掌骨头两侧偏背部,掌骨颈骨折后,若将掌指关节伸直位牵引,则可使侧副韧带以掌骨头的止点处为轴,使掌骨头向掌侧旋转,反而加重掌屈畸形。整复时,必须将掌指关节屈曲 90°,使掌指关节侧副韧带处于紧张状态,使近节指骨基底托住掌骨头,再沿近节指骨纵轴向背侧推顶。同时在骨折背部向掌侧加压,畸形即可矫正。掌指关节屈曲 90°,以近节指骨推顶掌骨头,使骨折复位(图 5-12)。整复后,用背侧石膏托将掌指关节制动于屈曲 90°及握拳位 4 周后,拆除石膏,开始活动。

还可用经皮克氏针固定。先将骨折复位,然后经皮在远骨折端横形穿入克氏针。用相邻的正常掌骨头固定。如第 5 掌骨颈骨折,可固定在第 4 掌骨颈上;第 2 掌骨颈骨折,可固定在第 3 掌骨颈上。克氏针应从掌骨头侧副韧带止点处穿出。若穿过韧带中部时,则限制掌指关节屈伸活动。

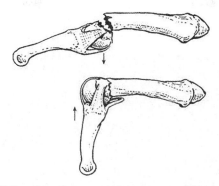

图 5-12 掌指关节屈曲 90°,以近节指骨推顶掌骨头,使骨折复位

如掌骨颈有较多的骨质,还可使用微型钢板固定。使用 T 形或 Y 形钢板,可达到坚强的固定。术后可使用短时间制动或在固定非常牢固的情况下使用制动,早期开始功能锻炼。但应注意,活动时要空手,不能负重或用力。

3.掌骨干骨折

由于相邻骨间肌及掌骨间韧带的作用,一般骨折比较稳定。稳定性骨折,可使用石膏托将患手固定在腕轻度背伸、掌指关节屈曲、指间关节休息位、经 6～8 周去除石膏,练习手部活动。

骨折端有短缩或旋转时为不稳定性骨折,可行手法复位后用石膏托或石膏管形固定。但很多斜形或螺旋形骨折复位后,用石膏固定很难防止畸形重新出现。应行切开复位内固定。斜形或螺旋形骨折可用克氏针垂直骨折线固定。为控制骨折块旋转,常需用 2～3 根克氏针做内固定,也可以用多枚螺钉固定。

不稳定性骨折,也可经皮用克氏针横形穿过远、近骨折块固定在相邻完整的掌骨上。为使术后早期开始活动,目前应用较多的是微型钢板(图 5-13)。由于掌骨较长,可以使用 5 孔或 6 孔钢板。固定后骨折稳定,可以早期开始活动,但应注意不能负重及用力。

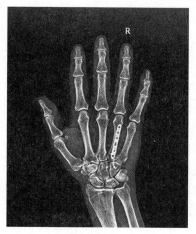

图 5-13 掌骨干骨折,钢板内固定

4.掌骨基底骨折

常合并有腕掌关节脱位。在早期复位容易,手法整复后以短臂石膏托固定。第 2、3 腕掌关节因活动度小,骨折后移位少,复位后比较稳定,容易固定。而第 4、5 腕掌关节活动度大,复位容易,固定困难,因而可行经皮或切开复位。经手术复位固定后预后大多较好(图 5-14),由于掌骨基底为松质骨,因而愈合快。很少有不愈合者。骨折愈合后对手的功能影响不大。

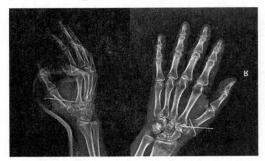

图 5-14　掌骨基底骨折,切开复位克氏针内固定

5.Bennett 骨折

(1)闭合复位:Bennett 骨折的治疗比较困难,特点是复位容易、固定难。复位时,向外展位牵引拇指,同时向尺、掌侧压迫掌骨基底,骨折极容易复位。但放松牵引后骨折也极容易再脱位。反复操作数次,术者熟悉复位感觉后,先于掌骨基底部放一软垫保护,自前臂至拇指近节上一石膏管形,在石膏未凝固前,进行手法整复,术者一旦感觉骨折已复位时,就将拇指外展,掌指关节轻度屈曲位,直到石膏凝固为止。术后拍 X 线片,若骨折复位满意,制动 5 周左右,多可愈合。

在整复过程中,手法上容易犯的错误是,当外展和背伸拇指时,不是把力量放在掌骨头部,而是将拇指的掌指关节用力外展及背伸。掌指关节外展和背伸的结果,由于推顶的作用,常常反使掌骨本身呈内收和掌屈。如此操作,骨折不但不能复位,相反会加重骨折移位的程度,对此要特别注意。

(2)经皮穿针固定:可在透视下先将骨折复位,经皮穿入克氏针,将两骨折块固定在一起。若近端骨折块较小,不易穿针固定时,复位后可将第 1 掌骨远骨折段固定在大多角骨或第 2 掌骨基底上。

(3)切开复位内固定:Bennett 骨折近端的小骨折块,由于韧带的牵拉常有某种程度的旋转,使闭合复位非常困难,常需切开在直视下复位。再用细长螺丝钉或克氏针从远骨折块桡背侧斜向掌尺侧穿入,与小骨折块固定。术后用短臂石膏管形或石膏托,将拇指固定在休息位,5 周后拆除石膏,经 8～10 周拔除克氏针,开始活动拇指。

6.Rolando 骨折

如果关节面尚平整,复位后可用石膏托固定。如果骨折有移位,且骨折块较大,应使用内固定。可用克氏针、螺丝钉、粗丝线等进行固定。如骨折粉碎严重,且骨折块较小,无法做内固定者,可使用牵引支具做维持性牵引。牵引的目的不但是维持骨折的位置,还有保持关节间隙的作用,以便术后更好地恢复功能。如骨折块分离严重,也可做切开复位内固定及外固定架联合应用,即将大的骨折块复位及内固定,然后再上牵引支具维持关节间隙及骨折复位。

二、指骨骨折

(一)远节指骨骨折

远节指骨骨折分为 3 种类型:甲粗隆骨折、指骨干骨折和指骨基底骨折(图 5-15)。

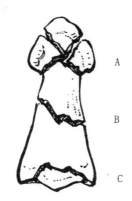

图 5-15 远节指骨骨折分型
A.甲粗隆骨折;B.指骨干骨折;C.指骨基底骨折

1.甲粗隆骨折

骨折分为简单型及复杂型。

(1)简单骨折移位较少,常伴有软组织损伤,这种损伤,软组织的修复及术后预防伤口感染应放在比治疗骨折更重要的位置。原因是骨折块由于连接于皮肤、骨膜间的纵形韧带及指甲的支持而移位较少且比较稳定。相反,由于暴力直接压砸造成的软组织损伤,常使之碎裂,伤口不整齐,有时手指末节血液循环破坏得比较厉害,还会造成部分指腹或指端的坏死。

(2)复杂型骨折,为粉碎开放性骨折。清创时应将小块的、分离的骨块切除。但应避免去掉过多的骨质。否则可能造成不愈合及甲床基底的缺失,而间接影响指甲的生长及功能。

甲粗隆骨折因为有指甲做支托,骨折一般不需要制动。但有时手指肿胀、疼痛剧烈时,可用一单指石膏托制动,以减轻疼痛并对伤指起到保护作用。

2.指骨干骨折

指骨干骨折多由压砸伤造成。可有横形、斜形、纵形及粉碎性骨折。此处由于没有肌肉或韧带的牵拉而移位较少。但无论是哪种类型的骨折,任何意义的移位都应进行复位。

手法整复时需用骨折远端去对接近端,一般复位并不困难。复位后可将手指固定在屈曲位,有些开放性骨折,由于甲床可能嵌入其中,难以整复,应做切开复位,修复甲床,并用克氏针纵形穿入固定。但不要穿过远侧指间关节,以免损伤关节面。也不要损伤甲根,以免生长畸形指甲。

3.指骨基底骨折

指骨基底骨折均为关节内骨折,骨折可发生在指骨基底的掌侧、背侧或侧方,大多数为撕脱伤造成。

(1)伸指肌腱撕脱骨折最常见。伸指肌腱两侧束汇合后,止于末节指骨基底背侧。在暴力强烈屈曲远节手指时,可发生撕脱骨折。骨折片大小不一,可以从针尖大小到包括大部分关节面。新鲜损伤(1周以内)可用石膏或支具将近侧指间关节屈曲,远侧指间关节过伸位固定 6 周。屈曲近侧指间关节,可以使近侧指间关节至远侧指间关节的一段伸指肌腱侧束松弛,远侧指间关节过伸,则可使骨折对合,以利愈合。撕脱的骨折块如不超过关节面的 1/3,可用上述外固定方法治疗。如果骨折片超过关节面的 1/3,且伴有远侧指间关节脱位者,可行切开复位,用钢丝或克氏针内固定。也可行闭合复位后,用克氏针固定。如果骨折片很小,可将其切除,然后将肌腱缝合固定在原点处。

(2)掌侧的撕脱骨折为指深屈肌腱附着在远节指骨基底处受暴力造成。常合并有远侧指间关节掌板的破裂。X线片上,可见到手指掌侧的骨折片。骨片的部位,视撕脱肌腱回缩多少而不同。如骨折块小于关节面的1/3,可将其切除,并使用钢丝将撕脱的肌腱重新固定在其止点部;骨折块超过关节面1/3者,可做切开复位及骨折内固定。

(3)侧方撕脱骨折多由指间关节侧方受直接外力或旋转暴力致成,常伴随关节囊或韧带撕裂。骨折片多较小,移位不多。可在关节伸直位固定患指,3周后做主动功能练习。如骨折块较大,移位较多,关节有侧方不稳,可做切开复位,用克氏针或螺丝钉做内固定(图5-16)。

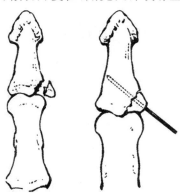

图5-16　远节指骨基底骨折侧方骨折,用克氏针内固定

(二)中节指骨骨折

中节指骨骨折多发生于直接暴力,如机器伤、压砸伤等。骨折的移位是受两种力量的影响,即损伤的外力和手指肌腱牵拉作用。如骨折线位于指浅屈肌腱止点远端,由于指浅屈肌腱的牵拉,使近端骨折块屈曲,同时由于指伸肌腱在远节止点的牵拉,使远端骨折块背伸,则骨折向掌侧成角(图5-17)。治疗可采用手法整复,将骨折远端屈曲复位,用石膏或绷带卷在屈曲位制动。若骨折线位于指浅屈肌腱止点的近端,由于指浅屈肌腱的牵拉,使远端骨折块屈曲;指伸肌腱中央腱束在中节指骨基底背侧止点的牵拉,使近端骨折块背伸,则骨折向背侧成角(图5-18)。整复时需将骨折远端伸直复位,用石膏托将伤指制动在伸直位。

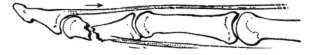

图5-17　骨折线位于指浅屈肌腱止点远端,骨折块向掌侧成角

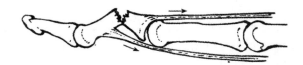

图5-18　骨折线位于指浅屈肌腱止点近侧,骨折块向背侧成角

上述两种骨折在整复时牵拉手指力量不要太大,要与骨折成角反方向屈或伸手指,同时按压移位的骨折块使之复位。因为在骨折成角的凹面一般有骨膜相连;相连的骨膜可起到张力带作用,有利于骨折复位及愈合,不应在骨折复位过程中将其破坏。

为避免手指在伸直位外固定过久而影响关节功能,或开放性骨折需做清创术时,均可采用克氏针做内固定,再用石膏托做功能位制动。也可使用微型钢板固定。目前由于在材料及设计上的改进,钢板比以前的更薄、更小,但坚固性仍然很好。因此在中节指骨的背面及侧面放置钢板都对肌腱的活动影响不大,术后可早期活动,对手部功能的恢复有利。当然,使用微型钢板要有适应证,如靠近关节的骨折就无法使用。

对靠近关节处的骨折、粉碎性骨折,无法使用钢板,用克氏针既损伤关节面,又无法固定小的骨折块。此时,可用外固定架固定。先用手法复位,再将骨折线远近端正常骨质横向穿针,上外固定架,旋转螺丝拉长支架,同时还可用手法复位。外固定架可以保持粉碎的骨折块大致复位,还可保持关节间隙,便于将来功能恢复。

(三)近节指骨骨折

在指骨骨折中最常见,常为直接暴力造成,如压砸、挤压、打击等。骨折线可有横形、斜形、螺旋形、纵形。近端骨折块由于骨间肌的牵拉而呈屈曲位,远端骨折块由于伸肌腱中央腱束在中节指骨止点的牵拉作用呈背伸位,使骨折向掌侧成角(图5-19)。

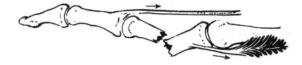

图5-19　近节指骨骨折,由于肌腱的牵拉作用,骨折向掌侧成角

治疗可用手法整复外固定。对某些闭合性、稳定性骨折,可闭合复位。将伤指轻轻牵拉,使骨折断端分开,术者用另一手从掌侧向背侧按压,矫正成角。然后在牵引的情况下逐渐屈曲,掌指关节屈曲45°,近侧指间关节屈曲90°,指尖对着舟骨结节,由前臂至患指末节,用石膏托制动。还可用绷带卷制动,卷的粗细因手的大小而定,以握住后掌指关节及指间关节符合上述角度为合适。有些粉碎性骨折也可用此法固定。

手法复位外固定失败者,斜形骨折不稳定者,或是开放性骨折需做清创者,可考虑做切开复位内固定。

1.克氏针内固定

用克氏针做内固定时,逆行穿针比顺行穿针更容易。即先将克氏针从骨折远断端穿入骨髓腔,从皮肤穿出,复位骨折,再将针打入近断端,针尾留在远端骨折块皮肤外。

根据不同类型骨折采用不同方式穿针,如横形骨折,用交叉克氏针固定。要尽量避免克氏针穿过关节面,以使关节活动不受影响。有的学者认为交叉克氏针通过手指中心轴的背侧,其固定强度要大于从中心轴穿过者。另外,克氏针的交叉点在近端骨折块时,其抵抗应力的作用更大。斜形骨折,复位后可使克氏针与骨折线呈垂直方向穿入。一些小的骨折块,如撕脱骨折,可在复位后用克氏针直接将骨块穿钉在原骨折处。

克氏针作为一个异物,在内固定器材中是比较小的,且手术中不需要广泛剥离软组织,不妨碍关节活动,又不需要再次手术取出内固定物。但克氏针没有加压作用,骨折间有间隙等使其固定作用不够理想。虽然克氏针有诸多缺点,但由于其操作简单、费用低,有些特殊情况还需要它来固定,因此克氏针目前在临床上仍在广泛应用。克氏针固定法如应用不当,不容易维持精确的解剖复位,也不能产生骨折块间的加压作用。而且,可能使两骨折块间出现缝隙;针尾留在皮肤外,虽然便于取出,但也可能成为感染源。

2.切开复位,钢丝内固定

为了克服克氏针的缺点,以求更稳定的制动。Robertson 于 1964 年提出用钢丝做内固定的方法。即利用两根平行或互相交叉成 90°的钢丝,垂直于骨折线做环绕固定骨折(图 5-20)。此法对横形骨折较为适用,而长斜形或螺旋形及粉碎性骨折不宜用此法。

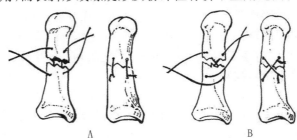

图 5-20　应用钢丝固定骨折
A.平行固定;B.交叉 90°固定

对横形骨折,用钢丝固定,在早期由于钢丝拧紧时,可有一定的加压作用,对骨折是一稳定的固定。但晚期,由于钻孔拧钢丝处骨质的吸收,会出现钢丝的松动,造成骨折固定不牢,甚至有移位、成角畸形出现。因此,目前很少再使用钢丝来做骨折的固定。一般钢丝用在撕脱骨折时,用钢丝贯穿肌腱与骨折块间兜住骨折块,拉向骨折处,从骨折相对面穿出拧紧,使撕脱骨折复位固定。由于钢丝是横形从骨折块的腱腹交界处穿过,不会有骨质吸收松动问题,因而固定牢固。当有纵形、粉碎性骨折时,钢丝可横向捆绑骨折部位,使骨折稳定。

3.切开复位,螺丝钉或微型钢板内固定

对斜形或螺旋形骨折,用螺丝钉做垂直于骨折线固定的效果较好。术后可用石膏托短时间固定或不做外固定而使手指做有限制的早期活动。其缺点是螺丝钉可能干扰肌腱的滑动,或皮下有异物突起,横形或粉碎性骨折不宜使用。螺丝钉大多需要二次手术取出。

微型钢板固定牢固,可控制骨折块间的旋转,可以术后早期活动患手。横形、短斜形的骨干骨折可选用。但接近关节的骨折,由于在关节侧无法容纳钢板而不宜使用。

三、拇指掌指关节脱位及韧带损伤

(一)功能解剖

拇指的掌指关节主要是屈伸活动,伸直位时有少许侧方及旋转活动。当做对指动作即捏指时,近节指骨有轻度桡偏及旋前动作。其过伸程度,因人而差别很大。该关节的侧副韧带,也是伸直位时较松弛,屈曲位时较紧张。

(二)损伤机制

1.拇指掌指关节脱位

外力作用于拇指使掌指关节极度背伸时,强大的力量使附着在掌骨远端的掌板撕脱;进而,力量继续作用使近节指骨基底脱向掌骨头背侧,掌骨头向掌侧,造成拇指掌指关节脱位。

2.拇指掌指关节侧副韧带损伤

当拇指受到侧方暴力使掌指关节过度桡或尺偏时,即可产生侧副韧带损伤。但由于手的尺侧有手指阻挡,一般不致过度尺偏。故以关节过度桡偏产生尺侧副韧带损伤者多见。此种损伤多因狩猎者用小刀宰杀猎物时拇指尺侧反复过力的冲击造成韧带损伤,故也称"狩猎者损伤"。

当侧副韧带从指骨基底附着点强力撕脱时,有时合并有指骨基底撕脱骨折,又称"狩猎者骨折"(图 5-21)。有时拇收肌可夹在撕裂的韧带和骨折块之间,因而阻止损伤韧带或骨折的愈合。

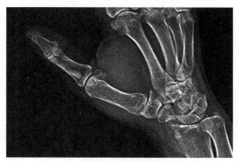

图 5-21　狩猎者骨折

(三)症状和体征

1.拇指掌指关节脱位

可见手指明显肿胀、疼痛,尤其掌指关节处严重。掌指关节呈轻度过伸,指间关节轻度屈曲位。检查时可见掌指关节屈、伸活动丧失。手指疼痛,局部压痛,被动活动掌指关节时疼痛加重。

X 线片在拇指正位可见掌指关节间隙消失,侧位见掌骨头向掌侧、近节指骨基底向背侧移位。

2.拇指掌指关节侧副韧带损伤

手指肿胀、疼痛,尤其是在掌指关节尺侧肿胀、压痛明显。掌指关节可呈过度桡偏,侧方稳定性阳性。拇指向桡侧推挤时疼痛剧烈,向尺侧推挤时有轻度疼痛或不感疼痛。

X 线检查可发现掌指关节尺侧间隙加大,关节半脱位,有时可见近节指骨基底尺侧撕脱的骨折片。

(四)治疗

1.拇指掌指关节脱位

早期可试行手法复位。将拇指屈曲,放松掌指关节掌侧软组织,左右摇摆拇指,同时向掌侧牵引,用另一只手向背侧推顶掌骨头,使其复位。

手法整复有时不易成功。原因:掌骨头向掌侧脱位时,穿破关节囊直达皮下,关节囊纵形裂口可夹住掌骨头;掌指关节处籽骨可能嵌在两关节面之间;拇长屈肌腱可能绕住掌骨头。在此情况下,越是牵引拇指,上述的一些组织越是紧张,结果常将掌骨颈卡住,使脱位的关节难以复位。

手法整复失败者,需手术切开复位。可在拇指掌指关节桡侧做纵切口,暴露掌骨头及关节囊,将嵌夹在关节面之间的组织,如关节囊、籽骨、拇长屈肌腱等推开,掌骨头即很容易从关节囊纵形裂口处推回,脱位即可整复。经以上处理,掌骨头仍不能复位者,可将嵌夹于两关节面之间的关节囊纤维软骨板做一纵形小切口,则掌骨头很易推回。复位后,切开的关节囊不需缝合,仅缝合皮肤。术后用石膏托制动拇指于功能位 3 周。

拇指掌指关节陈旧性脱位,只能手术治疗,但术后效果常不满意,多遗留关节僵直、疼痛,最后,常需做关节融合。有的陈旧性脱位,除关节活动受限外,其他症状不明显,如对生活和工作影响不大,可不做任何处理。陈旧性脱位继发创伤性关节炎时,应行关节融合术。

2.拇指掌指关节侧副韧带损伤

(1)非手术治疗:轻度的韧带撕裂没有关节不稳者,可用石膏托固定拇指于功能位,4 周后去除石膏,练习活动。在恢复期间,要严防拇指再受外伤,否则易造成韧带再次断裂。

(2)手术治疗:有关节不稳,表明韧带已全部或大部断裂。可行手术缝合断裂的韧带。在关节侧方纵形切开,暴露断裂的韧带,予以缝合。如有拇收肌嵌入者,应将嵌入的肌肉拉出,将韧带断端做直接褥式缝合。

Stener 指出:对尺侧副韧带断裂的保守治疗很难成功,原因是损伤韧带的断端常被腱帽扩张部之纤维压迫而发生翻转移位,使韧带两断端无法完全接触;因而外固定并不能使断裂的韧带愈合。还有些病例贻误了早期治疗,因而晚期韧带损伤的患者也不少见。

这种陈旧性损伤,常遗有掌指关节不稳,拇、示指捏物时,拇指桡偏,使捏力减弱。有些还会拇指掌骨头向尺侧半脱位及疼痛等。晚期病例的治疗,有人主张在掌指关节尺侧纵形切开,暴露关节囊。在近节指骨基底及掌骨颈部横向各钻两个洞,纵向劈开掌长肌腱取其一半,用腱条呈"8"字形襻绕固定,重建侧副韧带。

还可用拇短伸肌腱在腕关节部切断后,拉向掌指关节,在掌骨颈部横向穿过预先钻好的洞,再拉向近节指骨基底部。用可抽出式钢丝法固定在近节指骨基底部。

四、手指掌指关节及指间关节韧带损伤

(一)功能解剖

1.手指掌指关节

手指掌指关节是由掌骨头、近节指骨基底、关节软骨、关节囊及韧带组成,是双轴向关节,有屈、伸、收、展及联合的圆周运动。其中屈伸活动范围最大。各个手指掌指关节的活动度不同,以小指活动范围最大,环、中指次之,示指最小。

掌指关节囊松弛,两侧有侧副韧带。侧副韧带起自掌骨头的两侧偏背部,斜向掌面,分别止于近节指骨基底两侧偏掌部。

掌骨头远端关节面较窄小,掌侧关节面较宽大,当掌指关节屈曲时,侧副韧带的起止点间距离增大,则韧带较紧张。当掌指关节伸直时,韧带起止点间的距离减小,韧带呈松弛状态。当掌指关节屈曲 90°时,近节指骨基底滑到掌骨头掌侧的两个髁上,此处的掌骨头较宽大,与近节指骨基底的关节面正好相嵌,再加上两侧紧张的侧副韧带限制,在此位置上,掌指关节几乎没有侧方活动。相反,掌指关节在伸直位时,由于掌骨头的顶部关节面较窄小,与近节指骨基底关节面之间有较多的活动余地,再加上此时两侧侧副韧带最松弛,因此,掌指关节可容许有较大幅度的偏斜,即内收、外展活动。

在侧副韧带掌面,还有一韧带起于掌骨头处的侧副韧带,纤维呈扇形向掌面止于掌板,称为副侧副韧带(图 5-22)。在关节两侧偏掌面还有骨间肌腱通过,止于近节指骨基底及伸指肌腱侧腱束。在关节掌侧有纤维软骨组织构成的关节囊掌板,关节背侧有伸指肌腱扩张部形成的腱帽。这些结构都起着稳定掌指关节的作用。如果这些组织损伤到一定程度,将会影响到关节的稳定性。

2.手指指间关节

手指指间关节是由近、中、远节指骨,关节软骨,关节囊,韧带分别构成远、近侧指间关节。远、近侧指间关节均属单向活动的滑车关节。只有屈、伸活动,没有内收、外展。关节两侧有侧副韧带维持。在近侧指间关节的两侧有侧副韧带和副韧带。在远侧指间关节只有侧副韧带。因指骨头关节面侧面观呈半圆形,关节无论处于伸直或屈曲位,侧副韧带都保持同样的紧张状态,韧

带没有长度的变化(图 5-23)。只有少许的被动侧方活动。此外,在关节的掌、背面还分别有屈、伸指肌腱及侧方的蚓状肌,以使关节做屈、伸活动。

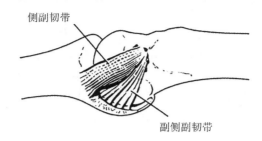

图 5-22 掌指关节副侧副韧带

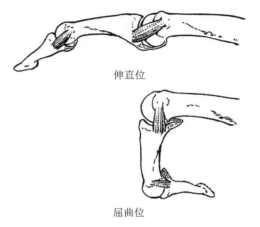

图 5-23 指间关节的侧副韧带

(二)损伤机制

(1)手指掌指关节侧副韧带损伤的机会较少。因为手指之间可以互相保护,掌指关节在伸直位时侧副韧带是松弛的,对来自侧方的暴力有一定的缓冲作用;骨间肌对掌指关节也有稳定作用。

掌指关节侧副韧带损伤,多发生在掌指关节屈曲时,也就是当韧带处于紧张状态时,如有侧方暴力,即可造成韧带的损伤。当掌指关节伸直位时,若侧方暴力过大,使掌指关节过度偏斜,也可致韧带损伤。

(2)手指指间关节侧副韧带损伤理应由侧方暴力造成,但在临床上多见为手指在伸直位时戳伤或扭伤造成。也就是说,暴力来自指端,力量自指端纵形走向近端,当然力量不可能是完全垂直手指,当稍有偏斜时即会有一侧向力量推挤手指,向桡侧或向尺侧,使处于紧张状态的侧副韧带损伤。

尽管侧副韧带无论是在手指伸直还是屈曲位时韧带紧张程度没有变化。也就是说,从理论上讲,不管手指是在伸直还是屈曲情况下,紧张的韧带均可造成损伤。但实际上,韧带损伤多是在手指伸直位。因为当手指在伸直位时,来自指端的力量可以分解为两个分力:一个纵向力量压紧手指,使其不能屈曲;再一个侧方力量造成侧副韧带的损伤。而当手指屈曲位时,来自指端的暴力由于手指进一步屈曲而得到缓解。

另外,手指远端受暴力打击或扭力时,由于近侧指间关节比远侧指间关节力臂长,所受的外力更大,因而发生侧副韧带损伤的机会比远侧指间关节多。

(三)症状及体征

1.手指掌指关节侧副韧带损伤

患者常有戳伤、牵拉、扭转或侧方打击等外伤史。在损伤侧手指的掌指关节部可见有皮下淤血、肿胀、疼痛及局部压痛。手指的屈、伸活动因疼痛而受限。被动将手指向损伤相反方向活动时,因牵拉伤侧侧副韧带而加剧疼痛。

掌指关节屈曲90°位,手指被动做侧方活动时,可见伤指掌指关节有侧向不稳定,侧偏>40°时,即为阳性。损伤严重者,除韧带损伤外,还可发生骨间肌在近节指骨基底止点处撕脱,可能随之出现掌指关节半脱位。

在伤指被动侧方偏斜的情况下,拍正位X线片,有韧带断裂者,可看到韧带断裂侧关节间隙加大。同时应注意是否有撕脱骨折。行掌指关节造影,可发现有造影剂漏出关节囊。注意观察造影剂漏出部位及漏出量的多少,来间接判断损伤的严重程度。

有一种少见的损伤,即侧副韧带从近节指骨基底的止点和掌板处撕脱,关节囊及软组织嵌入撕脱的侧副韧带之中。此时,断裂的韧带很难修复,需行手术治疗。但此种情况在术前也较难确诊。

2.指间关节侧副韧带损伤

伤后关节出现梭形肿胀、疼痛、屈伸活动受限,局部压痛、被动侧方活动时疼痛加重。若侧副韧带已经断裂,则有明显的侧方不稳。加外力拍正位X线片,可见伤侧关节间隙增大。

(四)治疗

1.手指掌指关节侧副韧带损伤的治疗

(1)非手术治疗:对新鲜损伤,如果伤指无明显侧方不稳,说明侧副韧带尚未完全断裂,或侧副韧带断裂但骨间肌完整。可将患指掌指关节屈曲30°位,固定4周,然后行主动功能锻炼;也可将伤指与相邻健指互相固定,防止掌指关节作过度侧偏活动。

(2)手术治疗:若损伤关节有明显的侧方不稳,伤指被动侧偏拍X线片有明显间隙加宽,并有关节半脱位,说明掌指关节侧副韧带及侧方稳定组织已断裂,应行手术修复。

手术可将断裂的韧带重新缝合。如侧副韧带在其止点处断裂,用可抽出式钢丝将其止点重新固定。单纯侧方外力造成的韧带损伤易修复,可将断裂韧带缝合。有扭转及牵拉伤者,关节侧方稳定结构损伤较重,韧带多呈碎裂状,单纯缝合会有困难,可考虑做韧带重建。韧带重建材料多采用自体的腱性组织。

2.手指指间关节侧副韧带损伤

(1)非手术治疗:早期的部分韧带损伤,无明显关节不稳,可行伤指伸直位制动。使损伤的关节囊及侧副韧带得以愈合,4周后练习活动。但指间关节处肿胀的消退,疼痛消失及恢复正常的活动范围,需3～4个月,或者更长。在恢复期间可配合理疗及关节主动功能锻炼,避免侧方搬弄手指及再受外伤。否则,可造成侧副韧带松弛,再次断裂,或遗留指间关节长期梭形膨大。

(2)手术治疗:如侧副韧带完全断裂,早期应行手术缝合。特别是食、中指桡侧侧副韧带,因用手捏、握时,上述部位承受从桡侧来的外力较大,手术适应证就更强些。术后,均用无衬垫石膏管形固定手指于伸直位4周。

五、手指掌指关节及指间关节脱位

（一）功能解剖

1.手指掌指关节

手指的掌指关节的解剖已如前述,掌指关节的脱位多发生在示指。示指掌指关节,在其掌侧有较厚韧的纤维软骨即掌板结构,有稳定关节的作用。掌板远端附着在近节指骨基底,其近端为膜部,较薄且较松弛,附着在掌骨颈掌侧。关节屈、伸活动时,主要是通过膜部的滑动。掌板掌侧是屈指肌腱腱鞘后壁。再向掌侧是掌腱膜,它是从腕到手指的纵形纤维结构。掌腱膜在掌指关节处形成2组横形纤维,即掌浅横韧带。

正常的屈指肌腱,由腕至手指呈放射状,示指的屈指肌腱,在掌指关节部位稍偏尺侧。掌指关节脱位后,屈指肌腱、腱鞘及其相连的掌腱膜纵形纤维被推向掌骨头尺侧。第1蚓状肌脱向桡侧,关节囊纤维软骨板移至掌骨头背面,夹在掌骨头及指骨基底之间;掌骨颈掌面被掌浅横韧带卡住。当用手法整复牵引手指时,掌骨头四周的软组织更加紧张,卡住掌骨颈难以复位。

2.手指指间关节

由于手指指间关节只能做屈伸活动,来自手指掌侧的暴力常常造成关节过伸,从而使掌侧关节囊及掌板撕裂。此时,侧副韧带也多有损伤。远节指骨失去稳定而移向背侧,由于伸指肌腱止于中或末节指骨基,肌腱力量的牵拉使之向近端移位,造成两节指骨的重叠。还有侧方外力的作用,可以造成一侧手指的侧副韧带断裂,手指向一侧偏斜。有时,手指可向一侧偏斜90°。

（二）损伤机制

1.手指掌指关节脱位

示指在伸直位时,暴力自手指掌侧向背侧推压使掌指关节过度背伸,此时掌骨头突破掌侧关节囊薄弱部分,向掌侧穿出达于皮下,近节指骨基底向掌骨头背侧脱位。

2.手指指间关节脱位

多由于手指过度伸展损伤所致,因过度屈曲所致伤者极少,多是远位指骨向近位指骨背侧脱位,同时向侧方偏移。临床上近侧指间关节脱位比远侧指间关节脱位者常见。可能是由于加在指端的暴力到近侧指间关节的距离比远侧指间关节更远,力臂更长,破坏力更大。其次是受侧方外力造成,加在手指侧方的力量使一侧的侧副韧带断裂,关节囊撕裂,然后手指向另一侧偏斜、脱位。

（三）症状及体征

1.手指掌指关节脱位

脱位后近节指骨基底移向掌骨头背侧,掌指关节呈现过伸畸形。因屈指肌腱被掌骨头推向尺侧,由于屈指肌腱紧张的牵拉,指间关节呈半屈曲状,示指向尺侧稍偏斜。由于掌指关节处掌腱膜与皮下组织有纤维相连,脱位后皮下组织被牵拉下陷,因而局部皮肤出现橘皮样皱纹。示指及手掌肿胀,疼痛。局部压痛,主、被动活动掌指关节时疼痛剧烈。X线片可见示指近节指骨移向掌骨头背侧。

2.指间关节脱位

可根据外伤史,伤指的畸形,局部症状及X线片,很容易做出诊断。指间关节脱位可有掌背侧及侧方脱位。但应注意,很多患者在手指脱位后,往往自行牵拉复位。来院时手指已经复位。此时也应按关节脱位处理。

（四）治疗

1.手指掌指关节脱位

可先试行手法复位,将患指屈曲,掌指关节稍做被动屈伸及左右摇摆,使软组织从掌骨周围得到松弛。术者一手拇指抵于掌骨头,并向背侧轻轻按压,另一手将患指向掌侧牵引,同时向两侧摇摆,待听到关节滑动响声时,即达复位。如术者放松伤指后关节又脱出,则可能由于关节囊壁嵌入脱位关节尚未解脱,可反复上述手法试行复位。手法复位如不能成功,应立即做切开复位。在示指掌指关节掌侧,沿远侧掌横纹做横切口,将掌指关节纤维软骨板及掌浅横韧带纵形切开。此时掌骨头很容易复位,复位后破裂的关节囊和切断的韧带可不做缝合。术后功能位制动3周,然后开始主动功能练习。

2.手指指间关节脱位

可在指根麻醉或不用麻醉情况下,牵引手指同时轻度屈曲,脱位的指骨很容易复位。部分患者在就诊时已自行复位。但应注意,如复位后关节有明显侧方不稳者,应及时手术修复侧副韧带。手法复位或手术修复后的手指,用石膏托固定4周,然后行关节活动。也有的指间关节脱位很难整复,因破裂的掌板、指深屈肌腱、侧副韧带及伸肌腱等结构可嵌入其中,应早期行手术切开复位。术中只要将嵌入关节内的组织拉出,关节即可顺利复位。脱位后的关节,由于有韧带、关节囊的撕裂,后期恢复往往比较缓慢。关节遗留有肿胀,疼痛,活动受限。常常要4~5个月,有的甚至长达半年。

陈旧性关节脱位,手法整复多不能成功,手术切开复位易造成关节僵直及疼痛。因此,陈旧性指间关节脱位,若无明显症状,且不太影响工作和生活时,可不做特殊处理。若关节疼痛无力,应作关节融合。

对已僵硬、疼痛的关节。还可行人工关节置换。由于关节脱位造成韧带的损伤,可选用连接式人工关节。还可用足趾的趾或趾间关节游离移植,以恢复指间关节的活动。但效果不能达到正常手指。

（姜士刚）

第五节　指腹皮肤缺损

根据手部的解剖特点,手指末节指腹有丰富的感觉神经末梢,具有精细的感觉功能,它的两点辨别觉可达到3~4 mm,并具有特殊的解剖结构和功能的要求,所以我们的治疗目的是要尽量保留手指的长度,恢复手指的感觉,塑造良好的外形,获得良好的功能,使得患者满意。因此正确地处理好手指的皮肤缺损,可以避免手指的畸形和晚期的功能障碍。因此,掌握手部皮肤解剖特点和熟练运用皮肤移植和修复手术是很有必要的。在临床医疗工作中可以按缺损的部位、不同的创面设计出多种多样的手术方法,经过术前周密的设计,选择适宜的手术方案,术中精细的操作,术后仔细的观察,以及患者密切的配合来共同达到预期的治疗目的。

一、指掌侧单纯皮肤缺损的手术治疗

任何原因造成的手指掌侧皮肤缺损,没有肌腱、指骨、关节外露时,这种类型的损伤治疗比较简单,不论是在手指的指腹部还是在手指的掌侧,只要皮肤缺损区的基底部,保留有血液循环的软组织,修复此种损伤的理想方法是采用游离植皮手术来覆盖皮肤的缺损。

此类手术多采用中厚皮片(断层皮片)游离移植手术,皮片的厚度为 0.3～0.8 mm,为皮肤厚度的 1/3～3/5,包括表皮和大部分真皮。皮片的特点是收缩少,外观可,具有一定的弹性,皮肤颜色加深不重,感觉恢复得快而且好。

供皮区常常选择在相对隐蔽的部位,如上臂内侧、前臂上内侧、腕掌侧横纹处、肘窝、腋窝、腹股沟等部位,供皮区一般可直接缝合闭合创面。

术后用石膏或指托制动 2 周,2 周后拆除全部缝线,开始功能锻炼。

二、手指指腹皮肤缺损伴有大面积深层缺血组织外露的手术治疗

在手指指腹皮肤缺损伴有大面积深层缺血组织如肌腱、指骨和/或关节囊外露时,又无法通过用局部软组织瓣转移对深层缺血组织肌腱、指骨和/或关节囊加以覆盖时,要根据各种不同的情况综合各种因素进行考虑,是采取缩短手指长度,还是行皮瓣移植的手术方法修复手指指腹的皮肤缺损。

(一)确定保留手指的因素
我们在决定具体治疗的手术方法前要考虑以下的因素。

1.手指的长度

手指指端的皮肤缺损的范围无论大小,是否有肌腱、指骨的外露,只要手指的指甲完整或尚存的指甲为原指甲长度的 1/4～1/3 的部分指甲缺损时,应考虑保留手指的长度,采用皮瓣转移手术修复手指指端的皮肤缺损。

2.工作性质

受伤的患者为从事一些重体力劳动的工作者,需要手部的皮肤能够耐磨、耐寒,具有良好的感觉,而皮瓣转移手术后覆盖手指的皮瓣将会有不耐磨、不耐寒、感觉不好等缺点。皮瓣的质量也因供区的不同而有差异,手部的皮瓣质地最接近,其次为前臂部、上臂部,而胸部和腹部的较差。因此,在这类患者中则多以考虑缩短残端直接缝合为宜,而尽量避免采用皮瓣移植的手术方法修复。

3.年龄因素

因为年龄过大的患者,在关节固定后很容易出现关节僵硬,导致关节功能障碍,我们在行皮瓣移植手术后,患肢常常需要制动 3～4 周的时间,这样就有可能会出现关节活动障碍的问题;而年龄过小的患者,他们不能很好地配合手术,术后无法给予牢固的制动,很容易造成转移的皮瓣撕脱,为此这种年龄范围的患者故多应考虑采用缩短残端直接缝合的手术办法。

4.保留关节问题

手指指端的皮肤缺损时,远端指间关节完好,末节指骨尚存有基底,采取缩短缝合伤指的手术方法,只有去除远端指间关节,才能直接缝合伤口,这时采用皮瓣转移的手术方法,则能保留该关节。特别是在拇指和示指,除了要保留此关节外,还为了要尽量保留手指的长度,故这种情况下我们应考虑施行皮瓣移植手术治疗。

5.不同的手指

由于手部有左右的区别,而且各个手指在手部功能中发挥的作用也有所不同,所以右手比左手,示、中指比无名指、小指的作用更重要,在手术修复中更应予以重视,行皮瓣转移修复手术,争

取保存伤指最大的长度。特别是拇指在手部功能中更为重要,在指端皮肤缺损后,与其他手指相比更适宜实施皮瓣移植手术修复。

（二）指腹皮肤缺损皮瓣修复的方法

手指掌侧的皮肤缺损在实施皮瓣移植术时,应首先考虑采用手部的皮瓣,因它们的组织结构和解剖特点最接近,但当手部皮瓣(邻指、鱼际皮瓣等)不具备修复手指掌侧的皮肤缺损时,这时要考虑应用其他部位的皮瓣转移进行修复,如交臂皮瓣、胸壁皮瓣或腹部皮瓣等手术方法覆盖创面,闭合伤口。

1.V-Y 推进皮瓣转移术（三角形推进皮瓣或 V-Y 缝合）

该种皮瓣手术适用于指端面积较小且为横形的皮肤缺损的创面修复,主要是利用皮下组织的可移动性,在缺损的一侧形成一个三角形皮瓣,将 V 形切开的皮瓣向指端皮肤缺损的部位推移,覆盖皮肤的缺损区,使组织错位缝合后,以达到覆盖指端皮肤缺损的创面及外露的指骨,此时 V 字形切开的 V 形皮瓣,给以 Y 形缝合,故得名为 V-Y 缝合。

V-Y 推进皮瓣修复的皮肤缺损面积较小,缺损面积的直径应<1 cm;双侧 V-Y 推进皮瓣,其所能覆盖创面的直径约为 1.2 cm;如果缺损面积大于此范围,就不适宜采用此种皮瓣手术了,应选择其他种类的皮瓣转移手术。

2.手指掌侧皮肤推进皮瓣术

该手术方法适用于手指指端少量、横形的皮肤缺损。由于掌侧皮肤推进皮瓣内包含有双侧正常的血管神经束,所以应用此种皮瓣修复后的指端皮肤不仅具有良好的血液循环,而且具有正常的皮肤感觉功能,尤其适用于拇指和示指的指端皮肤缺损的治疗。

手术中从手指指端皮肤缺损创面的两侧开始,沿手指两侧正中线做纵形切口,切口向掌指关节水平延伸,手指双侧的血管神经束均位于掌侧的皮瓣内,然后将手指掌侧的皮瓣从屈指肌腱腱鞘的表面上予以剥离,避免损伤腱鞘及手指两侧的血管神经束,为了缓解皮瓣的张力,在手指指间关节屈曲位的情况下,将掀起的掌侧皮瓣向远端缺损的部位滑行推进,用于覆盖手指指端缺损的创面并进行缝合。

由于手指掌侧皮肤较紧,手指的伸直功能可受到影响,因此在手术后 2 周拆除缝线,开始进行手指的屈、伸功能锻炼,随着功能锻炼和辅助的物理治疗后,使掌侧的皮肤逐渐拉长,手指指间关节的伸直功能将随之恢复。

3.邻指皮瓣转移术

这种皮瓣手术是从手指的指背上切取皮瓣,适用于手指指端或手指掌侧的创伤性皮肤缺损或切除瘢痕、肿瘤后所遗留创面,合并有肌腱、骨或关节裸露的皮肤缺损。也可用于手指指端骨外露而需要保留手指长度的手指指端的皮肤缺损,且不适宜做游离皮片移植术时,可选用邻指皮瓣转移术修复手指指端或手指掌侧的皮肤缺损。同时存在多个手指的皮肤缺损时,可在多个手指上切取多个邻指皮瓣予以修复。该皮瓣不宜在手指的掌侧切取,只能从手指的背侧切取该皮瓣。

皮瓣移植术后 2 周,皮瓣生长良好可以拆除缝线,允许做适当的分指动作以便拉长皮瓣的蒂部,防止蒂部的短缩,同时进行手指关节的屈伸功能锻炼。术后 3～4 周可以实施断蒂手术。

4.鱼际皮瓣转移术

该皮瓣是从手掌的大鱼际部切取的皮瓣,用于修复手指末节少量的皮肤缺损、指端的皮肤缺损和指端侧方的皮肤缺损。此种皮瓣尤其适用于修复示、中、环指。如指端的皮肤缺损较多,或患指的指间关节屈曲受限时,则不宜选用鱼际皮瓣移植术。

皮瓣移植术后 2 周拆除缝线,同时将陪同固定的手指放开,允许有适当的功能锻炼。经 3～4 周可实施皮瓣断蒂手术。

5.指动脉岛状皮瓣转移术

该皮瓣是以指动脉为蒂的岛状皮瓣。由于指动脉没有恒定的伴行静脉或指掌侧固有动脉周围的静脉比较细小,为确保皮瓣的静脉回流,血管蒂周围要多带一些筋膜,同时在血管蒂通道上的皮肤不要缝合太紧,以免血管蒂受压影响皮瓣的血运。当血管蒂游离到近侧指间关节水平时,皮瓣可前移 1 cm;游离到掌指关节处时,皮瓣可前移 2 cm。供皮瓣部位一般可直接缝合。由于皮瓣内含有指神经,切取皮瓣后可影响提供皮瓣部位的手指的感觉功能,因此皮瓣的供区一般选择在中指的尺侧或环指的桡侧。

指动脉岛状皮瓣移位术可采取顺行转移或逆行转移,该皮瓣的旋转点在指掌侧总动脉分叉处,逆行转移的解剖学基础是指间关节周围血管之间存在着吻合支,顺行转移皮瓣的血运比逆行转移皮瓣的血运更可靠,且手术操作简单。由于皮瓣内带有指神经,皮瓣转移后具有良好的感觉,尤其适用于拇尺侧、示、中指桡侧指腹皮肤缺损的修复。

6.示指背侧岛状皮瓣转移术(第 1 掌骨背动脉岛状皮瓣)

该皮瓣是带有神经血管束的岛状皮瓣,具有良好的血液循环和感觉神经支配,一次完成手术治疗。示指背侧岛状皮瓣转移术常应用于修复邻近手指有肌腱和/或骨、关节外露的创面,特别是拇指掌侧、背侧,虎口部或中指掌指关节背侧的皮肤缺损。

术后伤口加压包扎,在第 1、第 2 掌骨间隙处(即皮瓣的蒂部)放置橡皮引流条,石膏托制动,皮瓣转移术后 2 周拆除缝线,去除石膏托,逐渐开始手部功能锻炼。

7.臂交叉皮瓣转移术

该皮瓣是从健侧前臂或上臂切取的带蒂皮瓣,在皮瓣转移后,要将两臂交叉固定在一起,故称臂交叉皮瓣。在手指掌侧皮肤缺损范围较大,不能应用以上所介绍的皮瓣修复时,可考虑采用前臂或上臂交叉皮瓣修复对侧(患侧)手指掌侧的皮肤缺损。前臂转移皮瓣的皮肤质量较上臂转移皮瓣的皮肤质量要好些,更接近于手部的皮肤质量。但在上肢切取皮瓣特别是前臂,由于前臂经常外露,切取皮瓣后遗留的瘢痕将影响美观,所以选取皮瓣的位置,要视手指掌侧皮肤缺损创面的部位、供区皮瓣的皮肤质量,以及术后遗留瘢痕对美观的影响来决定。臂交叉皮瓣可以在同一前臂或上臂上设计多个皮瓣,修复多个手指掌侧的皮肤缺损。

修复手指掌侧的皮肤缺损创面,多选用对侧前臂或上臂前内侧的皮瓣;修复拇指的掌侧的皮肤缺损创面,多从对侧前臂或上臂的外侧切取皮瓣;无论是应用前臂还是上臂的皮瓣,在切取皮瓣时切记不要跨越肘关节,避免由于手术后的皮肤瘢痕挛缩,影响肘关节功能活动。

臂交叉皮瓣转移手术后 2 周拆除缝线,白天可以解除外固定,允许健侧手部、肘部、肩部适当的功能锻炼,适度的牵拉皮瓣的蒂部,夜间继续腹带包扎固定,于手术后 3～4 周实施断蒂手术。

8.小鱼际皮瓣转移术

该皮瓣取自手掌尺侧小鱼际部位,为带神经血管蒂的岛状皮瓣,皮瓣的血液供应来自尺动脉的主干和小指尺侧固有动脉的皮支。小指尺侧固有动脉发自掌浅弓的尺侧,行于小鱼际脂肪垫中,发出皮支分布于小鱼际远侧 2/3 部,尺动脉主干发出的皮支供应小鱼际近侧 1/3 部,两者互相吻合。皮瓣的神经来自尺神经浅支发出的到小鱼际的皮支。由于小鱼际皮瓣血管细小,不适宜实施吻合血管的游离移植,故采用以豌豆骨为轴的带蒂皮瓣转移。

皮瓣转移后,供区创面往往不能直接缝合,需行游离皮片移植覆盖创面,患肢给予加压包扎石膏托制动,手术后2周去除石膏拆除缝线;如果手术中缝合了指神经,石膏制动将延长至手术后3周再拆除,开始手部的功能锻炼。

(姜士刚)

第六节 指背皮肤缺损

手指背部的皮肤缺损与手指掌部的皮肤缺损对治疗的要求是不同的,手指背部可作为皮瓣的供区,通过应用局部转移皮瓣来修复手指背部的皮肤缺损;手指背部对皮肤的感觉要求不高,可应用不带神经的皮瓣来修复;手指背部的皮肤缺损修复时位置容易摆放,可供选择的供区比较多,这样使得手指背部皮肤缺损的治疗比手指掌部皮肤缺损的治疗更为方便,可供选择的手术方法更多,使得手术操作更为简便、安全、可靠。

一、游离植皮术

手指背侧单纯的皮肤缺损,不合并有肌腱、骨质或关节囊外露的情况下,在彻底清创(或扩创)后,创面严格止血后,行游离皮片移植术,移植皮片厚度可根据创面基底的血液循环情况确定,创面基底的血液循环丰富,移植皮片可厚些。如果创面基底的血液循环较差且为感染后的伤口,移植的皮片应薄些,以利皮片成活,消灭创面,控制感染。

二、局部转移皮瓣转移术

此种皮瓣在手外科中为常用的修复手部皮肤缺损的手术方法之一,皮瓣内没有知名血管,可根据皮肤缺损创面的大小和形状任意切取,但皮瓣的长:宽比例要有一定的限制,通常是1:1,最大不能超过1.5:1.0。它的血液供应完全来自皮瓣的蒂部,皮瓣的厚度为皮肤及皮下组织,皮瓣的血液循环依靠真皮下血管网、真皮内血管网和真皮乳头层的血管,大部分为单蒂皮瓣,有时可采用双蒂皮瓣。多适用于手指背侧较小的皮肤缺损,伴有肌腱、骨质或关节囊外露,不宜实施游离植皮手术修复的创面。

该皮瓣是应用局部皮肤和软组织的弹性和可移动性,通过设计形成皮瓣,使局部皮肤得到重新安排,达到覆盖创面的目的,即在皮肤缺损部位的侧缘附近的皮肤形成一个比创面大得多的皮瓣,使皮瓣经过按顺时针或逆时针方向旋转移位一定角度后使皮瓣移向缺损部位并覆盖皮肤缺损区,同时要注意皮瓣蒂的方向和皮瓣的长宽比例。

皮瓣转移后,在供区遗留有一个继发的皮肤缺损区。如果继发创面面积较小,可通过松解周围皮肤,直接缝合继发创面;如果继发创面面积较大,则应用游离植皮覆盖。

此种皮瓣手术多用于皮肤相对松弛部位的皮肤缺损,不适于在手掌、手指掌侧使用,手掌侧因皮肤的移动性很小,皮瓣旋转比较困难,很难达到完全覆盖创面。手背部皮肤较松弛,常应用局部转移皮瓣移植术修复手背的皮肤缺损。多用于修复三角形、圆形或椭圆形的皮肤缺损。局部转移皮瓣的优点是,皮瓣的皮肤与缺损处皮肤的色泽、厚度、质地相近,手术简单易行,一次完成,不需要二期断蒂手术。皮瓣移植术后2周拆除缝线,即可开始手指关节的屈伸功能锻炼。

三、邻指皮下组织瓣转移术(邻指翻转组织瓣或邻指筋膜瓣)

Pakiam(1978)及 Russell(1981)报道了应用相邻健指背侧含部分真皮和全层皮下组织的组织瓣,翻转180°覆盖相邻手指指背侧皮肤缺损的手术方法。当手指背侧的皮肤缺损,伴有肌腱、指骨或关节囊外露时,需行皮瓣移植覆盖时,不能用掌侧邻指皮瓣来覆盖,可应用邻指指背的皮下组织瓣翻转覆盖创面,然后在皮下组织瓣上行游离植皮覆盖。

皮瓣移植术后2周拆除缝线,去除石膏,允许做适当的分指动作以便牵拉皮瓣蒂部,防止蒂部的短缩,同时进行手指关节的屈伸功能锻炼,在术后3~4周可实施断蒂手术。

四、第2~4掌背动脉岛状皮瓣转移术

第2~4掌背动脉岛状皮瓣又称手背皮瓣,是以掌背动脉作为血供来源的岛状皮瓣。桡、尺动脉的腕背支、掌深弓的近侧穿支和骨间前、后动脉的终支汇成了腕背动脉网。第2、3、4掌背动脉发自掌深弓的穿支和腕背动脉网的交通支,在手背伸肌腱深面,沿相应的骨间肌背面向远端走行,在近节指骨的基底部分为相毗邻指的指背动脉,此皮瓣属于网状血管皮瓣。

第2~4掌背动脉岛状皮瓣的解剖学基础是掌背动脉在指蹼处与指掌侧总动脉有恒定的吻合支,吻合支的部位正好是切取皮瓣的旋转轴心,分离第2~4掌背动脉岛状皮瓣时应距指蹼游离缘1.5 cm的范围外进行,避免损伤皮瓣蒂部的血管吻合支,蒂部的旋转角度应在90°~120°之间。我们以此点为轴心,分别以第2、3、4掌骨间隙为轴线,顺行或逆行切取以第2~4掌背动脉为蒂的岛状皮瓣转移修复手指的皮肤缺损。

掌背动脉的伴行静脉有两条,走行于手背深筋膜和伸肌腱深面、掌骨和骨间肌的背面,口径为0.2~0.3 mm,缺少瓣膜并有交通支,可作为皮瓣的回流静脉。2~4掌背神经的横径为0.6~0.9 mm,分布于皮瓣,将神经向近侧分离1~2 cm切断,与受区的神经缝合,可恢复皮肤的感觉。

第2~4掌背动脉岛状皮瓣的切取范围可根据损伤面大小而定,其最大范围为9 cm×4 cm,蒂长2 cm,可用于修复手指掌侧、背侧的皮肤缺损,供皮区行游离植皮覆盖创面。

皮瓣移植后石膏托制动,术后2周去除石膏拆除缝线,即可开始手指关节的屈伸功能锻炼。

五、臂交叉皮瓣转移术

臂交叉皮瓣的皮肤较薄,皮肤的色泽和质地较好,修复后手指背侧皮肤缺损后不臃肿,缺点为供区不隐蔽,上肢留有瘢痕,影响美观。常是上述方法不适宜时所采取的手术方法。

修复手指背侧的皮肤缺损创面时,多选用对侧前臂或上臂前外侧的皮瓣;修复拇指的背侧的皮肤缺损创面,多从对侧前臂或上臂的内侧切取皮瓣。

六、胸部皮瓣转移术

胸部皮瓣是在胸部锁骨下形成的皮瓣,此处皮瓣的皮肤结构较手部皮肤结构相差较大,所以皮瓣臃肿,易于滑动,外形欠佳。但胸部较前臂或上臂隐蔽,即使有瘢痕,穿衣后也不会影响外观,尤其适用于女性患者。且只需固定患侧上肢,便于患者的生活自理。

该皮瓣常用于修复对侧拇指的掌侧或背侧及手指背侧部位的皮肤缺损。皮瓣的蒂部可在上方、内上方或外上方。

胸部皮瓣转移术后,皮瓣的蒂部放置引流条,包扎固定。在患肢腋窝与胸壁间、前臂与胸壁

间用棉垫隔开,为避免因上肢的重力导致皮瓣撕脱,用宽胶布将肩关节于内收位、肘关节于屈曲位固定在胸壁上,使患者不致在站立或卧床时,牵拉皮瓣及蒂部,最后再用胸带加以固定。卧床时在上臂下方垫一枕头,防止重力引起的上臂下坠导致的皮瓣的撕脱。

皮瓣转移术后 2 周拆除缝线,开始适当的手部功能锻炼,以及适度地牵拉皮瓣的蒂部。经 3~4 周实施皮瓣断蒂术。

七、腹部皮瓣转移术

腹部皮瓣是在腹部形成的皮瓣,它可以切取较大面积的皮瓣,既可以改善肢体因外伤导致的外形瘦小,又为晚期深部组织的修复和功能重建打下了良好的基础。用于修复面积较大的皮肤缺损或是在其他皮瓣手术不适宜时所采取的手术方法。

腹部皮肤质量与手部皮肤质量相比皮肤结构相差甚远,腹部的皮肤较厚质软,易于滑动,皮下脂肪丰富,皮瓣臃肿,且不耐磨、不耐寒、不耐热,外形多不满意。虽然如此,腹部皮瓣在修复手部皮肤缺损中仍是一种很常用的修复方法,它具有设计方便、操作简单、安全可靠等优点。腹部皮瓣可在腹部设计多个皮瓣,修复多个手指的皮肤缺损。

腹部皮瓣移植手术可根据皮瓣的血液供应的不同分为:上腹部皮瓣,它主要的血液供应来源于肋间血管,皮瓣的蒂部位于腹部的上方,下腹部的皮肤比上腹部的皮肤薄且质软;下腹部皮瓣,它主要应用的是腹壁浅动脉或旋髂浅动脉,皮瓣的蒂部位于腹部的下方,在切取下腹部皮瓣时注意避开生长阴毛部位的皮肤。

手术中皮瓣切取至深筋膜浅层。如腹部皮下脂肪较多,尤其是女性,遇此情况,可按所需厚度,经过脂肪层切取皮瓣,但剥离较困难,出血点也多,须仔细操作,充分止血,使皮瓣厚薄均匀,或根据受区的需要加以修剪皮瓣的脂肪组织,不要过多地剪破脂肪球,以免术后引起脂肪液化、坏死,造成皮瓣感染,也会影响供区游离植皮的成活。在修剪皮瓣时,皮瓣的蒂部修剪的过薄,将会影响整个皮瓣的血液循环。腹壁皮肤比较松弛,皮瓣的面积不大时,腹壁多可直接缝合,创面过大时,需行游离植皮或受区瘢痕瓣移植覆盖腹部继发的皮肤缺损。

皮瓣转移到患手后,用棉垫将患肢与胸、腹部隔开,再用宽胶布将患肢的肩关节固定在内收位,然后再用腹带加以固定,皮瓣上的敷料开窗,便于观察皮瓣的血运及换药,而不干扰整个的固定。

术后卧床休息 1 周,2 周拆除缝线,开始进行适当的手部功能锻炼,以及适度地牵拉皮瓣的蒂部,经 3~4 周实施皮瓣断蒂术。

在修复手指皮肤缺损治疗中还有许多其他的手术方法:带蒂皮瓣,如管状皮瓣、袋状皮瓣、剔骨皮瓣等;带血管蒂的岛状皮瓣,如拇指桡侧指动脉逆行岛状皮瓣、拇指背侧指动脉岛状皮瓣等;吻合血管的游离皮瓣,如游离趾腹皮瓣、游离甲瓣移植等。

总之,手指皮肤缺损治疗的方法很多,我们在治疗手指的皮肤缺损时,首先要考虑尽可能地一期闭合创面,减少感染的机会,最大限度地保留受伤手指的功能,同时也要考虑为二期的功能重建提供良好的条件,在此基础上来确定本次手术应选的方案并进行手术治疗。在手术方案的选择中应考虑到:皮肤缺损的原因,缺损的部位,缺损的大小,创面基底的血液循环情况,是否需要二期功能重建,是否合并有其他部位的损伤,患者的年龄、身体状况、工作性质,有无特殊要求,患者对术后手指外观的要求及术者的技术水平等综合因素。在确定方案实施手术治疗中还应注意做到:能用游离植皮的手术不选择皮瓣手术,能用邻位皮瓣的手术不选择远位皮瓣,能用带蒂皮瓣的手术不选择吻合血管的游离皮瓣,做到在手术治疗效果相同的情况下,尽可能地选择简单安全,给患者带来痛苦尽可能小的手术方案。

(姜士刚)

第七节 指屈肌腱损伤

一、肌腱功能检查

肌腱损伤的患者,由于活动伤指时造成疼痛而常不配合医师检查,特别是儿童、婴幼儿的肌腱损伤,易造成漏诊、误诊。陈旧性肌腱损伤也会因肌腱断端粘连,或合并其他组织损伤所致的功能障碍给检查者造成困难。肌腱损伤应按照问、望、触、活动测量的检查程序进行。

(一)问诊

询问患者受伤的经过、致伤物及伤后伤手活动情况。

(二)望诊

手部受伤部位、伤口的形态或伤口瘢痕及瘢痕类型等。手的姿势,对照手休息位(图 5-24)常可提供肌腱损伤的线索。正常情况下,手不用任何力量的情况下,手的内在肌与外在肌张力处于相对平衡状态时,手的位置为腕关节轻度背伸 10°～15°,并有 10°尺偏;掌指关节、指间关节呈半屈曲状、从示指至小指,屈曲角度逐渐加大,各指尖指向腕舟骨结节。拇指轻度外展,指腹接近或触及示指近侧指间关节。

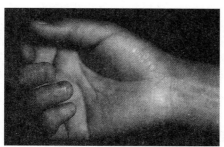

图 5-24 手的休息位

当手内屈、伸肌腱损伤后,其肌腱的平衡力被破坏,肌腱张力变化造成手姿势改变。如屈指肌腱断裂,由于伸指肌张力的作用,休息位时该指呈伸直位。

(三)触诊

利用手指的触觉,检查肌腱的功能,肌腱滑动或张力变化,是否有连续性及断端在什么位置。

(四)手指活动与测量

根据屈伸活动的特点,分别检查手指主、被动屈伸活动,记录其活动范围、活动方式及力量。肌腱损伤诊断的描述,可按照下列顺序书写:肌腱损伤类别、指别、部位。

二、肌腱损伤处理原则

(一)修复时机

1.一期缝合

屈伸肌腱无论是在何区域断裂,只要情况允许,都应该进行一期缝合。肌腱修复时应注意以下几个情况。

(1)开放损伤的时间、地点、致伤物、污染情况。

(2)肌腱损伤平面,屈、伸肌腱断裂时手指处何位置,以估计肌腱断端回缩部位。

(3)肌腱断裂的数目,有无合并神经、血管及与关节损伤。

(4)术者是否有熟练的肌腱修复技术。

2.二期缝合

在条件具备的情况下,均应行肌腱一期缝合,有下列问题可考虑行肌腱的二期缝合。

(1)肌腱有缺损,直接缝合有困难。

(2)肌腱缝合部位皮肤缺损,需行皮肤移植或皮瓣覆盖。

(3)严重的挤压伤,合并骨与关节粉碎性骨折。

(4)伤口污染严重。

3.迟延缝合

(1)肌腱损伤时伤口污染严重,不能一期闭合伤口。

(2)患者有其他损伤,危及生命时。

(3)医师不熟悉肌腱外科手术操作。

肌腱迟延缝合也应尽早进行,待伤口清洁、条件适宜时立即手术。否则时间过久,肌腱断端回缩,肌肉继发挛缩,则直接缝合困难。

(二)肌腱缝合要求

肌腱缝合后影响功能结果的主要原因是肌腱粘连。为此,在肌腱缝合方法与应用材料方面应有所讲究。力求肌腱缝合方法简便、可靠、有一定的抗张能力,并尽可能减少腱端缝合处血管绞窄。

(三)局部条件要求

肌腱愈合所需营养,主要是血液供给与滑液作用。所以,修复的肌腱应位于较完整的滑膜鞘内,或富于血循环的松软组织床内,肌腱愈合质量好,粘连少。在缺血的组织内,瘢痕基床上或瘢痕覆盖部位,裸露硬韧组织,如鞘管、韧带、肌膜、骨创面等部位,不宜修复肌腱。

(四)腱鞘的处理

过去认为,修复的肌腱需从周围组织长入侧支循环才好愈合。所以缝合肌腱如在腱鞘内必须行鞘管切除,使缝接处直接与周围组织接触。近年来认识到损伤或修复肌腱,自身可以愈合,滑液的作用对愈合也很重要。完整的鞘管,不但不会妨碍肌腱的愈合,而且还是防止肌腱粘连的很好屏障。因此,在手指屈肌腱鞘内做肌腱缝合,较完整的鞘管不应切除,应予修复。破损较重,或壁层滑膜已不存在的鞘管应予切除。要考虑在适当的部位(A_2、A_4)保留滑车,以利于肌腱功能的恢复。

(五)早期功能练习

肌腱缝合后,早期有控制的活动是防止肌腱粘连的有力措施。可加速肌腱愈合减少粘连发生。早期被动活动应在严格监督及指导下进行,避免在锻炼时发生肌腱缝合处的断裂。

目前,手部肌腱修复手术,还不够普及,所以新鲜的手部肌腱损伤,特别是屈指腱鞘内的肌腱损伤,不强求每位首诊医师都必须做一期修复,如果技术有困难,可以留给较有经验者行迟延一期修复或二期修复。这样做虽不理想但情有可原,比不掌握肌腱修复技术勉强施行的结果要好。

三、肌腱缝合技术

(一)缝合材料
要求拉伸性能好,组织反应少。目前多采用无创伤单直针或双针肌腱缝合线。

(二)肌腱缝合方法
1.肌腱端-端缝合

适用于新鲜肌腱断裂缝合,或直径相等的肌腱移植缝接。

(1)Bunnell 缝合法:采用 3-0 无创、尼龙或涤纶线双直针,距肌腱断端 6 mm 处横穿一针,将肌腱缝线的一半拉出肌腱对侧缘后,反复 4 次。然后用同样的方法缝合断腱另一端。将断腱两端对合结扎缝线(图 5-25)。

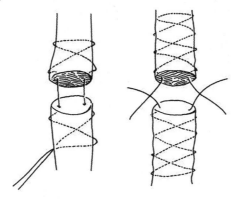

图 5-25　Bunnell 缝合法

该缝合方法缝接处抗张力较强,可用于鞘管内屈肌腱缝合。但由于缝合线反复地穿插易造成肌腱断端处血循环绞窄。现多不采用。

(2)Kessler 缝合法(或改良法):是目前常采用的肌腱缝合方法之一。采用双直针 5-0 无创缝线,从腱一侧断端进针,距断端 5 mm 处出针,再横形穿过肌腱,再纵形进针,从断端穿出。以同样方法缝合对侧断端。两断端对合结扎缝线。该方法缝接处结扎线埋在腱内,抗张力较强,且缝线作用力为纵向,无绞窄腱端血管作用(图 5-26)。

改良 Kessler 方法是在上述缝合方法上,在肌腱断端处加一圈间断缝合,以加强缝合处的抗张能力,并使缝合处光滑平整。

(3)Kleinert 缝合法:适用于新鲜或陈旧性肌腱损伤缝合。采用 3-0 无创伤双直针线,在距断端 5 mm 处水平进针,从对侧穿出,然后再斜形进针并于断端穿出。再用一侧的针线,在另一断端做同样形式的缝合。该缝合方法简便易行,抗拉力强,对肌腱断端血循环影响小(图 5-27)。

(4)津下(Tsuge)缝合法:用 3-0 或 5-0 圈形肌腱缝合线,距断端约 1 cm 处横形穿一针,出针后再套入圈内,拉紧后锁住少量肌腱纤维,偏掌侧将针纵向穿入肌腱并从断端引出,然后再穿入对侧断端,离断端1 cm处将针穿出,拉紧对合好断端后,将线的一端剪断,再于出针处旁缝合打结固定(图 5-28)。粗的肌腱可做双套圈缝合,抗拉力较强,此缝合方法对断端肌腱血循环干扰较少。

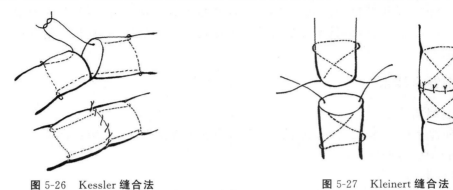

图 5-26　Kessler 缝合法　　　　　图 5-27　Kleinert 缝合法

图 5-28　津下缝合法

2.肌腱端侧缝合

(1)一条与多条肌腱端侧缝合法:应用一条肌腱带动多条肌腱时采用。用 11 号尖刀在肌腱适当部位戳穿,将要移位的肌腱劈开穿过肌腱裂隙缝合。用同样方法,穿抽两次缝合,最后将移位肌腱断端部分切除,断端用接受移位的肌腱包埋。

(2)单条肌腱端侧缝合法:常用于两直径不等肌腱缝合,先将粗肌腱用 11 号刀做切口,将细肌腱穿入裂隙并缝合,再于粗肌腱的稍远端处与第一个切口呈 90°位切开,再将细腱远端穿入并缝合,如此穿抽缝合 2～3 次,将粗肌腱断端修剪成鱼嘴状包绕细肌腱,使肌腱位于粗腱中央部位。

(3)肌腱-骨缝合法:用于肌腱止点重建术。用小骨刀在固定肌腱处掀起一骨皮质,或用骨钻钻孔以接纳肌腱。用细钢丝将肌腱端做"8"字缝合,然后将钢丝分别从骨创面两侧穿向背侧,拉紧钢丝,使肌腱端嵌入骨创面内。穿出的钢丝在指背侧用纽扣或纱布卷固定。拆线时剪断一侧钢丝,牵拉出另一端即可(图 5-29)。

四、屈指肌腱修复

(一)屈指肌腱分区

屈指肌腱自前臂肌肉-肌腱交界处,至该肌腱抵止处,经前臂、腕管、手掌和手指纤维鞘管,各部分有不同的解剖特点,可分为 5 个区域(图 5-30)。

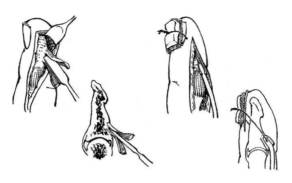

图 5-29 肌腱-骨固定

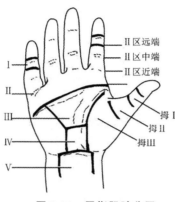

图 5-30 屈指肌腱分区

1.屈指肌腱Ⅰ区

由指浅屈肌腱止点至指深屈肌腱止点,鞘管内仅有指深屈肌腱一条肌腱。

2.屈指肌腱Ⅱ区

从远侧掌横纹,即指纤维鞘管起始处,至中节指骨中远处(或指浅屈肌腱抵止处)。此段肌腱位于鞘管内。指浅、深屈肌腱在此区互相交叉换位。

3.屈指肌腱Ⅲ区

从腕掌横韧带远侧缘到远端掌横纹即指纤维鞘管起始处。此段肌腱包括指浅、深屈肌腱,示、中、环指屈肌腱被覆腱周组织,小指屈指肌腱位于滑膜鞘内。蚓状肌起自此段的指深屈肌腱。

4.屈指肌腱Ⅳ区

位于腕管内的屈肌腱。腕管掌侧为硬韧的掌横韧带,尺侧、桡侧、背侧均为腕骨。在此狭窄的隧道里,共有9条肌腱和正中神经通过。腕管内肌腱排列为3层:浅层为中环指浅屈肌腱,中层为示、小指浅屈肌腱;深层为指深屈肌腱、拇长屈肌腱。

5.屈指肌腱Ⅴ区

腕管近侧缘至肌肉-肌腱交界处的一段肌腱,此段肌腱均被覆有丰富的腱周组织。

(二)拇长屈肌腱分区

1.拇长屈肌腱Ⅰ区

自近节指骨中部至末节指骨基底肌腱抵止处。此区肌腱仅有滑膜鞘而无纤维鞘管。

2.拇长屈肌腱Ⅱ区

自掌指关节近端至近节指骨中部,此区肌腱位于拇指纤维鞘管内。在掌指关节掌侧,有两枚并列的籽骨,中间形成一条狭窄的通路,很像两山之间的峡谷,拇长屈肌腱正由峡谷中通过。

3.拇长屈肌腱Ⅲ区

拇长屈肌腱腱鞘起始处至腕管远侧缘。此处肌腱包绕在滑膜鞘中,其位置较深,处于拇收肌和拇短屈肌之间。

4.拇长屈肌腱Ⅳ区

在腕管内,拇长屈肌腱位置较深,紧贴腕管桡侧壁,该肌腱单独包裹在一个滑膜鞘内。

5.拇长屈肌腱Ⅴ区

起自拇长屈肌与肌腱移行部,至腕管近侧缘的肌腱。为单羽肌,在肌腱肌肉桡侧,在肌肉中的肌腱较长。

（三）新鲜屈指肌腱损伤修复

1.肌腱损伤原因

(1)锐器伤:致伤物为玻璃切割、刀刺伤等。其伤口整齐、污染不严重,以Ⅱ、Ⅲ区屈指肌腱断多见。

(2)复合性肌腱损伤:肌腱断裂合并有神经、血管及骨与关节损伤。致伤物多为机器伤,如电锯、电刨、车床等。其特点是多指、多部位,部分病例肌腱有缺损,或皮肤缺损。

(3)非开放性损伤:常为突发性暴力所致,肌腱自止点处撕裂。有的是不完全断裂。

2.肌腱一期缝合技术

屈指肌腱无论是在哪一区断裂,应将原切口做延长,便于肌腱清创、缝合。但伤口延长时不应与手部皮肤横纹做垂直交叉,避免术后瘢痕挛缩影响关节活动。

在腕部切割伤做肌腱缝合时,勿将肌腱与神经缝合。正中神经与屈指肌腱所在位置不同,神经干略显浅黄色,外膜有营养的轴行血管,神经断面神经纤维束清晰可见。肌腱硬韧,为鱼肚白色,无轴行血管。

3.Ⅰ区屈指肌腱损伤修复

指深屈肌腱距止点在1 cm以内断裂,或从止点处撕脱,可切除远断端,将近端前移,做肌腱止点重建术。肌腱断裂距止点1 cm以上,则不宜做肌腱前移,应行肌腱直接缝合。否则肌腱张力加大,伸指活动受限。

4.Ⅱ区屈指肌腱损伤修复

(1)Ⅱ区近端肌腱断裂:单纯指浅屈肌腱断裂应予缝合。此部指深、浅屈肌腱断裂,应同时予以缝合。被动屈伸手指,如深肌腱缝合处与浅肌腱分叉处或鞘管有嵌顿,可只缝合深肌腱,切除部分浅肌腱或保留鞘管。

(2)Ⅱ区中部肌腱断裂:指浅屈肌腱在此处分为两股,变薄,包绕指深肌腱。指深肌腱渐从浅肌腱背侧穿出移行掌侧。此部位屈指肌腱断裂有2种情况。①单纯浅屈肌一股断裂,不需缝合,浅肌腱功能不受影响。②指深、浅屈肌腱断裂,指浅屈肌腱断裂两股中一股,有一部分止于指骨,近端不会回缩,仍起浅腱作用。只需修复指深屈肌腱。若浅肌腱两股全断并已回缩。除缝合深肌腱外,应缝合一股浅肌腱。

(3)Ⅱ区远端肌腱断裂:指浅屈肌腱已抵止在指骨上。多为指深屈肌腱单独断裂,应一期缝合。

5.Ⅲ区屈指肌腱损伤修复

指浅屈肌腱单一断裂或与指深屈肌腱同时断裂都应一期缝合。此区内指深屈肌腱断裂常涉及蚓状肌损伤,蚓状肌不需修复,缝合会造成该肌挛缩,引起手内蚓状肌亢进现象。用蚓状肌包裹深肌腱缝合部的方法,试图将深、浅屈肌腱分隔防止粘连是不可取的,同样容易造成蚓状肌短缩或瘢痕化影响手指屈伸活动。

6.Ⅳ区屈指肌腱损伤修复

腕管内肌腱断裂,多为锐器伤所致。此处肌腱集中,正中神经与肌腱并行。故几条肌腱断裂并正中神经损伤常见。肌腱缝接后,局部肿胀,狭窄的腕管内没有缓冲的余地,容易发生粘连。故断裂的肌腱不宜全部缝合。单纯指浅屈肌腱断裂应一期缝合。指浅、深屈肌腱及拇长屈肌腱断裂,只修复指深屈肌腱及拇长屈肌腱,指浅屈肌腱切除一段,使其避开腕管,减少腕管内容积,便于指深屈肌腱及拇长屈肌腱修复后早期功能练习,减少粘连机会。

肌腱缝合点尽可能相互错开,如不能错开可用浅屈肌腱为动力与远端深肌腱缝接。术中需认真辨认组织,勿将正中神经与肌腱缝合。

7.Ⅴ区屈指肌腱损伤修复

前臂远端屈指肌腱断裂均应一期缝合。肌腱周围组织松软,缝合后粘连少,即使有少许粘连,对肌腱滑动影响也不大。此区肌腱缺损,近端可选用指浅屈肌移位修复指深屈肌功能。

8.拇长屈肌腱损伤修复

(1)Ⅰ区:拇长屈肌腱断裂距止点1 cm以内,不宜直接缝合,可将近断端前移重新做止点。肌腱有缺损时,可在腕关节近侧行拇长屈肌腱延长、远端做止点重建手术。使鞘管区内无缝合点,减少粘连机会。

(2)Ⅱ区:此区是在掌指关节部位,肌腱缝合后易于在籽骨处嵌顿,可切除部分鞘管解除嵌顿以减少粘连。或可采用肌腱延长前移方法,使缝合处避开籽骨区。

(3)Ⅲ区:拇长屈肌腱无长腱纽及蚓状肌附着,断裂后近端常回缩至腕部或前臂远端。常需在腕近端另做一切口才能找出,行端端缝合。

(4)Ⅳ区:拇长屈肌腱位置较深,紧贴腕管的桡侧壁,故此区的肌腱断裂较少见。

(5)Ⅴ区:拇长屈肌腱断裂应予以一期缝合。

(四)陈旧性屈指肌腱损伤的修复

肌腱因缺损或其他原因未能行一期修复,以及一期缝合失败者,则应予以二期修复。常用的修复方法是肌腱直接缝合、肌腱移植和肌腱移位术。

1.Ⅰ区肌腱陈旧性损伤的修复

屈指肌腱此区损伤,指深屈肌腱有不同程度的回缩。由于断腱近端腱纽与蚓状肌的作用回缩距离不会很多,临床上表现为患指的远侧指间关节主动屈曲功能丧失,指浅屈肌腱功能正常,近侧指间关节有主动屈曲。

(1)肌腱断端直接缝合或肌腱近断端前移术:指深屈肌腱近断端有足够的长度,且远断端长度>1 cm,断端可直接缝合。若远断端<1 cm,可将其远端断腱切除,将近断端前移行屈肌腱止点重建术。

(2)远侧指间关节融合术:指深屈肌腱近端已有短缩或缺损,指浅屈肌腱功能正常,远侧指间关节被动活动不良,或关节已有损伤者,可行远侧指间关节功能位融合术。此方法对恢复伤指捏握功能,效果可靠。

(3)肌腱固定术:指深屈肌腱近端回缩较多不能直接缝合,远断端有 1 cm 以上的长度,可将断腱远断端固定在中节指骨上,使远侧指间关节保持稍屈的功能位。

(4)肌腱移植术:近、远侧关节被动活动正常,手指皮肤条件好的病例,可行肌腱移植术。

在指深肌腱移植修复时,如指浅屈肌腱完好情况下,移植腱应穿过鞘内移植,若腱鞘已塌陷,则在腱鞘外移植重建滑车。

2.Ⅱ区肌腱陈旧性损伤的修复

此区单一指浅屈肌腱损伤,可不必修复。指深屈肌腱断裂,已不能直接缝合,指浅屈肌腱完好,可做远侧指间关节融合或肌腱固定。指浅、深屈肌腱均断裂,且不能直接缝合时,应行游离肌腱移植重建指深屈肌腱的功能。

3.Ⅲ区肌腱陈旧性损伤的修复

伤后时间较短,肌腱回缩不多,无论指浅、深屈肌腱均可直接缝合。时间过久,肌肉已发生挛缩,肌腱相对长度不足则行肌腱移植。

4.Ⅳ区肌腱陈旧性损伤的修复

腕管内肌腱较多,指浅屈肌腱,指深屈肌腱及拇长屈肌腱全部断裂,仅修复指深屈肌腱和拇长屈肌腱。需行肌腱移植时应将肌腱缝接点置于Ⅲ区与Ⅴ区内。

5.Ⅴ区肌腱陈旧性损伤的修复

此区内多条肌腱损伤较多见,并常合并有正中神经、尺神经,尺、桡动脉的损伤。经验不足的医师,早期容易漏诊,以致遗留到后期处理。断裂的肌腱无缺损可直接缝合。如肌腱断裂不在一个平面,又因短缩或缺损不能直接缝合时,可将指浅屈肌腱与指深屈肌腱交替移位缝合,拇长屈肌腱可用肌腱近端延长方法解决。

拇长屈肌腱陈旧损伤的修复:拇长屈肌腱在拇指的任何区域断裂,张力不大均可作肌腱直接缝合。受伤时间短,肌肉挛缩较轻,利用屈曲腕关节可克服长度不足,术后经锻炼可达到正常滑动范围。肌腱有缺损,应行肌腱延长、移植或移位术。当各种修复方法均无条件时,也可行拇长屈肌腱远断端的肌腱固定术或指间关节融合术。

6.游离肌腱移植

游离肌腱移植手术适用于手部各区域内肌腱缺损的修复。肌腱缺损部位无明显瘢痕,手指关节被动屈伸良好,手指感觉存在,则可行游离肌腱移植。年龄过大或幼儿不适宜肌腱移植手术,术后效果常不理想。

7.肌腱两期重建手术

肌腱缺损区域有较多的瘢痕,关节被动活动较差,可行肌腱两期重建术。第一期用肌腱替代物硅胶条植入屈肌腱缺损处,待假腱鞘形成 4 周后行第二期手术,取出硅胶条,然后用自体肌腱移植。

8.滑车重建术

屈指肌腱鞘缺损,尤其是重要部位如 A_1、A_2、A_4 等的韧带缺损,手指屈曲时会造成肌腱离开指骨呈弓弦状,减少了肌腱的机械效应,致使手指屈伸功能障碍。

滑车重建术要求:①严格掌握手术适应证,避免重建滑车与肌腱互相粘连,影响肌腱的滑动。②重建滑车,以 A_2、A_4 部最为重要,滑车重建并非越多越好,重建滑车本身会增加肌腱周围粘连机会。③重建滑车的松紧很重要,既要允许肌腱在滑车下滑动自如,又要避免重建滑车松弛起不到作用。调节滑车松紧时,可牵拉屈肌腱的近端,以肌腱滑动无阻力,肌腱又不致弓起为宜。④滑车重建后,早期不免与肌腱有些粘连,经一段时间的练习后才能恢复手指的屈伸功能,术前应与患者解释清楚。

术后手指功能位石膏制动,3～4周去除外固定,6周后加大活动强度。

9.同种异体肌腱移植

多条肌腱缺损修复时自体肌腱移植的来源受到限制。随着同种异体肌腱移植免疫学研究的进展,经处理的异体肌腱,组织抗原明显降低,使异体肌腱移植在临床上应用成为可能。

(五)儿童屈指肌腱损伤

儿童或婴幼儿肌腱损伤,多为锐器伤,复合伤较少见。致伤物为玻璃、破碗、水果刀等。肌腱损伤以手指鞘管区和手掌部常见。

1.儿童肌腱损伤特点

(1)诊断有一定困难。检查时由于疼痛恐惧心理,往往不配合医师检查。陈旧肌腱损伤,患儿常用邻指屈曲带动伤指的假屈指动作,容易误诊。

(2)肌腱缝接后,患儿不配合术后功能练习,不宜早期功能活动。手指主被动屈伸活动应在肌腱修复4周后进行。儿童肌腱愈合能力强,粘连机会较成人少,可利用儿童的心理特点,以玩具作为训练工具,有意识地训练手指的屈伸活动。

(3)肌腱缝接时,儿童尤其是婴儿的屈肌腱纤细,缝合材料应选用3-0或5-0无创线,肌腱修复更应遵守无创操作原则。

2.肌腱损伤检查与诊断

较大的儿童肌腱损伤后,常能与医师配合,检查方法同成人肌腱损伤。婴幼儿的肌腱损伤可结合伤口的位置,并仔细观察手指在休息位时的姿势变化及抓物时手指屈伸活动障碍,是能够明确诊断的。屈指浅、深肌腱同时断裂,手指呈伸直位,仅掌指关节可以屈曲。单独指浅屈肌腱损伤,由于指深屈肌腱存在,常不表现手指屈伸活动障碍。而单一指深屈肌腱损伤,如指浅屈肌腱功能好、近节指间关节屈曲正常,可掩饰指深屈肌腱损伤症状,应予以注意。

3.肌腱修复

(1)新鲜屈指肌腱断裂:只要条件允许,断裂的肌腱均应一期缝合,一旦错过一期缝合的机会,肌腱鞘管塌陷,近断端及肌腹短缩,给二期肌腱修复造成困难,很难获得较好结果。术后功能锻炼可用一些能引起儿童兴趣的玩具,以达到肌腱练习的目的。

(2)陈旧性屈指肌腱损伤:因各种原因未能一期缝合肌腱,则需要二期肌腱修复。肌腱移位和肌腱移植术是常用的修复方法。肌腱移植术后效果不理想。粘连率较高常合并有关节挛缩。再者,患儿年龄小,肌腱修复后不配合功能活动,随时间延长可继发骨与关节发育异常。

(六)屈指肌腱修复后早期被动活动

腱鞘区屈指肌腱修复术后,早期有控制地活动,已证实具有促进肌腱愈合,减少粘连的作用,但肌腱再断裂发生率应引起重视。

五、肌腱粘连与松解

肌腱修复后,很难避免与周围组织发生粘连。一旦发生粘连,轻则影响肌腱的滑动,重则使肌腱修复手术失败。据相关统计,肌腱端-端缝合后肌腱松解率为30%,缝合后应用有控制地早期活动的松解率为14%～17%,游离肌腱移植的松解率为40%。

（一）肌腱粘连原因与预防

1.粘连原因

（1）任何原因损伤肌腱，甚至肌腱上的针孔，也会发生粘连。

（2）肌腱缝合部位位于裸露的骨面或缺血性组织中，容易发生粘连。

（3）肌腱缝合方法不当，腱端血液循环受到障碍，影响肌腱的愈合，需从周围组织建立侧支循环以取得营养，是粘连的重要原因。

（4）不注意无创操作，如切口选择不当、肌腱暴露时间过长等，也是形成粘连的重要因素。

2.肌腱粘连的预防

（1）肌腱手术切口设计要合理，应避免与肌腱的纵长重叠或平行，以免其切口瘢痕与肌腱形成纵形粘连。切口垂直或斜形越过肌腱，切口与肌腱间只有点的接触，粘连机会和范围可以大为减少。

（2）肌腱缝接部位应置于血液循环良好的组织中，尽量避免与纤维鞘管、韧带、关节囊、骨性管沟，裸露的骨面及瘢痕等缺血性组织接触。如不能避免时，可适当切除部分鞘管或韧带，开阔肌腱通路，改善肌腱营养条件。肌腱基床瘢痕需彻底切除，必要时预先改善皮肤覆盖条件。

（3）肌腱手术应遵守无创伤操作，腱端缝合要光滑，保护腱周组织，术中保持肌腱的湿润，减少肌腱在空气中、热光源下暴露过久，使肌腱表面干燥。

（4）肌腱修复术后避免发生血肿及感染。

（5）利用支具有控制地早期功能练习，是减少肌腱粘连的有效措施之一。

（二）肌腱松解术

肌腱松解术并不比肌腱缝合或游离肌腱移植等手术简单，有时操作要求更高。肌腱松解适应证选择合适、正确的手术操作，有效的功能练习，松解术后大多数病例都能获得良好的结果。操作不当，功能练习不当，反可使肌腱粘连较术前更广泛、严重。

肌腱修复5个月后，肌腱仍有明显的粘连及功能障碍，关节被动活动良好，覆盖肌腱皮肤条件也较好者，可施行肌腱松解术。皮肤瘢痕较多，局部血液循环差，肌腱松解术后，可能会产生更为严重的粘连。关节被动活动差，应加强关节的被动功能练习，而不宜行肌腱松解术。希望利用肌腱松解来恢复关节的活动是不能奏效的，因为在关节活动范围没有改善之前，松解的肌腱将很快再发生粘连。肌腱松解手术患者年龄不宜过小，婴幼儿的手术应于6岁后进行。由于肌腱松解后需功能练习，年龄小不宜配合，再者术后疼痛，患儿惧怕手指活动致使松解手术失败。

肌腱松解术24 h后，即可开始功能练习。要去除敷料，主动屈伸指活动。术后3～4 d内，每天2～3次，每次2～3次屈伸患指。4 d后，配合理疗，加大主动活动及被动活动。必要时配合支具练习。

影响肌腱松解效果的因素包括：①覆盖皮肤有较多瘢痕，或患指的神经、血管损伤，术后练习时组织肿胀明显，易再发生粘连。②肌腱有纤维性变，失去正常光泽，或已形成瘢痕索条，肌腱松解后易发生断裂或重新粘连。③肌腱松解与滑车重建若同期进行，为了顾及滑车的愈合，术后需要制动，其结果是松解的肌腱必然再发生粘连。④其他因素，如肌腱松解适应证不当及不符合手术操作要求等因素，都会影响肌腱松解术的效果。

六、肌腱修复疗效评价

肌腱修复后功能如何，应用统一的科学的方法评价，在临床上有重要的价值。由于肌腱修复前的条件各异，例如，肌腱的损伤类型、部位，以及有无合并皮肤、骨与关节、神经、血管等组织损伤;因此评价肌腱修复结果是较困难的,有时即使同样条件下实施手术,其结果也不易相同。目前有数种肌腱功能评定方法,比较起来有的方法简便且相对较全面,因而被普遍采用。

(一)手指总主动活动度评价法

1.手指总主动活动度(TAM)测量方法

测量掌指关节,近、远侧指间关节主动屈曲度,减去上述关节伸直受限角度之和。总主动屈曲度-总主动伸直受限度=总主动活动度,即:(MCP+PIP+DIP)-(MCP+PIP+DIP)=TAM。

2.评价标准

优,屈伸活动正常 TAM>220°;良,功能为健指>75%;中,功能为健指>50%;差,功能为健指<50%,TAM<180°。

(二)被动活动度评价法

测量掌指关节,远、近侧指部关节被动屈曲度总和,减去3个关节被动伸直受限的总和。

被动活动度(TAM)和TPM评定法能较全面地反映手指肌腱的功能,参照对比手术前、后,主动与被动活动则更有意义。

（姜士刚）

第八节　指伸肌腱损伤

一、指伸肌腱分区及解剖特点

指伸肌腱自前臂背侧至手指末节背侧,其走行均位于皮下,仅腕背部肌腱走行于骨纤维鞘内。全程可分为5区(图5-31)。

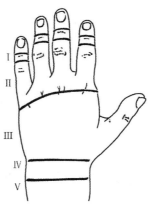

图 5-31　伸指肌腱分区

(一)指伸肌腱Ⅰ区

从中节指骨中远1/3处至远节指骨基底指伸肌腱止点处。此处仅有指伸肌腱的终末腱。肌腱菲薄、呈膜状。

(二)指伸肌腱Ⅱ区

从近节指骨近端1/3处至中节指骨中远1/3处。此区肌腱呈三束。中央为中央束,两侧为侧腱束。中央束、侧腱束与横形纤维（横束）、斜形纤维（斜束）在近节指间关节背侧构成帽状膜性结构（腱帽）。此处肌腱易受损伤，由于肌腱结构复杂，所以修复困难，疗效差。

（三）指伸肌腱Ⅲ区

从腕背横韧带远侧缘至近节指骨近端 1/3 处。此区为指总伸肌腱的一部分。包括腱联合、掌指关节腱帽等结构。此区肌腱包绕松软的腱周组织，修复疗效较佳。

（四）指伸肌腱Ⅳ区

指伸肌腱走行于腕背鞘管内的部分。此区肌腱分别走行于 6 个骨纤维鞘内。由桡侧至尺侧，肌腱排列为拇长展肌腱和拇短伸肌腱，桡侧腕长、短伸肌腱，拇长伸肌腱，指总伸肌腱和示指固有伸肌腱，小指固有伸肌腱，尺侧腕伸肌腱。

（五）指伸肌腱Ⅴ区

从前臂腱腹交界处至腕背横韧带近侧缘。

二、指伸肌腱的临床检查方法

（一）指总伸肌腱

受检者腕关节维持在轻度伸腕位，屈曲远、近指间关节。检查者嘱受检者主动屈伸掌指关节，可在手背处看到指总伸肌腱绷起。指总伸肌腱损伤后，手指掌指关节不能主动伸直。

（二）桡侧腕长、短伸肌腱

受检者握拳，掌心向下。检查者将手指置于第 2、3 掌骨基底。嘱受检者紧握拳或伸腕，可触及肌腱绷起。桡侧腕长、短伸肌腱损伤后，腕关节桡偏伸腕障碍。

（三）尺侧腕伸肌腱

受检者腕关节尺偏、背伸，检查者在尺骨茎突远端的凹陷处可触及肌腱张力。尺侧腕伸肌腱损伤，腕关节尺偏伸腕障碍。

（四）示指固有伸肌腱

受检者手指握拳，能单独伸直示指。示指固有伸肌腱损伤，手指握拳时，不能单独伸直示指。

（五）小指固有伸肌腱

受检者手指握拳。能单独伸直小指。小指固有伸肌腱损伤，手指握拳时，不能单独伸直小指。

（六）拇长伸肌腱

受检者五指伸直平放在桌面上，掌心向下。拇指可以做远离其他手指的动作。拇长伸肌腱损伤，拇指指间关节不能充分伸直。

（七）拇长展肌腱和拇短伸肌腱

受检者五指伸直平放在桌面上，掌心向下，拇指做远离其他手指的动作。检查者可在鼻烟窝桡侧缘触及肌腱张力。拇长展肌腱和拇短伸肌腱损伤，拇指掌指关节不能充分伸直，拇指外展动作不充分。

（八）侧腱束

检查者用拇指和示指置于受检者近节指间关节的两侧，嘱受检者主动屈伸近节指间关节，检查者拇、示指可感觉到肌腱的张力。

（九）终末腱

检查者用手固定受检者的近节指间关节于伸直位，嘱受检者主动屈伸远节指间关节，可见远节指间关节主动伸直。

三、指伸肌腱损伤修复及处理原则

(一) Ⅰ区指伸肌腱损伤

1.临床表现

手指远侧指间关节不能主动伸直,呈半屈曲状,形成锤状指。

2.诊断要点

新鲜开放性损伤应注意远侧指间关节背侧关节囊的损伤。新鲜闭合性损伤应注意末节指骨有无撕脱性骨折。陈旧性锤状指应注意有无末节指骨撕脱骨折;远侧指间关节的关节面有无创伤性关节炎;关节囊有无挛缩及关节活动度情况。

3.治疗方案及原则

(1)新鲜指伸肌腱Ⅰ区损伤:①开放性指伸肌腱损伤应一期修复。②伴有撕脱骨折超过关节面1/3,且远侧指间关节半脱位的闭合性指伸肌腱损伤,可行手术治疗——撕脱骨片切开复位伸肌腱修复术。③闭合性锤状指,不伴有撕脱骨折者;闭合性锤状指畸形,伴有撕脱骨折不超过关节面的1/3且未有移位者。可采用非手术治疗——石膏制动(包括支具制动)。④闭合性锤状指,不伴有撕脱骨折者;闭合性锤状指畸形,伴有撕脱骨折不超过关节面的1/3及移位者。可采用支具制动或克氏针贯穿固定术。

(2)陈旧指伸肌腱Ⅰ区损伤:①远侧指间关节无损伤或创伤性关节炎,关节被动活动正常者,可采用肌腱重叠缝合术。②远侧指间关节无损伤或创伤性关节炎,关节活动正常,但断裂肌腱部位无可利用的组织行肌腱重叠缝合者,可采用侧腱束移位术。③远侧指间关节有损伤或合并创伤性关节炎,关节活动不正常;或年龄偏大者。可采用远侧指间关节融合术。

(二) Ⅱ区指伸肌腱损伤

1.临床表现

新鲜Ⅱ区指伸肌腱损伤表现为近侧指间关节不能主动伸直(中央束和侧腱束完全损伤)或伸直不协调(中央束和侧腱束不完全损伤)。

陈旧Ⅱ区指伸肌腱损伤:由于中央束和近侧指间关节的背侧腱帽的损伤,两侧侧腱束逐渐从关节背侧滑向两旁,直至滑到指关节轴的掌侧,从而失去伸指功能,造成近侧指间关节屈曲畸形、远侧指间关节过伸畸形,形成"纽孔畸形"(图 5-32)。若畸形持续存在,则造成近侧指间关节的掌侧关节囊和远侧指间关节的背侧关节囊挛缩。

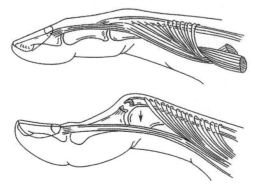

图 5-32 纽孔畸形发生机制

2.诊断要点

(1)新鲜Ⅱ区指伸肌腱损伤:诊断时要特别注意,分清中央束单独损伤、中央束和侧腱束完全损伤、中央束和侧腱束不完全损伤、侧腱束有无滑脱等情况。

(2)陈旧Ⅱ区指伸肌腱损伤:诊断"纽孔畸形"时,应注意损伤持续时间;中央束和近侧指间关节的背侧腱帽损伤的程度;两侧侧腱束滑脱是否存在可复性;近侧指间关节的掌侧关节囊和远侧指间关节的背侧关节囊挛缩程度;关节主动与被动活动度情况。

3.治疗方案及原则

(1)新鲜Ⅱ区指伸肌腱损伤:开放性损伤均采用手术治疗——肌腱缝合术;闭合性损伤可采用非手术治疗——石膏制动(包括支具制动)。

(2)陈旧Ⅱ区指伸肌腱损伤:①损伤时间短,单纯中央腱束损伤且缺损不多,被动伸指时两侧腱束仍可滑回手指背侧者,可采用中央腱束修复术。②两侧腱束轻度短缩,但近、远侧指间关节被动活动正常者,可采用侧腱束交叉缝合术。③损伤时间短,单纯中央腱束损伤且缺损超过0.5 cm,被动伸指时两侧腱束仍可滑回到手指背侧者,可采用中央腱束翻转肌腱瓣修复中央腱束或侧腱束中央移位替代中央束。④侧腱束损伤已不能利用者,可采用游离肌腱移植修复法。⑤侧腱束完整,但有严重挛缩者。如指背烧伤畸形者,可采用伸指肌腱止点切断术。

(三)Ⅲ区指伸肌腱损伤

1.临床表现

表现为掌指关节不能主动伸直;拇指表现为指间关节不能主动伸直。

2.诊断要点

由于指伸肌腱腱联合的存在,同时区还有示指和小指固有伸肌腱,诊断时要特别注意,特别是在联合腱近端的损伤,仍可有伸直动作,但力量减弱,或伸指不完全,不要漏诊。

3.治疗方案及原则

(1)开放性损伤:均采用手术治疗——肌腱缝合。

(2)闭合性损伤:损伤时间短,肌腱回缩缺损较少者,可采用肌腱缝合术;肌腱缺损较多者,可采用肌腱移植术或肌腱移位术;多条肌腱缺损,肌腱移植选用指长伸肌腱或异体肌腱移植;腱帽滑脱的处理方法以后将叙述。

(四)Ⅳ区指伸肌腱损伤

1.临床表现

表现为掌指关节不能主动伸直;拇指表现为指间关节不能主动伸直。

2.诊断要点

注意肌腱损伤的同时,有无骨纤维鞘管的损伤。

3.治疗方案及原则

(1)新鲜开放性损伤:均采用手术治疗——肌腱缝合。

(2)陈旧性肌腱损伤:常采用肌腱移植术。

(五)Ⅴ区指伸肌腱损伤

1.临床表现

表现为掌指关节不能主动伸直;拇指表现为指间关节不能主动伸直。

2.诊断要点

注意肌腱受损的数目、受损的部位,不要漏诊。

3.治疗方案及原则

(1)新鲜开放性损伤:指伸肌腱腱性部分的损伤应采用一期肌腱缝合术。指伸肌腱腱腹交界部分的损伤,肌腱与肌腹不宜直接缝合者,应采用肌腱移位术。

(2)陈旧肌腱损伤:肌腱损伤缺损较多,或肌腹纤维化者,可采用肌腱移位术。单一肌腱缺损者,可采用受损肌腱与其他正常动力腱编织缝合。肌腱损伤缺损较少,肌腹的收缩和滑动功能正常者,可采用肌腱移植修复术。

(六)拇长伸肌腱损伤的修复

1.临床表现

表现为拇指指间关节不能充分伸直。

2.诊断要点

由于拇长伸肌腱的解剖特点,损伤肌腱易回缩。注意近断端的位置及肌腱与桡骨 lister 结节的关系。

3.治疗方案及原则

(1) Ⅰ 区肌腱断端回缩不多,一般可直接缝合。如瘢痕连续,可将肌腱重叠缝合。

(2) Ⅱ~Ⅲ 区肌腱近断端回缩较多,肌腹常出现挛缩,不可直接缝合。可将拇长伸肌腱从纤维鞘管中抽出置于皮下走直线,克服肌腱长度不足。也可采用示指固有伸肌腱移位重建伸拇功能或肌腱移植术。

(3) Ⅳ~Ⅴ 区可行肌腱移位或肌腱移植术。

四、常见指伸肌腱损伤

(一)锤状指畸形

1.伸指肌腱止点切割伤

(1)临床表现:①外伤史。②远侧指间关节背侧皮肤破损。③远侧指间关节不能主动伸直。

(2)治疗方案及原则:清创缝合,肌腱修复,石膏或支具将患指固定在近侧指间关节屈曲,远侧指间关节过伸位。远侧指间关节可用细克氏针固定。

2.伸指肌腱止点处撕裂

(1)临床表现:远侧指间关节呈下垂状,不能主动伸直。

(2)诊断要点:①患指戳伤史,或类风湿关节炎、骨性关节炎,累及远侧指间关节。②远侧指间关节呈下垂状,不能主动伸直。③X 线检查除外末节基底背侧撕脱骨折。

(3)治疗方案及原则如下。①保守治疗:用于早期新鲜伤,用石膏或支具将患指近侧指间关节屈曲,远侧指间关节过伸位制动 6 周。②手术治疗:常用于保守治疗失败的晚期修复。远侧指间关节被动背伸良好。在远侧指间关节处将伸肌腱松解,将肌腱瘢痕少量切除或重叠缝合,再过伸位固定。③对于关节病变引起的自发肌腱断裂,或远侧指间关节被动背伸不能,可以直接行远侧指间关节融合。

3.伸指肌腱止点处撕脱骨折

(1)临床表现:①明确外伤史。②患指末节肿胀,皮下淤血,呈下垂状。③关节被动活动剧痛,不能主动伸直。

(2)诊断要点:①患指戳伤史。②局部肿胀,皮下淤血,呈下垂状。③局部触痛,不能主动伸直。④X 线检查可见末节基底背侧撕脱骨折。

(3)治疗方案及原则如下。①保守治疗:骨折片较小,占末节指骨基底关节面1/3以下,整复后用石膏或支具将患指固定在近侧指间关节屈曲,远侧指间关节过伸位。②手术治疗:如果骨折片超过关节面的1/3且有明显移位,可行切开复位,内固定。

(二)纽孔畸形

1.概述

伸指肌腱中央腱束损伤,早期依靠侧腱束的作用,仍可伸直近侧指间关节。如果未予及时修复,随着伤指不断地屈伸活动,中央腱束近端逐渐回缩,同时两侧腱束失去与中央腱束间的联系,从近侧指间关节背侧逐渐滑向侧方,一旦滑到指关节运动轴的掌侧,侧腱束不再起伸直作用。相反,每当用力伸指时,滑脱的侧腱束会使近侧指间关节屈曲,远侧指间关节过伸。近节指骨头从断裂的中央腱束中钻出,如同从纽孔中钻出一样,称纽孔畸形。

2.临床表现

伸指时,近侧指间关节不但不能伸直,反而屈曲,远侧指间关节过伸。

3.诊断要点

(1)手指近侧指间关节背侧损伤史。

(2)损伤的中央腱束未能及时修复。

(3)伸指时,近侧指间关节不但不能伸直,反而屈曲,远侧指间关节过伸。

4.治疗方案及原则

(1)中央腱束修补术:对于损伤时间短,伸指时向两侧滑脱的侧腱束仍可复位者,可行中央腱束修补。

(2)侧腱束交叉缝合法:适用于两侧腱束已有轻度短缩,但近、远侧指间关节被动活动尚正常者。

(3)游离肌腱移植术:脱位的侧腱束挛缩较重,或侧腱束已不完整,需做游离肌腱移植修补。

(4)伸指肌腱近止点处切断术:适用于两侧腱束完整,但挛缩严重的病例。

(三)拇长伸肌腱自发断裂

1.临床表现

(1)原发病史:桡骨远端骨折、类风湿关节炎等。

(2)拇指指间关节突发性不能主动伸直,沿拇长伸肌腱走行区域不能触到肌腱张力。

2.治疗方案及原则

手术治疗,方法包括游离肌腱移植和肌腱移位术,示指固有伸肌腱移位是较常用的方法。

(四)指伸肌腱自发断裂

中、环、小指指伸肌腱断裂常同时发生,常因类风湿关节炎或滑膜炎而受累。桡骨远端骨折复位不良,也是肌腱磨损时肌腱断裂的原因之一。

1.临床表现

(1)原发病表现:类风湿关节炎病史及腕部骨折史。

(2)中、环指或中、环、小指突发性不能伸直或渐进性伸指活动时伸指动作不完全。

2.治疗方案及原则

(1)滑膜切除。

(2)肌腱重建,行肌腱移植或肌腱移位术。

(3)单独1~2根肌腱在Ⅲ区或Ⅳ区断裂,可以将肌腱远侧断端编到正常的伸指肌腱上。

（五）指伸肌腱腱帽滑脱

1.概述

掌指关节屈曲时,掌指关节背侧,中、环、小指伸指肌腱略向尺侧偏斜。掌指关节处的伸肌腱腱帽,桡侧较尺侧松弛。伸肌腱腱帽容易在此处滑脱,以中、环、小指,特别是环指向尺侧滑脱最为多见。常见病因有:外伤和类风湿关节炎。有时无明显的外伤或疾病史,由于解剖与生物力学的特点,该区肌腱也可发生腱帽滑脱。

2.临床表现

（1）多数病例无明显的功能障碍,屈掌指关节时伸肌腱向尺侧滑脱,伸指时又可复位。局部可有轻度疼痛。

（2）少数病例,由于肌腱滑脱反复发作,产生局部肿痛,严重者会影响伸指功能,屈伸动作不协调。

3.诊断要点

（1）外伤和类风湿性关节炎等病史,或无明显的外伤或疾病史。

（2）症状较轻者,屈掌指关节时伸肌腱向尺侧滑脱,伸指时又可复位。

（3）症状较重者,局部肿痛,伸直活动受限。

4.治疗方案及原则

（1）症状较轻者,可行保守治疗。采用伸指位石膏或支具制动3～4周。

（2）症状较重者,需行腱帽修复术。①新鲜腱帽锐器性损伤可直接缝合损伤的腱帽,同时修复损伤的肌腱。②指伸肌腱腱帽尺侧挛缩而桡侧松弛者可行腱帽重叠缝合术。松解挛缩的尺侧腱帽结构,将松弛的桡侧腱帽重叠缝合。③腱帽桡侧组织已撕破或菲薄,局部组织不能利用者可行指伸肌腱腱帽滑脱修复术。

（六）腕背支持带缺损

1.概述

腕背侧开放性损伤时,位于腕背的纤维支持带损伤,尤其是指伸总肌腱的支持带损伤缺损,伸腕屈指时,指伸总肌腱会像弓弦状绷起,从而影响手指功能。严重时应重建腕背支持带系统。

2.临床表现

（1）腕背部有外伤病史。

（2）伸腕屈指时,指伸总肌腱像弓弦状绷起。

（3）屈伸指活动范围和力量受影响。

3.治疗方案及原则

（1）症状较轻者,可行保守治疗。采用伸指位石膏或支具制动3～4周。

（2）症状较重者,需行腕背支持带修复重建术。

（姜士刚）

第九节　腕　骨　脱　位

腕骨脱位或骨折脱位是继发于腕骨或韧带损伤后引起的。摔倒手撑地是腕骨脱位的常见损伤方式,在跌倒时腕部损伤的机制依靠如下因素:①伤力的大小和特征。②撞击手的位置。③腕骨和韧带的相对强度。患者常有较为典型的手过伸位或过屈位外伤史,表现为腕部疼痛,活动严重受限。在 X 线片上有3个特征应在正位片上检查:腕弓,关节间的对称性和单个腕骨的形状,尤其是舟骨和月骨。

一、月骨周围脱位

月骨周围脱位是月骨周围的腕骨相对于桡骨远端的背向或掌向移位,与月骨及桡骨远端的正常关节丧失,而月骨与桡骨的解剖关系正常。月骨周围脱位多为背侧脱位,而且常合并有腕骨或尺、桡骨远端的骨折,如舟骨骨折、头状骨骨折和桡骨茎突骨折。并发舟骨骨折的月骨周围脱位通常称经舟骨月骨周围骨折-脱位,以此来表明损伤的程度与单纯的月骨周围脱位有所不同。如果骨折发生于其他骨骼,名称可依此类推,如经头状骨月骨周围骨折-脱位、经三角骨月骨周围骨折-脱位、经桡骨茎突月骨周围骨折-脱位等。如果为多发骨折,诊断时可将受累骨骼的名称序次列出,如同时并发舟骨和头状骨骨折的月骨周围脱位可称之为经舟骨、头状骨月骨周围骨折-脱位。与月骨周围脱位并发的骨折,其近端与月骨、桡骨远端的解剖关系保持不变,而远端则向背侧或掌侧脱位。

(一)损伤机制

月骨周围背侧脱位为月骨周围进行性不稳定Ⅲ期表现,系舟月分离后背伸、尺偏暴力向关节尺侧延伸的结果。暴力使桡舟头韧带、头月骨间韧带、头三角韧带、月三角韧带和月三角骨间韧带逐一断裂或导致头状骨、钩骨和三角骨骨折,头状骨、钩骨和三角骨与月骨分离并与舟骨一起向背侧脱位。头状骨背侧脱位,除了与维持其稳定的桡舟头韧带断裂及其本身的骨折有联系外,也可继发于桡骨茎突骨折(桡舟头韧带附着于此)。头状骨骨折多为腕关节过度背伸时桡骨远端背侧缘与之撞击的结果。

经舟骨月骨周围骨折-脱位虽然也为月骨周围进行性不稳定Ⅲ期表现,但损伤机制与上述略有不同,它发生于舟骨骨折之后,为背伸、桡偏暴力作用的延续,骨折近侧段与月骨、桡骨远端的解剖关系不变,而远侧段则与其他腕骨一起向背侧脱位。月骨周围掌侧脱位少见,多为作用于手背侧的掌屈暴力所致。

(二)临床表现与诊断

(1)腕关节有明确的背伸外伤史。关节疼痛、肿胀及压痛的范围较单独骨折广泛,晚期可局限一较小区域。运动幅度及握力明显下降。

(2)X 线正位片可见腕骨弧线中断,头状骨与月骨、桡骨与舟骨影像重叠域加大,腕中关节间隙消失,舟月骨间关节隙变宽,脱位复位后尤为明显,月骨周围的腕骨及桡、尺骨远端可有骨折线存在。侧位片可见舟骨掌屈、纵轴与桡骨纵轴近乎垂直、近极位于桡骨远端背侧缘或掌侧缘,月骨与桡骨远端解剖关系正常、桡月关节间隙无明显的不对称;其余腕骨向背侧或掌侧脱位,其中头状骨最显著。月骨周围的腕骨如有骨折,远侧段常脱向背侧或掌侧,而近侧段仍滞留在原位,与月骨的解剖关系保持正常。

(三)治疗

首先要矫正脱位及恢复桡骨远端、月骨与周围腕骨间的正常解剖关系;然后矫正骨折移位、舟月骨或月三角骨分离。脱位矫正后,舟月骨分离或月三角骨分离可依然存在并可能变得更加明显,需加以整复,彻底消除妨碍关节功能恢复的不利因素。

1.月骨周围背侧脱位

（1）闭合复位外固定：闭合复位在关节明显肿胀之前容易获得成功。

（2）闭合复位经皮穿针固定：由于外固定不能彻底消除舟月骨分离及骨折移位复发的可能性，因此，在闭合复位成功后可先经皮穿针固定舟头骨、舟月骨及远、近侧骨折端，然后再用石膏托作外固定，以阻止分离及移位的复发。经6～8周拔针进行功能锻炼。

（3）切开复位克氏针内固定：适用于复位失败者或陈旧性的脱位、移位折和舟月骨分离。月骨周围脱位，通常采用背侧S形或纵向弧形切口，如复位困难或修复韧带还需作掌侧切口。在牵引下矫正脱位、舟月骨分离、DISI和骨折移位，然后穿针于舟月骨、舟头骨及月二角骨做固定，修复切开和撕裂的背侧关节囊及韧带。术后，用长臂石膏托将腕关节固定于屈曲位或中立位，2周后拆线，经6～8周拔针开始功能锻炼。经桡骨茎突月骨周围骨折-脱位，多采用横行或S形切口。茎突骨折多为粉碎性骨折，但无须特殊处理。如骨折块较大并有移位，可在复位后做克氏针内固定。经舟骨月骨周围骨折-脱位，脱位与骨折移位并存者可用背侧入路，如脱位已矫正、仅存骨折移位，可采用掌侧入路。植骨与否，可根据掌侧骨质缺损程度及损伤时限而定。术后固定同闭合复位。就陈旧性脱位/骨折-脱位的切开复位而言，复位前彻底清除关节腔内肉芽组织、松解背侧关节囊及瘢痕组织，复位后仔细地修复背侧关节囊（韧带）和腕背伸肌支持带，是获得成功的关键。

（4）腕中关节融合：适用于陈旧脱位或软骨损伤严重者。术后关节运动幅度虽有所降低，但疼痛消失、腕关节仍可保持原有的高度。

（5）近排腕骨切除：适应证与腕中关节融合相同、术后虽也可保留部分运动度，但关节高度有所减少，手的握力明显降低、此术所需的固定时间较短，因而不能耐受长期固定的老年人宜选用此法。

（6）全腕关节融合：当腕骨或关节软骨广泛破坏时可做全腕关节融合，用牺牲运动来换取疼痛症状的缓解和消失。

2.月骨周围掌侧脱位

闭合复位的难度大于背侧，通常需要做切开复位。

二、月骨脱位

月骨脱位一般分为掌侧和背侧脱位两种，后者较为少见。

（一）损伤机制

月骨外形比较规则，正面观为四方形，侧面观为半月形。近侧凸面与桡骨下面组成关节；远侧凹面与舟骨共同对应头状骨，组成腕中关节的一部分，并有小部分与钩骨构成关节。月骨桡侧与舟骨以前上及后下两关节面接触。月骨与舟骨、桡骨间有坚强的桡舟月间韧带相连，在月骨的掌侧及背侧各有韧带连接于桡骨及周围的腕骨。月骨是腕骨中唯一掌侧宽而背侧窄的腕骨，并且月骨位于腕部的中心，加之桡骨远端关节面具有掌倾的特点，因而在桡腕关节极度背伸暴力作用下，月骨受到头状骨和桡骨的挤压，被迫沿腕的额状轴急剧向掌侧旋转脱位，脱位时月骨背侧韧带、舟月韧带及三角韧带同时断裂。1902年Bialy将月骨的掌侧脱位根据月骨旋转情况分成3个阶段：第一阶段月骨的远侧凹面向背侧向；第二阶段远侧凹面向掌侧向，月骨旋转90°；第三阶段凹面向近侧，旋转180°，按照Mayfield的观点，月骨掌侧脱位为腕关节背伸型损伤发展的最终阶段，即月骨周围进行性不稳定Ⅳ期表现。

月骨脱位机制的分期：①1期仅限于舟月韧带。②2期发展至桡舟头韧带腕中部分,或者表现为舟(头状)骨骨折等大弧区损伤。③3期发展至月-三角骨间韧带和尺-三角骨间韧带断裂。④4期发展至桡舟月三角韧带断裂,月骨掌侧脱位。

(二)临床表现与诊断

(1)有明确的外伤史。

(2)腕部肿胀,腕关节前后径增粗,局部压痛,有空虚或腕部活动受限。由于月骨向掌侧脱位,压迫屈指肌腱使之张力增大,手指不能完全伸直,被动伸展或主动屈曲手指均可引发剧烈疼痛。

(3)腕关节掌侧饱满,触诊可感觉到皮下有隆起物体。

(4)脱位的月骨还可能压迫正中神经,出现腕管综合征,正中神经支配的桡侧3个半手指感觉麻木,拇对掌功能障碍。

(5)X线摄片可清楚显示月骨脱位。正位片上月骨由四边形变成三角形,周围的关节间隙不平行或宽窄不等。侧位片上桡骨、月骨、头状骨三者轴线关系发生改变,月骨向掌侧脱离原位,月骨凹形面向掌侧倾斜,呈倾倒的茶杯状或者仍位于桡骨远端的凹面内,但掌屈度加大,桡月关节背侧间隙明显变宽。头状骨已不在月骨凹形面上,而位于月骨的背侧,但头状骨和桡骨的轴线关系正常。

(三)治疗

月骨脱位,即使旋转180°,未必一定发生缺血性坏死。因为位于掌侧韧带内的滋养血管多保持连续性,月骨仍由此获得血液供应。因此,复位是治疗月骨脱位的首选方案。其治疗原则应先完成复位,恢复月骨与桡骨及周围腕骨的正常解剖关系,然后再矫正腕骨分离和骨折移位。

(1)闭合复位外固定:臂丛麻醉下,助手分别握持患者手指和前臂,使腕关节背伸,同时向远端牵引。术者用双手握其腕部,以拇指用力挤压腕位的月骨凹面的远侧使其复位。如不易将月骨推挤复位,可用细克氏针在无菌操作及X线透视下,自掌侧把针刺入月骨凹面的远端,在牵引下向背侧压迫协助复位。

(2)闭合复位经皮穿针固定。

(3)切开复位克氏针内固定。适用于:①闭合复位失败。②陈旧性脱位。③正中神经卡压、肌腱断裂。手术多选掌侧切口,切开屈肌支持带,牵开指屈肌腱,然后将月骨复位。手术过程中,应注意保护附着在月骨掌侧的软组织结构,以免损伤血管导致月骨坏死。对复位有困难的陈旧性脱位,可于背侧再做一切口,以松解腕骨间挛缩的软组织、清除占据月骨原有位置的肉芽组织。

月骨一经复位便需矫正舟月分离及骨折移位。正中神经充血、变硬严重者,需做外膜或束间松解。复位后用克氏针做内固定,并修复关节囊及韧带。术后再用石膏托外固定4～6周。

(4)月骨切除和肌腱充填:对于掌背侧韧带均断裂、与周围骨骼完全失去连接的月骨脱位及切开也无法复位的月骨脱位,如果桡骨远端关节软骨无明显的损伤,可行月骨切除和带蒂头状骨移位替代月骨,亦可应用豌豆骨或其他假体替代。若关节有不稳定,应加做舟大小多角骨间关节融合,以矫正舟骨旋转半脱位、恢复正常的负荷传导和运动功能。术后石膏托于腕关节中立位或掌屈位固定6～8周。

(5)近排腕骨切除、腕关节融合:用于关节软骨损伤严重的脱位。

三、舟骨脱位

（一）病因及损伤机制

较为少见,分为旋转半脱位和完全脱位,前者多见。常因腕关节背伸。桡偏暴力导致舟月骨间韧带断裂引起,一般合并其他的腕关节骨折与脱位。

（二）临床表现与诊断

（1）外伤史。

（2）腕关节肿胀、疼痛、活动受限及握力减低。

（3）X线表现:旋转半脱位-舟骨远端向掌侧旋转,近端向桡背侧旋转脱位;舟月间隙大于3 mm;皮质环征阳性;舟月角加大,桡骨和舟骨掌侧边缘呈 V 字形。完全脱位则可见舟骨近端从桡骨远端关节面舟骨窝中完全向掌侧脱出。

（三）治疗原则

（1）早期可行手法复位,经皮克氏针固定。

（2）手法复位失败或晚期者行切开复位,韧带修复或重建。

（3）若发生腕关节炎,则需行关节融合术。

四、桡腕关节脱位

（一）病因及损伤机制

多合并其他部位的骨折或脱位,往往由直接暴力引起。根据暴力引起桡腕掌侧韧带损伤或背侧韧带损伤的不同,可导致掌侧或背侧桡腕关节脱位。

（二）临床表现与诊断

（1）外伤史。

（2）腕部畸形、肿胀、疼痛、活动受限及握力减低。可伴有正中神经损伤或尺神经损伤。

（3）X线片显示腕关节结构紊乱。相对于桡骨,近排腕骨以远的腕骨向背侧或掌侧移位,可伴发其他骨折或脱位。

（三）治疗原则

（1）新鲜闭合脱位可行手法复位石膏托外固定。

（2）开放性损伤可行切开复位克氏针内固定,同时可修复损伤的韧带。陈旧性损伤可行切开复位畸形矫正。如有神经受压症状,可同时探查神经,并予以松解。

（姜士刚）

第十节 桡骨远端骨折

桡骨远端骨折是指距桡骨远端关节面 3 cm 以内的骨折,这个部分是松质骨和密质骨交界处,是解剖薄弱的区,较易发生骨折,桡骨远端骨折常见,约占全身骨折总数的1/6。骨折无人种差异,双峰分布:5～14 岁为关节内骨折,60～69 岁为关节外骨折,老年人男：女＝1：4。

尺桡骨远端三柱理论。桡侧柱为桡骨远端外侧半,包括舟骨窝和桡骨茎突,对于桡侧的腕骨具有支撑作用,一些稳定腕关节的韧带也起自于此。中柱为桡骨远端的内侧半,包括关节面的月状窝(与月骨相关节)和乙状切迹(与尺骨远端相关节)。通常情况下负荷,来自月骨的负荷经由月骨窝传递到桡骨。尺侧柱包括尺骨远端、三角纤维软骨和下尺桡关节,承载来自尺侧腕骨及下尺桡关节的负荷,具有稳定作用。

一、致伤机制

多为间接暴力引起。跌倒时,手部着地,暴力向上传导,发生桡骨远端骨折。多发于中、老年人,与骨质量下降因素有关。而年龄大于 60 岁的老年人常合并骨质疏松,因此桡骨远端骨折多继发于摔伤等低能量损伤,年轻患者则多继发于交通事故、运动损伤等高能量损伤。

二、临床表现

(1)外伤史明确。

(2)患者伤后出现腕关节疼痛、活动受限。骨折移位明显时,桡骨远端骨折可出现典型的"餐叉手""枪刺手"畸形。

(3)检查腕部肿胀,有明显压痛,腕关节活动明显受限,皮下可出现瘀斑,尺桡骨茎突关系异常,则提示桡骨远端骨折。如果腕部有骨擦音、异常活动,不要反复尝试诱发骨擦音,以免引起神经和血管损伤。

(4)腕部神经、血管肌腱损伤发生率不高,但需充分重视。骨折向掌侧移位可能导致正中神经、桡动脉等损伤。骨折向背侧移位可能导致伸肌腱卡压。

(5)注意患者的全身情况及其他合并伤。

三、检查

(一)X 线表现

评估桡骨远端损伤的首选检查。多数骨折、脱位、力线不良、静态不稳定等,都很容易从标准的 X 线检查鉴别。标准的前后位及侧位 X 线可测量出桡骨远端的掌倾角、尺偏角和桡骨高度等重要参数。

(二)CT 平扫及三维成像

可以明确骨折块的移位方向、角度,明确关节面的塌陷程度,发现隐蔽的腕骨骨折,特别是普通 X 线难以诊断的涉及舟骨窝、月骨窝的桡骨远端骨折,对于桡骨远端骨折的诊断起着重要作用,可以提高诊断的准确率。而且 CT 检查对于桡骨远端三柱理论的应用,尤其是传统 X 线检查容易疏漏的中间柱损伤,包括月骨关节面损伤的诊断具有重要意义。

(三)MRI

MRI 在桡骨远端骨折的应用中也不可替代。MRI 检查是评估桡腕骨间韧带撕裂、三角纤维软骨(TFCC)损伤、软骨损伤,以及肌腱损伤的最准确评估手段。此外,MRI 还对于腕关节创伤性或非创伤性疼痛、炎症性疾病、腕骨骨折、缺血性坏死等伤病的诊断均起至关重要的作用。

四、骨折诊断与分类

(一)Melone 分类法(按冲模损伤机理)

1984 年 Melone 认为与 Neer 的肱骨近端骨折分型相似,根据桡骨远端的骨干、桡骨茎突、背侧中部关节面及掌侧中部关节面这4个部分的损伤情况,将桡骨远端骨折分为5型。这一分型较好体现了桡骨远端关节面的月骨窝完整状态。

Ⅰ型:关节内骨折,无移位或轻度粉碎性,复位后稳定。

Ⅱ型:内侧复合部呈整体明显移位,伴干骺端粉碎和不稳定(冲模骨折)。

ⅡA型:可复位。

ⅡB型:不可复位(中央嵌入骨折)。

Ⅲ型:同Ⅱ型,伴有桡骨干蝶形骨折。

Ⅳ型:关节面呈横向劈裂伴旋转,常见严重软组织及神经损伤。

Ⅴ型:爆裂骨折,常延伸至桡骨干。

(二)Cooney 分类法

Cooney 按 Gartland 和 Werley 分类法结合骨折发生于关节外或关节内、稳定或不稳定,将桡骨远端骨折分为4型。

Ⅰ型:关节外骨折,无移位。

Ⅱ型:关节外骨折,移位;ⅡA:可整复,稳定;ⅡB:可整复,不稳定;ⅡC:不能整复。

Ⅲ型:关节内骨折,无移位。

Ⅳ型:关节内骨折,移位;ⅣA:可整复,稳定;ⅣB:可整复,不稳定;ⅣC:不能整复;ⅣD:复杂性骨折。

(三)Frykman 分类法

1937年 Frykman 根据桡骨远端骨折是关节内还是关节外、是否伴有尺骨茎突骨折将其分为8型。

Ⅰ型:关节外骨折。

Ⅱ型:关节外骨折伴尺骨茎突骨折。

Ⅲ型:桡腕关节受累。

Ⅳ型:桡腕关节受累伴尺骨茎突骨折。

Ⅴ型:下尺桡关节受累。

Ⅵ型:下尺桡关节受累伴尺骨茎突骨折。

Ⅶ型:下尺桡、桡腕关节受累。

Ⅷ型:下尺桡、桡腕关节受累伴尺骨茎突骨折。

(四)Frykman 分类

将桡腕关节和尺桡关节各自受累情况结合起来分类,其型数越高,骨折越复杂,功能恢复越困难。由于该分型缺乏显示骨折移位程度或方向、背侧粉碎程度及桡骨短缩,对预后并无帮助。

Fernandez(1993年)分类法(按损伤机理)Fernandez 提出基于力学特点的分类系统,以利于发现潜在的韧带损伤。

Ⅰ型:屈曲损伤,张应力引起干骺端屈曲型骨折(Colles 和 Smith 骨折),伴掌倾角丢失和桡骨短缩(DRUJ 损伤)。

Ⅱ型:剪切损伤,引起下尺桡关节面骨折(Barton 骨折、桡骨茎突骨折)。

Ⅲ型:压缩损伤,关节面压缩,不伴有明显的碎裂,包括有明显骨间韧带损伤的可能性。

Ⅳ型:撕脱损伤,由韧带附着引起的骨折(桡骨和尺骨茎突骨折)。

Ⅴ型:高能量所致Ⅰ～Ⅳ型骨折伴明显软组织复合伤。

(五)人名分类法

以人名命名的骨折目前仍在使用,但不能包含桡骨远端的各种骨折类型,且易引起混淆。

Colles骨折:是最常见的骨折,桡骨远端、距关节面2.5 cm以内的骨折,伴远侧骨折断端向背侧移位和向掌倾成角。1814年由Abraham Colles详细描述,因此以他的名字命名为Colles骨折。骨折常涉及桡腕关节和下尺桡关节,常合并尺骨茎突骨折。

Smith骨折:1847年Smith首先详细描述了与Colles骨折不同特点的桡骨下端屈曲型骨折,又称为Smith骨折,也称反Colles骨折。

Barton骨折桡骨远端关节面骨折,常伴有脱位或半脱位,1938年由Barton首先描述,又称为Barton骨折。

Barton骨折与Colles骨折、Smith骨折的不同点在于脱位是最多见的。也有学者将Barton骨折归入Colles骨折,将反Barton骨折归入Smith骨折中的Thomas Ⅲ型。

(六)AO分类、分型

桡骨远端骨折共分A、B、C三大类,每类有3个组,每组又分3个亚组。

关节外骨折A型,包括A1型:孤立的尺骨远端骨折;A2型:桡骨远端骨折,无粉碎、无嵌插;A3型:桡骨远端骨折,粉碎、嵌插。

简单关节内骨折B型,包括B1型:桡骨远端矢状面骨折;B2型:桡骨远端背侧缘骨折;B3型:桡骨远端掌侧缘骨折。

复杂关节内骨折C型,包括C1型:关节内简单骨折(2块),无干骺端粉碎;C2型:关节内简单骨折(2块),合并干骺端粉碎;C3型:粉碎的关节内骨折。

五、并发症

桡骨远端骨折可累及位于腕关节周围的正中神经、尺神经和桡神经感觉支,引起相应的症状,有时会引起反射性交感神经营养不良(Sudeck骨萎缩)。部分患者可出现肌腱的原始或继发损伤,其中以伸拇长肌腱发生率最高。老年患者长时间外固定后可出现肩手综合征。晚期各种原因造成复位不良或复位后再移位未能纠正,常导致腕关节创伤性关节炎。

不稳定的桡骨远端骨折还常出现畸形愈合,如果影响腕关节活动并导致疼痛,则需要手术治疗。手术方法包括桡骨远端截骨楔形植骨矫形术、尺骨小头切除术、尺骨短缩术等。

六、治疗

(一)非手术治疗

手法复位外固定为主要的治疗方法。桡骨远端屈曲型骨折复位手法与伸直型骨折相反。由于复位后维持复位位置较困难,因此宜在前臂旋后位用长臂石膏屈肘90°固定5～6周。复位后若极不稳定,外固定不能维持复位者,则需行切开复位接骨板或克氏针内固定。

(二)手术治疗

对于复杂骨折类型且对功能要求较高的患者建议手术治疗。关节镜辅助复位＋外固定或内固定,切开复位内固定术。手术治疗的目的是恢复下尺桡关节的正常解剖关系,恢复桡骨下端关节面的完整性。

（三）手术适应证

严重粉碎性骨折，移位明显，桡骨远端关节面破坏；不稳定骨折：手法复位失败，或复位成功，外固定不能维持复位及嵌插骨折，导致尺、桡骨远端关节面显著不平衡者。

（四）内固定手术方式的选择

钉板系统内固定术，于桡骨掌侧置入单接骨板或掌背两侧置入双板或三板（附加桡骨茎突的单独板钉固定）固定骨折，尤其是对于 C 3.2 型复杂的粉碎性骨折，单板虽然能固定干骺端的骨折，但缺少对关节骨块的有效把持，骨块易发生向板对侧的移位，掌背侧联合固定，通过对板加强了对关节骨块的固定。

有限切开、克氏针联合外固定支架固定术的指征：①开放的桡骨远端骨折；②极度粉碎，内固定无法达到稳定固定的骨折；③临时固定。

七、康复治疗

无论是手法复位还是切开复位，术后均应早期进行手指屈伸活动。保守治疗者外固定后，每 1～2 周需复查 X 线片，了解骨折是否再发生移位。如果未再移位，则继续石膏外固定；如果出现移位，则需要再次手法复位或进行手术复位。经 4～6 周可去除外固定后再复查 X 线片，逐渐开始腕关节活动。手术内固定稳妥者术后可不必再行外固定，早期进行腕关节的主动屈伸活动训练。骨折愈合后，桡骨远端因骨痂生长，或由于骨折对位不良，使桡骨背侧面变得不平滑，拇长伸肌腱在不平滑的骨面反复摩擦，导致慢性损伤，可发生自发性肌腱断裂，需作肌腱转移术修复。若骨折短缩畸形未能纠正，使尺骨长度相对增加，尺、桡下端关节面不平衡，常是后期腕关节疼痛及旋转障碍的原因，可作尺骨短缩术。

八、预后

功能评定 4 个 90°（旋前、旋后、伸腕、屈腕各达 90°）。一般病例预后较好，少数损伤较重且治疗不当而引起骨骺早期闭合者，数年后可出现尺骨长、桡骨短，手腕桡偏的曼德隆样畸形。此种畸形给患者带来不便和痛苦，可行尺骨茎突切除术矫正。

（孙延辉）

第六章

脊 柱 损 伤

第一节　上颈椎骨折与脱位

一、寰枕脱位

（一）概述

寰枕关节是枕骨大孔两侧备具一枕骨髁，其表面隆凸与寰椎侧块的上关节凹面互相咬合，构成枕寰关节。寰枕关节脱位在临床上极为罕见，据推测，该部发生脱位而能存活者甚少，可能在遭受损伤的同时毙命。

（二）病因

高速行进的车辆和高处坠落伤是寰枕脱位的主要致伤原因。

（三）病理

就其解剖特点而言，枕骨大孔两侧的枕骨髁表面隆凸与寰椎侧块的上关节凹面互相咬合构成的枕寰关节，它属于椭圆关节，头部可借助此关节作俯、仰和侧屈活动。枕寰关节借助于寰枕前、后膜及关节囊韧带加强其稳定性，由于该部深在，又有诸多骨和肌肉保护，不易招致外伤。在遭受外力作用，头面部遭受突然打击，而颈和躯干的惯性继续向前，可能在枕骨和寰椎联结处造成剪切作用，导致寰枕关节脱位，临床上寰枕关节脱位不多见，也可因暴力骤停后肌肉猛烈收缩而复位，致临床上 X 片查不出。

新生儿分娩创伤寰枕脱位的重要原因，多见于臀位产或暴力器械引产致颈椎在产程中屈伸、旋转等致伤。

（四）临床症状

绝大多数患者伤后立即死亡，有幸存者多有极为严重的高位颈髓损伤征象。四肢瘫痪和呼吸困难是主要临床表现。

（五）体征

寰枕脱位幸存者多有极为严重的高位颈髓损伤征象。四肢瘫痪和呼吸困难是主要临床表现。Bohlman报告 2 例，均因呼吸困难致呼吸衰竭在创伤发生后短期内死亡。经过尸检发现枕骨和寰椎完全分离，颈脊髓完全横断。

（六）诊断

（1）明确外伤史如高处坠落、交通事故致伤史。

（2）临床症状与体征。

（3）影像学检查（X颈椎光片及CT扫描）。

根据外伤史、临床表现、体格检查及影像学等辅助检查可确诊。

（七）治疗

病例罕见，尚无统一治疗程序和方法。根据一些学者报告，采用非手术治疗可获成功。损伤初期，必须采用一系列地改善呼吸功能的措施，同时处理寰枕脱位。例如，气管切开及颈椎牵引复位，但必须密切观察复位情况和全身状况的变化。对于复位后仍不稳定者可进行枕颈融合，以达到永久性稳定。

（八）预防

避免交通损伤及其他意外损伤。

二、寰椎骨折

（一）病因

因高处重物落下打击头顶，暴力由头颅传至枕骨孔，穿过寰椎，使寰椎两个脆弱部前弓与后弓断裂。

（二）临床表现

急症病员往往用双手托住头部，欲将头部固定，不使其转动。

（三）诊断

（1）有典型的外伤史。

（2）颈部压痛，颈肌痉挛，头部旋转屈伸活动受限。

（3）击顶试验阳性，枕大神经分布区可有感觉障碍。

（4）特殊检查，X线摄片可发现骨折的移位方向，特别是颏下颅顶位的投照，显示更为清楚。

（四）治疗

1.非手术疗法

（1）无神经症状者，可采用牵引复位，头颈胸石膏固定。

（2）有神经症状者，可行颅骨牵引，头颈胸石膏固定。

2.手术疗法

复位不满意者，晚期应行枕骨与枢椎融合术。

三、齿状突骨折

（一）概述

枢椎齿状突骨折常容易累及寰枢椎区域稳定性，是一种严重的损伤，发生率约占颈椎损伤的10%。由于具有特殊的解剖学结构，其不愈合发生率也较高，因有不稳定性因素的存在，有可能导致急性或延迟性颈椎脊髓压迫并危及患者的生命。

（二）病因

齿状突骨折多因头颈屈曲性损伤所引起。

（三）病理

枢椎上接寰椎，下连 C₃，无典型椎体，只是与 C₃ 椎体连接部呈椎体形态，其上部为一骨性柱状突起，形若牙齿状，故称齿状突，长约为 1.5 cm。与寰椎前弓内侧形成关节，借助坚强的横韧带带及翼状韧带等维持其稳定，并限制齿状突的活动范围。

当外力突然作用头部屈曲时，齿状突与寰椎前弓和横韧带组成的牢固解剖结构向前冲击，齿状突即可与椎体分离造成骨折。外力也可能是剪切和撕脱联合作用，造成不同类型骨折。

Anderson 根据齿状突骨折的 X 线解剖部位分 3 种类型。

Ⅰ型：属于齿状突尖部斜行骨折，有时也表现为撕脱骨折。这是由于附着在其尖部的翼状韧带牵拉后引起的齿状突尖端一侧性骨折。

Ⅱ型：齿状突与枢椎椎体连接部骨折。

Ⅲ型：骨折线波及枢椎椎体的松质骨，是一种通过椎体的骨折。

顶韧带和翼状韧带分别从齿状突的顶部和尾部的两侧呈扇形分散，前面与前寰枕膜混合一起，翼状韧带的后面附着在枕骨大孔的前缘及枕骨髁部，横韧带的两端附着在寰椎两侧块内侧缘并自齿状突后面绕过，二者被一个小滑液囊分开并形成关节。当齿状突根部骨折时，这些韧带都附着或绕过近侧骨段上，如果采用颅骨牵引，将使寰椎和齿状突二者因韧带联结成一体，因寰枢关节囊和颈部肌肉方法限制，故可使枢椎锥体与寰椎齿突分离。翼状韧带主要是传导扭曲外力并引起Ⅰ型头段骨片的旋转移位。Ⅲ型骨折后虽也有韧带牵拉作用，但骨折的接触面积较大，引起损伤如是屈曲外力，骨质段具有互相嵌压作用，故认为它是稳定骨折，因此，这些韧带附着和牵拉作用说明了Ⅰ型骨折具有内在稳定作用，Ⅱ型是不稳定骨折的原因。

寰枢区椎管的前后内径约为 30 mm，预测和齿状突的直径各约 10 mm。因此，在寰枢区的脊髓有一定自由活动的缓冲间隙，即寰枢间有不超过 10 mm 的前后移位变化范围，如果超过 10 mm 就有可能引起脊髓压迫。但对各病例也不都如此。寰枢不稳定时脊髓有潜在危险。但是如果齿状突骨折并与寰椎椎弓一并向前移位，则这种危险大为减少；相反，若齿状突没有骨折而寰椎向前移位，则齿状突或寰椎后弓可能对脊髓造成压迫。

（四）临床症状

颈项部（上颈椎）疼痛。四肢无力，神经症状早期有四肢无力，枕部感觉减退或疼痛。

（五）体征

上颈椎压痛，头颈活动受限，以旋转运动受限最明显。肢体深反射活跃，枕部感觉减退。严重者四肢瘫痪和呼吸困难，可在短期内死亡。迟发性脊髓病多见。损伤后不立即发病，未获治疗或治疗不当，寰枢椎逐渐移位。相对而言，缓慢减少缓冲间隙，在一定限度内，脊髓有一定适应能力，但超出了脊髓的适应极限就会出现相关的脊髓受压迫症状。包括痉挛性半瘫、大小便失禁、布朗-色夸氏综合征、单肢瘫、四肢瘫、吞咽困难和枕大神经痛。神经损害症状可表现为渐进性加重或间歇性发作，有些病例于伤后数年、数十年后出现症状与体征。

（六）诊断

（1）明确外伤史致伤史。

（2）临床症状与体征。

（3）影像学检查（X 颈椎光片及 CT 扫描）。

清晰的开口位片可显示齿状突骨折及其骨折的类型，侧位片看齿突和寰椎前弓的距离能够提示寰枢椎是否脱位。必须注意齿状突骨折可能合并寰椎骨折。有时由于开口及拍片角度不合适,齿状突骨折处显示不清或多重骨影掩盖。必要时,多次拍开 1∶3 片,或侧位伸屈位片,对可疑者必要时还可做 CT 扫描检查。根据外伤史、临床表现、体格检查及影像学等辅助检查可确诊。

(七)治疗

1.保守治疗

治疗方法包括牵引复位,持续牵引或外固定。

(1)牵引复位:牵引方法应用枕颌牵引,取正中位,牵引重量 3～4 kg。时间为 1～3 周,直到骨折已经复位,即行头颈胸石膏固定,固定时间为 3～4 个月。

(2)颅骨牵引:通常不宜采用,只有在移位严重或伴有下颈骨折脱位时方可采用,但牵引重量也不宜太大,以避免牵引过大引起齿状突骨折部分离影响愈合。

(3)头环石膏固定:它既可调节复位又具有能够保持高度的稳定作用,但这种装置的安装给患者带来一定不便,由于穿钉和固定其并发症不少见,这种装置和技术也比较复杂。

2.手术治疗

目的是稳定寰枢椎,防止因不稳定造成迟缓性脊髓压迫。适应证为:齿状突骨折不愈合合并寰枢椎不稳定者。

手术方法有寰枢椎固定术和枕颈固定术,对合并神经损伤者行寰椎后弓减压并寰枢椎固定,必要时还应将枕骨大孔后缘压迫脊髓部分切除,再施行枕颈融合。

3.功能锻炼

牵引固定期间,应鼓励患者加强四肢关节的屈伸活动。解除牵引和固定后,逐渐进行颈部屈伸、侧屈及旋转活动。早期应避免做与受伤暴力相同方向的运动,以防止骨折愈合不坚固而发生再次骨折等损伤。

(八)预防

避免外伤,积极预防避免并发症的发生。

四、枢椎椎弓骨折

(一)历史发展

自 10 世纪开始,绞刑进入西方社会,是理想的处死犯人的刑法。经过一系列的改进,绞刑终于可以使犯人在不发生挣扎的情况下致死,但是也有不满意的情况。1866 年 Reveren 和 Haughton 在医学书刊中最早描述 Hangman 骨折发生脊髓损伤的机制,并给出根据犯人身高计算下落高度的方法,即恰好造成颈椎骨折,而又不会发生头颅躯体分离的严重后果,最终英联邦国家根据犯人的体质量,决定罪犯需要下落的高度,以达到人道处死犯人的目的。

1888 年,Marshell 研究发现头颈部过伸所致分离是致死的原因,他指出颌下绳结是保证过伸的重要机制。

在解剖标本时发现死者双侧椎弓有骨折、关节脱位、脊髓横断,所以又称枢椎双侧椎弓根骨折、神经弓骨折。发生交通事故时汽车突然减速时可以发生这种过伸分离性颈椎骨折脱位,通常情况下立即致死。

(二)临床分型

1.Effendi 分型

Effendi 分型(图 6-1)可分为 3 型。其强调稳定性概念。

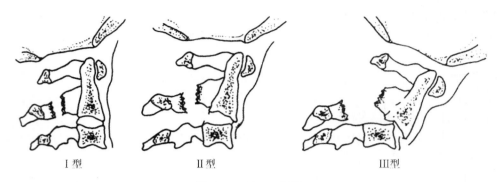

图 6-1　Effendi 分型

（1）Ⅰ型：稳定骨折，骨折线可在椎弓任何部位，$C_{2\sim3}$ 椎体间结构是正常的。

（2）Ⅱ型：不稳定骨折，枢椎椎体显示屈曲或伸展的成角或明显地向前滑脱，$C_{2\sim3}$ 椎体间结构已有损伤。

（3）Ⅲ型：移位的骨折，枢椎椎体向前移位并有屈曲，$C_{2\sim3}$ 小关节突发生脱位或者交锁。

2.Levine 和 Edwards 分型

Levine 和 Edwards 分型（图 6-2）可分为 4 型。

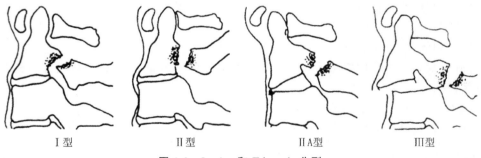

图 6-2　Levine 和 Edwards 分型

（1）Ⅰ型：骨折有轻微的移位（<3 mm），韧带损伤轻微，是稳定的骨折，占 28.8%。

（2）Ⅱ型：骨折有超过 3 mm 的前移和不显著的成角，是不稳定骨折，占 55.8%。枢椎椎体显示屈曲或伸展的成角或明显地向前滑脱，$C_{2\sim3}$ 间结构已有损伤。

（3）ⅡA 型：有明显成角而无移位，$C_{2\sim3}$ 间结构已有损伤，是不稳定骨折。

（4）Ⅲ型：双侧椎弓根骨折伴小关节突损伤，通常移位严重，枢椎椎体向前移位并有屈曲，$C_{2\sim3}$ 小关节突发生脱位或者交锁，占 9.6%。

（三）诊断

（1）诊断包括：①骨折属何种类别；②有无神经损伤；③有无伴随损伤；④是否为多发损伤。在整个颈椎骨折脱位中，创伤性枢椎前脱位占 4%～7%，如果缺乏准确的外伤史或对该损伤特点认识不足，会导致漏诊。

（2）常规检查：X 线平片、CT 扫描三维重建和磁共振检查。

（3）创伤性前滑脱：常见于车祸，多无神经系统症状，这不同于"绞刑者"骨折，后者常常因绞榨、窒息或脊髓损伤而立即死亡。Fanics 评价大宗病例，仅 6.3% 患者有神经系统并发症。在不同骨折类型中，Ⅲ型骨折中出现神经系统损伤最多。

(四)治疗

1.治疗前准备工作

在治疗前应该充分认识创伤性前滑脱的损伤机制,正确评估骨折后的稳定性,因此应该对创伤进行正确的分型。对于Ⅰ型、Ⅱ型骨折,通过影像学检查,动态评估其稳定性;Ⅲ型骨折是不稳定、不可复性骨折,必须手术复位。

2.治疗过程

治疗过程应该分为急诊处理和后续治疗两个阶段。

(1)急诊处理内容。

如果无神经系统症状,无论脱位程度如何,急救时应给予患者佩戴颈围,或者临时枕颌带持续牵引,等待后续治疗。

如果有神经系统症状,合并齿状突骨折等情况,确诊后必须立即进行颅骨牵引术,等待后续治疗。

(2)后续治疗内容。

非手术治疗:包括颈围固定、颅骨牵引和Halo支架固定。通常建议卧床牵引经3～6周改行外固定(石膏、Halo支架)3个月。对于没有移位或者移位非常轻微的Ⅰ型骨折,也有建议短时间牵引1周后选择外固定3个月。非手术治疗的骨融合率达95%。

手术治疗:具体方法详见下文。

3.手术方式及其适应证选择

(1)后路C_2椎弓根松质骨螺钉固定术。

适应证:主要适用于Hangman骨折Ⅰ型与ⅡA型,$C_{2\sim3}$椎间盘前半部和前纵韧带基本完好(通过MRI片判断)。

禁忌证:①伴有$C_{2\sim3}$椎间盘和前后纵韧带损伤、$C_{2\sim3}$小关节脱位和C_2椎体骨折等的Hangman骨折。②牵引无法复位或维持复位有困难的Hangman骨折。③C_2椎弓根发育畸形或结构破坏者。

优点:①采用半螺纹松质骨螺钉固定技术,同时具有复位固定作用,可达到骨折解剖复位;螺钉有加压固定牢固,有利于骨折愈合。②不破坏关节,不累及椎体,避免后路融合术后颈椎活动功能的丢失。③术后无须长期卧床休息或外固定。

(2)后路C_2椎弓根钉棒+后路短节段固定融合术。

适应证:伴有明显成角及移位的Hangman骨折Ⅱ型、Hangman骨折Ⅲ型。

(3)后路C_2椎弓根螺钉固定术+前路$C_{2\sim3}$椎体间固定融合术(常用方法)。

适应证:Hangman骨折Ⅲ型,由于Ⅲ型骨折常伴有$C_{2\sim3}$椎间盘纤维环的破裂和前后纵韧带的断裂等。治疗上不仅应考虑骨折的复位、固定,还应考虑椎间盘等软组织对脊髓的压迫。这种前后路手术可以达到颈椎牢固的固定,同时减除脊髓前方的压迫。

缺点:手术难度大,技术要求高,具有损伤面神经、舌下神经、喉上神经、颈外动脉分支和颈动脉鞘的风险。

(五)预后

Ⅰ型骨折并发症少,治疗较容易,愈合率接近100%,约占10%的患者远期出现局部椎间关节创伤性关节炎。Ⅱ、Ⅲ型骨折治疗后如果术后遗留有10°以上畸形,患者将有颈部的长期疼痛。

五、创伤性寰枢关节脱位

(一)定义和临床解剖要点

1.定义

寰枢关节在外伤或者其他因素的作用下出现骨或韧带结构断裂,使关节的活动范围超过正常限度,即称为寰枢关节脱位。绝大多数病例是由外伤造成,少部分是由先天性畸形(如游离齿突)、炎症(如类风湿关节炎)、结核等引起。

2.解剖要点

寰椎和枢椎构成的寰枢关节,具有独特的解剖功能,是脊柱诸关节中旋转活动范围最大的关节,因而也是稳定性相对薄弱的关节。

主要稳定韧带:寰椎横韧带、寰枢侧块关节囊韧带、翼状韧带、齿突尖韧带、椎弓间黄韧带。其中寰椎横韧带最粗大、最坚韧,是起最主要作用的韧带。

3.局部解剖的临床意义

寰枢关节脱位有 3 种情况:前脱位、后脱位和旋转脱位。

当寰椎横韧带断裂,横韧带失去限制齿突后移的作用,会出现寰椎前脱位。当寰弓两端骨折,前弓失去对齿突的约束,会出现寰椎后脱位。当齿突骨折后,寰椎可以出现前脱位,也可以出现后脱位。当寰椎在枢椎上旋转超过正常范围时,损伤翼状韧带和寰枢关节囊韧带,使得寰枢椎关节旋转固定于正常范围外即称为旋转脱位。

严重或者完全的急性寰枢椎前后脱位,由于患者高位颈髓损伤而出现呼吸肌麻痹,来不及抢救而立即死亡。

临床上见到的外伤后寰枢椎脱位均为半脱位,多没有脊髓神经症状或者仅有极其轻微的神经症状。如果脱位程度是缓慢逐渐加重的,则会出现慢性脊髓压迫症状。在这种情况下,如果是横韧带断裂导致的脱位,压迫脊髓的是枢椎齿突;如果是齿突骨折导致脱位,压迫脊髓的是枢椎椎体的后上缘。故对寰枢椎前脱位病例行寰椎后弓切除＋颈枕融合术并不能起到椎管减压目的。

(二)临床表现和诊断

寰枢关节脱位后可以仅表现为颈痛、活动受限而没有或少有任何髓神经损伤症状,也可以有严重脊髓损伤呈现四肢瘫痪,但是临床常见的脊髓损伤症状以脊髓中央管综合征等不全瘫表现最为多见,更加严重的脊髓损伤常导致患者立即死亡。

对于有头颈部外伤病例首先应该拍摄颈椎 X 线片,包括颈椎正侧位、动力位和张口位片。侧位片观察寰齿前间隙,张口位片观察齿突根部骨的连续性,以排除寰椎横韧带断裂和齿突骨折。

CT 三维重建可以更清晰观察到脱位程度和是否有横韧带附着区撕脱性骨折碎片,MRI 扫描可以显示局部关节囊等韧带损伤情况。上述全面检查有助于明确诊断和制订正确的治疗方案。

(三)可复性寰枢关节脱位治疗原则

(1)原则上寰枢关节脱位大多数需要手术治疗,只有一部分新鲜齿突骨折(Anderson Ⅲ型)可以在头颈胸外固定下自然愈合。

(2)后路寰枢椎关节融合术是必要的治疗手段,新鲜齿突骨折(Anderson Ⅱ型)可以选择前路手术方式。

(四)后路手术方式

1.寰枢椎后弓钢丝固定植骨融合术

寰枢椎后弓钢丝固定植骨融合术即传统燕尾骨块法。

2.后路经关节突螺钉寰枢椎固定融合术

后路经关节突螺钉寰枢椎固定融合术即 Magerl 螺钉技术。

适应证:①适用于急性或慢性寰枢椎不稳者,不要求后弓完整。②术前要求复位良好,手术相对简单。

3.寰枢椎椎弓根螺钉系统内固定技术

(1)1994 年 Goel 采用寰椎侧块螺钉＋枢椎椎弓根螺钉内固定。国内 2003 年有临床报道,有学者(2002 年)有 5 例临床和 CT 研究报道,也有学者(2003 年)有临床和进钉位置研究报道。

(2)关于枢椎椎弓根螺钉内固定术:LeconLe(1964 年)首先应用枢椎椎弓根螺钉治疗枢椎创伤滑脱。Bome(1984 年)应枢椎椎弓根螺钉内固定治疗 18 例枢椎椎弓根骨折。曾有学者于 2002 年应用枢椎椎弓根螺钉治疗 Hangman 骨折。

4.寰枢椎椎弓根技术

寰枢椎椎弓根技术临床应用定位标识、角度和螺钉长度。

(五)目前寰枢椎内固定发展趋势

(1)短节段融合、坚韧内固定及一期完成复位和内固定是寰枢椎手术发展的趋势。

(2)在选择各种内固定方式的同时,还要注意到即时稳定性和永久稳定性的关系,因为生物力学测试结果都是代表即时稳定,而永久稳定性是靠术后植骨块爬行替代来完成。

(3)如后路 Brooks、Apofix 等其植骨块在爬行替代过程中,死骨吸收和新骨形成过程,必然会出现一时性不稳定因素,所以临床外固定不可废除。

(4)同时还要强调,植入物和植骨融合技术,均不可偏废,植骨床的设计、植骨量要足够,是永久稳定性的保证。

(六)各种寰枢椎后路内固定方法生物力学评价

(1)由于上颈段运动功能强大(寰枕关节和寰枢关节占整个颈椎屈伸和旋转的 1/2),过多的融合一方面明显减少了颈椎的运动范围,造成患者术后明显不便,另一方面导致相邻关节退变失稳。

(2)强弱依次为:Magerl 螺钉、寰枢椎椎弓根螺钉钢板、Brooks 钢丝、Halifax 或 Apofix 椎板夹和 Gallie 钢丝。

(3)采用螺钉固定(Magerl 螺钉或寰枢椎椎弓根螺钉内固定技术),术后无外固定或仅需简单的外固定,而其他则必须有坚强的外固定。因此,寰枢椎椎弓根螺钉系统内固定术固定融合效果最高,预后良好。

六、难复性寰枢椎关节脱位

(一)定义

创伤造成的寰枢关节脱位如果病程很长,在关节脱位的位置上软组织挛缩,此时即使采用大重量颅骨牵引也不能复位,即成为难复性寰枢关节脱位。绝大多数难复性寰枢关节脱位都是寰椎前脱位。

（二）处理原则和适应证选择

（1）术前 CT 重建显示寰枢侧块关节有骨性融合和齿状突严重畸形、动力位 X 线片不能复位病例，需要进行前路松解复位术（包括软组织松解和骨性松解），成功后再进行后路固定融合术。由于松解后仍然有一些不能横断的挛缩肌肉软组织，寰椎存在很大的弹性回缩力，最好选择具有三维稳定性的牢固内固定方式，如寰枢椎弓根螺钉内固定系统固定方式。钢丝和椎板夹固定术均不能满足这种要求。

（2）术前动力位 X 线片和术中大重量颅骨牵引可以部分复位病例，条件允许时可选择后路寰枢椎椎弓根钉板系统复位内固定术。

（3）如果前路松解失败或者后路复位固定失败，宜选择寰椎后弓切除减压＋枕颈融合术或选择前路经口齿状突切除减压＋后路枕颈固定融合术。

（三）预后

（1）据研究，绝大多数难复性寰枢椎脱位经过前路松解（经过口腔或者颌下切口术式）复位术后再进行后路寰枢椎椎弓根螺钉内固定术而达到满意复位固定效果。

根据我们的临床经验，绝大多数难复性寰枢椎脱位，采用后路寰枢椎椎弓根螺钉板系统能够达到有效复位。

（2）选择后路枕颈融合术病例术后恢复差，头颈活动受到严重限制。目前，这种手术方式已经极少被脊柱外科医师所选择。

八、寰枢关节旋转脱位

1968 年 Wortzman 首先报道此病，并将其命名为"寰枢关节旋转脱位和固定"。目前认为寰枢椎旋转半脱位是陈旧性脱位。

（一）发病机制

1.解剖基础

由于侧块关节的上下关节面均为凸面，这使得寰枢关节的轴向旋转范围在脊柱所有关节中最大（80°），整个颈椎大约 55％的旋转动作发生在寰枢关节。在正常情况下侧块关节韧带起到限制活动的作用，当过度活动时，翼状韧带和关节囊韧带发生断裂损伤，导致寰枢侧块关节旋转脱位。寰枢椎关节以齿状突为轴心旋转，在旋转过程中颈椎管变窄，有脊髓损伤的可能。然而临床上极少有脊髓损伤病例，原因是寰枢椎的椎管矢状径分别为 22 mm 和 20 mm，明显大于下颈椎矢状径 12 mm，脊髓组织不容易受到寰枢椎脱位压迫。

2.发生原因

有多种学说，其中以感染和创伤学说为多数学者认同。上呼吸道感染可发生寰枢关节充血炎症，导致其附着的韧带松脱，从而造成关节脱位。外伤可以引起脱位，但临床多见的是轻微创伤，少见骨性损伤。如果长时间不能恢复正常解剖位置，导致韧带和关节囊在异常位置上发生挛缩，就形成旋转脱位与固定。

（二）临床表现及诊断要点

（1）头颈部轻微外伤史或者扭伤史，主要发生于少年儿童，成人通常发生于交通事故。

（2）典型表现是特发性斜颈、颈部僵硬、头痛及活动受限，患者头颈旋转功能受限最明显。具体表现为下颌转向一侧，头向对侧倾斜 20°，并有轻度屈曲，主动或者被动活动困难（转头不能超过中线）。

（3）极少伴有脊髓和神经根损伤。

（4）影像学及其分型：X线张口位片可以发现齿突两侧不对称，CT三维重建可清晰显示旋转脱位。

（三）临床分型

Fielding将寰枢关节旋转与固定分为4型（图6-3）。

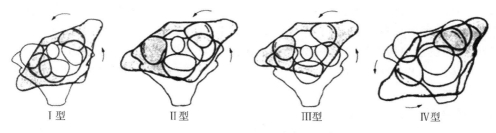

图6-3　Fielding将寰枢关节旋转与固定分型

（1）Ⅰ型：不伴有寰枢前脱位的旋转与固定（移位距离不超过3 mm），表示横韧带没有损伤，寰枢椎旋转运动范围正常。

（2）Ⅱ型：旋转固定移位在3～5 mm，可能合并横韧带损伤，一侧的侧块有移位，而对应的侧块无变化，寰枢椎运动超出正常范围。

（3）Ⅲ型：严重移位，为加重的Ⅱ型，双侧侧块关节移位明显，寰齿前间隙超过5 mm。

（4）Ⅳ型：为一侧寰椎侧块向后旋转移位，通常伴有齿状突骨折，临床少见。

（四）治疗原则及其方法

发病初期可以试行手法复位，但有一定的风险，卧床休息或者牵引复位治疗是安全有效的方法，绝大多数病例随着炎症的消退而疼痛缓解，旋转固定会自然恢复。

如果发生在1周内可以适当固定颈椎或者卧床休息即可复位；如果发病在1周以上1个月以内，就应该住院牵引治疗，复位后应制动4～6周；如果持续3周以上则可能牵引也不能复位，即使复位后也容易再发脱位；如果牵引也不能复位，则需要手术切口复位。

综上所述，治疗原则如下。

（1）急性期均以牵引复位及石膏固定为主。枕颌带牵引足以达到复位目的，只有失败者方考虑颅骨牵引术。

（2）经过牵引复位失败而又有不稳者需要行寰枢椎融合术。

（五）预后

少年儿童患者基本上都可以通过牵引复位，预后好；成人患者有部分病例需要手术。

（刘　磊）

第二节　下颈椎骨折与脱位

下颈椎损伤在颈椎损伤最多见，各种暴力，包括屈曲、伸展、旋转、压缩、侧屈等都可导致下颈椎的骨折与脱位，通常合并不同程度的脊髓损伤。

一、单纯颈椎椎体压缩骨折

单纯颈椎椎体压缩骨折常因屈曲暴力与垂直压缩暴力相互作用,导致受力节段椎体前柱压缩而成楔形改变,好发于 $C_{4\sim6}$,大都为稳定性骨折。

(一)发生机制

通常因屈曲暴力与垂直压缩暴力协同作用,上下椎体终板前缘相互挤压,导致椎体前侧骨皮质碎裂,椎体前柱松质骨随之塌陷,中柱一般无受累,因此椎管形态无改变,脊髓不易受到压迫,但有时因椎间盘突出向后方压迫颈髓或脊髓前中动脉,导致四肢瘫。严重压缩骨折系在屈曲暴力作用下,椎体后柱出现撕裂骨折、关节突骨折脱位及韧带断裂等,属不稳定骨折,多伴有神经症状。

(二)临床表现

主要表现为颈部疼痛、运动受限,颈呈前屈状态,脊髓受压时出现四肢感觉、运动和括约肌功能障碍;脊髓前中动脉受压导致脊髓前 2/3 缺血,出现四肢瘫,具有上肢瘫痪重于下肢,感觉功能障碍轻等特点;颈神经根受压时出现上肢相应支配节段感觉、运动障碍等。

(三)诊断要点

颈椎侧位 X 线片可明确椎体呈楔形改变、颈椎生理屈度是否正常、椎管前后壁是否连续等,颈椎斜位片可了解后方关节突是否有骨折、脱位、神经管是否有骨性狭窄等;CT 平扫可判断椎体中后柱是否受累、椎管容积是否有改变等。MRI 可了解是否合并椎间盘突出、脊髓是否受压、脊髓信号是否有改变等。

(四)治疗选择

1.非手术治疗

轻度压缩骨折行头颈胸石膏外固定 3 个月,严重压缩骨折无神经症状者行枕颌带或颅骨牵引,利用椎体前后纵韧带张力牵拉复位,床旁 X 线复查,牵引 3 周后改用头颈胸石膏外固定 3 个月。

(1)优点:治疗方法简单易行,可在基层医院广泛开展。

(2)缺点:外固定时间长,患者难于坚持;因外固定时间过长而引发的精神行为异常等疾病。

2.手术治疗

严重压缩骨折经非手术治疗后仍有颈椎不稳者、有神经症状、影像学检查脊髓有明确压迫者需行手术减压和固定,通常采用颈前路减压、植骨融合、钢板内固定。

(1)优点:减压直接彻底,防止脊髓迟发性损伤的出现,有利于脊髓损伤的恢复;内固定牢靠,有利于早期功能锻炼,防止并发症的出现;缩短住院时间。

(2)缺点:手术相关风险及手术创伤。

(五)康复指导

非手术治疗患者早期开展四肢抗阻力锻炼,瘫痪者勤翻身防压疮、辅助排尿、四肢被动活动等;手术治疗患者,早期戴颈托下床活动,瘫痪者开展四肢被动活动。3 个月后 X 线观察骨折愈合情况。

(六)预后

稳定性骨折常无脊髓损伤,预后好,严重压缩性骨折出现脊髓损伤症状者预后不一定,与其损伤程度、时间及损伤性质有密切关系 MRI 脊髓信号是否改变不能作为判断预后的唯一依据。

骨折后颈椎后凸畸形可引起颈部及双上肢疼痛。

（七）研究进展

自 Dennis 脊柱三柱理论创立以来，颈椎压缩性骨折的概念更趋清晰，与椎体爆裂骨折的区别就在于椎体中柱是否有受累。Cloward 首创颈前路椎间盘摘除植骨融合术以来，颈前路技术取得了飞速发展，适合不同人种体格的颈前路钢板的研制工作如雨后春笋般出现，其在生物力学、人体组织相容性及颈部器官匹配性能方面都取得了满意效果；手术技术方面，普遍的观点认为直接减压是颈椎手术的金指标，前方的压迫主张前路减压，后方的压迫主张后路减压。前路切开内固定植骨技术已在国内推广数十年，取得了良好疗效，为广大脊柱外科、骨科医师广泛接受。周跃等应用腰椎间盘镜系统（MED）实施微创颈前路椎间盘摘除、植骨及内固定，取得初步成果，为颈前路手术微创化积累了宝贵经验。颈椎骨折后后凸畸形的治疗引起了许多学者的关注，颈椎前柱压缩后不能很好复位，生理前凸较少，甚至形成后凸，形成的病理改变主要体现在几个方面。

（1）运动节段蜕变加速，椎间盘突出或颈椎不稳。

（2）原有先天性或退变性椎管狭窄者，后凸畸形可导致脊髓受压。

（3）椎间孔变窄，椎后小关节创伤性关节炎导致难以忍受的颈痛和上肢疼痛。因此，多数学者主张对后凸畸形行积极的外科干预，椎间撑开植骨内固定是当前采用较多的术式，且有满意的中远期疗效。

二、颈椎椎体爆裂骨折

颈椎椎体爆裂骨折是一种少见而严重的骨折，CT 扫描技术的应用大大提高了该型骨折的诊断水平。

（一）发生机制

颈椎中立位时垂直暴力自头顶向下经椎间盘传导至椎体，导致前后纵韧带破裂，骨折块自椎体中央向四周分离移位，与单纯椎体骨折损伤病理不同的是前中柱同时受累，骨折碎块突入椎管或椎间孔，引起脊髓和神经根损伤；椎体高度变低或后突过度时后柱也会发生骨折脱位。

（二）临床表现

颈部疼痛、活动受限，压痛广泛，以损伤节段的棘突压痛明显，脊髓损伤时导致完全或不完全性四肢瘫，损伤平面以下出现感觉、运动和括约肌功能障碍，在 C_2 损伤则表现为呼吸困难。

（三）诊断要点

颈部外伤后疼痛、活动受限，伴有不完全或完全性四肢瘫时可考虑颈椎爆裂骨折，X 线片是诊断的重要依据，侧位 X 线片可显示椎体高度、颈椎生理曲线改变，正位 X 线片显示椎体变低、增宽；CT 扫描可清楚显示椎体爆裂骨折，中柱结构严重破坏，椎管容积变小；MRI 可明确颈髓损伤的程度、性质，对预后的判断有指导作用。

（四）治疗选择

1.颅骨牵引

此型损伤多伴有脊髓损伤，经急救和处理危及生命的合并损伤后，立即行颅骨牵引以纠正成角畸形，恢复颈椎的正常序列，牵引重量通常为 2～3 kg，不可过大，以免加重颈髓损伤，持续牵引期间，每天床旁X线检查颈椎畸形的恢复程度。颅骨牵引仅仅作为颈椎爆裂骨折治疗的一个步骤，不应单独应用。

(1)优点：操作简单、便捷，有一定作用。

(2)缺点：不可能达到解剖对位甚或解决根本问题。

2.手术治疗

多数学者主张在患者全身情况允许的条件下，应行手术治疗。根据此类损伤的脊髓压迫来自椎管前方的骨块，应行颈前路途径，清除粉碎的椎体骨块，彻底减压，骨折椎体上下的椎间盘必须一一清除，取自体髂骨条植骨，髂骨条的长度必须略长于减压区域的高度，置入减压区后起一定支撑和固定作用，术后头颈胸石膏固定3个月以上。主张在植骨的同时采用前路钢板内固定，术后仅需颈托制动3个月，国内外学者的研究表明，颈前路内固定对提高植骨融合率和术后生活质量、减轻早期颈部不适、预防损伤后并发症等具有积极的作用。

(1)优点：有利于尽早解除压迫，挽救、恢复脊髓功能。

(2)缺点：手术风险大，病死率较高。

对于颈椎爆裂骨折的手术时机的选择一直存在争议，急诊手术的观点认为骨折块直接压迫脊髓早期手术能在脊髓各种病理变化出现之前减压，有利于最大限度地挽救和恢复脊髓功能，防止脊髓继发性损伤的出现；反对急诊手术的观点认为在脊髓损伤出现相应病理改变之前，脊髓损伤自发性加重，此期间实施手术有加重损伤之嫌，且早期手术的并发症发生率和病死率较高，易激发医疗纠纷。目前，已有较多的文献支持晚期手术后脊髓功能恢复较早期手术无显著性差异。

(五)康复指导

颈前路手术内固定后早期进行四肢主动功能锻炼，鼓励排痰，早期如有明显颈部不适多因颈部手术牵拉所致，可行雾化吸入，一般数天后即可恢复，完全性四肢瘫患者应在家属帮助下进行四肢关节被动锻炼，鼓励早期采用半坐卧位。

(六)预后

预后与颈髓损伤的程度及性质关系密切，颈段MRI可初步判断脊髓损伤的程度与性质，一般不完全性四肢瘫在早期手术后往往有不同程度的脊髓功能恢复；完全性四肢瘫恢复的可能性不确定；部分病例因脊髓损伤平面上移导致呼吸抑制，需人工辅助呼吸。

(七)研究进展

自Cloward首创颈前路减压术以来，颈椎爆裂骨折的治疗措施发展已相当成熟，近10年以来的研究成果体现在以下几个方面。

(1)颈前路低切迹内置物的研究发展迅速，置入物的材料由不锈钢至钛合金，组织相容性与细胞相容性更好；医学的研究成果使内置物形态与生物力学越来越适应不同人种，术后对吞咽的影响越来越小。

(2)组织工程与基因工程的研究成果使植骨融合率大大提高，传统的自体髂骨条与腓骨条植骨在内固定辅助下可分别达到90%以上，但毕竟是一种有创的植骨材料准备方法，组织工程型植骨材料包括骨传导载体与骨生长因子复合体植入、转基因型细胞与载体复合体植入的研究方向未艾，已有诸多报道显示其融合率相当可靠；国内外较多学者采用钛网填塞原位碎骨块的方法融合取得良好融合率，从而避免了有创取骨法带来的取骨区并发症。

三、颈椎过伸性损伤

颈椎过度伸展暴力造成的颈髓损伤往往较隐匿，最常见的如挥鞭样损伤，为乘车者在紧急刹车时，颈椎在惯性作用下屈曲后猛烈反弹造成过伸性损伤，X线检查往往无明显骨折脱位，易漏诊,影响治疗。此类损伤常见于高处坠落、交通事故,头面部撞击障碍物产生过伸性暴力致伤。

(一)发生机制

颈椎过伸性暴力作用下,后柱结构作为支点,承受压力,前部结构受到张力作用,椎间盘与前纵韧带可被撕裂,损伤发生的瞬间,在遭受外力最强的平面,同时伴有向后的剪切外力发生,使上位颈椎向后移位,下位颈椎相对向前移位,黄韧带皱褶内陷入椎管,椎体下缘因前纵韧带的牵拉造成撕脱骨折,颈髓在移位的瞬间,损伤即已形成,脱位在颈部肌肉作用下自行复位,但突出的椎间盘往往无法自行复位,因而大部分病例因移位后椎间盘突出持续压迫颈髓造成损伤。颈髓在前部椎体后缘与椎间盘、后部黄韧带皱褶的压迫下,以脊髓中央管与脊髓前部损伤多见,相应的临床表现称之为脊髓中央综合征和前脊髓综合征。

(二)临床表现

颈椎过伸性损伤的临床表现根据损伤严重程度的不同差异较大,额面部、鼻部皮肤擦裂伤常提示颈椎遭受过伸性暴力作用,对诊断具有较高价值。损伤节段后部偶有压痛及活动受限,较多见的症状是颈前部疼痛,吞咽时加重,部分可有吞咽困难。神经损伤多表现为脊髓中央综合征和前脊髓综合征,极少数表现为完全性损伤或脊髓半截综合征,脊髓中央综合征的典型表现为上肢瘫痪重于下肢,手部重于臂部,触痛觉重于深感觉;前脊髓综合征表现为损伤平面以下运动功能丧失,括约肌功能障碍,浅感觉减退或消失,深感觉存在 $C_7 \sim T_1$ 节段损伤时通常会出现上睑下垂、眼裂变窄、瞳孔变小等症状,少数患者伴有喉返神经损伤,出现发声困难。

(三)诊断要点

根据损伤机制及临床表现可初步诊断,X 线表现不显著,常易于漏诊,侧位片显示颈前部软组织肿胀、椎体前下缘撕脱骨折提示颈椎过伸性损伤的存在,陈旧性损伤颈椎动力位 X 线片显示颈椎不稳;颈段 MRI 是诊断该型损伤最有力的手段,T_1 相可见前纵韧带断裂、颈椎间盘突出,压迫脊髓,T_2 相显示脊髓高信号改变,提示脊髓挫伤出血或水肿。

(四)治疗选择

颈椎过伸性损伤的机制及伤后病理变化提示该损伤并不存在需复位的明显骨折脱位,治疗方法的选择依赖于患者的临床表现及其进展和影像学检查结果。

1.非手术治疗

采用较多的治疗方法,主要适用于神经症状无明显进展、影像学检查显示无明确致压物及颈椎无明显不稳的病例,一经确诊,即采用枕领带牵引,重量为 1.5~2.5 kg,牵引位置取颈椎略屈曲位,也可采取中立位,持续牵引 2~3 周,后改头颈胸石膏外固定,损伤较轻者也可采用颈托制动2~3 个月,牵引期间,配合静脉给予脱水剂及激素以减轻脊髓水肿,促进恢复。

(1)优点:方法简单,有一定的效果。

(2)缺点:难以解剖对位,而且需持续牵引,时间较长。

2.手术治疗

颈椎损伤后神经症状进行性加重、影像学检查提示有明显致压物存在或明显颈椎不稳者采用手术治疗,治疗的目的在于减压、重建脊柱稳定。通常采用颈前路减压、植骨、内固定的方法,术后同样需配合脱水及激素治疗以促进脊髓水肿消退及恢复。尚需辅助颈托制动3 个月。

(1)优点:可快速解除脊髓压迫,为恢复功能创造条件。

(2)缺点:手术风险大,技术要求高,成功与否,决定于脊髓损伤的程度。

（五）康复指导

颈椎过伸性损伤患者很少出现脊髓完全性损伤，治疗早期应积极开展四肢大关节的主动锻炼，辅助手部功能锻炼；手术患者应早期下床活动，括约肌功能锻炼也应早期开展，鼓励自主排尿或间歇导尿。

（六）预后

过伸性损伤导致的脊髓中央综合征预后通常较好，症状越轻恢复越快，通常下肢症状在伤后3 h即开始恢复，其次为膀胱功能恢复较快，上肢症状恢复较慢，最迟恢复的是手部功能，常因脊髓前角运动神经元损伤致手内在肌萎缩，残留功能障碍。

（七）研究进展

近年来对颈椎过伸性损伤的认识逐步深入，MRI的应用使其诊断变得相对容易，治疗方面的进展源于对脊髓损伤机制的认识。多数学者认为过伸性损伤的机制在于暴力作用瞬间，上下位椎体位置的相对改变使脊髓挫伤。因此，有文献支持采用颈前路减压、植骨、内固定来稳定脊柱，为脊髓损伤的修复创造条件，且采用非手术治疗需长时间头颈胸石膏固定，对患者生活质量的影响太大，持积极手术治疗观点的文献近年来较多；亦有文献进行了非手术治疗与手术治疗的疗效比较，发现二者在促进神经症状的恢复方面无显著性差异，且手术治疗的成本高，因此主张应以非手术治疗为主。争议并不意味着矛盾，大多数学者在非手术治疗与手术治疗的适应证是一致的，即对损伤后节段不稳、症状进行性加重、影像学显示明确压迫的病例应采用手术治疗。

四、颈椎骨折脱位

颈椎骨折脱位是一种较严重的下颈椎损伤，指椎体骨折与小关节脱位同时发生，多伴有颈髓损伤，常见于颈部。

（一）发生机制

颈椎骨折脱位系屈曲暴力致伤，强烈屈曲暴力作用下，垂直分力足以导致椎体骨折，椎管形态发生改变，水平剪力导致小关节完全脱位，椎管容积进一步减小，除少数病例外，大多数患者发生不完全或完全性四肢瘫，损伤平面在C_2以上时导致呼吸中枢受损。

（二）临床表现

损伤局部疼痛剧烈，椎前及后部结构均有明显压痛。此外还出现不同程度的神经损伤症状，如四肢瘫、呼吸困难、大小便失禁等。

（三）诊断要点

依据临床表现与影像学检查可确诊，X线侧位片可显示颈椎椎体骨折、小关节脱位、颈椎排列异常；CT扫描可明确椎体骨折的类型、移位程度与方向、小关节交锁的状况及椎管容积的改变等；MRI检查有助于了解脊髓损伤程度、性质等，且对预后的判断具有指导意义。

（四）治疗选择

此类损伤系严重颈椎损伤，多数伴有颈髓的压迫与损伤，颈椎前中后三柱均受累，为不稳定性骨折，治疗以手术减压、内固定为主。但手术治疗只是治疗过程的一个组成部分，术前的牵引、药物治疗也是重要的组成部分。

1.非手术治疗

一经确诊，需行颅骨牵引，牵引的目的是复位，通常采用的方法有两种：一种为持续牵引，牵引重量为2～3 kg，持续牵引2～3周，其间反复床旁X线检查复位情况，此法适用于脱位较轻者;另一种为大重量牵引法,Crutchfield 建议在第 1 颈椎用 4～5 kg 的牵引重量,每向下增加一个节段,牵引重量增加 2.0～2.5 kg,第7颈椎脱位时,最大重量可达到 15～18 kg,与持续牵引法不同的是,此种方法风险较大,床旁需医护人员看护,持续心电、血氧饱和度监测,备气管切开包、呼吸机等,每半小时床旁摄片 1 次,一旦复位就改用维持重量牵引。牵引期间,配合使用脱水剂与激素治疗,以减轻脊髓水肿,促进修复。部分关节突交锁严重。牵引无法复位者应果断采用手术复位、减压。

(1)优点:方法简单,有一定的效果。

(2)缺点:难以解剖对位,而且需持续牵引,时间较长。

2.手术治疗

术前 CT 及 MRI 明确致压物与颈椎三柱损伤状况,根据颈髓受压来源与颈椎的稳定状况决定手术方案。

颈髓致压物来源于椎体粉碎骨块或椎间盘应行颈前路骨折椎体次全切、椎间盘摘除、植骨、前路钢板内固定。严重骨折脱位,前方骨折块压迫伴后方关节突交锁无法牵引复位或伴后方椎板骨折压迫颈髓者,应行前后路联合手术,单纯前路内固定辅助头颈胸石膏固定 3 个月或直接采用前后路联合内固定,可获得良好的稳定性重建。单纯后方关节突交锁无法牵引复位者,采用后路关节突切除复位、后路内固定、椎板间植骨融合术。

(1)优点:可快速解除脊髓压迫,为恢复功能创造条件。

(2)缺点:手术风险大,技术要求高,成功与否,决定于脊髓损伤的程度。

(五)康复指导

颈椎骨折脱位除少数"幸运性损伤"外,大多数伴有脊髓损伤,康复治疗应在外科处理的同时进行,损伤早期即开始四肢主动功能锻炼,完全性四肢瘫者应进行被动四肢大关节功能锻炼,膀胱功能的锻炼也应早期开始,通常采用排尿训练或间歇导尿的方法。鼓励早期咳嗽、排痰,防止肺部并发症。

(六)现场急救

颈椎骨折脱位是一类较严重的损伤,现场的急救处理相当重要,早制动、早运送是救治的基本原则。需重视的是需快速采用气管切开、呼吸机辅助通气。

(七)预后

此类损伤多数伴有严重脊髓损伤,少数幸运者可无神经症状,颈椎 MRI 对判断预后有指导意义,脊髓挫裂严重、完全性四肢瘫者恢复的可能性相当小;不全性脊髓损伤可望恢复部分脊髓功能。颈$_4$平面损伤或严重骨折脱位有引起瘫痪平面上升的可能,有呼吸抑制的风险,长时间卧床可导致坠积性肺炎、压疮等并发症,积极的外科处理是防止并发症出现的基本保证,正确的康复治疗可显著改善患者生活质量、杜绝各种并发症的发生。

(八)研究进展

下颈椎骨折脱位的诊断相对容易,近年来该领域的研究进展主要体现在治疗方面,传统的观点认为颅骨牵引复位、外固定是安全有效的治疗手段。毛兆光等通过观察单纯颅骨牵引治疗下颈椎骨折脱位的远期疗效,发现疗效不佳的比率达到 47.5%,分析其原因与外伤性颈椎间盘突出、退变性椎管狭窄、颈椎不稳及硬膜神经根粘连有关,因此主张更积极的颅骨牵引复位和手术减压、内固定。颈椎椎体爆裂骨折及外伤性椎间盘突出,脊柱中柱的损伤及脱位椎体后上缘的压迫是造成损伤的主要病因,大多数学者主张前路减压、植骨、钢板内固定,手术技术的好坏与疗效密切相关。对颈椎中后柱损伤伴脊髓后方受压者及前后柱均有损伤、脊髓前后受压者宜采用后路减压,侧块钢板螺钉内固定,AXIS 颈椎侧块钢板螺钉系统能较好重建下颈椎稳定性,且不影响椎板减压,是一种安全有效的后路手术方法。

(刘　磊)

第三节　胸腰椎骨折与脱位

一、概述

胸腰椎骨折与脱位占脊柱损伤的首位,伤情严重,治疗比较复杂,严重者常造成残废。胸椎遭受损伤的机会相对较少,胸廓的支撑、固定作用,将胸椎联合成一个整体,较小的暴力,由于胸廓的吸收作用而衰减,不至于引起明显损伤,因此临床所见的胸椎骨折,多由严重的直接暴力所致。巨大的暴力,往往同时造成胸廓损伤,治疗比较复杂,应首先处理直接威胁患者生命的合并伤,病情稳定后,再着手胸椎骨折的治疗;胸椎椎管较小,其内容纳脊髓,骨折块突入椎管或发生骨折脱位,脊髓缓冲空间有限,容易损伤,加之胸段脊髓血供不丰富,伤后神经功能的恢复可能性极小。腰椎椎管较胸椎椎管大得多,加之其容纳的主要为马尾神经,因而腰以下的腰椎骨折,发生完全性截瘫者少见,多保留下肢部分神经功能,早期减压复位,有望取得明显的手术效果。胸腰椎损伤最常发生在胸椎和腰椎交界处,因此临床上把 $T_{11} \sim L_2$ 称为脊椎的胸腰段。胸腰段具有较大的活动度,又是胸椎后凸和腰椎前凸的转折点,在脊柱屈曲时以胸腰段为弯曲的顶点,因此最易由传导暴力造成脊椎骨折。胸段骨折合并截瘫通常是脊髓圆锥与马尾神经混合伤,伤后主要神经症状表现为以双下肢瘫痪、括约肌功能障碍为主。

二、胸椎骨折

(一)发生机制

造成胸椎骨折的主要暴力包括间接暴力和直接暴力,常见于坠落伤、车祸和重物打击伤后。根据暴力的类型、方式和体位,损伤各不相同,常见的暴力类型有以下数种。

1.屈曲暴力

屈曲暴力致伤,脊柱的前部承受压应力,脊柱后部承受张应力。主要造成椎体的前缘压缩骨折,当暴力很大时椎体前缘压缩超过其高度的 1/2,常伴有椎体后上缘骨折块突入椎管。椎体后缘高度往往无明显改变。

2.压缩暴力

在轴向压缩载荷的作用下椎体产生爆裂骨折,横断面上整个椎体的各径线均增大。骨折块向椎体左右和前后碎裂,椎体后部碎骨块突出进入椎管,造成脊髓神经不同程度的损伤。

3.屈曲分离暴力

屈曲分离暴力常见于车祸中,又名安全带损伤。高速行驶的汽车发生车祸时,由于安全带的作用,下肢和躯干下部保持不动,上半身高速前移,造成以安全带附近脊椎为支点,脊柱后部结构承受过大的张力而撕裂,受累的结构以后柱和中柱为主。

4.屈曲扭转暴力

屈曲和扭转两种暴力同时作用于脊柱,损伤严重,椎体旋转、前中柱骨折,单侧或双侧小关节突交锁。

5.水平暴力

水平剪力往往较大,造成上下位椎体前后脱位,对脊髓和马尾神经的损伤严重,预后差。

6.伸展分离暴力

在胸腰椎比较少见,此种主要造成脊柱前部张力性破坏,黄韧带皱褶突入椎管,压迫脊髓。

(二)分类

根据 Dennis 的脊柱三柱理论,脊柱的稳定性依赖于中柱的形态,而不是后方的韧带复合结构。三柱理论的基本概念是:前纵韧带、椎体及椎间盘的前半为前柱;后纵韧带,椎体和椎间盘的后半构成中柱,而后柱则包括椎弓、黄韧带、关节突、关节囊和棘间、棘上韧带。椎体单纯性楔形压缩骨折,不破坏中柱,仅前柱受累为稳定性骨折。爆裂性骨折,前、中柱均受累,则为不稳定骨折,屈曲牵张性的损伤引起的安全带骨折,中柱和后柱均破坏,亦为不稳定损伤,而骨折脱位,由于前、中、后三柱均破坏,自然属于不稳定损伤。

1.根据暴力类型分类

(1)爆裂骨折:以纵向垂直压缩暴力为主,根据暴力垂直程度分下列几个类型:非完全纵向垂直暴力;椎体上下方终板破裂;椎体上方终板破裂;椎体下方终板破裂;合并旋转移位;椎体一侧严重压缩粉碎性骨折。

非完全纵向垂直暴力。

A 型:一般上、下终板均破裂。

B 型:略前屈终板损伤,多见。

C 型:略前屈终板损伤,少见。

D 型:伴旋转损伤。

E 型:略带侧弯伴一侧压缩。

爆裂骨折特点:两椎弓根间距增宽;椎板纵裂;CT 示突入椎管的骨块往往比较大,多数病例之椎体后上骨块突入椎管,椎管受压较重。严重爆裂骨折,脊柱三柱损伤,椎管狭窄严重,截瘫发生率高。

(2)压缩骨折:根据压缩暴力的作用方向,可分屈曲压缩性骨折和侧向压缩骨折,前者椎体前柱压缩,中柱无变化或轻度压缩,椎弓根间距正常,棘突无分离,属稳定性骨折,可用非手术方法治疗;后者造成椎体一侧压缩骨折,多伴有明显脊柱侧弯,临床比较少见。

(3)分离骨折:常见的主要有 Chance 骨折,椎体楔形变,椎后韧带复合结构破坏,棘突间距离增宽,关节突骨折或半脱位,而椎弓根间距正常。不论损伤是经骨-骨、骨-软组织,还是软组织,此种损伤均为三柱破坏,属不稳定骨折,需手术内固定。受压往往较轻,不伴脱位的病例,截瘫发生率较低;过伸分离骨折比较少见,由过伸暴力作用引起,严重者因后方黄韧带皱褶突入椎管压迫脊髓造成不全性截瘫。

(4)水平移位型骨折:引起本类骨折的暴力有水平暴力与旋转暴力。暴力主要集中于椎间盘,故多数为经椎间盘损伤,椎体之间的联结破坏,极易发生脱位,截瘫发生率高。根据暴力的特点,本类骨折又可分为两种类型。

剪力型:由水平暴力引起。水平移位型骨折脱位发生率高,多经椎间隙发生,椎体无压缩骨折,有时可伴有椎体前上缘小分离骨折,棘突间距不增宽,后凸畸形较轻,如伴有旋转脱位,往往有旋转移位、横突、肋骨和关节突骨折,脱位纠正后,损伤椎间隙变窄,截瘫恢复差。

旋转型:椎间隙变窄,可合并肋骨、横突骨折,并伴有脊椎骨折和关节突骨折,有时在脱位部位下一椎体的上缘发生薄片骨折,此骨折片随上一椎体移位;多数骨折伴有一侧关节突交锁。

2.根据脊柱骨折稳定程度分类

(1)稳定性脊柱骨折:骨折比较单纯,多不伴有中柱和后部韧带复合结构的损伤,骨折发生后,无论是现场急救搬运还是伤员自身活动,脊柱均无移位倾向,见于单纯屈曲压缩骨折。椎体的前部压缩,而中柱高度不变,后柱完整,此种骨折多不伴有脊髓或马尾神经的损伤。

(2)不稳定性骨折:脊柱遭受严重暴力后,发生骨折或骨折脱位,并伴有韧带复合结构的严重损伤。由于参与脊柱稳定的结构大多破坏,因而在伤员的搬运或脊柱活动时,骨折损伤部位不稳定,若同时伴有后纵韧带和纤维环后半损伤,则更加不稳。根据 Dennis 三柱理论,单纯前柱损伤为稳定骨折,如单纯椎体压缩骨折;中柱在脊柱稳定方面发挥重要作用,前柱合并中柱损伤,如椎体爆裂骨折,为不稳定性骨折;前中后三柱同时受累的 Chance 骨折、伴后柱损伤的爆裂骨折、骨折脱位,均为极度不稳定性骨折。

(三)病理变化

1.成角畸形

胸腰椎骨折大部分病例为屈曲损伤,椎体的前部压缩骨折,脊柱的中后柱高度不变,前柱缩短,形成脊柱后凸畸形,前柱压缩的程度越严重,后凸畸形越明显。当椎体前部压缩超过 1/2,后柱的韧带复合结构受到牵张力。较轻者深筋膜、棘上、棘间韧带纤维牵拉变长,韧带变薄,肉眼观察,韧带的连续性尚存在前柱继续压缩,后柱复合结构承受的牵张力超过生理负荷,纤维发生部分断裂,严重者韧带撕裂,裂隙内充满积血,黄韧带和小关节囊撕裂,小关节可发生骨折或关节突交锁;骨折和软组织损伤的出血,渗透到肌组织内形成血肿,血肿机化后产生瘢痕,萎缩和粘连,影响肌纤维的功能,妨碍脊柱的正常活动功能并引起腰背疼痛。在椎体的前部,前纵韧带皱褶,在前纵韧带和椎体之间形成血肿,血肿压迫和刺激自主神经,使胃肠蠕动减弱,致患者伤后腹胀和便秘。

2.椎体后缘骨折块对脊髓神经的压迫

垂直压缩暴力造成椎体爆裂骨折,骨折的椎体厚度变小而周径增加,骨折的碎块向四周裂开并发生移位。X 线片显示椎体左右径与前后径显著增宽,向前移位的骨块,由于前纵韧带的拉拢,除产生血肿刺激神经引起患者胃肠功能紊乱外,无大的危害性,而在椎体的后缘,暴力瞬间,后纵韧带处于牵张状态,破裂的椎体后上部骨块向椎管内移位仅受后纵韧带的张力阻拦,易突破后纵韧带移入椎管内,碎骨块所携带的功能,足以将脊髓摧毁,造成脊髓圆锥和马尾神经的损害。

3.椎间盘对脊髓的压迫

屈曲压缩和爆裂骨折占椎骨折的绝大部分,而此种损伤都伴有椎体的屈曲压缩性改变,前柱的高度丧失均大于中柱,椎间隙呈前窄后宽形态,间隙内压力增高,髓核向张力较低的后方突出,当屈曲压缩的力量大于后纵韧带和纤维环的抗张强度,后纵韧带和纤维环相继破裂,椎间盘进入椎管内,使属于脊髓的有限空间被椎间盘所占据,加重脊髓的损伤。

4.来自脊髓后方压迫

Chance 骨折或爆裂骨折,脊柱的破坏相当严重,黄韧带断端随同骨折的椎板,由后向前压迫脊髓的后部,未发生断裂的黄韧带,张于两椎板之间,有如绷紧的弓弦,挤压硬膜囊。在过伸性损伤中,黄韧带形成皱缩,凸向椎管,同样构成脊髓后部压迫。

5.骨折脱位椎管容积丧失

水平移位性损伤产生的骨折脱,对脊髓的损伤最为严重。在此种损伤中,暴力一般都比较大,脊柱的三柱均遭到严重破坏,脊柱稳定功能完全丧失。上位椎体向一个方向移位 1 mm,相应下位椎体向相反的方向移动 1 mm。脊髓的上、下部分别受到来自相反方向的压迫,脊髓内部的压力急剧增加,血供迅速破坏,伤后脊髓功能恢复的可能性极小。

6.脊柱成角、脱位导致脊柱损伤

慢性不稳定脊柱骨折脱位或成角,破坏了脊柱正常的负重力线,长期非生理情况下的负荷,导致成角畸形缓慢加重,引起慢性不稳定,对于那些骨折早期无神经压迫症状的患者,后期由于脊柱不稳定产生的异常活动造成迟发性脊髓损伤。此外,脊柱成角本身可造成椎管狭窄,脊髓的血供发生障碍。

（四）临床表现

有明确的外伤史,重者常合并脑外伤或其他内脏损伤,神志清醒者主诉伤区疼痛,肢体麻木,活动无力或损伤平面以下感觉消失。检查见伤区皮下淤血、脊柱后凸畸形。严重骨折脱位者,脱位局部有明显的空虚感,局部触痛,常可触及棘突有漂浮感觉。由于损伤的部位及损伤程度不一,故神经功能可以是双下肢活动正常,亦可表现双下肢完全性瘫痪。神经功能检查,临床常用Frankel 分级法。括约肌功能障碍,如表现为排便无力、尿潴留、便秘或大小便完全失禁。男性患者阴茎不能有意识勃起,被动刺激会阴或阴茎表现为不自主勃起,如脊髓颈胸段损伤而圆锥功能仍存在者;如为脊髓圆锥部的骨折脱位,脊髓低级性中枢遭到摧毁,勃起功能完全丧失。

（五）诊断要点

根据外伤史及外伤后的症状、体征可初步确定为胸腰椎骨折或脱位,并可依感觉、运动功能丧失而初步确定损伤节段,便于进一步选择影像学检查部位。X 线平片是胸腰椎骨折的最基本的影像学检查手段,应常规应用。通常拍正侧位片,根据病情需要可加照斜位或其他位置。单纯压缩骨折正位片可见椎体高度变扁,左右横径增宽,侧位片可见椎体楔形变,脊柱后凸畸形,椎体后上缘骨折块向后上移位,处于椎间水平。爆裂骨折侧位片显示椎体后上缘有大块骨块后移,致伤椎椎体后上部弧形突向椎管内小关节正常解剖关系破坏。骨折脱位者侧位片显示两椎体相对位置发生明显变化,以上位脊椎向前方或前方偏一侧移位摄常见。CT 扫描比普通 X 线检查能提供更多的有关病变组织的信息,因而优越性极大,有条件者应该常规应用。CT 片可以显示骨折的类型和损伤的范围,用于单纯椎体压缩骨折,可以显示椎体后缘有无撕脱骨块,骨块是否对硬膜囊形成压迫,有助于决定治疗方法。爆裂骨折 CT 扫描可以观察爆裂的椎体占据椎管的程度,有助于决定采用何种手术方法减压,并为术中准确解除压迫提供依据。MRI 能够较清楚地显示椎管内部软组织的病损情况,在观察脊髓损伤的程度（水肿、压迫、血肿、萎缩）和范围方面较CT 优越,对脊柱后柱结构的损伤亦有良好显示,有助于判断脊柱稳定性。

（六）治疗原则

根据脊柱的稳定程度可以采用非手术治疗或手术治疗。非手术治疗主要用于稳定性脊柱骨折,目的在于通过缓慢的逐步复位恢复伤椎的解剖关系,通过脊柱肌肉的功能训练,为脊柱提供外源性稳定,从而避免患者晚期常见的损伤后背痛。手术治疗脊柱损伤的目的在于:解除脊髓神经压迫,纠正畸形并恢复脊柱的稳定性。手术早期稳定性由内固定材料提供,坚强的内固定可以保证患者早下地活动,防止长期卧床导致的各种并发症,加速创伤愈合,恢复机体的生理功能。

脊柱稳定性的远期重建,依赖正规的植骨融合。

(七)治疗选择

1.非手术治疗

(1)适应证:用于稳定性脊柱骨折,如椎体前部压缩<50%,且不伴神经症状的屈曲压缩骨折,脊柱附件单纯骨折。

(2)方法:伤后仰卧硬板床,腰背后伸,在伤椎的后侧背部垫软垫。根据椎体压缩和脊柱后凸成角的程度及患者耐受程度,逐步增加枕头的厚度,于12周内恢复椎体前部高度。X线片证实后凸畸形已纠正,继续卧床3周,然后床上行腰背肌锻炼。床上腰背肌锻炼为目前临床上较常用的功能疗法,腰背肌锻炼的目的是恢复肌力,为后期脊柱稳定性重建提供动力基础、预防后期腰背痛与骨质疏松症的出现,过早下地负重的做法不宜提倡,因为有畸形复发可能,尤其是老年骨质疏松的患者,临床上出现慢性不稳定者,大多源于此。

(3)优点:治疗方法简单,无须长时间住院,治疗费用较低。

(4)缺点:卧床时间长,老年患者易出现肺部并发症和压疮,部分病例遗留晚期腰背痛和骨质疏松症,适应证较局限等。

2.手术治疗的目标和适应证

(1)手术治疗的目标:为损伤脊髓恢复功能创造条件(减压和避免再损伤);尽快恢复脊柱的稳定性,使患者能尽早起床活动,减少卧床并发症;植骨融合后提供长期稳定性,预防顽固性腰背痛的发生。

(2)适应证:适用于多数不稳定性骨折与伴脊髓有明显压迫的骨折、陈旧性骨折椎管狭窄、后凸或侧凸畸形者,近年来,随着微创脊柱外科技术的发展,适应证已进一步扩大,包括单纯压缩骨折、骨质疏松症所致压缩骨折等。

3.手术方法

(1)对有神经症状者应行脊髓神经减压术:脊柱骨折脊髓压迫的因素主要来自硬膜的前方,包括脊柱脱位,伤椎椎体后上缘压迫脊髓前方;压缩骨折,椎体后上角突入椎管压迫脊髓;爆裂骨折,骨折块向后移位压迫脊髓;单纯椎间盘突出压迫脊髓;脊柱呈锐弧后凸或侧凸畸形>20°,椎管受到压迫性和张力性两种损伤,故应采用硬膜前方减压,经一侧椎弓根的侧前方减压或经两侧椎弓根的环形减压或侧前方入路下直接减压。

(2)内固定:以短节段为主。Luque棒或Harrington器械固定,由于节段过长,有一定的缺点,目前应用较少。减压完成后,应使患者维持于脊柱过伸位,在此基础上行内固定,可望使椎体达到良好的复位要求。目前应用的内固定器械包括后路与前路两大类,后路多采用短节段椎弓根螺钉系列,前路多采用短节段椎体螺钉钢板系列或椎体螺钉棒系列。

(3)植骨融合内固定只能提供早期稳定,后期的永久性稳定需依赖于植骨融合,因而植骨是处理胸腰椎骨折的一个常规手段,必须保证正规、确实的植骨操作。植骨数量要足够,由于植骨是在非生理情况下的骨性融合,因而骨量少,骨痂生成少,有限的骨痂难以承受生理活动所施加的载荷。植骨的质量要保证,异体骨应避免单独应用于脊柱融合,有不少失败的报道,有的后果相当严重,但在前路大量植骨时,自体骨量不够,可混合少量异体骨或骨传导活性载体。大块髂骨植骨质量可靠,并可起到支撑和承载作用,而火柴棒样植骨增加了生骨面积,能较早发生骨性融合,两者可联合应用。究竟是采用前路椎体间融合还是采用后路椎板、横突间融合应根据具体情况决定,决定因素取决于骨折类型、脊髓损伤程度、骨折时间、脊髓受压的主要来源及患者的一般状况等。通常后路张力侧能同时做到固定与减压,但在脊柱稳定性方面远不如前路椎体间植骨。

三、单纯椎体压缩骨折

单纯椎体压缩骨折为稳定性骨折,临床比较常见,一般不伴有神经损伤,个别患者有一过性肢体麻木乏力,多能在短时间自行恢复,非手术方法治疗能取得良好的效果。

(一)发生机制

单纯椎体压缩骨折多为遭受较轻微的屈曲暴力作用,老年者骨质疏松多由摔倒臀部着地引起,临床病理改变主要体现为脊柱前柱压缩呈楔形改变,不伴有中柱的损伤,后柱棘间韧带部分损伤,少有韧带断裂及关节突骨折与交锁者;因中柱结构完整,椎管形态无改变,脊髓除少数因冲击作用直接损伤外,一般无明显骨性压迫损伤。如椎体压缩不超过50%,脊柱稳定性无破坏。

(二)临床表现

伤后腰背部疼痛,脊柱活动受限。伤区触痛和叩痛(+),少数患者可见轻度脊柱后凸畸形,早期双下肢主动抬腿肌力减弱,这是由于髂腰肌、腰大肌痉挛,伤区疼痛等间接原因所致,不应与神经损伤相混淆。

(三)诊断要点

(1)明确外伤史及伤后腰背部疼痛、伤区触痛及叩击痛。

(2)X线检查:正位片显示伤椎椎体变扁,侧位片示椎体方形外观消失,代之以伤椎前低后高呈楔形变。测量伤椎前缘的高度,一般不低于后缘高度的50%,个别患者在伤椎后上缘可见小的撕脱骨块,骨块稍向上后移位,脊柱中柱、后柱完整性多无破坏。

(3)CT扫描:可见椎体前上部骨折,椎体后部多数正常,椎管各径线无变化。

(4)MRI示骨折区附近硬膜前方有局限性高密度改变,为伤区水肿、充血所致,脊髓本身无异常;后凸严重时可显示椎后软组织区水肿甚至韧带断裂。

(5)青少年患者,就与Scheuermann病相鉴别,后者又称青年性驼背、脊椎骨骺炎或脊椎骨软骨炎,其特点为胸椎长节段、均匀的后凸,相邻多个椎体楔形变。老年患者,尤其是老年妇女,应与骨质疏松胸腰椎楔形变相鉴别,后者无外伤史,骨质疏松明显,亦为多个椎体改变;MRI检查椎体或椎后软组织的信号改变可鉴别。

(四)治疗选择

1.非手术治疗

(1)适应证:单纯椎体压缩骨折。

(2)方法:伤后立即卧硬板床,腰下垫枕,使伤区脊柱前凸以达复位之目的。腰背部垫枕厚度应逐步增加,应以患者能够耐受为度,不可操之过急,尤其是高龄患者,复位过于急促,可导致严重的消化道症状。垫枕开始时,厚度为5~8 cm,适应数天后,再增加高度,1周后达15~20 cm。

(3)优点:方法简单,有一定效果。

(4)缺点:不可能达到解剖复位,卧床时间相对较长。

2.手术治疗

少数骨折后腰背部疼痛严重,长时间不能缓解或老年患者不能耐受伤后疼痛和长期卧床者,可采用手术治疗行椎体成形或后凸成形术。

(1)优点:缓解疼痛快,卧床时间短。

（2）缺点：手术有风险，费用开支大。

（五）康复指导

患者伤后 1～2 周疼痛症状基本消失，此时即应积极行腰背肌功能锻炼。具体做法是：开始时采用俯卧位抬高上半躯体和双下肢（燕子背飞）的方法；腰部力量有所恢复后采用双肩（力量较强者头顶）顶住垫在床头板的枕头上，双手扶床，膝关节屈曲，双足着床，挺腹，将躯干中部上举，以获脊柱过伸，使压缩的椎体前部在前纵韧带、椎间盘组织的牵拉下复位，每天 3 次，每次 5～10 下，开始次数和高度要求不过于勉强，循序渐进，并定期摄片，观察骨折复位情况。一般 1 周后，多能获得满意的复位结果。练习间歇期间应坚持腰背部垫枕，维持脊柱过伸位。3 个月后，可下地练习行走。过早下地活动的做法极易造成患者畸形加重并导致远期顽固性腰背疼痛。

（六）预后

单纯胸腰椎椎体压缩骨折无脊髓、神经损伤，且属稳定性骨折，预后较好；但少数患者，特别是老年性骨质疏松症患者，可能遗留后凸畸形及晚期顽固性腰背痛。

（七）研究进展

多年来，胸腰椎椎体单纯压缩骨折的治疗一直主张非手术治疗、卧床为主，但随着人们生活水平的提高，生活质量的要求亦随之提高。近年来，压缩骨折后顽固性腰背痛的报道较多，过去较容易忽略的问题摆上了脊柱外科医师的工作日程，传统手术治疗因其较大创伤难以取得理想的疗效/代价比，微创脊柱外科技术的发展使单纯压缩骨折后期腰背痛的解决成为可能，经皮椎体成形强化、经皮椎体后凸成形等技术较好地解决了晚期后凸畸形和顽固性腰背痛的问题，使早期能够下床活动、防止肺部并发症的出现成为现实。

四、椎体爆裂骨折

椎体爆裂骨折是一类较严重的胸腰椎骨折，因骨折块占据椎管容积，腰以上节段损伤时，通常易出现完全性或不完全性截瘫，腰以下则多数无神经症状，部分出现不同程度的马尾和神经根损伤。

（一）发生机制

椎体爆裂骨折多为垂直压缩暴力致伤，病理改变表现为除前柱骨折外，中柱亦遭受破坏，椎体碎裂，向前后、左右移位，向后方椎管内移位的骨块造成脊髓或神经的损害。

（二）临床表现

损伤部位疼痛剧烈，就诊超过 24 h 者伤区明显肿胀。体查见棘突周围皮下大面积淤血、肿胀，棘突后凸畸形，伤区触痛剧烈。损伤平面以下感觉、运动和括约肌功能不同程度发生障碍。

（三）诊断要点

有严重外伤史及伤后腰背部疼痛、肿胀伴有损伤平面以下感觉、运动和括约肌功能障碍者应考虑胸腰椎爆裂骨折的可能。

1.正位 X 线片

正位 X 线片显示伤椎椎体高度降低，椎体横径增宽，椎板骨折，弓根间距增宽，椎体正常的解剖征象破坏。侧位片见椎体高度降低，以前方压缩尤为明显，伤椎上方之椎体向前下滑脱，椎间隙变窄，伤椎椎体后方向椎管突入，尤以后上方最剧，并常见骨折块进入椎管内。可能有棘突骨折或关节突骨折，少数患者关节突骨折累及椎弓根。

2.CT 片

CT 片可清晰显示椎体爆裂,骨折块向四周散开,椎体的后缘骨折块向后移位,进入椎管。骨块向后移位严重的一侧,患者神经损伤症状亦重于对侧,如骨块完全占据椎管空间,脊髓神经多为完全性损伤;CT 扫描时应考虑手术治疗的需要,扫描范围应包括上位和下位椎体、椎弓根,以确定是否适合后路短节段内固定物的置入。

3.MRI

MRI 显示脊髓正常结构破坏,损伤区上下明显水肿,对判断预后有指导性意义。

(四)治疗选择

根据胸腰椎爆裂骨折的病理机制:脊柱的前、中柱均受累,稳定性破坏;中柱的骨折碎块对脊髓造成直接损伤而导致完全性或不完全性截瘫。治疗目的应是重建脊柱稳定性,去除脊髓压迫,防止进一步及迟发性损伤,为脊髓损伤的康复和患者早期功能锻炼创造条件。治疗方法首选手术治疗,不能因完全性截瘫无恢复可能而放弃手术。

手术方法可以根据患者的情况、医院的条件和术者的经验,分别采用后路经椎弓根减压、椎弓根螺钉系统短节段固定和前路减压内固定。不论取何种方法均应同时植骨行脊柱融合,以获远期稳定。

1.后路经椎弓根减压、椎弓根螺钉系统内固定

常规后正中显露,显露伤椎横突,于上关节突、椎板、横突连接处行横突截骨。咬除椎弓后侧骨皮质,以椎弓根探子探清椎弓根走向,辨清外侧皮质后咬除,仅保留椎弓根内侧及下方皮质,术中尽量保留上关节突,经扩大椎弓根入口进入椎体,以各种角度刮匙行环形刮除椎体碎骨块及上下间隙椎间盘,自椎体后侧采用特殊的冲击器将椎管内碎骨块挤入椎体,减压完成,行椎弓根螺钉固定,并取松质骨泥行椎间隙植骨,融合的范围应包括上、下正常椎的椎板、小关节和横突。

(1)缺点:受减压通道的限制,减压操作较复杂,尤其是上下两个椎间盘的减压更难完成;植骨面的准备也不如前路充分,因此椎体间植骨的效果不如前路直接减压。

(2)优点:手术创伤小,时间短,尤适用于多处严重创伤的病例,能同样达到前方直接减压的目的。

2.前路减压植骨、内固定术

(1)适应证:胸腰椎骨折或骨折脱位不全瘫痪,影像学检查(CT、MRI、造影)证实硬膜前方有压迫存在,就骨折类型来说,最适用于爆裂骨折。陈旧性胸腰椎骨折,后路减压术后,仍残留明显的神经功能障碍且有压迫存在者。胸腰段骨折全瘫者可酌情采用。

(2)禁忌证:①连续 2 个椎体骨折。②心肺情况差或伴有严重合并不能耐受手术打击者。③陈旧性骨折脱位成角畸形严重者;胸椎骨折完全性截瘫且证实脊髓横贯伤损伤者。④手术区大血管有严重损伤者。

(3)手术要点如下。①全麻:患者侧卧位,手术区对准手术台腰桥,两侧垫枕,通常从左侧进入。②手术步骤:经胸腹膜后途径切除第 10 或 11 肋,自膈肌止点 1 cm 处,弧形切开膈肌和内侧的弓状韧带,到达伤椎椎体,结扎上下椎体之节段血管,推开腰大肌,可见白色隆起的椎间盘,压之有柔韧感,与之相对应的椎体则稍向下凹陷,触之坚硬。仔细辨认病椎、椎弓根和椎间隙,勿损伤走行于椎间隙的神经根和根动静脉。在椎体后缘椎弓根和椎间隙前部,纵行切开骨膜,骨膜下电刀切剥,将椎体骨膜及其前部的椎前组织一并向前方推开。在椎体切骨之前宜先切除病椎上、下位的椎间盘,用锐刀顺纤维环的上下缘切开手术侧显露的椎间盘,以尖头咬骨钳切除手术侧纤

维环及髓核组织,显露病椎的上下壁。以小骨刀切除大部分病椎,超薄枪钳将椎弓根及病椎后侧皮质、碎骨块一一咬除,减压完成后,用锐利骨刀切除病椎上、下及其相对应椎间盘的终板软骨,以利植骨融合。放下腰桥,必要时人工牵引以保证无侧凸畸形,用撑开器撑开椎体的前部以纠正后凸畸形,撑开器着力点位于椎体前半,不可使撑开器发生弹跳,避免误伤周围重要解剖结构。后凸畸形纠正满意后,在撑开情况下确定植骨块的长度及钢板(棒)长度,以不影响上下位椎间关节的活动为准,取自体三面皮质骨、髂骨块植骨,松开撑开器,拧入椎体钉,安放动力加压钢板或棒,如 Kanaeda 器械。冲洗伤口后常规鼓肺检查有无胸膜破裂,再次检查植骨块位置,并在植骨块前方和侧方补充植入松质骨碎块、壁胸膜,牵回腰大肌。放置负压引流,伤口缝合如切开膈肌,应将膈肌原位缝合。术毕严格观察患者呼吸和口唇颜色,并连续监测血氧饱和度。必要时,患者未出手术室前即行胸腔闭式引流术,以防不测。术后卧床时间根据脊柱损伤程度而定,一般 2～3 个月,并定期拍 X 线片,观察植骨融合情况。

(4)优点:直视下前路椎管减压,操作相对容易;前路内固定更符合植骨的生物力学要求,融合率较高。

(5)缺点:手术创伤较大,伴多处严重创伤者,特别是严重胸腔脏器损伤患者难以耐受手术。

(五)康复指导

胸腰椎椎体爆裂骨折多伴有完全性或不完全性截瘫,康复治疗不应局限于手术恢复后,早期的主动功能锻炼及水疗、高压氧治疗、药物治疗及针灸均占据重要地位。鼓励咳嗽排痰,勤翻身防压疮。

(六)预后

无论是前路手术还是后路手术,减压、植骨融合的效果都是可以肯定的,脊柱的稳定性不难重建;预后与原发脊髓损伤的程度及继发病理改变的程度密切相关。通常不完全性脊髓损伤的恢复较好,完全性脊髓损伤较难恢复,圆锥部位的损伤引起的大小便失禁较难恢复。

(七)研究进展

胸腰椎爆裂骨折的诊断不难,治疗方法较统一,大多数学者一致认为首选手术治疗,但在术式的选择上争议较多。后路椎弓根螺钉系统的出现解决了脊柱三柱稳定性重建的问题,术后短期稳定性由坚强内固定提供,虽然通过后路椎弓根途径行椎体减压已不再是问题,但后路内固定的植骨融合效果不确切。有学者认为前路内固定更能满足椎间融合的生物力学要求,传统的侧前方减压植骨内固定创伤较大,采用胸腔镜或腹腔镜下辅助或不辅助小切口技术行侧前方减压、植骨、内固定取得良好疗效,且创伤较小。谭军等认为使用后路椎弓根螺钉系统仅仅能撑开爆裂骨折椎体的周围皮质骨,椎体中央塌陷的松质骨不可能复位,残留的骨缺损将由纤维组织替代,在生物力学性能上无法满足要求,他们主张在后路椎弓根螺钉撑开复位的基础上,后路病椎经椎弓根减压,运用自固化磷酸三钙骨水泥行伤椎加强。迟永龙等则采用后路微创技术行经皮椎弓根螺钉系统内固定,利用后路撑开技术使椎体高度在韧带张力作用下恢复,病椎以磷酸钙骨水泥加强;或采用经椎弓根椎体环形减压、椎体加强以重建脊柱稳定性。

总之,胸腰椎爆裂骨折的治疗进展相当快,从脊柱三柱理论的创立、椎弓根螺钉系统的发明到微创技术的具体应用,国内外学者都做出了不懈的努力,使得手术过程逐渐向微创、快速化发展,术后疗效更理想。

五、胸腰椎骨折脱位

(一)发生机制

胸腰椎骨折脱位见于严重平移暴力致伤,多合并脊髓完全性损伤,脊柱严重不稳,术后脊髓功能恢复较差。

(二)临床表现

损伤部位疼痛剧烈,就诊超过 24 h 者伤区明显肿胀。体查见棘突周围皮下大面积瘀血、肿胀,棘突排列有阶梯感,伤区触痛剧烈。损伤平面以下感觉、运动和括约肌功能不同程度发生障碍,部分患者合并椎前或腹膜后血肿,刺激胸膜或腹膜,引起呼吸困难或腹胀腹痛等症状。

(三)诊断要点

根据患者的临床症状、体征及影像学检查可确诊。X 线检查正侧位片可发现脱位椎体向左右或前后移位,正常脊柱序列严重破坏,伴有小关节、椎板或棘突骨折,有时可见椎体向前严重脱位而后部附件留在原位,伤椎的椎弓部可见很宽的裂隙。脱位超过Ⅱ度者,损伤平面的韧带复合结构均遭完全性破坏。MRI 可见脊髓连续性中断,部分脊髓或马尾神经嵌于椎板间隙间加权显示的高信号狭窄区为脊髓损伤水肿、出血所致。

(四)治疗选择

1.非手术治疗

脊柱稳定性完全破坏,非手术治疗很难重建稳定,不利于康复及损伤并发症的预防。伤后卧硬板床,腰下垫软枕复位或在伤后 4～8 h 行手法复位以利术中在正常的解剖序列下操作,前后移位虽可通过手术器械复位,左右移位术中复位较难,应在术前解决。

2.手术治疗

手术应尽早施行,如拖延时间过长,损伤区血肿机化、粘连形成,复位有一定困难,如反复应用暴力,有误伤血管的可能性。通常采用椎弓根螺钉系统复位内固定术:手术采用全麻,先取大块髂骨条,留作植骨。常规显露并行椎板减压,显露椎板过程中需防损伤暴露于椎板后方的散乱马尾神经,如发现硬膜有破裂应当缝合,不能缝合者,用蒂的骶棘肌瓣覆盖,术中清除椎管内的血肿和骨折块及卷入的韧带组织,切开硬膜,探查脊髓。准确置入椎弓根螺钉,不可完全依靠 RF或 AF 器械固定,必须依靠体位、重力和手术组医师手法协助才能完全复位。复位时,将手术床头端升高30°～40°,助手根据脱位的方向,用狮牙钳夹持脱位平面上、下椎节棘突,施加外力,协助术者纠正脱位、恢复脊柱的正常排列。将切取的大块髂骨条修整,分别植于两侧椎板关节和横突间。

(1)优点:能及时加强脊柱的稳定性,解除对脊髓的压迫,有利于神经的恢复。

(2)缺点:手术有风险,技术要求较高,费用开支较大。

(五)康复指导

术后早期活动,每 2 h 翻身 1 次,防止并发症,1 周后半坐位,鼓励咳嗽排痰,同时加强四肢功能锻炼,尽早使用轮椅。

(六)预后

胸腰椎骨折脱位多伴有严重脊髓损伤,MRI 显示脊髓完全横断的病例,即使经过早期手术减压、固定,神经症状基本无恢复,手术内固定后,患者生活质量得到保证,早期可借助轮椅或功能康复器参加一般活动:长期卧床患者,因多种并发症的影响预后不佳。脊髓圆锥部位的损伤,最难恢复的是括约肌功能,马尾神经损伤多引起下肢的不完全性感觉、运动障碍。

(七)研究进展

胸腰椎骨折脱位是一种较严重的损伤,治疗的难度高,单纯后路短节段椎弓根螺钉系统复位内固定往往难以达到重建脊柱稳定性的目的,传统的方法是借助手法或体位复位使用椎弓根螺钉短节段固定,早期重建脊柱稳定性不成问题,但后期矫正度丢失、迟发性脊髓损伤的不良后果屡有报道。有学者使用后路钉钩系统联合复位内固定,取得较好的早期和远期疗效,解决了短节段固定脊柱骨折脱位力学强度不足的问题。与胸腰椎单纯骨折不同的是本类型损伤脊柱三柱均严重损伤,无论内固定的强度多高,远期疲劳无法避免,因此,植骨融合显得尤为重要,远期骨性融合是骨折节段稳定的根本保障。融合的方法包括后外侧横突、关节突、椎板间融合,融合的材料以自体颗粒状或火柴棒式松质骨最好,也可采用大块 H 形单面皮质骨材料。

（刘　磊）

第四节　胸椎小关节错缝

胸椎小关节错缝是指胸椎小关节的解剖位置改变,以至胸部脊柱机能失常所引起的一系列临床表现,属于脊柱小关节机能紊乱的范畴。本节主要讨论胸椎小关节滑膜嵌顿和因部分韧带、关节囊紧张引起反射性肌肉痉挛,致使关节面交锁在不正常或扭转的位置上而引起的一系列病变。多发生在胸椎第 3～7 节段,女性发生率多于男性。以青壮年较常见,老人则很少发生。

一、病因病理

脊柱关节为三点承重负荷关节,即椎体及椎体两侧的上、下关节突组成的小关节,构成三点承重,小关节为关节囊关节。具有稳定脊椎,引导脊椎运动方向的功能。胸椎间关节面呈额状位,故胸部脊柱只能做侧屈运动而不能伸屈,一般不易发生小关节序列紊乱。但是,当突然的外力牵拉、扭转,使小关节不能承受所分担的拉应力和压应力时,则可引起胸椎小关节急性错缝病变。

因姿势不良或突然改变体位引起胸背部肌肉损伤或胸椎小关节错位,使关节滑膜嵌顿其间,从而破坏了脊柱力学平衡和运动的协调性,引起活动障碍和疼痛。同时,损伤及炎性反应可刺激感觉神经末梢而加剧疼痛,并反射性地引起肌肉痉挛,也可引起关节解剖位置的改变,发生交锁。日久可导致小关节粘连而影响其功能。典型胸椎小关节错缝在发病时可闻及胸椎后关节突然错缝时的"咯嗒"声响,错缝局部疼痛明显。

本病属中医"骨错缝"范畴。常因姿势不当,或不慎闪挫,以致骨缝错开,局部气血瘀滞,经脉受阻,发为肿痛。

二、诊断

(一)症状

(1)一般有牵拉、过度扭转外伤史。

(2)局部疼痛剧烈,甚则牵掣肩背作痛,俯仰转侧困难,常固定于某一体位,不能随意转动,疼痛随脊柱运动增强而加重,且感胸闷不舒、呼吸不畅、入夜翻身困难,重者可有心烦不安、食欲减退。

(3)部分患者可出现脊柱水平面有关脏腑反射性疼痛,如胆囊、胃区等疼痛。

(二)体征

1.棘突偏歪

脊柱病变节段可触及偏歪的棘突。表现为一侧偏突,而对侧空虚感。

2.压痛

脊柱病变节段小关节处有明显压痛,多数为一侧,少数为两侧。

3.肌痉挛

根据病变节段的不同,菱形肌、斜方肌可呈条索状痉挛,亦有明显压痛。

4.功能障碍

多数无明显障碍,少数可因疼痛导致前屈或转侧时活动幅度减小,牵拉疼痛。

(三)辅助检查

胸椎小关节错缝属解剖位置上的细微变化,故而 X 线摄片常不易显示。严重者可见脊柱侧弯、棘突偏歪等改变。

三、治疗

(一)治疗原则

舒筋通络,理筋整复。

(二)手法

㨰法、按法、揉法、弹拨法、擦法、拔伸牵引、扳法等。

(三)取穴与部位

局部压痛点、胸段华佗夹脊穴及膀胱经等部位。

(四)操作

(1)患者取俯卧位,术者立于其一侧,以㨰法、按法、揉法在胸背部交替操作,时间为 5～8 min。

(2)继上势,沿脊柱两侧竖脊肌用按揉法、弹拨法操作,以松解肌痉挛,时间为 3～5 min。暴露背部皮肤,涂上介质,沿两侧膀胱经行侧擦法,以透热为度。

(3)俯卧扳压法。患者俯卧,术者站立在患侧,一手向上拨动一侧肩部,另一手掌抵压患处棘突,两手同时相对用力扳压。操作时可闻及弹响。

(4)患者取坐位,术者立于其身后,采用胸椎对抗复位扳法,或采用抱颈提升法操作,以整复关节错缝。

四、注意事项

(1)整复关节错缝手法宜轻、快、稳、准,勿以关节有无声响为标准。当一种复位法未能整复时可改用其他复位法。

(2)治疗期间应卧硬板床。

(3)适当休息,避免劳累,慎防风寒侵袭。

(刘 磊)

第五节　陈旧性胸腰椎骨折

一、概述

由于胸腰椎骨折的非手术治疗和不恰当的手术治疗常继发晚期(陈旧性)脊柱后凸畸形,从而导致重力线前移及脊柱不稳,引起局部疼痛、畸形和神经功能障碍。因而后凸畸形的手术治疗是脊柱外科医师面临的一个比较棘手和富有挑战性的问题。

二、解剖与生物力学特点

椎体矢状位的正常排列顺序对于人至关重要,由于后凸畸形的力学改变将导致楔形变,椎体至身体重力线的杠杆力臂延长,造成偏心载荷的增加、椎体楔形变和畸形的加重。随着畸形的加重,出现疼痛和神经症状加剧。陈旧性胸腰椎骨折继发后凸畸形可直接压迫脊髓或神经根,同时后凸状态下脊髓或神经根受到牵张,也可造成损伤,从而导致脊髓、神经根损害。胸腰段后凸会导致腰椎持续过度前凸,腰椎负重线后移,矢状面失平衡,引起小关节突关节的运动改变、椎体间剪力加大和潜在的不稳定,从而加速退变。相邻椎间关节慢性损伤、腰背肌过度牵张疲劳、椎间盘损伤等原因可引发严重腰背痛。

三、病理改变与临床表现

脊柱后凸畸形所引起的病理改变主要由于畸形压迫并影响胸腹腔脏器功能和畸形局部不稳定,以及可能发生的进行性椎管狭窄等引起一系列变化。

(1)由于胸椎后凸导致胸廓畸形,限制肺功能而引起限制性通气障碍,甚至引起肺源性心脏病;多数患者活动时即出现心悸、气短等心、肺功能不全的症状体征。由于胸腰椎后凸导致腹腔容积变小,使胃肠道受压和肠道蠕动减慢,从而导致消化吸收不良,食欲减退,形体消瘦。

(2)脊柱的失衡与代偿:脊柱后凸导致脊柱重力线移位,躯体前倾,人体为了克服前倾趋势,颈椎和腰椎前凸必然增大,以保护整个躯干平衡,当后凸严重、胸腰椎前凸代偿不完全时,还会继发髋膝关节屈曲,引起一系列退变症状。此类患者常常合并下腰椎退变性滑脱或不稳即是典型后果。由于脊柱力线前移,引起腹部肌肉软组织广泛挛缩,进一步加重后凸,同时也是导致脊柱动力性不稳的主要原因。此类患者常伴慢性腰背酸痛,易疲劳,长时站立、坐着和行走活动后疼痛加重,并且随着病情加重逐渐出现继发性腰椎退变、椎管狭窄表现。

(3)脊髓神经系统表现:特别好发于角状后凸畸形病例,脊髓马尾受压时出现大小便无力、会阴部麻木等症状体征。

(4)外观局部后凸畸形,胸腰段局部压痛等。

四、主要检查

(1)X线片:包括正侧位片和过伸、过屈侧位片及前屈正位片。

(2)CT 包括平扫及三维重建。

（3）MRI 全面了解脊髓神经和周围软组织损伤程度和范围。

五、诊断依据

（1）凡既往有典型的外伤史及手术史。

（2）局部有压痛及后凸畸形者。

（3）有上述症状体征。

（4）明确的影像学检查。

六、治疗原则与适应证

治疗目的是矫正畸形、稳定脊柱、减轻疼痛和改善神经功能。采用保守治疗大都疗效欠佳。

（一）手术适应证

（1）长期慢性腰背痛。

（2）后凸畸形＞30°（也有认为＞20°）。

（3）有逐渐加重的神经症状，影像学显示椎管有狭窄或明显骨性压迫。

（二）手术方式

根据畸形和症状的严重性，陈旧性骨折后凸畸形的外科治疗主要分为原位固定和畸形矫正两类手术。

（1）原位固定融合：一般采用单一后路固定融合，由于其没有恢复脊柱正常的矢状面形态，脊柱后部仍然承受过度的负荷，一方面融合的效果不佳，同时后凸畸形还会继续进展，这种术式已逐渐被淘汰。

（2）畸形矫正手术：根据入路可分为前路、后路和前后联合入路。目前针对不同角度的后凸应该采取何种术式尚无定论。

七、手术方式选择

胸腰椎陈旧性骨折后凸畸形的手术治疗方式目前有以下 3 种。

（一）单纯前路手术

手术内容包括前路椎间松解、有椎管骨性压迫者需椎体次全切除椎管减压、椎间撑开矫形植骨融合钢板内固定。

优点：绝大多数没有脊髓神经症状病例仅仅通过椎间松解矫形即可达到有效矫形目的，手术简单安全、效果好；少数有骨性椎管压迫患者需要行椎体部分切除椎管减压。

适应证：脊柱后凸成角≥40°，T_{12} 或 L_1 以下节段无骨质疏松，后方小关节无骨性融合病例。

此手术最大的缺点是后凸矫形效果有限。对于 T_{10} 以上椎间隙松解效果差，前路椎间隙撑开矫形能力有限，故不适宜选择此手术方式。

有学者行单纯前路手术平均手术时间为 140～210 min，平均为 170 min，失血量为 400～1 200 mL，平均为 650 mL；后凸矫正情况：由术前平均后凸 43°（35°～60°），矫正至术后 13°（0°～22°），矫正率为 72%。

（二）单纯后路矫形术

单纯后路矫形术主要有 3 种手术方式：①经椎弓根后路截骨矫形；②后路椎体间张开-后方闭合减压矫形；③后路畸形节段切除减压矫形。

1.经椎弓根后路截骨矫形术式

经椎弓根后路截骨矫形术式可经椎体截骨或经椎间隙截骨,前者不需处理终板,手术相对简单,同时保留了椎间盘的生理功能,不减少椎间孔面积,对神经干扰少,但经椎体截骨矫正度数1个椎体只能矫正30°左右。一般脊柱骨折易伤及椎间盘上终板,截骨同时处理椎间盘及骨折的上终板,增加了融合的机会。椎间隙松解或者截骨其矫正度数较椎体截骨更大,可达40°以上,但该术式减少了椎间孔面积,增加了神经卡压受伤可能。

此术式优点是只需一次手术,由于不开胸,对患者肺功能无干扰;截骨面或松解椎间隙张口后植入骨块,易于融合;一般短节段固定即可获得良好的畸形矫正,特别适用于胸腰段陈旧性骨折合并中度后凸畸形患者。其缺点是术中在脊髓周围的操作多,二次手术的患者局部瘢痕粘连严重,增加了脊髓损失风险;脊髓侧方及前方的止血相对困难,出血可能较多;矫形程度有限制。Gertzbein 认为后路截骨矫形应限制在30°~40°。有学者行单纯后路截骨矫形平均手术时间为 230 min,出血量为 1 780 mL。

2.后入路椎体间张开—后方闭合矫形术式

后入路椎体间张开—后方闭合矫形术式即采用后路松解(包括椎板、双侧神经根管)、侧入路完成1~2个椎间隙松解,通过后路钉棒系统内固定矫形,最后行椎间隙植骨融合。

其优点是只需后路一次手术,不需要开胸,对肺功能无干扰,适应于胸椎陈旧性骨折合并轻中度后凸畸形的矫正,特别是中老年患者;能恢复脊柱前柱的高度,避免了截骨面闭合时脊髓出现过度短缩、堆积的现象,大大提高了单纯后路矫正严重的后凸畸形效率,椎间融合较为确实。但其缺点是手术技术要求高、难度大,对脊髓干扰大,故手术风险高,出血相对较多。有学者采用此法平均后凸矫正 64.7°,最大矫正 82°,总体矫正率达到 88.6%;平均手术时间为 4.5 h,平均出血量为 2 280 mL。

3.后路脊柱节段切除矫形术式

对于严重的后凸畸形,尤其是角度>90°的畸形及后凸并严重侧凸的病例,畸形局部由多个畸形节段组成,为达到神经彻底减压及畸形矫正,常需切除1~2个畸形节段,后路脊柱节段切除矫形术式在单一后方入路的前提下完成了脊髓前方多节段的截骨矫形,避免了前后路联合手术造成的二次创伤,但手术要求高,风险大。有学者采用此法治疗中重度后凸成角畸形,术前平均后凸角度为89.7°,术后平均为 26.2°,矫正率为 71.8%;平均手术时间为 6 h,平均出血量为 2 710 mL。有国外报道平均出血量可达 7 000 mL。

(三)前后路联合矫形手术

前后路联合矫形手术式的方法是首先进行前路椎间隙松解、椎管减压,再进行后路小切口松解(必须包括棘突间、椎板间及伤椎上下小关节间和神经根管),最后进行前路撑开矫形植骨融合内固定术。

适应证:前后路联合手术适用于不同程度的后凸畸形,尤其是后凸>45°或再次手术的病例。

优点:前后路脊柱松解彻底,直视下操作相对安全简单,出血少,对脊髓神经组织干扰小,可显著矫正不同程度的后凸畸形;通过前方有效伸展脊柱,达到脊柱矫形椎管减压目的,而不会出现单纯后方压缩而造成的脊髓堆积、皱褶。其缺点是前后同时入路,需 2 个手术切口,手术创伤大、时间长。陈仲强等行前后路手术治疗后凸畸形患者,平均手术时间为 5 h,平均出血量为 1 500 mL。

总之,后凸畸形矫形的原理是后方短缩和/或前方结构撑开,在矫形中避免过度的脊柱短缩或椎管延长,防止脊髓神经受损。在临床实践中,要根据患者的临床症状、手术耐受程度、畸形的程度等选择最合适的治疗方案。我们的体会:①对于后凸角度不大(<40°)和/或后凸为非僵硬性后凸的患者,尤其是后凸顶椎为 L$_{1~2}$节段病例,适宜选择单纯前路手术。对于后凸顶椎为 T$_1$、T$_2$ 的患者,选择后路矫形术可避免干扰胸腔,降低术后肺部并发症的发生。②对于后凸角度较大的患者(>40°且<60°),单纯后路手术操作技术要求较高,手术时间长,出血量往往较大,此时选择前后路(小切口松解)联合手术,前路短节段融合固定,只要技术应用得当,不仅操作简单,而且创伤小,手术风险低,能达到理想的矫形效果。③对于僵硬性且后凸角度大的患者,应列为高危手术,发生并发症的风险较大,后凸角度越大,手术风险越高,矫形效果也相对欠佳。此类手术需详尽的术前计划,尽量选择前后路联合手术松解、后路长节段内固定。前路显露困难病例,则必须选择后路全脊柱截骨矫形内固定术式。

八、预后

合适的手术治疗常可取得理想的临床效果,腰背痛及后凸畸形可得到明显的改善,脊髓神经功能障碍也可得到不同程度的恢复。

(刘 磊)

第六节 胸腰椎骨质疏松性骨折

一、胸腰椎骨质疏松性骨折概念与分类

(一)定义

骨质疏松症是以骨矿物质和骨基质等比例减少和骨组织显微结构退化为特征,致使骨的脆性增高和骨折危险性增加的一种全身性骨病,好发于绝经后妇女。脊柱胸腰段椎体是骨质疏松性骨折最常见的部位,往往外伤较轻,或无明显外伤史,其中约 85% 有疼痛症状,其余 15% 可无症状,易漏诊或误诊。

(二)分类

目前国外常用的胸腰椎骨质疏松性骨折有 Genant 半定量法、Heini 分型法和 AO 分型。Genant 半定量法单纯地依靠标准侧位 X 线片进行分级,而同等程度的压缩骨折合并的临床症状可能各不相同,因此临床治疗方法的选择意义不大。Heini 分型虽然结合骨质疏松性患者的临床特征及影像学表现进行了分型,但是并没有提出每一种类型相应的治疗手段,因此,仍未被广泛接受。AO 组织则将椎体骨质疏松性骨折笼统地归纳到 AO 分型中。国内中华医学会骨科分会则仅将胸腰椎骨质疏松性骨折分为压缩骨折和爆裂骨折两种类型。这些分型方法主要侧重于椎体的形态学改变和脊柱局部的稳定性,均没有结合骨质疏松症患者的自身特点,对骨折的严重程度进行系统、全面的评估,因此,无法有效地指导临床治疗。

我们提出的胸腰椎骨质疏松性骨折评分分型系统(见表 6-1),从伤椎形态学改变、MRI 检查、骨密度检查、临床表现(疼痛和神经症状)四个指标进行综合评分,综合考虑了脊柱局部稳定

性,临床症状,骨质疏松的严重程度,以及神经功能情况,根据不同的分值选择相应治疗方式,为胸腰段椎体骨质疏松性骨折的治疗方法的选择确立客观、科学的判定标准。

表 6-1　胸腰椎骨质疏松性骨折评分分型系统

评估项目	分值
形态学改变	
正常	0
压缩骨折(单凹改变或者双凹改变)	1
爆裂骨折	2
MRI 检查	
正常	0
长 T_1 长 T_2 信号改变	1
椎体内真空现象或者积液征	2
骨密度	
T 值＞－2.5	0
－2.5＞T 值＞－3.5	1
T 值＜－3.5	2
临床表现	
无明显痛	0
腰背痛(体位改变诱发痛)	1
持续明显痛/脊髓损伤	2
总分	0～8

注:T＜4 分者可采用保守治疗:正规抗骨质疏松＋卧床＋支具保护;T＝4 分者应首先根据患者生命体征能否耐受手术,其次患者对手术的意愿和对生活质量的要求,采用保守治疗,或者手术治疗(椎体成形术或椎体后凸成形术);T≥5 分者建议采用手术治疗(椎体成形术、椎体后凸成形术或开放手术,即钉道骨水泥强化附加伤椎骨水泥成形术)。

二、胸腰椎骨质疏松性骨折诊断

诊断标准:①腰背痛病史;②腰部活动受限;③X 线与 CT 表现:椎体楔形压缩(包括上、下终板双凹塌陷);椎体爆裂骨折(以椎体前中柱崩裂、椎体后壁骨折为特征);④MRI 检查:提示椎体内信号改变;⑤骨密度 T 值＜－2.5。

三、胸腰椎骨质疏松性骨折治疗

(一)椎体成形术

国内外研究报道,椎体成形术或椎体后凸成形术是治疗胸腰段骨质疏松性骨折切实、可靠的方法,其创伤小,能有效地恢复椎体高度,增强伤椎强度,具有明显的止痛效果,患者可以早日下地,生活质量明显提高。但是该术式的并发症也不容忽视,主要包括肺栓塞、骨水泥热损伤、骨水泥渗漏(椎管内渗漏、椎旁渗漏和硬脊膜渗漏)及神经损伤。骨水泥渗漏是最常见的并发症,发生率为 4％～65％,神经损伤是最严重的并发症,发生率为 2.52％。目前,大部分学者认为骨水泥的注入量和术后并发症关系较为密切,胸腰段椎体建议注入为 5～8 mL,我们建议骨水泥的注入量达到伤椎体积的 25%，效果最佳。

(二)固定融合

对于椎体严重变形，或者伴有明显的神经症状，或存在潜在神经损伤可能的时候，椎体成形术可能无法满足临床的需要，此时，需行后路固定融合术。为了增加螺钉的把持力，我们建议植钉内倾角度应适当增大，行双皮质固定，固定节段最好包括伤椎上下各两个节段。

(三)常规方法

对于胸腰椎骨质疏松性骨折，传统常采用后路切开复位融合内固定术，由于骨质条件差，往往固定节段长，术中出血多、创伤大，术后内固定松动、移位发生率高。

(四)骨水泥强化钉道

研究表明，骨水泥钉道强化能有效地改善固定界面，增加螺钉的把持力，稳定性维持术后脊柱的稳定性。实际操作中为了获得良好的骨水泥弥散，应该在钉道的不同部位进行注入，保证骨水泥尽量弥散在钉道周围。制备钉道时，尽量保证一次成功，避免多次反复穿刺，破坏局部的骨性结构。

(五)膨胀螺钉

椎体骨质疏松已成为导致椎弓根螺钉固定能力下降、螺钉松动、融合失败的一个重要原因。有学者提出，膨胀式椎弓根螺钉的设计在膨胀后其纵轴切面成三角形，不增加椎弓根螺钉的基础上，使椎体内的螺钉直径增大，使抗拔出能力增加。特别是其膨胀后产生张开的"爪"状鳍，潜入周围的骨质，可以有效地对抗轴向拔出负荷产生的旋出扭矩，达到螺钉固定稳定性的效果。膨胀式椎弓根螺钉能在不断增加螺钉长度和在椎弓根内直径，降低椎弓根处骨折风险的前提下，提供更加可靠的固定强度，是老年骨质疏松性胸腰椎骨折的较理想的固定器，但是不能耐受手术或严重的骨质疏松的患者不适用。

(六)前路手术

有学者提出，后路椎弓根钉复位、融合固定是治疗胸腰段脊柱骨折的常用方法，但对于骨质疏松患者往往复位不理想，固定不牢，后期常有假关节形成，矫正度丢失。采用前路空心螺钉固定也是一种较好的选择。该方法采用左侧前外侧入路，用自体髂骨植于上下椎间隙，融合上下椎体，在骨折椎体的上下位椎体中心定点插入定位针，安装 2 枚装有白体骨的空心螺钉，进行复位固定。手术资料显示，此方法并发症少，内固定良好，患者恢复情况好，效果满意。

（刘　磊）

第七章

髋部及大腿损伤

第一节　髋关节脱位

髋关节脱位是指股骨头与髋臼间的关节面构成关系发生分离。髋关节脱位约占全身各关节脱位的 5%，占全身四大关节（肘、肩、髋、膝）脱位的第三位，仅次于肩、肘关节脱位。由于髋关节周围有坚强的韧带和丰厚的肌群，其结构十分稳固，一般不易发生脱位，只有在强大暴力作用下才可能发生髋关节脱位。髋关节脱位以活动力强的青壮年多见，多为高能量损伤如车祸、塌方、高处坠落等所致，复位越早治疗效果越好。如脱位时间过长，可能会增加股骨头缺血性坏死和创伤性关节炎的发生。

髋关节脱位，中医学称为"胯骨出""大腿根出臼""枢机错努""臀骱出"等。

一、病因、病理

髋关节脱位一般是由间接暴力导致，直接暴力所致极少见。随着我国交通运输业及建筑业的发展，因车祸、工地高处坠落、塌方等高能量损伤所致的髋关节脱位日益增多，Brand 在对髋关节脱位并骨折的病因学研究中发现约 80% 由机动车车祸所致。由于损伤能量高，对髋关节结构破坏严重，除脱位外关节囊及临近的肌肉等软组织亦有广泛损伤，常伴有髋臼、股骨头骨折，甚至并有同侧股骨颈、股骨干骨折等复合伤。由于损伤严重，其晚期并发症也相对增多。

二、分类

临床上按脱位的方向可分为后脱位、前脱位、中心型脱位。

（一）后脱位

髋关节在屈曲位时股骨头的一部分不在髋臼内，稳定性靠关节囊维持，若同时再有内收则股骨头大部分位于髋臼后上缘，其稳定性甚差。在车祸中患者坐位，膝前方顶撞于硬物上或患者由高处坠落时髋关节处于屈曲位，来自膝前方强大冲击力沿股骨干纵轴传递至股骨头，使股骨头冲破关节囊向后脱出，这样的脱位常伴有髋臼后缘或股骨头骨折，部分患者可同时伴有股骨颈或股骨干骨折；如若患者髋关节在屈曲、内收、内旋位受伤，或暴力纵向传递时存在迫使大腿内收、内旋的分力，这时股骨颈可被髋臼前内缘阻挡，形成一杠杆支点，股骨头更易向后上脱出。这样的脱位伴有髋臼后缘或股骨头骨折,股骨颈或股骨干骨折的概率相对较小。塌方时患者髋关节处于屈曲、内收位,膝关节着地,重物由腰骶部或臀后冲击髋关节,也能迫使股骨头冲破后方关节囊而形成后脱位。髋关节后脱位发生时由于髋关节屈曲的角度不同,股骨头脱出的位置亦有所不同。当屈髋<90°时股骨头脱出的位置多位于髋臼后上方的髂骨部,形成后上方脱位;当屈髋90°时股骨头多停留在髋臼后方,称为后方脱位;当屈髋大于90°时股骨头脱向髋臼后下方,停留在近坐骨结节部,称为髋关节后下方脱位。

股骨头脱出关节囊,造成股骨头圆韧带断裂,后关节囊撕裂,关节囊后上方各营养支发生不同程度的损伤。但前侧髂股韧带和关节囊保持完整,并具有强大拉力,使患肢出现屈髋、内收、内旋畸形。髋关节后脱位约占髋关节脱位的85%。

髋关节后脱位并发髋臼后缘骨折约占32.5%,合并股骨头骨折占7%～21%。坐骨神经可因牵拉或受到股骨头的挤压,骨折块的碾挫而发生牵拉伤、撕裂伤、挤压伤、挫伤,出现下肢麻痹,踝背伸障碍。

(二)前脱位

外界暴力作用使大腿强力外展、外旋,此时股骨大转子顶部与髋臼上缘接触,以此为支点的杠杆使股骨头脱出髋臼,突破关节囊,向前方脱位。少数情况下髋关节在外展外旋位时,大转子后方遭受向前的暴力,造成前脱位。脱位后若股骨头停留在耻骨横支水平,称为耻骨型或高位型,可致股动脉、股静脉受压而出现下肢循环障碍;若股骨头停留在髋臼前方,称为前方脱位;若股骨头停留于闭孔处,称为闭孔脱位。临床上以此型多见。股骨头可压迫闭孔神经而出现股内侧区域性麻痹。前脱位占髋关节脱位的10%～15%。

(三)中心型脱位

中心型脱位多由传达暴力所致。多因挤压伤致骨盆骨折,折线通过臼底,股骨头连同骨折片一起向骨盆内移位所致。亦可发生于下肢在轻度外展屈曲位时,强大暴力作用于股骨大转子外侧;或髋关节在轻度外展外旋位,高处坠落,足跟着地,暴力沿股骨纵轴传达致股骨头撞击髋臼底,致臼底骨折,当暴力继续作用,股骨头可连同髋臼的骨折片一同向盆腔内移位,形成中心型脱位,有时可伴有盆腔内脏器损伤。

(四)髋关节陈旧脱位

当脱位超过3周即称为陈旧性脱位。近年来由于诊断水平的提高,这类疾病已明显减少,常见于漏诊或延误治疗的患者。漏诊多见于伴有同侧股骨干骨折,由于骨折症状掩盖了脱位征象,临床检查欠周详所致;延误治疗多见于并有其他严重复合伤为抢救生命或治疗复合伤而延误治疗时机。此时髋周肌肉、肌腱挛缩,髋臼为血肿机化形成纤维瘢痕组织填充,关节囊破裂口在股骨颈基底部愈合,股骨头为纤维瘢痕组织包裹粘连而固定于脱出的位置。同时由于长时间的废用,患侧股骨尤其是股骨颈及转子部骨质疏松明显。这些都给手法复位增加了一定的困难。

中医学认为,髋关节脱位的病机为骨错筋伤,气滞血瘀,病理性质为实证。早期,由于髋关节骨错筋伤,筋膜断裂,络脉受损,血离经脉,气机凝滞,淤积不散,经络受阻,故髋部疼痛、肿胀、关节活动受限;淤血泛溢肌肤,则局部皮肤瘀紫;中期,骨位虽正,但筋络尚未修复,淤血内滞未尽去,故肿痛减轻,瘀斑渐散;后期,淤血已尽,肿痛消退,虽筋络连续,但尚未坚韧,故关节活动不利,患肢乏力。

三、诊断

(一)病史

有如车祸、高处坠落、塌方、运动伤等明确的外伤史。

(二)临床表现

1.髋关节脱位常见症状

受伤后患侧髋部疼痛、淤肿、功能障碍、畸形,弹性固定。

2.髋关节脱位的体征

(1)后脱位:患髋呈屈曲、内收、内旋、短缩畸形,伤侧膝关节屈曲并靠于健侧大腿中 1/3 处,即"黏膝征"阳性;患者臀部膨隆,股骨大转子上移凸出,在髂前上棘与坐骨结节连线(Nelaton线)上可扪及股骨头。

(2)前脱位:患髋外展、外旋、轻度屈曲,患侧较健肢增长畸形;患侧膝部不能靠于健侧下肢上,"黏膝征"阴性;患侧大转子区平坦或内陷,在腹股沟或闭孔处可扪及股骨头。

(3)中心型脱位移位:不多者无特殊体位畸形;移位明显者可出现患肢短缩畸形,大转子不易扪及,阔筋膜张力、髂胫束松弛,若髋臼骨折形成血肿,患侧下腹有压痛,肛门指检可在患侧有触痛或扪及包块。

3.陈旧性髋关节脱位

可分为陈旧性后脱位、陈旧性前脱位、陈旧性中心性脱位。由于时间的迁延,局部的瘀肿已退,疼痛常不明显,甚至可扶拐跛行,伤侧肢体肌肉萎缩,但脱位造成的畸形仍在。

(三)影像学检查

1.X 线检查

X 线检查是诊断髋关节脱位的主要方法,一般情况下髋关节正位、闭孔斜位、髂骨斜位 X 线片,可明确脱位的类型及是否伴有骨折。

(1)髋关节后脱位:股骨头脱出位于髋臼后方,在 Nelaton 线之上,Sheton 线不连续;股骨干内收内旋,大转子突出,小转子消失,内旋越明显,股骨颈越短。若合并髋臼骨折、股骨头骨折或股骨颈骨折,宜加照闭孔斜位及髂骨斜位片。若合并髋臼后缘骨折,骨折片常被脱位的股骨头推向上方,位于股骨头顶上;若并股骨头骨折,多发生于股骨头的前内下部,很少累及负重区,股骨头前下内方骨折块多保留在髋臼内。

(2)髋关节前脱位:股骨呈极度外展、外旋位,小转子突出,股骨头位于髋臼前方多在闭孔内或耻骨横支水平。

(3)髋关节中心型脱位:髋臼臼底骨折,骨折片随股骨头突入盆腔,骨盆正位可显示髋臼及股骨头的改变,闭孔斜位及髂骨斜位可清楚显示髋臼骨折及移位情况。

(4)陈旧性髋关节脱位:X 线可显示脱位的方向,伴骨折者可见移位的骨折片;脱位时间长者,髋关节周围可见增大的软组织影,部分患者可有软组织钙化影,股骨上段可有不同程度的骨质疏松。

2.CT 检查

在常规 X 线检查中由于患者摆位时的剧痛等因素,难以达到满意的双斜位投照效果,加之影像的重叠及遮盖等因素的干扰,对创伤后并有骨折者容易漏诊或低估。CT 薄层扫描及三维重建可提高髋臼及股骨头骨折检出率,同时也能初步了解关节及周围软组织损伤后的形态变化。

能准确地进行髋关节合并骨折的分型,对临床治疗及减少晚期并发症有重要的意义。

3.MRI 检查

MRI 在了解髋关节脱位并髋臼骨折、股骨头骨折骨片的大小及移位情况不如 CT 清楚,但在观察髋关节周围软组织损伤、髋臼盂唇撕裂、关节腔内出血的情况较 CT 敏感。晚期可用来观察是否并有股骨头坏死。

(四)分类分型

1.据股骨头与髋臼的位置关系分型

可分为后脱位、前脱位、中心性脱位。

(1)前脱位:以 Nelaton 线(髂前上棘与坐骨结节的连线)为标准,位于该线前方者为前脱位。前脱位又可分为前上方脱位(耻骨脱位)、前方脱位(髋臼前方脱位)、前下方脱位(闭孔脱位)。

(2)后脱位:脱位后股骨头位于 Nelaton 线后方者为后脱位。后脱位又可分为后上脱位(髂骨部脱位)、后方脱位(髋臼后方脱位)、后下方脱位(坐骨结节脱位)。

(3)中心性脱位:股骨头冲破髋臼底或穿入盆腔者为中心性脱位。

2.据合并骨折类型分型

髋关节脱位并骨折分型种类较多,下面介绍临床上常用的分型。

(1)Thomoson-Epstein 髋关节后脱位并骨折分型:该分型法缺失髋关节后脱位并股骨颈骨折的分型。

Ⅰ型:髋关节后脱位伴有或不伴有髋臼后缘小骨折片。

Ⅱ型:髋关节后脱位伴有髋臼后缘较大单一骨折片。

Ⅲ型:髋关节后脱位伴有髋臼后缘粉碎性骨折。

Ⅳ型:髋关节后脱位伴有髋臼后缘及髋臼顶骨折。

Ⅴ型:髋关节后脱位伴有股骨头骨折。

(2)髋关节前脱位并骨折分型:髋关节前脱位发生概率较小,一旦脱位常易致股骨头骨折。

凹陷型髋关节前脱位并股骨头负重区压缩性凹陷骨折。

经软骨骨折型髋关节前脱位并股骨头负重区骨软骨骨折或关节软骨缺损。

(3)髋关节中心性脱位分型。

Ⅰ型:髋臼底部横形或纵形骨折,股骨头无移位。此型损伤轻,较多见。

Ⅱ型:髋臼底部骨折,股骨头呈半脱位进入盆腔。此型损伤较重,亦较多见。

Ⅲ型:髋臼底部粉碎性骨折,股骨头完全脱位于盆腔,并嵌入于髋臼底部骨折间。此型损伤严重,较少见。

Ⅳ型:髋臼底骨折并有髋臼缘骨折或同侧髂骨纵形劈裂骨折,骨折线达臼顶,股骨头完全脱位于盆腔。此型损伤严重,很少见。

3.据脱位时间长短分类

新鲜性髋关节脱位时间在 3 周以内,陈旧性髋关节脱位时间超过 3 周。

(五)常见并发症

1.骨折

髋关节脱位可并有髋臼骨折、股骨头骨折,少数情况下可出现同侧股骨颈骨折或股骨干骨折。

2.坐骨神经损伤

髋关节后脱位并髋臼后上缘骨折者或未能及时复位者,易致坐骨神经损伤,多表现为不完全损伤,以腓总神经损伤表现为主,出现足下垂,足趾背伸无力,足背外侧感觉障碍等体征。

3.闭孔神经损伤

前脱位的股骨头亦可压迫闭孔神经,致闭孔神经支配区域麻木。

4.静脉损伤

髋关节前脱位的股骨头可直接压迫或部分挫伤股静脉导致患侧肢体深静脉栓塞,表现为患肢肿胀、疼痛,凹陷性水肿由足踝逐渐发展至近端,腓肠肌压痛明显。

5.股动脉损伤

下肢血液循环障碍,可见患肢大腿以下苍白、青紫、发凉,足背动脉及胫后动脉搏动减弱或消失。

6.内脏损伤

髋关节中心型脱位,髋臼骨碎片可随移位的股骨头进入盆腔,刺伤膀胱或直肠,常首先表现为腹膜刺激征。若同时伴有血尿、尿外渗体征,应考虑膀胱破裂。

7.创伤性关节炎

髋关节脱位并骨折常致髋关节面严重损伤,或关节内游离骨块,晚期易引起髋关节创伤性关节炎。临床上出现髋疼痛不适,骨性关节面模糊、中断、消失及硬化,关节间隙变窄或见关节内游离体。

8.股骨头坏死

髋关节脱位常引起圆韧带撕脱,关节囊广泛撕裂,上、下干骺端动脉遭受不同程度的损伤,致股骨头坏死。临床上出现髋痛,股骨头内死骨形成,股骨头塌陷变形。

9.髋关节周围骨化性肌炎

多见于髋部创伤严重,髋关节脱位并骨盆、髋臼骨折及股骨上段骨折者。轻者髋关节活动时有响声,重者髋关节活动障碍。

10.下肢深静脉血栓及肺栓塞

由于髋部脱位并骨折患者局部肿胀,下肢活动受限,静脉血流多处于缓慢状态,易引起深部静脉血栓。尤其是髋关节前脱位,股骨头可压迫或挫伤股静脉,更易引起下肢静脉血栓。静脉血栓形成后最常见、也最危险的并发症是肺栓塞。

四、治疗

(一)治疗原则

新鲜脱位应及早复位,一般不应超过24 h,以手法闭合复位为主,复位后需充分固定。合并股骨干骨折者,先整复脱位,再整复骨折;对难复性髋关节脱位或脱位并髋臼、股骨头、股骨颈骨折,应早期手术切开复位内固定。警惕严重并发症。

(二)治疗方法

1.非手术治疗

(1)闭合复位:应在全麻、腰麻或硬外麻下进行,据不同的脱位类型选择不同的手法进行复位,或行牵引复位。

后脱位:①屈髋拔伸法(Allis法)。患者仰卧位,助手固定骨盆,使患肢屈髋屈膝,术者面向患者弯腰站立，跨骑于患肢上，用双前臂、肘窝扣在患肢腘窝部，沿股骨轴线方向提拉并外旋患肢，使股骨头滑入髋臼。②回旋法（Bigelow 法）。患者仰卧，助手固定骨盆，术者一手握住患肢踝部，另一手以肘窝提拉其腘窝部，在向上提拉基础上，将患髋依次做内收-内旋-极度屈曲，然后外展-外旋并伸直，此复位轨迹在左髋形如"?"，右髋则为反"?"，复位过程中若感到或听到弹响，患肢伸直后畸形消失，即已复位。③拔伸足蹬法。患者仰卧，术者双手握患肢踝部，用一足外缘蹬于坐骨结节及腹股沟内侧，手拉足蹬，身体后仰，协同用力，并将患肢旋转，即可复位。④俯卧下垂法（Stimson 法）。令患者俯卧于检查台上，患髋及下肢悬空，屈髋屈膝 90°，助手固定骨盆，术者用一手握住患者足踝部，保持屈膝 90°，然后术者亦屈膝 90°，将患者小腿置于自己膝上，另一手沿股骨干长轴向下压小腿近端，即可复位。⑤后脱位并同侧股骨干骨折者整复脱位法。患者侧卧位，健肢在下，一助手握住患肢踝部顺势牵引，一助手以宽布带绕患肢大腿根部向外上方牵引，术者站于患者身后，以手掌向前、远侧推股骨大转子，直至股骨头移至髋臼水平，在保持牵引情况下，第三助手用手提拉膝关节，使髋关节屈曲 90°，同时术者以手掌推股骨头向前即可复位。

前脱位：①屈髋拔伸法（Allis 法）。患者仰卧，一助手固定骨盆，另一助手握住小腿近端，保持屈膝，顺原畸形方向，向外下方牵引，并内旋，术者用双手环抱大腿根部，向后外方挤压，同时助手在持续牵引下内收患肢，使股骨头回纳入髋臼。②反回旋法（Bigelow 法）。操作步骤与后脱位相反，先将髋关节外展、外旋，极度屈曲，然后内收-内旋-伸直患肢，此复位轨迹，左髋如反"?"，右髋则为"?"。③俯卧下垂法（Stimson 法）。令患者俯卧于检查台上，患肢下垂，助手固定骨盆，屈髋屈膝 90°，术者用一手握住患者小腿持续向下牵引，同时旋转患肢即可复位。④侧牵复位法。患者仰卧，一助手以双手固定骨盆；另一助手用一宽布带绕过大腿根部内侧，向外上方牵拉；术者双手分别扶持患膝及踝部，连续屈患髋，在伸屈过程中，可慢慢内收内旋患肢，常可听到或感到股骨头纳入髋臼的弹响，畸形消失，即可复位。⑤前脱位合并同侧股骨干骨折整复法。患者仰卧，一助手固定骨盆，另一助手握膝部，顺畸形方向牵引，在维持牵引下，第三助手以宽布带绕大腿根部向外上牵引，术者站于健侧，以手将股骨头近端向内扳拉，同时令握膝牵拉的助手内收患肢，即可复位。

中心型脱位：①拔伸扳拉法。对轻度移位者可用此法进行复位。患者仰卧位，一助手固定骨盆，另一助手握患肢踝部，使足中立，髋外展约 30°，在此位置下拔伸旋转；术者以双手交叉抱住股骨上端向外扳拉，至大转子处重新高起表明股骨头已从骨盆内拔出，然后行胫骨结节骨牵引，维持 6~8 周，重量为 6~10 kg。②牵引复位法。适用于各类型脱位患者。对移位不明显者，行胫骨结节或股骨髁上骨牵引，牵引重量 3~4 kg，经 2~3 周逐步减少牵引重量，4~5 周可去掉牵引。对移位明显髋臼底骨折严重者，应行股骨髁上牵引，牵引重量为 10~12 kg，同时在大转子部另打一前后克氏针向外牵引，牵引重量为 3~4 kg，一般 3 d 内可将股骨头牵引复位。复位后可去除侧向牵引，纵向牵引重量减至 4~6 kg，维持骨牵引 8~10 周。

陈旧性髋关节脱位：陈旧性脱位手法复位需严格掌握适应证，做好复位前工作。①适应证：身体条件好，能耐受麻醉及整复时刺激；外伤脱位后，时间在 2~3 个月间；肌肉韧带挛缩较轻，关节轮廓尚清晰；关节被动活动时，股骨头尚可活动；X 线示骨质疏松及脱钙不明显，不合并头、臼及其他骨折，关节周围钙化或增生不严重。②术前牵引：术前先用大重量骨骼牵引，通常选用股骨髁上牵引，牵引重量为 7~12 kg，抬高床尾，以加大对抗牵引力。待股骨头牵至髋臼平面，方可考虑手法复位。③松解粘连：在充分麻醉，筋肉松弛情况下进行，一助手固定骨盆，术者持患肢膝及踝部,顺其畸形姿势,作髋关节屈、伸、收、展、内旋、外旋等运动,范围由小到大,力量由轻到重,将股骨头从粘连中松解出来。④手法复位:当粘连松解充分后可按新鲜脱位整复方法进行复位。若复位后髋不能伸直,或伸直后股骨头又脱出,可能因为髋臼为瘢痕组织填充,可反复屈伸、收展、内外旋,并可令一助手在大转子部同时挤压,使股骨头推挤研磨髋臼内充填的瘢痕组织,而完全进入髋臼。

(2)固定:髋关节脱位复位后,但由于部位特殊,难以通过夹板及石膏获得有效的固定作用。常需结合骨牵引或皮肤牵引固定,患肢两侧置沙袋防内、外旋。①髋关节后脱位:维持髋关节轻度外展皮肤牵引3~4周,避免行髋关节屈曲、内收、内旋活动。合并髋臼后缘骨折者,采用胫骨结节或股骨髁上牵引,牵引重量为6~12 kg,定期复查X线片,调整骨牵引重量,复位后应维持骨牵引8~12周。②髋关节前脱位:维持髋关节内旋、内收、伸直位皮肤牵引3~4周,避免外展、外旋活动。③髋关节中心型脱位:中立位牵引6~8周,待髋臼骨折愈合后方能拆除牵引。

2.手术治疗

(1)手术治疗适应证:髋关节后脱位、前脱位、中心型脱位及陈旧脱位的手术适应证各不相同,现分述如下。

髋关节后脱位手术适应证:①软组织嵌入关节腔,手法复位失败者。②合并较大髋臼骨折,影响关节稳定者或股骨头负重区骨折者。③合并同侧股骨颈、转子间及股骨干骨折。④伴有骨盆耻骨体骨折或耻骨联合分离者。⑤合并坐骨神经损伤需手术探查者。

髋关节前脱位手术适应证:①股骨头嵌入腰大肌或前关节囊手法复位失败者。②合并股动脉损伤需手术探查者。③合并深静脉血栓保守治疗无效者。

髋关节中心型脱位手术适应证:①股骨头在骨盆内被骨片嵌顿难以脱出者。②髋臼穹隆部或髋臼盂和股骨头间存在骨碎片使股骨头无法复位者。③股骨头或穹隆有较大骨碎片用牵引方法无法复位者。④合并有同侧股骨干骨折不能牵引治疗者。

髋关节陈旧脱位能耐受手术者。

(2)手术方法及内固定的选择:不同的髋关节脱位其手术方法及内固定各不相同。

髋关节后脱位:一般采用髋关节后外侧切口,若合并坐骨神经损伤或髋臼骨折常用后侧切口入路。无骨折者仅需仔细从股骨头上切除或分离阻挡股骨头复位的肌肉、关节囊或韧带,扩大关节囊裂口,使股骨头复位。合并髋臼骨折Ⅱ~Ⅴ型者,宜将骨折块复位以1~2枚螺钉固定或用AO可塑形钢板塑形后固定。若合并股骨头骨折可选用2枚可吸收螺钉或异体骨钉固定股骨头骨折块。合并股骨颈、转子间骨折可予加压螺钉或滑动鹅头钉(DHS)固定。

髋关节前脱位:采用髋关节前外侧切口入路。切开关节囊在内侧充分松解游离股骨头,然后在外展外旋牵引下,术者向外侧挤压股骨头,使纳入髋臼,内收内旋下肢,即可复位。复位后若外展外旋下肢易脱位者,予以一克氏针通过股骨大转子部钻入髋臼上缘作临时固定。

髋关节中心型脱位:采用髂腹股沟入路或髋关节后侧入路联合应用。前侧入路切口起自髂嵴中部,沿髂嵴向前至髂前上棘,然后沿腹股沟至耻骨联合,进入髂前窝,显露骨折部,将髋臼内板的大骨块复位予螺钉固定或用AO可塑形钢板塑形后固定。后侧入路切口起自髂后上棘,向外下弧形延伸至大转子部,沿大腿外侧向远端延伸,切开阔筋膜及臀肌筋膜,分开臀大肌纤维到髂胫束后部,再沿大转子外侧将臀大肌筋膜切开,显露并保护好坐骨神经,切断外旋肌肌腱,将其向内侧牵开,显露髋臼后缘、坐骨支,将臀中肌由大转子附着部切下可显露髂骨翼部下部,将骨折复位予钢板螺钉固定。中心型脱位并髋臼骨折较碎时,可将大块骨片植入髋臼内板用AO可塑形钢板螺钉固定。脱位合并股骨干骨折,可选用交锁髓内针等固定,术后维持皮肤牵引 4～6 周。

髋关节陈旧性脱位在 3～6 个月间可行手术切开复位,术前需先骨牵引 1～2 周,术中将股骨头周围及髋臼的瘢痕组织全部清除,方可复位。脱位在 6 个月以上者可考虑行截骨术来纠正畸形,恢复负重力线,改进功能。对后脱位者可行转子间外展截骨,对前脱位者可行股骨颈基底部截骨,令截骨近端与股骨干成 90°,负重力线通过股骨头与转子部之间。对高龄陈旧性脱位患者症状不重可不予处理。

3.阶段治疗

(1)早期。①药物治疗:主证表现为患侧髋部疼痛,肿胀,畸形,甚或瘀紫,活动受限,舌淡红或有瘀点,苔薄白,脉弦或涩。治法为活血祛瘀、消肿止痛。②练功:整复后在牵引固定期间,可行股四头肌收缩及踝关节屈伸活动,有利于气血畅通,促进肿胀消退,防止肌肉萎缩,恢复软组织力学平衡。

(2)中期。①药物治疗:主证表现为患侧髋部疼痛减轻,肿胀消退,瘀紫渐散,舌淡红或有瘀点,苔薄白,脉弦滑。治法为理气活血、祛瘀续筋。②练功:维持牵引固定。继续行股四头肌收缩及踝关节屈伸活动,防止肌肉萎缩,恢复软组织力学平衡。

(3)后期。①药物治疗:主证表现为患侧髋部疼痛、肿胀、瘀紫消失,患肢无力或腰酸疲倦,舌淡红,苔薄白,脉沉无力。治法为补益肝肾、强筋活络。②练功:解除牵引后,可先在床上行屈髋屈膝,及髋关节内收、外展、内旋、外旋等功能活动,以后逐步扶双拐不负重活动;3 个月后行 MRI 或 X 线检查未发现有股骨头缺血性坏死,方可下地行下蹲、行走等负重锻炼。对于中心型髋关节脱位者,床上练习课适当提早,负重活动相对延迟。

(李禄松)

第二节 髋臼骨折

一、概述

髋臼由 3 块骨骼组成:髂骨在上,耻骨在前下,坐骨在后下,至青春期以后 3 骨的体部才融合为髋臼。从临床诊治的角度出发,Judet 和 Letournel 将髋臼视为包含于半盆前、后两个骨柱内的一个凹窝。前柱又称髂耻柱,由髂骨前半和耻骨组成,包括髋臼前唇、前壁和部分臼顶。后柱又称髂坐柱,由髂骨的坐骨切迹前下部分和坐骨组成,包括髋臼后唇、后壁和部分臼顶。

二、病因、病理

髋臼骨折多由间接暴力造成,因臀部肌肉丰富故直接暴力造成骨折少见。由于遭受暴力时股骨的位置不同,股骨头撞击髋臼的部位即有所不同,因而造成不同类型的髋臼骨折。当髋关节屈曲、内收位时受力,常伤及后柱,并可发生髋关节后脱位;若在外展、外旋位时受力,可造成前柱骨折和前脱位;若暴力沿股骨颈方向传递,即可造成涉及前后柱的横形或粉碎性骨折。严重移位的髋臼骨折,股骨头大部或全部突入骨盆壁内,出现股骨头中心脱位。传达暴力的髋臼骨折,髋臼的月状软骨面和股骨头软骨均有不同程度的损伤,重者股骨头亦可发生骨折。

三、诊断

(一)病史

确切的外伤史。

(二)体征

患侧臀部或大腿根部疼痛、肿胀及皮下青紫瘀斑,髋关节活动障碍。局部有压痛,有时可在伤处扪及骨折块或触及骨擦音。

(三)合并症

若合并有髋关节脱位,后脱位者在臀部可摸到脱出的股骨头,患肢呈黏膝状;前脱位者在大腿前侧可摸到脱出的股骨头,患肢呈不黏膝状;中心型脱位者,患肢呈短缩外展畸形。

(四)X 线或 CT 检查可明确诊断

为了正确评估髋臼骨折,检查时应摄不同体位的 X 线片,以便了解骨折的准确部位和移位情况。Letoumel 对髋臼骨折在 Judet 3 个角度 X 线片上的表现进行分类。该方法包括摄患髋正位、髂骨斜位片(IOV)和闭孔斜位片(OOV),它们是诊断髋臼骨折和分类的依据。

正位片显示髂耻线为前柱内缘线,前柱骨折时此线中断;髂坐线为后柱的后外缘,后柱骨折时此线中断;后唇线为臼后壁的游离缘,臼后缘或后壁骨折时后唇线中断或缺如;前唇线为臼前壁的游离缘,前缘或前壁骨折时此线中断或缺如;臼顶和臼内壁的线状影表示其完整性,臼顶线中断为臼顶骨折,说明骨折累及负重区,臼底线中断为臼中心骨折泪滴线可用来判断髂坐线是否内移。为了显示前柱或后柱骨折,尚需摄骨盆 45° 斜位片。①向患侧旋转 45° 的髂骨斜位片:可清晰显示从坐骨切迹到坐骨结节的整个后柱,尤其是后柱的后外侧缘。因此,该片可以鉴别后柱和后壁骨折,如为后壁骨折,髂坐线尚完整,如为后柱骨折,则该线中断或错位。②向健侧旋转 45° 的闭孔斜位片:能清楚地显示自耻骨联合到髂前下棘的整个前柱,特别是前内缘和前唇。应当指出的是,骨折错位不一定在每张 X 线片上显示,只要有一张 X 线片显示骨折,诊断明确。髋关节正位、髂骨和闭孔位 X 线片虽可显示髋臼损伤的全貌,但有时难以显示复杂的情况。CT 可显示骨折线的位置、骨折块移位情况、髋臼骨折的范围、粉碎程度、股骨头和臼的弧线是否吻合,以及股骨头、骨盆环和骶骨损伤,因此对于髋臼骨折的诊断和分类,CT 是 X 线片的重要补充。特别是对平片难以确定骨折类型和拟切开复位内固定治疗者,以及非手术治疗后髋臼与股骨头弧线呈非同心圆位置或髋关节不稳定者均应做 CT 检查。

四、治疗

髋臼骨折后关节软骨损伤,关节面凹凸不平,甚至失去弧度,致使股骨头与髋臼不相吻合。势必影响髋关节的活动。长期磨损则出现骨关节炎造成疼痛和功能障碍。因此,髋臼骨折的治疗原则与关节内骨折相同,即解剖复位、牢固固定和早期主动和被动活动。

(一)手法复位

适应于单纯的髋臼骨折。根据骨折的移位情况采取相应的复位手法。患者仰卧位,一助手双手按住骨盆,术者可将移位的骨折块向髋臼部位推挤,一面推挤,一面摇晃下肢使之复位,复位后采用皮牵引固定患肢 3~4 周。

(二)牵引疗法

适应于髋臼内壁骨折、骨折块较小的后壁骨折及髋关节中心性骨折脱位。或虽有骨折移位但大部分髋臼尤其是臼顶完整且与股骨头吻合,以及中度双柱骨折头臼吻合者。方法是:于股骨髁上或胫骨结节行患肢纵轴牵引,必要时(如严重粉碎,有移位和中心脱位的髋臼骨折,难以实现手术复位内固定者)在股骨大转子部加用侧方骨牵引,并使这两个方面牵引的合力与股骨颈方向一致。其纵轴牵引力量为 7～15 kg,侧方牵引力量为 5～8 kg,经 1～2 d 摄 X 线片复查,酌情调整重量,并强调在维持牵引下早期活动髋关节。经 6～8/8～12 周去牵引,扶双拐下地活动并逐渐负重,直至完全承重去拐行走。

(三)手术治疗

(1)对后壁骨折片大于 3.5 cm×1.5 cm 并且与髋臼分离达 5～10 mm 者行切开复位螺丝钉内固定术。

(2)移位明显的髋臼前柱骨折,采用改良式 Smith-Peterson 切口或经髂腹股沟切口,显露髋臼前柱,骨折复位后用钢板或自动加压钢板内固定。

(3)对髋臼后柱和后唇骨折采用后切口。其骨折复位后用钢板或自动加压钢板内固定,其远端螺丝钉应旋入坐骨结节。如有移位骨折片,需行骨片间固定时,可用拉力螺钉内固定。

(四)功能锻炼

对髋臼骨折应在维持牵引下早期活动髋关节,不仅可防止关节内粘连,而且可产生关节内的研磨动作,使关节重新塑形。

(李禄松)

第三节　股骨头骨折

股骨头骨折是指股骨头或其软骨失去完整性或连续性,多见于成人髋关节后脱位。儿童股骨头骨折罕有发生,可能与儿童股骨头的坚韧性有关。

一、诊断

(一)病史

股骨头骨折多同时伴髋关节后脱位发生,Pipkin 认为髋关节屈曲约 60°时,大腿和髋关节处于非自然的内收或外展位,强大暴力沿股骨干轴心向上传导,迫使股骨头向坚硬的髋臼后上方移位,股骨头滑至髋臼后上缘时,股骨头被切割导致股骨头骨折并髋关节后脱位。髋关节前脱位时罕有发生股骨头骨折。

(二)症状和体征

伤后患髋疼痛,主动活动丧失,被动活动时引起剧痛。患髋疼痛,呈屈曲、内收、内旋及缩短畸形;大转子向后上方移位,或于臀部触及隆起的股骨头;股骨颈骨折时下肢短缩,且有浮动感。髋关节主动屈、伸功能丧失,被动活动时髋部疼痛加重。髋关节正侧位 X 线片可证实诊断。

(三)辅助检查

X 线检查:显示髋关节脱位及骨折,股骨头脱离髋臼,或部分移位,或完全脱位。部分移位指髋臼内嵌塞股骨头骨折片,头-臼间距加大或股骨头上移。有时合并髋臼后缘、后壁、后壁后柱骨折,X 线片均可显示,需行 CT 检查以明确诊断。

二、分型

Pipkin 将 Thampson 和 Epstein 的髋关节后脱位第 5 型伴有股骨头骨折者,再分为 4 型,为 Pipkin 股骨头骨折分型。

(一)Ⅰ型

髋关节后脱位伴股骨头在圆韧带窝远侧的不全骨折。

(二)Ⅱ型

髋关节后脱位伴股骨头在圆韧带窝近侧的骨折。

(三)Ⅲ型

第Ⅰ或Ⅱ型骨折伴股骨颈骨折。

(四)Ⅳ型

第Ⅰ、Ⅱ或Ⅲ型骨折,伴髋臼骨折。

这种分型既考虑到股骨头骨折的特点,又照顾到髋脱位、髋臼骨折的伴发损伤,对诊断、治疗和预后是有重要意义的。

临床中最多的是 Pipkin Ⅰ型,其他各型依序减少,以Ⅳ型最少。

三、治疗

本类损伤应及时、准确地施行髋关节脱位复位术,对 Pipkin Ⅰ型、Ⅱ型股骨头骨折先试行髋关节复位,如股骨头复位后,股骨头骨折片也达到解剖复位,则宜行非手术治疗。如股骨头虽然复位,而股骨头骨折片复位不满意,一块或多块骨片嵌塞于头-臼之间,则是手术切开复位的指征。无论采用何种治疗,切不可忽视患者其他部位的损伤,如颅脑、腹腔内脏和胸腔内脏损伤及其出血、感染。应待这些损伤稳定后,再考虑患髋的手术治疗。抢救休克同时进行复位是明智的选择。

(一)非手术治疗

闭合复位牵引法。

1.适应证

Pipkin Ⅰ型、Ⅱ型。并应考虑如下条件:股骨头脱位整复后其中心应在髋臼内;与股骨头骨折片对合满意;股骨头骨片的形状;头-臼和骨片之间的复位稳定状况。

2.操作方法

同髋关节后脱位,如骨折片在髋臼内无旋转,股骨头复位后往往能和骨折片很好对合,再拍片后如已证实复位良好,则应采用胫骨结节部骨牵引,维持患肢外展30°位置牵引6周,待骨折愈合后再负重行走。

(二)手术治疗

1.切开复位内固定或骨折片切除法

(1)适应证:年轻的患者,股骨头虽然复位,而股骨头骨折片复位不满意,一块或多块骨片嵌塞于头-臼之间。

(2)操作方法:手术多用前方或外侧切口,以利骨折片的固定及切除。采用可吸收钉、螺丝钉、钢丝等内固定材料将骨折片固定,钉尾要深入到软骨下,钢丝缝合后于大转子下固定或皮外固定,穿引容易,拆除简单。如骨折片甚小,不及股骨头周径 1/4 且不在负重区,可将骨折片切除。

2.关节成形、人工股骨头置换或人工全髋关节置换术

(1)适应证:PipkinⅢ型、Ⅳ型,年老的患者,陈旧性病例,或髋关节本来就有病损,如骨性关节炎或其他软骨、软骨下骨疾病的患者,应依据骨折的类型和髋臼骨折范围和其移位等情况,选择关节成形术、人工股骨头置换或人工全髋关节置换。

(2)操作方法:同陈旧性髋关节脱位关节成形术及股骨颈骨折人工髋关节置换术。

(三)药物治疗

1.中药治疗

按"伤科三期"辨证用药。早期瘀肿,疼痛较剧,宜活血化瘀,消肿止痛,用桃红四物汤或加三七接骨丸;中期痛减肿消,宜通经活络,活血养血,用活血灵汤或舒筋活血汤;后期宜补肝肾,壮筋骨,用特制接骨丸。局部及远端肢体虚肿宜益气通络活血,用加味益气丸,肌肉消瘦、发硬,功能障碍者,宜养血通络利关节,用养血止痛丸。

2.西药治疗

如手术治疗,术前半小时预防性应用抗生素,术后一般应用3 d,如合并其他内科疾病给予对症药物治疗。

(四)康复治疗

功能锻炼(主动、被动)包括以下两方面。

(1)复位固定后即行股四头肌舒缩及膝、踝关节的功能活动。

(2)两周后扶双拐下床不负重活动,注意保持外展位。PipkinⅢ型、Ⅳ型骨折可适当延缓下床活动时间。8周后可扶双拐轻负重活动,半年后视病情扶单拐轻负重行走,1年后弃拐进行功能锻炼,并注意定期复查。

股骨头骨折治疗的主要问题是防止骨折不愈合、股骨头缺血性坏死及创伤性骨关节炎,所以中后期的药物治疗、功能锻炼及定期复查尤为重要。一旦出现股骨头缺血性坏死征象,即应延缓负重及活动时间。

(孙延辉)

第四节　股骨颈骨折

股骨颈骨折是指由股骨头下至股骨颈基底部之间的骨折。多发生于老年人,此症临床治疗存在的主要问题是骨折不愈合及股骨头缺血性坏死。

一、诊断

(一)病史

股骨颈骨折多见于老年人,亦可见于儿童及青壮年,女性略多于男性。老年人因骨质疏松、股骨颈脆弱,即使轻微外伤如平地滑倒,大转子部着地,或患肢突然扭转,都可引起骨折。青壮年骨折少见,若发生骨折必因遭受强大暴力如车祸、高处跌下等,常合并他处骨折,甚至内脏损伤。

（二）症状和体征

伤后患髋疼痛，多不能站立或行走，移位型股骨颈骨折症状明显，髋部疼痛，活动受限，患髋内收，轻度屈曲，下肢外旋、短缩。大转子上移并有叩击痛，股三角区压痛，患肢功能障碍，拒触、动；叩跟试验（＋），骨传导音减弱。

嵌插型骨折和疲劳骨折，临床症状不明显，患肢无畸形，有时患者尚可步行或骑车，易被认为软组织损伤而漏诊，如仔细检查可发现髋关节活动范围减少。对老年人伤后主诉髋部疼痛或膝部疼痛时，应详细检查并拍摄髋关节正侧位片，以排除骨折。

（三）特殊检查

内拉通（Nelaton）线、布来安（Bryant）三角、舒美卡（Schoemaker）线等均为阳性，Kaplan 交点偏向健侧脐下。

（四）辅助检查

X 线检查可明确骨折部位、类型和移位情况。应注意的是某些线状无移位的骨折在伤后立即拍摄的 X 线片可能不显示骨折，经 2～3 周再次进行 X 线检查，因骨折部发生骨质吸收。若确有骨折，则骨折线可清楚显示。因而临床怀疑骨折者，可申请 CT 检查或卧床休息两周后再拍片复查，以明确诊断。

二、分型

按骨折错位程度分为以下几型（Garden 分型）。

（一）Ⅰ型

不完全骨折。

（二）Ⅱ型

完全骨折，但无错位。

（三）Ⅲ型

骨折部分错位，股骨头向内旋转移位，颈干角变小。

（四）Ⅳ型

骨折完全错位，骨折端分离，近折端可产生旋转，远折端多向后上移位。

三、治疗

应按骨折的时间、类型、患者的年龄和全身情况等决定治疗方案。

（一）非手术治疗

（1）手法复位，经皮空心加压螺钉内固定术。①适应证：Gardenn Ⅱ、Ⅳ型骨折。②操作方法：新鲜移位型股骨颈骨折，可由两助手分别相向顺势拔伸牵引，然后内旋外展伤肢复位；或屈髋屈膝拔伸牵引，然后内旋外展伸直伤肢进行复位；或过度屈髋、屈膝、拔伸牵引内旋外展伸直伤肢复位；也可先行骨牵引快速复位，复位满意后按前述方法进行固定。

（2）皮肤牵引术。对合并有全身性疾病，不宜施行侵入方式治疗固定的股骨颈骨折，若无移位则可行皮肤牵引并"丁"字鞋保持下肢外展足部中立位牵引固定。

（3）较小儿童选用细克氏针固定骨折，较大儿童可用空心螺钉固定。

（二）手术治疗

1.空心加压螺钉经皮内固定

（1）适应证：Garden Ⅰ、Ⅱ型骨折。

（2）操作方法：新鲜无移位股骨颈骨折可在 G 形或 C 形臂 X 线机透视下直接行 2～3 枚空心螺钉内固定。先由助手牵引并扶持伤肢轻度外展内旋，常规皮肤消毒、铺巾、局麻，于股骨大转子下 1 cm 及 3 cm 处经皮做 2～3 个长约 1 cm 的切口，沿股骨颈方向钻入 2～3 枚导针经折端至股骨头内，正轴位透视见骨折无明显移位，导针位置良好，选择长短合适的 2～3 枚空心加压螺钉套入导针钻入股骨头至软骨面下 5 mm 处，退出导针，再次正轴位透视见骨折复位及空心加压螺钉位置良好，固定稳定，小切口缝 1 针，无菌包扎，将患肢置于外展中立位。1 周后可下床不负重进行功能锻炼。

2.空心加压螺钉内固定

（1）适应证：闭合复位失败或复位不良的各种移位型骨折。

（2）操作方法：取髋外侧切口，显露骨折端使骨折达到解剖复位或轻微过度复位，空心加压螺钉内固定技术同上述。

3.滑移式钉板内固定

（1）适应证：股骨颈基底部骨折闭合复位失败者或股骨上端外侧皮质粉碎者。

（2）操作方法：取髋外侧切口，加压髋螺钉应沿股骨颈中轴线或偏下置入，侧方钢板螺钉应在 3 枚以上，为防止股骨颈骨折旋转畸形，可附加 1 枚螺钉通过股骨颈固定至股骨头内。

4.内固定并植骨术

（1）适应证：陈旧性股骨颈骨折不愈合，或兼有股骨头缺血性坏死但无明显变形者或青壮年股骨颈骨折移位明显者。

（2）操作方法：可先行股骨髁上牵引，待骨折端牵开后，行手法复位空心加压螺钉经皮内固定（亦可手术时再行复位内固定），再视病情行带旋髂深动脉蒂、缝匠肌蒂的髂骨瓣或带股方肌蒂骨瓣等转位移植术。

5.截骨术

（1）适应证：陈旧性股骨颈骨折不愈合或畸形愈合，可采用截骨术以改善功能。

（2）操作方法：股骨转子间内移截骨术（麦氏）、孟氏截骨术、股骨转子下外展截骨术、贝氏手术等。但必须严格掌握适应证，权衡考虑。

6.人工髋关节置换术

（1）适应证：主要适用于 60 岁以上的陈旧性股骨颈骨折不愈合，内固定失败或恶性肿瘤、骨折移位显著不能得到满意复位和稳定内固定者，有精神疾病或精神损伤者及股骨头缺血性坏死等均可行人工髋关节置换术。

（2）操作方法：全身麻醉或硬膜外阻滞麻醉。手术入路可采用髋部前外侧入路（S-P 入路）、外侧入路、后外侧入路等，根据手术入路不同采用相应的体位。对老年患者应时刻把保护生命放在第一位，要细心观察，防治合并症及并发症。

（三）药物治疗

1.中药治疗

按"伤科三期"辨证用药。早期瘀肿，疼痛较剧，宜活血化瘀，消肿止痛，用桃红四物汤加减；中期痛减肿消，宜通经活络，活血养血，用活血灵汤或舒筋活血汤；后期宜补肝肾，壮筋骨，用三七接骨丸。局部及远端肢体虚肿宜益气通络活血,用加味益气丸,肌肉消瘦、发硬、功能障碍者,宜养血通络利关节,用养血止痛丸。

2.西药治疗

如手术治疗,术前半小时预防性应用抗生素,术后一般应用3d。合并其他内科疾病应给予对症药物治疗。

(四)康复治疗

功能锻炼(主动、被动)主要包括以下3个方面。

(1)复位固定后即行股四头肌舒缩及膝踝关节的功能活动。

(2)1周后扶双拐下床不负重活动,注意保持外展位。Garden Ⅱ型、Ⅳ型骨折可适当延缓下床活动时间。8周后可扶双拐轻负重活动,半年后视病情扶单拐轻负重行走,1年后弃拐进行功能锻炼,并注意定期复查。

(3)股骨颈骨折治疗的主要问题是骨折不愈合及股骨头缺血性坏死,所以中、后期的药物治疗及定期复查尤为重要。要嘱咐患者不侧卧、不盘腿、不内收伤肢。一旦出现股骨头缺血性坏死的征象,即应延缓负重及活动时间。

(孙延辉)

第五节　股骨转子间骨折

股骨转子间骨折又称股骨粗隆间骨折,是指由股骨颈基底至小转子水平以上部位所发生的骨折。它是老年人常见的损伤,约占全身骨折的3.57%,患者年龄较股骨颈骨折患者高5~6岁,青少年极罕见,男多于女,约为1.5∶1.0。由于股骨转子部的结构主要是骨松质,周围有丰富的肌肉包绕,局部血运丰富,骨的营养较股骨头优越得多。解剖学上的有利因素为股骨转子间骨折的治疗创造了有利条件。因此,多可通过非手术治疗而获得骨性愈合,骨折不愈合及股骨头缺血性坏死很少发生,故其预后远较股骨颈骨折为佳。临床上大多数患者可通过手术治疗获得良好的预后。但整复不良或负重过早常会造成畸形愈合,较常见的后遗症为髋内翻,还可出现下肢外旋、短缩畸形。另外长期卧床易出现压疮、泌尿系统感染、坠积性肺炎等并发症。

一、病因病理与分类

(一)病因病理损伤原因及机制

与股骨颈骨折相似,多发生于老年人,属关节囊外骨折。因该处骨质疏松,老年人内分泌失调,骨质脆弱,遭受轻微的外力如下肢突然扭转、跌落或转子部遭受直接暴力冲击,均可造成骨折,骨折多为粉碎性。

(二)骨折分类

根据骨折部位、骨折线的形状及方向将股骨转子间骨折分为顺转子间骨折、逆转子间骨折。

1.顺转子间骨折

骨折线自大转子顶点的上方或稍下方开始,斜向内下方走行,到达小转子上方或稍下方。骨折线走向大致与转子间线或转子间嵴平行。依暴力方向及程度,小转子可保持完整或成为游离骨片。由于向前成角和内翻应力的复合挤压,可使小转子成为游离骨片而并非髂腰肌收缩牵拉造成。即使小转子成为游离骨片,股骨上端内侧的骨支柱仍保持完整,支撑作用仍较好,移位一般不多,髋内翻不严重。远端则可因下肢重量及股部外旋肌作用而外旋。若暴力较大,骨质过于脆弱,可致骨折片粉碎。此时,小转子变成游离骨片,大转子及内侧支柱亦破碎,成为粉碎性。远端明显上升,髋内翻明显,患肢外旋。其中顺转子间骨折中Ⅰ型和Ⅱ型属稳定性骨折,其他为不稳定性骨折,易发生髋内翻畸形。此型约占转子间骨折的80%,

按 Evan 标准分为 4 型。①Ⅰ型:顺转子间骨折,无骨折移位,为稳定性骨折。②Ⅱ型:骨折线至小转子上缘,该处骨皮质可压陷或否,骨折移位呈内翻位。③ⅢA 型:小转子骨折变为游离骨片,转子间骨折移位,内翻畸形。④ⅢB 型:转子间骨折加大转子骨折,成为单独骨块。⑤Ⅳ型:除转子间骨折外,大小转子各成为单独骨块,亦可为粉碎性骨折。

2.逆转子间骨折

骨折线自大转子下方,斜向内上方走行,到达小转子上方。骨折线的走向大致与转子间嵴或转子间线垂直,与转子间移位截骨术的方向基本相同。小转子可能成为游离骨片。骨折移位时,近端因外展肌和外旋肌群收缩而外展、外旋;远端因内收肌、髂腰肌牵引而向内、向上移位。

根据骨折后的稳定程度 AO 的 Mtiller 分类法将转子间骨折分为 3 种类型。①A1 型:是简单的两部分骨折,内侧骨皮质仍有良好的支撑。②A2 型:是粉碎性骨折,内侧和后方骨皮质在数个平面上破裂,但外侧骨皮质保持完好。③A3 型:外侧骨皮质也有破裂。

二、临床表现与诊断

患者多为老年人,青壮年少见,儿童更为罕见。有明确的外伤史,如突然扭转、跌倒臀部着地等。伤后髋部疼痛,拒绝活动患肢,患者不能站立和行走。局部可出现肿胀、皮下瘀斑。骨折移位明显者,下肢可出现短缩,髋关节短缩、内收、外旋畸形明显,检查可见患侧大转子上移。无移位骨折或嵌插骨折,虽然上述症状较轻,但大转子叩击和纵向叩击足跟部可引起髋部剧烈疼痛。一般说来,股骨转子间骨折和股骨颈骨折的受伤姿势、临床表现及全身并发症大致相同。因转子间骨折局部血运丰富,所以一般较股骨颈骨折肿胀明显,前者压痛点在大转子部位,愈合较容易而常遗留髋内翻畸形。后者压痛点在腹股沟韧带中点下方,囊内骨折愈合较难。髋关节正侧位 X 线片可以明确骨折类型和移位情况,并有助于与股骨颈骨折相鉴别及对骨折的治疗起着指导作用。

骨折后,常出现神色憔悴,面色苍白,倦怠懒言,胃纳呆减诸症。津液亏损,气血虚弱者还可见舌质淡白,脉细弱诸候。中气不足,无水行舟,可出现大便秘结。长期卧床还可出现压疮、泌尿系统感染、结石、坠积性肺炎等并发症。老年患者感染发热,有时体温不一定很高,可仅出现低热,临床宜加警惕。

三、治疗

股骨转子间骨折的治疗方法很多,效果不一。骨折的治疗目的是防止髋内翻畸形,降低死亡率。国外报道,转子间骨折的死亡率为 10%～20%。常见的死亡原因有支气管肺炎、心力衰竭、脑血管意外及肺梗死等。具体选择何种治疗方法,应根据患者的年龄、骨折的时间、类型及全身情况,还要充分考虑患者及其家属的意见,对日后功能的要求、经济承受能力、医疗条件和医师的手术技术和治疗经验等,进行综合分析后采取切实可行的治疗措施。在积极地进行骨折局部治疗的同时，还应注意防治患者伤前病变或治疗过程中可能发生的、危及生命的并发症，如压疮、泌尿系统感染、坠积性肺炎等。争取做到既保证生命安全，又能使肢体的功能获得满意的恢复。

（一）非手术治疗

1.无移位股骨转子间骨折

此类骨折无须复位，可让患者卧床休息。在卧床期间，为了防止骨折移位，患肢要保持外展30°～40°，稍内旋或中立位固定，并避免外旋。为了防止外旋，患足可穿"丁"字鞋。也可用外展长木板固定（上至腋下7～8肋间，下至足底水平），附在伤肢外侧绷带包扎固定或用前后石膏托固定，保持患肢外展30°中立位。固定期间最好卧于带漏洞的木板床上，以便大小便时，不必移动患者；臀部垫气圈或泡沫海绵垫，保持床上清洁、干燥，以防骶尾部受压，形成压疮；如需要翻身时，应保持患肢体位，防止下肢旋转致骨折移位。应加强全身锻炼，进行深呼吸、叩击后背咳嗽排痰，以防坠积性肺炎的发生；同时应积极进行患肢股四头肌舒缩锻炼、踝关节和足趾屈伸活动，以防止肌肉萎缩和关节僵直的发生。骨折固定时间为8～12周。骨折固定6周后，可行X线片检查，观察骨生长情况，骨痂生长良好，可扶双拐保护下不负重下地行走。若骨已愈合，可解除固定；若未完全愈合，可继续固定3～5周，X线片检查至骨折坚固愈合。如果骨折无移位，并已连接，可扶拐下地活动，至于弃拐负重行走约需半年或更长时间。

2.牵引疗法

适用于所有类型的转子间骨折。由于死亡率和髋内翻发生率较高，国外已很少采用，但在国内仍为常用的治疗方法。具体治疗应根据患者的骨折类型及全身情况，是否耐受长时间的牵引和卧床。一般选用Russell牵引，可用股骨髁上穿针或胫骨结节穿针，肢体安置在托马架或勃朗架上。对不稳定骨折牵引时注意牵引重量要足够，约占体重的1/7，否则不足以克服髋内翻畸形；持续牵引过程中，髋内翻纠正后也不可减重太多，以防止髋内翻的再发。另外，牵引应维持足够的时间，一般为8～12周，对不稳定者，可适当延长牵引时间。待骨痂良好生长，骨折处稳定后，练习膝关节功能，嘱患者离床，在外展夹板保护下扶双拐不负重行走，直到X线片显示骨折愈合，再开始患肢负重。骨折愈合坚实后去除牵引，才有可能防止髋内翻的再发。牵引期间应加强护理，防止发生肺炎及压疮等并发症。据报道，股骨转子间骨折牵引治疗，髋内翻发生率可达到40%～50%。

3.闭合穿针内固定

适用于无移位或轻度移位的骨折。采用局部麻醉，在C形臂X线透视下，对移位骨折，先进行复位，于转子下2.5 cm处经皮以斯氏针打入股骨颈，针的顶端在股骨头软骨下0.5 cm处，一般用3枚或多枚固定针，最下面固定针须经过股骨矩，至股骨颈压力骨小梁中。固定针应呈等边三角形或菱形在骨内分布，使固定更坚强。固定完成后，针尾预弯埋于皮下。在C形臂X线透视下行髋关节轻微屈曲活动，观察断端有无活动。术后患肢足部穿"丁"字鞋，保持外展30°中立位。术后患者卧床3 d后可坐起，固定经8～12周，行X线片检查，若骨折愈合，可扶双拐不负重行走，练习膝关节功能。

近年来越来越多的人主张在条件许可的情况下，为了防止骨折再移位，避免长期卧床与牵引，早期使用经皮空心钉内固定。但也不能一概而论，应视具体情况而定，因内固定本身是一种创伤，且还需再次手术取出。

（二）切开复位内固定

手术治疗的目的是要达到骨折端坚固和稳定的固定。骨折的坚固内固定和患者的早期活动被认为是标准的治疗方法。所以治疗前首先应通过 X 线片来分析骨折的稳定情况,复位后能否恢复内侧和后侧皮质骨的完整性。同时应了解患者的骨骼情况,选择合适的内固定器械,达到骨折的坚固和稳定固定的目的。转子间骨折常用的内固定物有两大类:带侧板的髋滑动加压钉和髓内固定系统。如 Jewett 钉、DHS 或 Richard 钉、Gamma 钉、Ender 钉、Kirintscher 钉等。

1.滑动加压髋螺钉内固定系统

滑动加压髋螺钉系统在 20 世纪 70 年代开始应用于一些转子间骨折的加压固定。此类装置由固定钉与一带柄的套筒两部分组成,固定钉可在套筒内滑动,以保持骨折端的紧密接触并得到良好稳定的固定。术后早期负重可使骨折端更紧密的嵌插,有利于骨折得以正常愈合。对稳定性骨折,解剖复位者,130°钉板;对不稳定性骨折,外翻复位者,用 150°钉板。常用的有带侧板的髋滑动加压钉固定。在 Richard 加压髋螺钉操作时,应首先选择进针点于转子下 2 cm 处,一般在小转子尖水平进入,于股骨外侧皮质中线放置合适的角度固定导向器,打入 3.2 mm 螺纹导针至股骨头下 0.5~1.0 cm 处,C 形臂 X 线正侧位透视检查,确认导针位于股骨颈中心且平行于股骨颈,并与软骨下骨的交叉点上。测量螺丝钉长度后,沿导针方向行股骨扩孔、攻丝,拧入拉力螺丝钉,将远端的套筒钢板插入滑动加压螺钉钉尾,然后以螺钉固定远端钢板。固定完毕后行髋关节屈伸、旋转活动,检查固定牢固,逐层缝合切口。术后患者卧床 3 d 后可坐起,2 周后可在床上或扶拐不负重行膝关节功能练习。固定经 8~12 周,行 X 线片检查,若骨折愈合良好,可除拐负重行走,进行髋、膝关节功能锻炼。

2.髓内针固定系统

髓内针固定在理论上讲与切开复位比较有以下优点:手术操作范围小,骨折端无须暴露,手术时间短,出血量少。目前有两种髓内针固定系统用于转子间骨折的固定,即髁-头针和头-髓针。

(1)头-髓针固定:包括 Gamma 钉、髋髓内钉、Russell-Taylor 重建钉等。Gamma 钉即带锁髓内钉。在股骨颈处斜穿 1 枚粗螺纹钉,并带有滑动槽。该钉从生物力学角度出发,穿过髓腔与侧钢板不同,它的力臂较侧钢板短,因此在转子内侧能承受较大的应力,以达到早期复位的目的。术中应显露骨折部和大转子顶点的梨状肌窝,以开口器在梨状肌窝开孔并扩大髓腔,将髓内棒插入股骨髓腔,在股骨外侧骨皮质钻孔,以髓内棒颈螺钉固定至股骨头下,使骨折断端加压,然后固定远端螺钉,其远端横穿螺钉,能较好地防止旋转移位。适用于逆转子间骨折或转子下骨折。

(2)髁-头针固定:如 Kirintscher,Ender 和 Harris 钉。Ender 钉的髓内固定方法,20 世纪 70 年代在美国广泛应用。Ender 钉即多根细髓内钉。该钉具有一定的弹性和弧度,自内收肌结节上方进入,在 C 形臂 X 线透视检查下,将钉送在股骨头关节软骨下 0.5 cm 处,通过旋转改变钉的位置,使各钉在股骨头内分散,由于钉在股骨头颈部的走行方向与抗张力骨小梁一致,从而抵消了造成内翻的应力,3~5 枚钉在股骨头内分散,有利于控制旋转。原则上,除非髓腔特别窄,转子间骨折患者最少应打入 3~4 枚 Ender 钉;对于不稳定的转子间骨折且髓腔特别宽大时,可打入 4~5 枚使之尽可能充满髓腔。其优点:①手术时间短,创伤小,出血量少;②患者术后几天内可恢复行走状态;③骨折部位和进针点感染机会少;④迟缓愈合和不愈合少。主要缺点:控制旋转不绝对可靠,膝部针尾外露过长或向外滑动,可引起疼痛和活动受限。

3.加压螺丝钉内固定

适用于顺转子间移位骨折。往往在临床应用中需采用长松质骨螺钉固定,以控制断端的旋转。术后患肢必须行长腿石膏固定,保持外展 30°中立位,以防骨折移位,造成髋关节内翻。待骨折完全愈合后,才可负重进行功能锻炼。固定期间应行股四头肌舒缩锻炼,防止肌肉萎缩,有利于关节功能恢复。现此种方法在临床上已应用很少。

4.人工关节置换

股骨转子间骨折的人工关节置换在临床上并未广泛应用。术前根据检查的结果对患者的心、脑、肺、肝、肾等重要器官的功能进行评估,做好疾病的宣教,向患者和家属说明疾病治疗方法的选择、手术的目的、必要性、大致过程及预后情况,对高危人群应说明有多种并发症出现的可能及其后果,伤前病变术前治疗的必要性和重要性,使患者主动地配合治疗。在老年不稳性转子间骨折,同时存在骨质疏松时,可考虑行人工关节置换。但对运动要求不高且预计寿命不长的老年患者,这一手术没有必要。而对转子间骨折不愈合或固定失败的患者是一种有效的方法。作者在严格选择适应证的情况下,对部分股骨转子间骨折患者行骨水泥人工股骨头置换术,取得了良好的效果,使老年患者更早、更快地恢复行走功能,减少了并发症的发生。

(三)围术期的处理

股骨转子间骨折与股骨颈骨折都多见于老年人,且年龄更大。治疗方法多以手术为主,做好围术期的处理,积极治疗伤前病变,提高手术的安全性,注重术后处理以减少并发症,在本病的治疗中占有十分重要的位置。

(四)中药治疗

股骨转子间骨折多发生于老年人,应时时把保全生命放在第 1 位,要细心观察,既要看到局部病变,更应细查全身的整体情况,把防止并发症的发生放在重要的位置。运用中药治疗,正确处理扶正与祛邪的关系,以维持机体的动态平衡,下面介绍股骨转子间骨折临床上常见的几种证型的辨证用药。

1.瘀阻经脉证

损伤早期或手术后,血脉受损,淤血滞留于经脉,使经脉受阻,导致患肢局部肿胀,疼痛、压痛明显,腿部肌肉有紧张感。舌质暗红,苔薄,脉弦涩。治宜活血通脉法,利水消肿,方用桃红四物汤加云苓、泽泻、田七、三七、丹参、乳香、没药、枳壳、牛膝等。中成药可选用复方丹参片、三七片、三七胶囊等。临床上常在髋关节术后常规给予丹参注射液 10~30 mL 静脉滴注 1 周左右,用于肢体肿胀的消退和防治下肢深静脉血栓形成。

2.气虚血瘀证

老年人素体虚弱,骨折后,症见精神萎靡,面色无华,头晕目眩,四肢萎软无力;或伤后日久,瘀肿不消。舌淡,脉细无力。治宜益气活血并用,方用补阳还五汤加减。若证见有气虚欲绝之势,宜补气与助阳并用,补气助阳药物有黄芪、人参、白术、附子、甘草等。股骨转子间骨折早期淤血多较严重,患者常有年老体衰,气血虚弱等证,故老年人骨折早期在活血化瘀的同时,采用益气活血法治之。

3.腑气不通证

骨折后长期卧床,肠道传导功能失常,大便秘结,努挣难下,若见面色无华,时觉头眩心悸。舌质淡胖嫩,脉细涩。治宜养血润肠,方用润肠丸。若身体壮实者,可用番泻叶 10 g,开水浸泡,带茶饮服,便通为止。

4.肝肾不足证

年老体弱,肝肾亏损的患者,或骨折后期,筋骨虽续,但肝肾已虚,骨折愈合迟缓,骨质疏松,筋骨萎软,肢体功能未恢复者,治宜补益肝肾法。常用方剂有壮筋养血汤、生血补髓汤、六味地黄丸、金匮肾气丸、健步虎潜丸等。

5.瘀阻化火证

股骨转子间骨折,卧床不起,又复感外邪,火毒内攻,热邪蓄结,壅聚成毒,暴发喘促气急、气粗息高,发热恶寒,咳嗽痰黄黏稠,不易咳出,大便秘结,小便黄。舌红苔黄而干,脉洪数。治宜祛瘀化痰,清热凉血,方用清金化痰汤加减,可起到热去诸症皆除之功效。因肺与大肠相表里,有腑实不通者,可送服牛黄承气丸以助通腑泄热、清肺降火之功。

四、合并症、并发症

(一)压疮

股骨转子间骨折的患者往往需要长时间卧床,若护理不周,可在骨骼突出部位发生压疮。这是由于局部受压,组织因血液供应障碍,导致坏死,溃疡形成,经久不愈,有时还能发生感染,引起败血症。对此,应加强护理,以预防为主。对压疮好发部位,如骶尾部、踝部、跟骨、腓骨头等骨突部位应保持清洁、干燥,定时翻身,进行局部按摩,并注意在骨突出部加放棉垫、气圈之类。对已发生的压疮,除了按时换药,清除脓液和坏死组织外,还应给予全身抗生素治疗及支持疗法或投以清热解毒、托毒生肌中药。

(二)坠积性肺炎

坠积性肺炎是老年患者长期卧床或牵引、石膏固定常见的并发症。由于长期卧床,肺功能减弱,痰涎积聚,咳痰困难,易引起呼吸道感染,有的因之危及生命。对此,对长期卧床的患者,应鼓励其多作深呼吸及鼓励咳嗽排痰,并在不影响患肢的固定下加强患肢的功能活动,以便及早离床活动。

(三)髋内翻

多因股骨转子间骨折复位不良,内侧皮质对位欠佳或未嵌插,内固定不牢所致。髋内翻发生后患者行走跛行步态,双侧者呈鸭行步态,类似双侧髋关节脱位。查体见患者肢体短缩,大转子突出,外展、内旋明显受限。单侧 Allis 征阳性,Trendelenburg 征阳性。X线表现:骨盆正位片可见患侧股骨颈干角变小,股骨大转子升高,其多由于肌肉的牵引及重力压迫所致。

治疗上保守治疗效果不佳。对轻的髋内翻,不影响行动者可不处理,<120°的内翻,早期发现应做牵引矫正,年轻者应行手术矫正。根据股骨近端的正侧位 X 线平片,计算各个矫正角度,来制订术前计划,外翻截骨应恢复生物力学平衡,但在另一方面,要根据髋关节现有功能,限定矫正的度数,以免发生外展挛缩。手术方法有许多,常用的有两种,转子间或转子下截骨术。关节囊外股骨转子间截骨:术前在侧位X线片上测量患侧股骨头骨骺线与股骨干轴线形成的头一干角,并与正常侧对照,在蛙式位上测量股骨头一干角,确定其后倾角度,也与正常侧比较。两者之差,可作为确定术中楔形截骨块的大小。术中用片状接骨板或螺丝接骨板内固定,术后可扶拐部分负重 6~8 周,然后允许完全负重。转子间或转子下截骨术:在股骨干及关节囊以外进行。不仅间接矫正颈之畸形,而且不影响股骨头的血液供应。通过手术将股骨头同心性地位于髋臼内,恢复股骨头对骨干轴线的功能位置。中度及重度滑脱时,股骨头在臼内后倾及向内倾斜,引起内旋、内收、外旋及过伸畸形。为同时矫正这种三种成分的畸形,可用三维截骨术,即远段外展、内收及屈曲,通常需要切除楔形小骨块,构成三维截骨的两个角性成分,再矫正旋转的角度,矫正后用钉板固定。切除的骨块咬成碎块充填于截骨区周围有助于新骨形成。从生物力学观点,它可

有足够强度内固定,可减少术后固定,但术后最好仍用石膏固定,直至愈合。不论用什么方法,畸形可能复发,故要经常随访复查。

(孙延辉)

第六节 股骨干骨折

股骨干是指股骨小转子下 2～5 cm 到股骨髁上 2～4 cm 之间的部分。股骨干骨折约占全身骨折的 6%。男多于女,约为 2.8：1.0,患者以 10 岁以下儿童最多,约占股骨干骨折的 50%。随着近年来交通事故的增多,股骨干骨折的发病比例呈上升趋势,男多于女。骨折往往复杂,且合并伤较多,给治疗增加了很大的难度。

一、病因病理与分类

股骨干骨折多见于儿童和青壮年。以股骨干中部骨折较多发。直接暴力和间接暴力均可造成骨折。碰撞、挤压、打击等直接暴力所致者,多为横形、粉碎性骨折。而扭转、摔倒、杠杆作用等间接暴力所致者,多为斜形、螺旋形骨折。除青枝骨折外,股骨干骨折均为不稳定性骨折。

(一)骨折的典型移位

骨折发生后受暴力作用,肌肉收缩和下肢重力作用,不同部位可发生不同方向的移位趋势。见图 7-1。

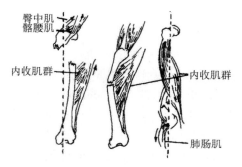

图 7-1 股骨干骨折的典型移位示意图

(1)上 1/3 骨折:近端受髂腰肌和臀中、小肌及外旋肌的牵拉而产生屈曲、外展及外旋倾向,远端则因内收肌群的作用而产生向后、上、内移位。

(2)中 1/3 骨折:除重叠外,移位规律不典型,多数骨折近折端呈外展、屈曲倾向,远折端因内收肌的作用,下方向内上方移位,使两骨折端向前外成角。

(3)下 1/3 骨折:由于膝后方关节囊及腓肠肌的牵拉,将远端拉向后方,其锐利的骨折端可刺伤腘动、静脉,而骨折近端内收向前移位。

(二)根据骨折线的形状

(1)横形骨折:骨折线为横行,大多由直接暴力造成。

(2)斜形骨折:骨折线为斜行,大多由间接暴力造成。

(3)螺旋形骨折:骨折线为螺旋形,多由强大的旋转暴力造成。

(4)粉碎性骨折:骨折片在3块以上,多由直接暴力造成。

(5)青枝骨折:因骨膜厚,骨质韧性较大,断端一侧皮质未完全断裂。多见于小儿。

造成股骨干骨折常需较强大的暴力,骨折后断端移位明显,软组织损伤严重。临床上应注意,成人股骨干骨折内出血量为 $500\sim1\ 000$ mL,出血较多,加上创伤后剧烈疼痛刺激,特别是多发性骨折、多段骨折,更易早期出现休克;有挤压伤者,应注意是否有挤压综合征的发生。下1/3骨折时,注意检查是否有腘动、静脉损伤,应密切观察病情,以免贻误治疗。

二、临床表现与诊断

股骨干骨折多有明确的外伤史,如车祸、高处坠落、重物直接打击等。伤后局部疼痛、肿胀明显,可出现短缩、成角畸形,患肢功能活动完全丧失,可触及骨擦感和异常活动,但儿童青枝骨折除外。下1/3骨折时,应注意足背动脉及胫后动脉搏动情况,如出现动脉搏动减弱或消失,末梢循环障碍,后方血肿形成,应疑为腘动、静脉损伤,应急诊手术探查。严重挤压伤、粉碎性骨折或多发性骨折患者,应注意挤压综合征和脂肪栓塞的发生。轻微外力造成的骨折,应考虑到病理性骨折。

X线片检查可以明确骨折部位及移位情况。上1/3骨折时,X线检查应包括髋关节;下1/3骨折时,X线检查应包括膝关节。怀疑髋关节脱位患者,应加拍髋关节正位及侧位X线片,以明确诊断。

三、治疗

(一)急救处理

股骨干骨折的治疗,应开始于急救处理阶段。一般患者完全丧失站立或行走能力,由于下肢长而重,杠杆作用大,不适当的搬运可引起更多的软组织损伤。因此,合理地就地固定患肢,是非常重要的。患者如无休克、颅脑损伤或胸、腹部损伤时,应先给予止痛剂,禁止在现场做不必要的检查。最简单的方法是将患肢与健肢用布条或绷带绑在一起,如有合适的木板,可在患肢的内外侧各放一块,内抵会阴部,外超骨盆平面,布条或绷带绑住固定,固定时下肢应略加牵引,这样可以部分复位并减轻疼痛。

(二)非手术治疗

1.新鲜儿童股骨干骨折的治疗

儿童股骨干骨折由于愈合快,自行塑形能力强,有些移位、成角均可自行矫正。采用牵引和外固定治疗,不易引起关节僵硬,故多采用保守治疗。儿童股骨干骨折的另一个重要特点是,常因骨折的刺激引起肢体过度生长,其可能的原因是由于在骨折后临近骨骺的侧支血液供给增多之故。至伤后2年,骨折线愈合,骨痂重新吸收,血管刺激停止,生长即恢复正常。

根据以上儿童股骨干骨折的特点,骨折在维持对线的情况下,短缩不超过2 cm,无旋转畸形,均被认为达到功能复位要求。尽量不采用手术治疗。

(1)青枝骨折和无移位的稳定性骨折,无须整复,以小夹板固定即可。对移位较多或轻度成角畸形者,可采用手法复位,矫正畸形,并行小夹板固定。对无移位或移位较少的新生儿产伤骨折,将患肢用小夹板或圆形纸板固定2~3周。

(2)3岁以下儿童可采用Bryant牵引,亦称过头牵引,这是一种传统的治疗方法,利用皮肤牵引达到治疗效果。选用合适长度的胶布粘贴,自骨折水平面或以上 1 cm 处开始,下到足底 1 cm 左右的扩张板上,用绳索连接后,再通过两滑轮,加上牵引所需重量。下肢突起部位如腓骨头、内外踝部应加垫,以避免局部压迫,引起溃破、疼痛和神经麻痹,最后用绷带松紧适度的缠绕下肢,以防胶布滑脱。牵引重量为双下肢同时牵引时,患儿臀部悬空,距离床面 1~2 cm 为度。患儿大腿可行夹板固定。为防止骨折向外成角,可使患儿面向健侧躺卧。牵引期间应定期拍 X 线片,观察骨折对位情况,密切观察患肢血运及活动。牵引经 3~4 周,根据 X 线片显示骨愈合情况,去掉牵引。儿童股骨横断骨折,常不能完全牵开而呈重叠愈合。开始虽然患肢短缩,但因骨折愈合期,血运活跃患骨生长加快,约 1 年双下肢可等长。

(3)3~14 岁儿童移位骨折,可在水平牵引下施以手法复位、小夹板固定;骨牵引可行胫骨结节或股骨髁上牵引;皮牵引用胶布贴于患肢内、外两侧,再用螺旋绷带包住,患肢放于垫枕上,牵引重量为 2~3 kg,如骨折断端重叠未能牵开,可行 2 层螺旋绷带中间夹 1 层胶布的缠包方法,再加大牵引重量。在皮肤或骨牵引完成后,患儿仰卧,一个助手固定骨盆,另一个助手使伤侧髋半屈曲位拔伸牵引,术者双手用端、挤、提、按手法进行整复,然后行小夹板固定。注意调整牵引针方向、重量及肢体位置以防成角畸形;小夹板固定也应注意松紧适度,并应随时进行调整。经 4~6 周行 X 线片复查,观察骨折愈合情况。如愈合良好,可去牵引,行功能锻炼。

2.成人股骨干骨折的治疗

无移位的稳定骨折,无须整复,只要固定即可。有移位的骨折,可根据受伤部位不同而行股骨髁上或胫骨结节骨牵引,并手法复位夹板固定。对股骨上及中 1/3 骨折,可选用胫骨结节牵引;下 1/3 骨折,可选用胫骨结节或股骨髁上牵引。股骨中段骨折时,患肢伸直位牵引;股骨下段骨折时,患膝屈曲 90°牵引。牵引过程中,应注意膝关节活动及控制远端旋转;经常测量下肢长度及骨折的轴线;复位中要求无重叠、无成角,侧方移位不大于 1/2 直径,无旋转错位。手法复位前先行穿针,后整复骨折。股骨上段骨折,需一个助手固定骨盆,另一个助手一手握踝,一肘挎腘窝,膝关节屈曲 90°,髋关节半屈曲位向上提拉,并使股骨远端外旋;术者根据不同部位骨折的移位情况,采用推、按、扳、提手法,纠正骨折的旋转、成角及侧方移位,然后固定。治疗期间,第 2 天即开始练习股四头肌收缩及踝关节活动,第 2 周开始练习抬臀,第 3 周两手提吊环,健足踩在床上,收腹,抬臀,使身体、大、小腿成一直线,加大髋膝活动范围。从第 4 周开始可扶床架练站立。X 线片检查示骨折临床愈合后,可去牵引后逐渐扶拐行走,直至 X 线片检查骨折愈合为止。

(三)切开复位内固定

成人股骨干骨折后,由于肌肉的牵拉,往往移位严重,保守治疗难以达到满意的效果,因此须采用手术切开复位内固定,以恢复正常的解剖关系。切开复位内固定的适应证为:用手法或牵引不能达到整复要求的骨折;严重开放性骨折,受伤时间短,尚未出现感染迹象者;合并神经血管损伤的骨折;多发性骨折。常用的内固定有钢板螺丝钉内固定和髓内针固定。自 20 世纪 60 年代以来,瑞士 AO 学组的外科医师对所有的股骨干骨折采用髓内固定或钢板螺丝钉内固定。

AO 加压钢板内固定的基本原则:①无创技术,保存骨折端血运,内固定放于骨膜外,慎重保留软组织。②解剖复位。③张力侧钢板固定。AO 学者利用特制的内固定器材,使骨折断端间产生加压作用,使骨折获得一期愈合,早期功能活动,恢复肢体正常功能。但加压钢板内固定易发生一定的并发症,常见的有钢板疲劳断裂、钢板下骨质萎缩、感染。髓内针内固定早在 20 世纪 40 年代就由 Knntscher 介绍闭合髓内钉技术。第二次世界大战后,由于开放式髓内钉固定的出现和广泛应用,对于无并发症的青年髓腔最狭窄非粉碎性骨折,髓内钉成为股骨干骨折的最终治疗方法。随着手术技术的完善,特别是影像器的应用,髓内钉固定技术得到更好的临床应用。

1.切开复位加压钢板螺丝钉内固定

AO方法自20世纪60年代起逐渐普及,可分为加压器钢板和自身加压钢板两种。主要适用于股骨干上、中、下1/3横形骨折及短斜形骨折。手术在侧位进行,大腿后外侧切口,在外侧肌间隔前显露股骨干外侧面,推开骨膜后,钢板上在股骨干外侧。股骨干骨折内固定选择后外侧切口的优点是,由前肌群与后肌群之间隙进入,不损伤肌肉,内固定物置于股骨外侧,可避免膝上方前面股四头肌与股骨之间的滑动机构发生粘连。术后患者卧位2~3周,逐渐扶拐下地,练习下肢关节活动,待骨折愈合后,方能完全离拐行走。

2.切开复位梅花形髓内针内固定

主要适应证:①股骨干上、中1/3横形及短斜形骨折、蝶形骨折或陈旧性粉碎性骨折;②股骨多段骨折;③股骨中上、上1/3陈旧骨折及延迟愈合或不愈合;④股骨上中1/3骨折,并发大腿神经、血管损伤,需修复者;⑤多发骨折(包括股骨骨折)或多发伤,如胸或腹部广泛烧伤需经常变换体位,不能应用牵引者。长斜形及螺旋形骨折应视为相对禁忌证。

髓内针的选择:测量健肢股骨大转子尖至髌骨上缘,为其长度。在标准X线片中,测髓腔最狭窄部位的横径,减去10%,即为所用髓针的粗细(直径),或在术前把选好的髓内针用胶布贴在大腿外侧,进行X线摄片(股骨全长)。髓针的长度粗细与髓腔进行对照,髓内针的长度应自股骨髁间窝上1cm,至股骨大转子上2cm,其粗细能通过髓腔最狭窄部位为准。手术方法可采用逆行髓内穿针法和顺行髓内穿针法。如为陈旧骨折,把植骨材料如碎骨条放在骨折端的周围。近年来梅花形髓内针由于在固定中的强度欠佳,抗旋转力较差,临床上已较少使用。

3.闭合髓内针内固定

适应证:①股骨上及中1/3的横形、短斜形骨折,有蝶形骨片或轻度粉碎性骨折。②多发骨折。术前先行骨牵引,重量为体重的1/6,以维持股骨的力线及长度,根据患者全身情况,在伤后3~10d手术。髓内针长度及粗细的选择同逆行髓内针者。患者体位分为侧卧位及平卧位两种。侧卧位:患者健侧卧于骨折牵引台上,健肢伸直位,固定在足架上,患肢髋屈曲80°~90°,内收20°~30°中立位。对双下肢进行牵引,直到骨折端分离,在X线电视引导下,施手法进行复位。平卧位:患者平卧于骨折手术台上,两腿分开,插入会阴棒,阻挡会阴。躯干略向健侧倾斜,患肢内收20°~30°中立位,固定于足架上。这样可使大转子充分暴露,尽量向患侧突出。健肢外展、下垂或屈曲位,以不影响使用C形臂X线机透视患肢侧位为准。对患肢施以牵引,直到骨折断端分离,在透视下使骨折复位或至少在同一平面上得到复位。术后一般不需外固定,48~72h除去引流。术后经7~10d,可逐步扶拐下地活动。此法创伤较小、膝关节功能恢复较快、不必输血,是值得选用的。但是,需要C形臂X线电视设备。骨折2周以上影响复位者,不宜选此法。

4.带锁髓内针内固定

适用于股骨干上、中、下段横形、斜形或粉碎性骨折。

现临床上应用较多。其优点在于通过远近端栓钉有效控制旋转,克服了髓内针旋转控制不好的情况,扩大了应用范围。全程应在C形臂X线透视下进行。闭合带锁髓内针手术操作时应利用骨折复位床,将骨折复位;开放带锁髓内针在髓内针内固定的基础上,进行近端和远端栓钉固定。术中应扩大髓腔,根据骨折情况,可行动力固定或静力固定。

(四)药物治疗

股骨干骨折多见于儿童和青壮年,骨折早期,创伤严重,失血较多,应把保全生命放在第一位。同时要细心观察局部和全身情况,运用中药治疗,按骨折三期用药原则处理,辨证用药,正确处理扶正与祛邪的关系,以维持机体的动态平衡。下面介绍股骨干骨折临床上常见的几种证型的辨证用药。

(1)气血虚弱证:股骨干骨折早期,创伤严重,失血较多,气随血耗,气虚则血无所统。患者面色苍白,四肢发凉,心烦口渴,冷汗自出,神疲眩晕,脉细数无力,为失血后气血虚衰,亡阴亡阳之危症。治宜补气摄血,使"散者收之","损者益之",方用独参汤,有益气统血固脱作用。危症急救时,应结合输血、补液疗法。

(2)瘀阻经脉证:骨折早期,患肢局部肿胀、疼痛、压痛明显,骨折断端易再移位,筋脉反复受损,淤血滞留于经脉,使经脉受阻。治宜活血祛瘀,行气消肿止痛,方用桃红四物汤加云苓、泽泻、枳实、厚朴、大黄、丹参、乳香、没药、枳壳、牛膝等,使留滞之淤血和气血结滞疏通。中成药可选用复方丹参片、三七片、三七胶囊等。

(3)脾胃虚弱证:脾主四肢肌肉,脾胃为后天之本,气血生化之源。骨折后,患者卧床时间长,纳食差,脾胃虚弱,气血亏损。治宜健脾益胃,方用健脾养胃汤,以促进脾胃消化功能,有利于气血生成。

(4)肝肾不足证:适用于肝肾亏损,筋骨萎弱者,或骨折后期,筋骨虽续,但肝肾已虚,或骨折愈合迟缓,骨质疏松,筋骨萎软,肢体功能未恢复者。治宜补益肝肾法,常用方剂有壮筋养血汤、生血补髓汤、六味地黄丸、金匮肾气丸、健步虎潜丸等。

四、并发症

(一)骨折畸形愈合

最常见的畸形愈合是成角畸形,其次为短缩畸形及旋转畸形。有时以上 3 种畸形中的二者可同时存在。成角畸形多因牵引重量不足,石膏固定不当或下地负重太早,使股骨干骨折发生成角畸形。在股骨干上 1/3 骨折,易发生向外或向前外成角畸形;中 1/3 骨折,可发生向外或向前成角畸形;下 1/3 骨折,多发生向外或向后成角畸形。短缩畸形主要由于牵引重量不足,未能将骨折重叠牵开所致,或者是并发伤较多,忽略治疗所致。旋转畸形忽略治疗者,远骨折端随肢体重量处于外旋位,并在外旋畸形位愈合。不是所有的畸形愈合都需要外科治疗,在儿童,轻度短缩可自行矫正,在成人轻度短缩则可以垫高鞋跟来补偿,但短缩 2.5 cm 以上则招致明显跛行及骨盆倾斜,对年轻人应考虑矫正。不论儿童或成人,对于旋转畸形均无自行矫正能力,应予矫形。股骨干的成角畸形,成人>15°,儿童>30°,即应采取截骨矫正术。

术前应做好充分的准备:①因膝关节长时间固定而活动障碍,术前应锻炼屈膝至 90°。②成角畸形并缩短的患者,常发生股内收肌挛缩,可妨碍短缩的矫正,故术前应做短期牵引。③为使截骨后顺利愈合,应准备植骨。

手术一般在硬膜外麻醉下进行,对有内收肌挛缩者,可先切断股内收肌起点,选用股骨外后侧切口,外侧肌间隔前显露。手术包括截骨矫形、内固定及植骨 3 个部分:①截骨,一般于成角畸形处截骨,以气或电锯或骨刀截骨,横断截骨易于操作,如做成台阶状则更有利于愈合并防止旋转,有重叠或旋转畸形者同时矫正。②内固定,对股骨上、中 1/3 骨折畸形愈合,截骨后选用逆行髓内针固定,畸形愈合处骨髓腔多闭塞,予以通开并扩大以接纳较粗的梅花髓内针,对下 1/3 骨折可选用角翼接骨板、梯形接骨板或加压钢板固定,置于骨干外侧。③植骨,取同侧髂骨碎骨条植于截骨处周围,置负压引流缝合切口,术后 48 h 拔除引流管。拆线后练习膝关节功能,骨折愈合前不能负重活动。

（二）骨不连接

其病因：过度牵引；开放骨折于清创时取出碎骨片较多并感染；内固定与外固定不足；过早活动等。后者占全部病例的一半以上。股骨干骨折后骨不连接常伴有成角畸形、肢体短缩畸形及膝关节活动障碍。对股骨干骨不连接的治疗原则是矫正畸形，坚强固定及植骨促使愈合，同时应注意到保存及恢复膝关节活动。

术前应做好充分的准备：有成角畸形及短缩者，行患肢股骨髁上牵引 1～2 周。对中上 1/3 骨不连，以夹板等短期固定股部，进行膝关节活动锻炼，达 90°屈曲范围再手术，则术后膝关节活动较易恢复；下 1/3 不连接的外固定较难，应早日手术，术后练习膝关节活动。

手术取股外后侧切口进入，操作分以下 3 个步骤：①切除断端间纤维组织，打通髓腔扩髓至 10 mm 以上，修整断端，矫正畸形。②坚强固定，以 10 mm 以上梅花髓内针固定，对骨质疏松髓腔粗大者，以双根梅花髓内针套接固定。此适用于上及中 1/3 骨不连接。对下 1/3 骨不连接则宜选用钢板固定。对于转子下骨不连接，由于髓腔较粗大，梅花髓内针不能完全控制轴线，可将髓内针上端相当于不连处折弯 15°～20°角，使角尖向内，开口向外，顺行打入髓腔，此成角髓内针使骨不连处发生向内 10°～15°的成角，但由于髓腔粗大的抵消，仅有轻度成角，保持处于轻微外翻位（正常范围），从而防止髋内翻的发生。对于下 1/3 骨不连的内固定，亦可选用梅花髓内针，但针的长度应达股骨髁间凹之上的松质骨中。另外还可横穿 1 枚斯氏针，两端均露在皮外，以备术后用小夹板卡住斯氏针做外固定，以防止旋转活动，如有锁钉髓内针固定则更好，横穿斯氏针可于 6 周后骨折初步愈合时拔除。③植骨：取同侧髂骨碎骨条，植于骨不连处四周，置负压引流，缝合切口。

（三）膝关节活动障碍

1.病因

(1)长时间固定膝关节，未进行股四头肌及膝关节活动锻炼者，膝关节长期处于伸直位，股四头肌挛缩，甚至关节内粘连。

(2)手术及骨折创伤造成股四头肌与股骨前滑动结构粘连，股骨中下 1/3 骨折错位，损伤股前滑动结构出血粘连；前外侧手术入路，钢板置于股骨前外与股中间肌粘连，手术及创伤使股中间肌纤维化挛缩。

(3)膝关节长期处于半屈曲位，亦可发生屈曲挛缩，后关节囊粘连，腓肠肌、髂胫束及腘绳肌挛缩。

2.诊断

膝关节伸屈活动范围甚小，在 10°～20°，髌骨不能向内外推动者，为膝关节内粘连，髌上滑囊与两侧滑囊粘连，扩张部挛缩。严重者交叉韧带挛缩。膝关节有一定范围活动，常在 30°稍多，主要为屈曲受限，可伸直，髌骨可在左右推动及上下滑动者，主要为伸膝结构粘连与挛缩。屈膝正常，伸膝受限者为屈曲挛缩。

3.治疗

(1)手法治疗：对轻度股四头肌挛缩及伸膝结构粘连者，例如，膝可伸直、屈曲仅 50°左右者，股四头肌处于无可触及的瘢痕条带者，可应用手法复位。在麻醉下，手法被动屈曲膝关节，稳妥而较慢强力屈膝至听到组织撕裂声，以膝被动屈膝至 90°或稍多为止，不可一次要求完全屈曲。

(2)牵引治疗：对 20°以内轻度屈曲挛缩，可行骨牵引治疗，重量逐渐增加，患者可自己压迫股骨向后,牵引中注意观察有无腓总神经损伤症状,一旦出现应立即减轻牵引,牵引不能伸直者,可做手术前准备。

(3)股四头肌成形术:适应于伸膝装置粘连,股四头肌挛缩。采用硬膜外麻醉,患者平卧位,在大腿根部置气囊止血带,驱血后手术。取股前正中纵形切口,经髌骨内侧至其远端。将股内侧肌及股外侧肌从股直肌上分离开直至髌骨上方。电灼,止血。然后把股直肌与股中间肌完全分开,股前瘢痕及挛缩多集中在股中间肌。因此,将股直肌用布带提起,将其下方股中间肌连同瘢痕一并切除。股内外侧肌中的瘢痕也切除。向下切开两侧关节囊的挛缩,后屈曲膝关节。由助手稳定大腿,术者双手握小腿,渐渐用力使膝关节屈曲到超过 90°,此过程可听到组织撕裂声。如瘢痕过多则不可强力屈曲,以防发生撕裂伤或骨折。缝合时,将股内侧肌与股外侧肌缝在股直肌两旁,关节囊不缝合。股四头肌之间可垫以脂肪,置负压引流,缝合切口。术后将患肢置于连续被动活动架上,24 h 后开始连续被动活动,保持活动范围,直至患者主动伸屈活动达到被动活动的范围。3 周下地练习下蹲屈曲,借助体重,加大屈膝活动范围。如无连续被动活动架,可用平衡牵引(带附架的托马斯架)固定患肢。于麻醉恢复后,主动及被动练习活动膝关节。本手术的成功与否在很大程度上取决于患者的意志。不怕疼痛和早期活动到最大范围,努力锻炼股四头肌和股后肌。

(4)关节内粘连:分离由关节内粘连所致的关节僵硬,其轻度者通过手法治疗,可将粘连撕开。严重粘连者,关节活动范围极小者,需手术分离。在气囊止血带下手术。无股中间肌瘢痕挛缩者,取髌骨内、外两侧切口。内侧切口中自髌骨旁切开股内侧肌及关节囊,滑膜内锐性分离;外侧切口中切开髂胫束及关节囊,分离外髁滑囊及髌上囊。慢慢被动屈曲膝关节,亦听到组织撕裂声,至超过 90°即可。负压引流,缝合股内侧肌于髌旁,关闭切口,术后处理同上。

(5)膝关节屈曲挛缩及僵硬的松解如下。①术前牵引:除屈曲 20°以内的轻度挛缩可牵引矫正或不经牵引而直接手术矫正外,较重的屈曲挛缩,均应行术前牵引准备。②从内外侧途径行膝屈曲挛缩松解术:采用硬膜外麻醉,患者仰卧,气囊止血带下手术,膝关节在屈曲位。外侧切口:从股骨髁近侧股二头肌腱前向腓骨头做一长为 12 cm 的切口,有髂胫束挛缩、膝屈曲、小腿外展外旋畸形者,在切口中向前于髌上 2～3 cm 处横断髂胫束及阔筋膜,外侧肌间隔紧张或其他挛缩组织亦予以横断。向后牵开股二头肌腱及腓总神经,在股骨外髁后面横切开关节囊,用骨膜起子紧贴股骨后面向内向上推开外侧关节囊及腓肠肌外侧头起点,使与股骨完全离开,直达股后中间部位,向上分到关节间隙上 7～8 cm。内侧切口:从内收肌结节后到关节远侧纵切口,切开后关节囊,紧贴股骨向外向上推开后关节囊与腓肠肌内侧头,使之与股骨离开并使与外侧切口相通。伸展膝关节:稳妥用力伸展膝关节至完全伸直。注意腓总神经是否紧张,如果紧张,则将其游离到腓骨颈处并将腓骨头于屈膝位切除。如果膝关节仍不能完全伸直,则检查股二头肌腱与内侧诸肌腱是否紧张,对紧张者行"Z"字形延长,有的后交叉韧带紧张挛缩,需将其在胫止点上切断。对于行股二头肌腱延长者,更需注意防止伸膝时牵拉损伤腓总神经,应切除腓骨头,松解神经。冲洗伤口,置负压引流,分层缝合。③术后处理:对经手术膝关节完全伸直者,行膝伸直位石膏后托或石膏前后托固定,锻炼股四头肌,术后 2 周除去前托,保留后托,每天练习屈膝活动,然后仍以后托固定直至 5 周。白天除去后托锻炼,夜间用后托保持膝伸直,持续 6 个月,以防屈膝挛缩复发。对术中伸直膝关节腓总神经紧张者,或仍不能完全伸直者,术后继续牵引治疗,缓缓伸直膝关节。伸直后做石膏后托固定,按上述步骤处理。无论石膏固定或牵引,均需严密观察腓总神经有无受损情况,一旦出现,即应再屈曲膝关节,使腓总神经恢复,然后缓慢牵引伸膝。

（四）再骨折

再骨折发生率是 9％～15％。在骨愈合不良或骨痂内在结构并非所承受的应力方向排列时,常易发生再骨折。动物实验也支持这样的观点。因此,防止再骨折的有效方法是当骨折具有内或外固定时,逐渐增加骨折部位所承受应力,直至达到完全负重。Seiman 认为大部分发生再骨折的患者,屈曲少于 45°,由于关节活动受限,在骨折部位形成一长的杠杆应力,而易发生再骨折。因此,他认为减少再骨折的发生率,重要的是早期恢复膝关节功能。在去除牢固内固定后,也易发生再骨折。

（五）感染

股骨干骨折部位的感染是十分严重而难以解决的问题,因为骨干有大量皮质骨,由于血运不良和缺血,可以形成慢性窦道和骨髓炎,其治疗方法是切除感染的死骨;有内固定者,则需去除内固定物,骨折用外固定制动,待感染稳定后;如骨折仍不愈合,Ⅱ期再行植骨术。更为积极的方法,可通过扩创后,用局部灌注的方法来控制感染,并同时植骨来促进骨愈合。但长期或慢性骨髓炎,若经久不愈,反复发作,有大块骨缺损,则考虑截肢术。

（孙延辉）

第七节　股骨髁间骨折

股骨髁间骨折是指股骨内、外髁或双髁遭受外力后引起的骨折,占全身骨折脱位的 0.4％～0.5％,以青壮年男性居多,女性和老年人少见。因本病属关节内骨折,复位要求较高,且预后较股骨髁上骨折差。其可合并腘血管及（或）神经损伤。

一、诊断

（一）病史
有明显外伤史。

（二）症状和体征
（1）伤后患肢疼痛明显,移动肢体时显著加重。
（2）不能站立与行走,膝关节局部功能障碍。
（3）患侧大腿中下段及膝部高度肿胀,可见皮肤瘀斑。
（4）股骨髁部压痛剧烈。
（5）骨折局部有骨异常活动及骨擦感。
（6）伤膝可有内、外翻畸形,并可能有横径或前后径增宽,骨折局部可出现不同程度的成角、短缩及旋转畸形。

（三）辅助检查
（1）X 线检查:常规应给予前后位与侧位 X 线摄片,可明确诊断骨折类型。
（2）怀疑有复杂关节软骨或韧带损伤者可给予 CT 或 MRI 检查。

二、分型

AO 骨折分类法。股骨髁上骨折即为 AO 股骨远端骨折之 B 型（部分关节骨折）和 C 型（完全关节骨折),其亚分型如下。

(一)B型(部分关节骨折)

(1)B_1:股骨外髁,矢状面。①简单,穿经髁间窝;②简单,穿经负重面;③多折块。

(2)B_2:股骨内髁,矢状面。①简单,穿经髁间窝;②简单,穿经负重面;③多折块。

(3)B_3:冠状面部分骨折。①前及外片状骨折;②单髁后方骨折(Hoffa);③双髁后方骨折。

(二)C型(完全关节骨折)

C_1:关节简单,干骺端简单

(1)T或Y形,轻度移位。

(2)T或Y形,显著移位。

(3)T形骨骺骨折。

C_2:关节简单,干骺端多折块

(1)完整楔形。

(2)多折块楔形。

(3)复杂。

C_3:多折块关节骨折

(1)干骺端简单。

(2)干骺端多折块。

(3)干骺端及骨干多折块。

三、治疗

(一)非手术治疗

1.皮肤牵引

(1)适应证:患者全身情况不能耐受手术或整复,血糖控制不佳的糖尿病患者及小儿,简单骨折,皮肤必须完好。

(2)操作方法:将宽胶布条或乳胶海绵条粘贴在患肢皮肤上或利用四肢尼龙泡沫套,利用肌肉在骨骼上的附着点将牵引力传递到骨骼上,牵引重量不超过5 kg。皮肤有损伤、炎症及对胶布过敏者禁用。牵引期间应定时检查牵引的胶布粘贴情况,定期复查X线片,及时调整牵引重量和体位。一般牵引时间为2~4周,骨折端有纤维性连接后,更换为石膏固定,以免卧床时间太久,不利于功能锻炼。

2.骨牵引

(1)适应证:不愿手术或皮肤条件不具备外固定支架,以及手术治疗的股骨髁部骨折患者,B_1、B_2、C_1、C_2型骨折。

(2)操作方法:局麻下行患侧胫骨结节骨牵引,将伤肢置于牵引架上,屈髋20°~30°,屈膝15°~25°牵引,牵开后视情形行手法整复,夹板外固定。或先采用推挤叩合手法使双髁复位,局麻下用钳夹经皮将双髁固定,将牵引绳连于钳夹上,使之变为股骨髁部牵引,将患肢置于牵引架上视情况行半屈膝位或屈膝位牵引,待牵开后行手法整复夹板外固定。骨折端有纤维性连接后,更换为石膏固定。

3.手法整复外固定

(1)适应证:闭合或未合并血管神经损伤的部分B_1、B_2、C_1型骨折。

（2）操作方法：根据受伤机制，采用推挤叩合手法使骨折复位，可用超膝关节夹板或石膏托固定患膝于功能位，一般固定6～8周。通常在胫骨平台后外侧缘及腓骨颈的部位容易造成腓总神经的压迫致伤，因此石膏固定的时候一定在此部位多垫一些石膏棉。固定期应注意夹板和石膏的松紧度，并定时行X线检查，发现移位应随时调整夹板，或重新以石膏固定。

4.手法整复经皮克氏针内固定法

（1）适应证：适用于B_1、B_2和部分C_1型骨折。

（2）操作方法：行坐骨神经、股神经阻滞麻醉，严格无菌，透视下先采用推挤叩合手法使骨折复位，然后经皮将3 mm骨圆针击入固定，一般需要2～3枚骨圆针。

5.骨外固定器固定法

（1）适应证：适用于B_1、B_2和C_1、C_2型骨折。

（2）操作方法：可选用单边外固定器、股骨髁间调节固定器、孟氏骨折复位固定器或半环槽复位固定器行整复固定。

6.经皮钳夹固定法

（1）适应证：适用于B_1、B_2型骨折。

（2）操作方法：行坐骨神经、股神经阻滞麻醉，严格无菌，透视下先采用推挤叩合手法使骨折复位，经皮钳夹固定，术后用长腿石膏固定4～6周。

（二）手术治疗

1.切开复位螺钉、螺栓内固定法

（1）适应证：B_1、B_2和B_3型骨折。

（2）操作方法：常选用硬膜外阻滞麻醉，依骨折部位选用膝部前内、前外、后内、后外侧入路，清理骨折端，复位骨折，用螺钉、螺栓或松质骨螺钉内固定。注意用螺钉内固定时近端孔应钻成滑动孔使之成为拉力螺钉，用松质骨螺钉内固定时螺纹必须全部穿过骨折线，钉尾及钉尖不能露出关节面外。

2.切开复位动力髁螺钉内固定法

（1）适应证：部分C_1、C_2型骨折。

（2）操作方法：采用连续硬膜外麻醉，患侧大腿下段前外侧绕髌切口，显露并清理骨折端，首先复位髁部骨折，骨圆针临时固定，再复位髁上骨折，动力髁螺钉固定。主螺钉应距远端关节面2 cm，方向与远端关节面及内、外踝前侧关节面切线相平行。

3.切开复位股骨髁部支撑钢板内固定法

（1）适应证：C_1、C_2、C_3型股骨髁部骨折。

（2）操作方法：切开复位方法同上。选择合适长度的钢板，要求骨折近端应至少置入4枚螺钉。注意钢板的准确放置，远端放置不能偏前，以免高出于股骨外踝关节面，影响髌骨关节活动。

4.切开复位逆行交锁钉内固定法

（1）适应证：部分C_1、C_2型骨折。

（2）操作方法：采用硬膜外麻醉或全麻，选择合适长度及直径的逆行交锁钉，首先复位髁部骨折，骨圆针临时固定，再复位髁上骨折，置入髓内钉。要求置钉时进针点必须准确，骨折良好复位，必要时一期良好植骨，术后早期进行功能锻炼。

（三）药物治疗

1.中药治疗

（1）内治法：以三期辨证治疗为基础,再根据年龄、体质、损伤程度、损伤部位进行治疗。一般规律是骨折早期宜破,中期宜和,后期宜补,选择相应药物。

（2）外治法：一般初、中期以药膏、膏药敷贴,如活血止痛膏,后期以药物熏洗、热熨或涂擦,如展筋丹、展筋酊。

2.西药治疗

围绕骨折各个时期应用西药对症处理。

（四）康复治疗

1.功能锻炼

股骨髁部骨折在良好复位与坚强固定的条件下,强调早期有效的功能活动。常用的功能锻炼疗法如下。

（1）术后早期的主动及被动的关节活动度训练：股骨髁部骨折为关节内骨折,由于骨折部和股四头肌粘连加之关节内积血机化后的关节内粘连等,对膝关节的预后功能影响较大,故初始就应注意膝关节的功能锻炼,即筋骨并重原则。术后早期即应加强足踝部的屈伸活动及股四头肌的收缩,并及早实施被动活动髌骨关节,预防髌骨关节粘连,基本类似股骨髁上骨折,但更强调通过股骨滑车关节面在胫骨平台上的滚动以模造关节面。术后3周即可在卧床及保护下练习膝关节伸展运动,既可减轻膝关节粘连,又能预防股四头肌萎缩。6～8周骨折达到临床愈合后,可加大膝关节伸曲活动度,待骨折愈合牢固后,即可进行床沿屈膝法练习,继而下地在保护下训练起蹲运动等。

（2）持续被动运动（CPM）：为预防股骨髁部骨折后关节制动导致的僵硬及蜕变,亦可遵从Salter提出的CPM的方法。

2.物理疗法

（1）电疗：目前常用的仪器有骨创伤治疗仪、KD-Ⅲ治疗仪等,效果显著。

（2）其他物理疗法：包括光疗、水疗、冷疗等,多结合有具体药物应用,需康复专业技术人员参与执行。

（孙延辉）

第八节　股骨髁上骨折

发生在腓肠肌起点以上2～4 cm范围内的股骨骨折称为股骨髁上骨折。直接或间接暴力均可造成。膝关节强直而骨质疏松者,由于膝部杠杆作用增加,也易发生此骨折。

一、病因

本类骨折主要为强大的直接暴力所致,如汽车冲撞、压砸、重物打击和火器伤等。其次为间接暴力所致,如自高处落地,扭转性外力等,好发于20～40岁青壮年人。

直接暴力所致骨折多为粉碎性或短斜骨折,而横断骨折较少；间接暴力所致骨折,则以斜行或螺旋形骨折为多见。

二、分型

股骨髁上骨折可分为屈曲型和伸直型,而屈曲型较多见。屈曲型骨折的骨折线呈横形或短斜面形,骨折线从前下斜向后上,其远折端因受腓肠肌牵拉及关节囊紧缩,向后移位。有刺伤腘动静脉的可能。近折端向前下可刺伤髌上囊及前面的皮肤。伸直型骨折也分为横断及斜行两种,其斜面骨折线与屈曲型者相反,从后下至前上,远折端在前,近折端在后重叠移位。此种骨折患者,如腘窝有血肿和足背动脉减弱或消失,应考虑有腘动脉损伤。其损伤一旦发生.则腘窝部短时间进行性肿胀,张力极大,伤处质硬,小腿下 1/3 以下肢体发凉呈缺血状态,感觉缺失,足背动脉搏动消失。发现此种情况,应提高警惕,宜及早手术探查。如骨折线为横断者,远折端常合并小块粉碎性骨折,间接暴力则为长斜形或螺旋形骨折,儿童伤员较多见。

三、临床表现与诊断

(一)外伤史

伤者常有明确的外伤史,由直接打击或扭转性外力造成,而间接暴力多由高处跌地,足部或膝部着地所造成。

(二)肿痛

伤肢由于强大暴力,致使骨折周围软组织损伤亦很严重,故肢体肿胀明显、剧烈疼痛。

(三)畸形

伤肢短缩,远折端向后旋转,成角畸形。即使畸形不明显,局部肿胀,压痛及功能障碍也很明显。

(四)失血与休克

股骨髁上骨折合并股骨下 1/3 骨折的出血量可达 1 000 mL 以上,若为开放性,则出血量更大。刚入院的伤员常有早期休克的表现,如精神紧张、面色苍白、口干、肢体发凉、血压轻度增高、脉搏稍快等。在转运过程中处理不当及疼痛,均可加重休克。

(五)腘动脉损伤

股骨髁上骨折及股骨干下 1/3 骨折,两者凡向后移位的骨折端均可能损伤腘动脉,腘窝部可迅速肿胀,张力加大。若为腘动脉挫伤,血栓形成,则不一定有进行性肿胀。腘动脉损伤症状可有小腿前侧麻木和疼痛,其下 1/3 以下肢体发凉,感觉障碍,足趾及踝关节不能运动,足背动脉搏动消失。所有腘动脉损伤患者都有足背动脉搏动消失这一特点,因此在骨折复位后搏动仍不恢复者,即使患肢远端无发凉、苍白、发绀、感觉障碍等情况,亦应立即行腘血管探查术。若闭合复位后仍无足背动脉恢复者,是危险的信号。所以不应长时间保守观察,迟疑不决。如腘动脉血栓形成,产生症状有时较慢而不典型,开始足背动脉搏动减弱,最后消失,容易误诊,延误手术时机。

(六)合并伤

注意伤员的全身检查,特别是致命的重要脏器损伤者,在休克时腹部外伤症状常不明显,必须随时观察,反复检查及腹腔穿刺,以免遗漏。车祸、矿井下事故常为多发性损伤,应注意检查。

(七)X 线摄片

对无休克的伤员,首先拍 X 线片,以了解骨折的类型,便于立即做紧急处理。如有休克,需待缓解后,再做摄片。

四、鉴别诊断

(1)股骨下端急性骨髓炎：发病急骤、高热、寒战、脉快，大腿下端肿痛，关节功能障碍，早期局部穿刺可能有深部脓肿，发病后 7～10 d 拍片，可见有骨质破坏，诊断便可确定。

(2)股骨下端病理骨折：股骨下端为好发骨肿瘤的部位，如骨巨细胞瘤、骨肉瘤等。患者有股骨下端慢性进行性肿胀史，伴有疼痛迁延时间较长，进行性加重，轻微的外伤可造成骨折，X 线片可明确诊断。

五、治疗

髁上骨折治疗方法颇多，据骨折类型选择治疗方案如下。

(一)石膏及小夹板固定

适用于成人无移位的股骨髁上骨折及合并股骨干下 1/3 骨折的患者。儿童青枝型骨折，可行石膏固定或用四块夹板固定，先在股骨下端放好衬垫，再用 4 根布带绑扎固定夹板，一般固定经 6～8 周去除，练习活动，功能恢复满意。

1.优点

无手术痛苦及其并发症的可能，治疗费用低廉可在门诊治疗。

2.缺点

(1)仅适用于无移位骨折及裂纹或青枝骨折。

(2)膝关节功能受限，需一定时间恢复。

(3)可出现压疮，甚则出现腓总神经损伤。

(二)骨牵引加超膝关节小夹板固定

适用于移位的髁上骨折。屈曲型在手法整复后，行髁上斯氏针骨牵引，膝屈至 100°的位置上，置于托马斯(Thomas)架或布朗(Braun)架上，使腓肠肌松弛，达到复位，然后外加超膝关节小夹板固定。

伸直型可采用胫骨结节牵引，牵引姿势、位置同上。在牵引情况下，远折端向相反方向整复，即可复位。如牵引后仍不复位，可在硬膜外阻滞麻醉下行手法整复，勿使用暴力，注意腘血管的损伤，如骨折尖端刺在软组织内，可用撬拨法复位后，外加小夹板固定。屈膝牵引 4～6 周，牵引期内膝关节不断地进行功能练习，牵引解除后，仍用夹板或石膏托固定，直至骨折临床愈合。牵引复位时间在 1～7 d，宜用床边 X 线机观察。

1.优点

在于经济、安全、愈合率高，配合早期功能锻炼，减少了并发症。

2.缺点

伤员卧床时间较长，有时需反复床边透视、复位及调整夹板或压垫，虽不愈合者极少，但畸形愈合者常见。若有软组织嵌入骨折端，则不易愈合。横断骨折可见过度牵引而致骨折端分离，造成延迟愈合。若开放性股骨髁上骨折合并腘动脉、腓总神经等损伤，则不宜牵引，需行手术治疗，以免加重血管、神经的损伤。

(三)股骨髁上骨折撑开器固定

本法适用于股骨髁上骨折而无血管损伤者，并且远折端较短，不适宜内固定的伤员。在硬膜外阻滞麻醉下，采用斯氏针，分别在股骨髁及股骨近折端各横穿一斯氏针，两针平行，在针的两侧各安装一个撑开器,然后在透视下手法整复,并调整撑开器的长度,待复位后,采用前、后石膏托固定于屈膝位。如骨折处较稳定,可将撑开器转而为加压,使骨折处更为稳定牢固。固定经4～6周拔针,继续石膏固定,直至骨折临床愈合。若手法整复失败,可考虑切开复位,从股骨下端外侧纵切开,直至骨折端,避开腘血管,整复骨折后,仍在骨折的上、下段穿针,外用撑开器,缝合伤口。

1.优点

(1)因髁上骨折的远折端甚短,无法内固定,本法使用撑开器代替牵引,患者可较自由的在床上起坐活动,避免了牵引之苦,是个简单易行的方法。

(2)局部固定使膝关节能早期锻炼避免了关节僵直。

2.缺点

(1)为单平面固定,不能有效防止旋转,需要辅以外固定的夹板或石膏。

(2)可能发生针眼、关节腔感染。

(四)切开复位内固定

股骨髁上骨折的治疗主要有两个问题:一是骨折复位不良时,因其邻近膝关节,易发生膝内翻或外翻或过伸等畸形;二是膝上股四头肌与股骨间的滑动装置,易因骨折出血而粘连,使膝关节伸屈活动障碍,尤以选用前外侧切口放置内固定物、术后石膏固定者为严重,因此,切开复位内固定的要求应当是选用后外侧切口;内固定物坚强并放置于股外侧,术后可不用外固定,尽早练习膝关节活动。

1.槽形角状钢板内固定

适用于各型移位骨折。

(1)方法:患者平卧位,大腿下1/3后外侧切口,其远端拐向胫骨结节的外侧。切开髂胫束,在股外侧肌后缘,股外侧肌间隔前方进入。将股外侧肌拉向前,显露股骨髁上骨折及其股骨外髁部,如需要可切开膝外侧扩张部及关节囊,根据标准X线片确定在外髁上与股骨干成直线的槽形角状钢板打入点。先用4 mm钻头钻孔,再用1.5 cm×0.2 cm薄平凿深入扩大,注意使凿进洞方向与膝关节面平行,将备好的槽形角状钢板的钉部沿骨孔扣入。然后将骨折复位,用骨折固定器固定骨折及钢板的侧部(长臂)。在骨折线远侧的钢板上拧入1或2枚长螺丝钉,在骨折近端拧入3～5枚螺丝钉,反复冲洗切口,逐层缝合,包扎。

(2)优点:角状钢板固定股骨髁上骨折或髁间骨折,与直加压钢板固定的生物力学完全不同。直钢板固定者,骨折移位的应力首先加于螺丝钉上,骨折两端的任何折弯力扭曲力,都使钢板上的螺丝钉向外脱出,钢板折弯,内固定失败,此已为临床多例证实。角状钢板则不然,一骨折远端的负重力扭曲折弯力,首先加于角状钢板的髁钉,再通过角部,传达到侧部。钢板将应力分散传递至多枚螺丝钉上,由于应力分散,而钢板及每一螺丝钉所承受的应力较小。股骨髁上骨折的变形,受肌肉牵拉易发生外弓及后弓。负载力及折弯力均使钢板角部的角度变小,使侧部更贴紧骨皮质,不会将螺丝拔出,因而固定牢固,不需外固定,满足了临床膝活动的需要。

(3)缺点:①操作技术要求高,要求钢板钉部与膝关节面平行,同时长臂也要在股骨干轴线上,否则,内固定失败。②角部为应力集中点易出现断裂。③安装不当或金属疲劳易出现膝内翻畸形。④不宜过早负重。

2.股骨下端内及外侧双钢板固定

(1)适应证:本法适用于股骨髁上骨折其远折端较长者,具体说远折端至少要有固定两枚螺丝的长度,才能应用。若远折端过短,则采用上述的撑开器固定法。

(2)麻醉与体位:麻醉方法同上,患者侧卧45°位于手术台上伤肢下方置搁腿架,取股骨下端外侧切口时较为方便。若做股骨下端内侧切口,则需将大腿外旋,并调整手术台的倾斜度,暴露亦很清楚。如合并腘动脉损伤需做探查术,可将患者侧卧45°的位置改变为90°的侧卧位,如此腘窝便可充分暴露。

(3)手术方法:切口在股骨下端后外侧,同上方法做一纵形切口,长约14 cm,待进入骨折端后,再做内侧切口,是从股骨内收肌结节处向上沿股内侧肌的后缘延长,约12 cm即可。

从外侧切口开始,切开阔筋膜,经股外侧肌与股二头肌之间进入骨折端,注意避开股骨后侧的腘血管,并妥加保护,防止误伤。内侧切口在股内侧肌后缘分离进入骨折端,骨膜勿过多的剥离。整复骨折后取12 cm以上的6~8孔普通接骨钢板两块,弯成弧形,或取两块髁部解剖钢板,使与股骨下端的弧度相适应,将钢板置于股骨下端的内、外侧,两侧钢板的最下一孔,相当于股骨髁部,由外向内横钻一孔,取70~75 mm的骨栓先行安装固定,然后检查双侧钢板弧度是否与股骨密贴,并加以调整。双侧钢板的最上孔不在同一平面上,因为外侧钢板较直,内侧钢板较弯,所以由外向内钻孔时略斜,即内侧稍低,最好以40~45 mm的短骨栓固定为牢固。其余钉孔,在内、外侧交替以螺丝钉固定。在钢板下端第2孔,因该处股骨较宽,故左、右各以1枚螺丝钉固定,从而制止远折端的旋转移位。缝合两侧伤口不置引流。外加长腿前、后石膏托固定。手术后抬高患肢是必要的,将下肢以枕垫之或以布朗架垫之,有利于静脉回流。另一种情况术后不上石膏托,为对抗股部肌肉的拉力,可行小腿皮肤牵引经2~3周拆除,再以石膏管形固定。术后进行功能锻炼。

(4)优点:手术时钢板的上、下端采用骨栓固定较为牢固,不易松动滑脱,钻孔时方向一定要准确,两个骨栓上、下稍斜,但基本上是平行的。由于钢板在股骨下端的内、外两侧,不影响髌骨的滑动,固定合理,有利于骨折的愈合,最大限度减少伸膝装置的破坏,使关节功能恢复较好。

(5)缺点:①两侧切口创伤较大,钢板取出时亦较费事。②术后需外固定,可致膝关节功能障碍,需较长时间恢复。

六、康复指导

双钢板固定术后,从术后10~14 d拆线后开始,先练习肌肉等长收缩,每小时活动5 min,夜间停止。术后8~10周拆石膏,开始不负重练习膝关节活动,每天理疗、热水烫洗或热水浴,主动活动关节。待拍片及检查骨折已临床愈合时,再开始负重练习。骨折处尚未愈合前,做过多的关节活动是不相宜的,因关节活动障碍的伤员做膝关节活动时,会增加股骨下端骨折段的杠杆力,从而影响骨折愈合。当然在固定比较牢固的患者,功能练习并无妨碍。

槽形角钢板固定:术后不外固定,2周后可逐渐练习膝关节活动。4周扶双拐不负重下地活动。术后8周扶拐部分负重行走。12~14周在无保护下负重。

七、预后

常遗留不同程度的膝关节功能障碍。骨折一般能按期愈合,但骨牵引治疗时骨折端若有软组织嵌入或严重粉碎性骨折骨缺损并软组织损伤时,骨折可出现不愈合。骨折并腘血管损伤时,应检查修复,特别注意血管的损伤,血栓形成时,可出现肢体远端小动脉的栓塞而坏死、截肢。

(孙延辉)

第九节　股骨远端骨折

股骨远端骨折不如股骨干和髋部骨折常见,在这类骨折中,严重的软组织损伤、骨折端粉碎、骨折线延伸到膝关节和伸膝装置的损伤常见,这些因素导致多数病例不论采用何种方法治疗其效果都是不十分满意。在过去20年,随着内固定技术和材料的发展,多数医师采用了各种内固定方法治疗股骨远端骨折。但由于股骨远端区域的皮质薄、骨折粉碎、骨质疏松和髓腔宽等,使内固定的应用相对困难,有时即使有经验的医师也难以达到稳定的固定。虽然好的内固定方法能改善治疗的效果,但手术治疗这类骨折,远未达到一致的满意程度。

一、实用解剖

股骨远端定义在股骨髁和股骨干骺端的区域,从关节面测量这部分包括股骨远端9 cm(图7-2)。

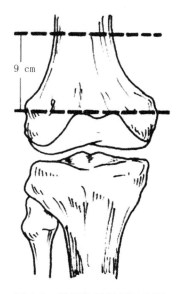

图7-2　股骨远端解剖示意图

股骨远端是股骨远端和股骨髁关节面之间的移行区。股骨干的形状接近圆柱形,但在其下方末端变宽形成双曲线的髁,两髁的前关节面一起组成关节面与髌骨形成髌股关节。后侧被髁间窝分离,髁间窝有膝交叉韧带附着。髌骨与两髁关节面接触,主要是外髁,外髁宽更向近端延伸,在髁的外侧面有外侧副韧带的起点。内髁比外髁长,也更靠下,它的内侧面是凹形,在远端有内侧副韧带的起点。位于内髁最上的部分是内收肌结节,内收大肌止于此。

股骨髁和胫骨髁适合于重力直接向下传导,在负重过程中,两髁位于胫骨髁的水平面,股骨干向下和向内倾斜,这种倾斜是由于人体的髋宽度比膝宽。股骨干的解剖轴和负重或机械轴不同,机械轴通过股骨头中点和膝关节的中心。总起来说,股骨的负重轴与垂直线有3°,解剖轴与垂直轴有 7°(平均 9°)的外翻角度。正常膝关节的关节轴平行于地面,解剖轴与膝关节轴在外侧成 81°角,在进行股骨远端手术时,每一患者都要与对侧比较,以保证股骨有正确的外翻角并保持膝关节轴平行于地面(图 7-3)。

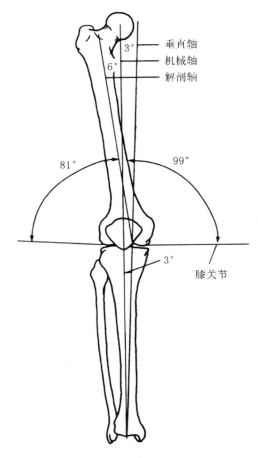

图 7-3　下肢力线示意图

股骨远端骨折的移位方向继发于大腿肌肉的牵拉。股四头肌和腓肠肌的收缩使骨折短缩,典型的内翻畸形是内收肌的强力牵拉所致。腓肠肌的牵拉常导致远骨折端向后成角和移位,在股骨髁间骨折,止于各髁的腓肠肌分别牵拉骨折块可造成关节面的不平整及旋转畸形,股骨远端骨折很少发生向前移位和成角。

二、损伤机制

多数股骨远端骨折的受伤机制被认为是轴向负荷合并内翻、外翻或旋转的外力引起。在年轻患者中,常发生在与摩托车祸相关的高能量损伤,这些骨折常有移位、开放、粉碎和合并其他损伤。在老年患者中,常由于屈膝位滑倒和摔倒在骨质疏松部位发生粉碎性骨折。

三、骨折分类

股骨远端骨折的分类还没有一个被广泛接受,所有分类都涉及关节外和关节内和单髁骨折,进一步根据骨折的移位方向和程度、粉碎的数量和对关节面的影响进行分类。解剖分类不能着重强调影响骨折治疗效果因素。

简单的股骨远端的分类是 Neer 分类,他把股骨髁间再分成以下类型:Ⅰ移位小、Ⅱ股骨髁移位包括内髁(A)外髁(B)、Ⅲ同时合并股骨远端和股骨干的骨折,这种分类非常概括,对医师临床选择治疗和判断预后不能提供帮助。

Seinsheimer 把股骨远端 7 cm 以内的骨折分为四型。

Ⅰ:无移位骨折(移位小于 2 mm 的骨折)。

Ⅱ:涉及股骨髁,未进入髁间。

Ⅲ:骨折涉及髁间窝,一髁或两髁分离。

Ⅳ:骨折延伸到股骨髁关节面。

AO 组织将股骨远端分为 3 个主要类型:A(关节外);B(单髁);C(双髁)。每一型又分成 3 个亚型:A1,简单两部分骨折;A2,干楔型骨折;A3,粉碎性骨折;B1,外髁矢状面骨折;B2,内髁矢状面骨折;B3,冠状面骨折;C1,无粉碎股骨远端骨折(T 形或 Y 形);C2,远端骨折粉碎;C3,远端骨折和髁间骨折粉碎。从 A 型到 C 型骨折严重程度逐渐增加,在每一组也是自 1~3 严重程度逐渐增加(图 7-4)。

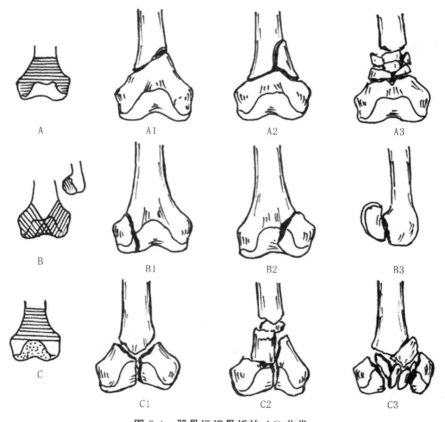

图 7-4 股骨远端骨折的 AO 分类

四、临床表现

(一)病史和体检

仔细询问患者的受伤原因,明确是车祸还是摔伤,对于车祸创伤的患者必须对患者进行全身检查和整个受伤的下肢检查:包括骨折以上的髋关节和骨折以下的膝关节和小腿,仔细检查血管-神经的情况,怀疑有血管损伤用 Doppler 检查,必要时进行血管造影。检查膝关节和股骨远端部位肿胀、畸形和压痛。活动时骨折端有异常活动和骨擦感,但这种检查没有必要,应迅速进行 X 线检查。

(二)X 线检查

常规摄膝关节正侧位片,如果骨折粉碎,牵引下摄正侧位骨折的形态更清楚,有利于骨折的分类,当骨折涉及膝关节骨折粉碎和合并胫骨平台骨折时,倾斜 45°片有利于明确损伤范围,股骨髁间骨折进行 CT 检查可以明确软骨骨折和骨软骨骨折。车祸所致的股骨远端骨折应包括髋关节和骨盆正位片,除外这些部位的骨折。如果合并膝关节脱位,怀疑韧带和半月板损伤,可进行 MRI 检查。正常肢体的膝关节的正侧位片对制定术前计划非常有用,有明确的膝关节脱位,建议血管造影,因为这种病例有 40% 合并血管损伤。

五、治疗方法

(一)非手术治疗

传统非手术治疗包括闭合复位骨折,骨牵引和管形石膏,这种方法患者需要卧床,治疗时间长、花费大,不适合多发创伤和老年患者。闭合治疗虽然避免了手术风险,但经常遇到骨折畸形愈合和膝关节活动受限。

股骨远端骨折非手术治疗的适应证:不合并关节内的骨折。相关指征:①无移位或不全骨折。②老年骨质疏松嵌插骨折。③无合适的内固定材料。④医师对手术无经验或不熟悉。⑤严重的内科疾病(如心血管、肺和神经系统疾病)。⑥严重骨质疏松。⑦脊髓损伤。⑧严重开放性骨折(Gustilo Ⅲ B 型)。⑨部分枪伤患者。⑩骨折合并感染。

非手术治疗的目的不是要解剖复位而是恢复长度和力线,由于骨折靠近膝关节,轻微的畸形可导致膝关节创伤性关节炎的发生。股骨远端骨折可接受的位置一般认为在冠状面(内外)不超过 7°畸形,在矢状面(前后)不超过 10°畸形,短缩 1.0～1.5 cm 一般不影响患者的功能,关节面移位不应超过 2 mm。

(二)手术治疗

由于手术技术和内固定材料的发展,在过去 25 年移位的股骨远端骨折的内固定治疗已被广泛接受,内固定的设计和软组织处理,以及应用抗生素和麻醉方法的改进结合使内固定更加安全可靠。从 1970 年后,所有比较手术和非手术治疗结果的文献均表明用内固定治疗效果要好。

1.手术适应证及禁忌证

股骨远端骨折的手术目的是达到解剖复位、稳定的内固定、早期活动和早期进行膝关节的康复锻炼。这类损伤内固定比较困难。毫无疑问进行内固定有获得良好结果的机会,但内固定的并发症同样可带来较差的结果,不正确应用内固定其结果比非手术治疗还要差。

(1)由于手术技术复杂,需要完整的内固定材料和器械和有经验的手术医师及护理和康复。①手术适应证:移位关节内骨折、多发损伤、多数的开放性骨折、合并血管损伤需修补、严重同侧肢体损伤(如髌骨骨折、胫骨平台骨折)、合并膝重要韧带损伤、不能复位的骨折和病理骨折。②相对适应证:移位关节外股骨远端骨折、明显肥胖、年龄大、全膝置换后骨折。

(2)禁忌证:严重污染开放性骨折ⅢB、广泛粉碎或骨缺损、严重骨质疏松、多发伤患者一般情况不稳定、设备不全和医师缺少手术经验。

2.手术方法

现在股骨远端骨折的手术治疗方法来源于瑞士的ASIF,ASIF对于治疗骨折的重要一部分是制订详细的术前计划。医师通过一系列术前绘图,找到解决困难问题的最好方法。可应用塑料模板,画出骨折及骨折复位后、内固定的类型和大小和螺丝钉的正确位置的草图。手术治疗股骨远端骨折的顺序如下。①复位关节面。②稳定的内固定。③骨干粉碎部位植骨。④老年骨质疏松的骨折嵌插。⑤修补韧带损伤和髌骨骨折。⑥早期膝关节活动。⑦延迟、保护性负重。

患者仰卧位,抬高同侧髋关节有利于肢体内旋,建议用C形臂和透X线的手术床。多数患者用一外侧长切口,如远端骨折合并关节内骨折,切口需向下延长到胫骨结节。切口应在外侧韧带的前方,从肌间隔分离股外侧肌向前向内牵拉,显露股骨远端,避免剥离内侧软组织,当合并关节内骨折,首先复位固定髁间骨折,一旦关节面不能解剖复位,可以做胫骨结节截骨有利于广泛显露。

下一步复位关节外远端骨折,在简单类型的骨折用克氏针或复位巾钳作为临时固定已足够,但在粉碎性骨折最好用股骨牵开器。牵开器近端安置于股骨干,远端安置于股骨远端或胫骨近端,恢复股骨长度和力线。开始过牵有利于粉碎性骨折块接近解剖复位。在粉碎远端骨折,用钢板复位骨折比骨折复位后上钢板容易。调节牵开器达到满意的复位。安置钢板后,静力或动力加压骨折端,但恢复内侧皮质的连续性能够有效保护钢板。如骨折粉碎,钢板对骨折近端或远端进行固定并跨过粉碎区域,在这种情况下,钢板可作为内夹板,如果注意保护局部软组织,骨折端有血供存在,则骨折能够快速塑形。

3.内固定

有2种内固定材料广泛用于股骨远端骨折:钢板和髓内针,由于股骨远端骨折损伤类型变化范围广,没有一种内固定材料适用于所有的骨折。术前必须仔细研究患者状况和X线片,分析骨折的特点。

在手术前需考虑以下因素:①患者年龄。②患者行走能力。③骨质疏松程度。④粉碎程度。⑤软组织的情况。⑥是否存在开放性骨折。⑦关节面受累的情况。⑧骨折是单一损伤还是多发伤。

年轻患者内固定手术的目的是恢复长度和轴线,以及进行早期功能锻炼。老年骨质疏松的患者,为加快骨折愈合进行骨折嵌插可以有轻微短缩和成角。Struhl建议对老年骨质疏松的远端骨折采用骨水泥的内固定。

(1)95°角钢板:对于多数远端骨折的患者需手术内固定治疗,95°角钢板由于内固定是一体,可对骨折提供最好的稳定,是一种有效的内固定物。在北美和欧洲用这种方法治疗成功了大量病例。当有经验的医师应用时,这种内固定能恢复轴线和达到稳定的内固定。但安放95°角钢板在技术上需要一个过程,因为医师需要同时考虑角钢板在三维平面的理想位置。

(2)动力加压髁螺丝钉(DCS):这种内固定的设计和髋部动力螺丝钉相似,多数医师容易熟悉和掌握这种技术,另外的特点是可以使股骨髁间骨折块加压,对骨质疏松的骨能够得到较好的把持。由于它能在矢状面自由活动,安置时只需要考虑两个平面,比95°角钢板容易插入。它的缺点是在动力加压螺丝钉和钢板结合部突出,需要去除部分外髁的骨质以保证外侧进入股骨髁,尽管进行了改进,它也比角钢板在外侧突出,髂胫束在突出部位的滑动可引起膝关节不适。另外,动力加压螺丝钉在侧板套内防止旋转是靠内在的锁定,所以在低位的远端骨折髁螺丝钉不能像95°角钢板一样提供远骨折端旋转的稳定性,至少需要1枚螺丝钉通过钢板固定在骨折远端,以保证骨折的稳定性。

(3)髁支持钢板:髁支持钢板是根据股骨远端外侧形状设计的一体钢板,它属宽动力加压钢板,远端设计为三叶草形,可供6枚6.5 mm的螺丝钉进行固定。力学上,它没有角钢板和DCS坚强。髁支持钢板的问题是穿过远端孔的螺丝钉与钢板无固定关系,如应用间接复位技术,用牵开器进行牵开或加压时,螺丝钉向钢板移动,牵开产生的内翻畸形在加压后变为外翻畸形。应用这种器械严格限制在股骨外髁粉碎性骨折和髁间在冠状面或矢状面有多个骨折线的患者。一旦内侧严重粉碎,必须进行自体髂骨植骨,当正确应用髁支持钢板时,它也能够提供良好的力线和稳定性。

(4)LISS:LISS的外形类似于髁支持钢板,它由允许经皮在肌肉下滑动插入的钢板柄和多个固定角度能同钢板锁定的螺丝钉组成,这些螺丝钉是可钻、单皮质固定骨干的螺丝钉。LISS同传统固定骨折的概念不同,传统的钢板的稳定性依靠骨和钢板的摩擦,导致螺丝钉产生应力,而LISS系统是通过多个锁定螺丝钉获得稳定。LISS在技术上要求直接切开复位固定关节内骨折,闭合复位干骺部骨折,然后经皮在肌肉下固定,通过连接装置钻入螺丝钉,属于生物固定钢板,不需要植骨。主要用于长阶段粉碎的关节内骨折及骨质疏松的患者,还可以用于膝关节置换后的骨折。但需要C形臂和牵开器等设备。

(5)顺行髓内针:顺行髓内针治疗股骨远端骨折非常局限。在股骨远1/3的骨干骨折可以选择顺行髓内针治疗,但对真正的远端骨折,特别是关节内移位的骨折,顺行髓内针技术很困难,而且对多种类型的关节内骨折达不到可靠的固定。股骨髁存在冠状面的骨折是应用这种技术的相对禁忌证。

对于股骨远端骨折进行顺行髓内针治疗。远端骨折低位时可以把髓内针末端锯短1.0~1.5 cm,以便远端能锁定2枚螺丝钉。需要注意的是在髓内针进入骨折远端时,近解剖复位很重要,如合并髁间骨折,在插入髓内针前在股骨髁的前后侧用2~3枚空心钉固定,所有骨折均愈合,无髓内针和锁钉折断发生。

(6)远端髓内针:远端髓内针是针对远端骨折和髁间骨折特别设计的逆行髓内针,这种髓内针是空心髓内针,接近末端有8°的前屈适用于股骨髁后侧的形态。针的入口在髁间窝后交叉韧带的股骨止点前方,手术在C形臂和可透X线的手术床上操作,当有关节内骨折,解剖复位骨折,固定骨折块的螺丝钉固定在股骨髁的前侧或后侧,便于髓内针穿过。另外,髓内针必须在关节软骨下几毫米才不影响髌股关节。

这种髓内针的优点是髓内针比钢板分担负荷好;对软组织剥离少,插入不需要牵引床,对于多发损伤可以节省时间。远端髓内针应用于股骨远端的A型、C1和C2型骨折,也可以应用于股骨远端合并股骨干骨折或胫骨平台骨折,当合并髋部骨折时可以分别固定。可用于膝关节置换后假体周围骨折和骨折内固定失效的治疗。远端髓内针固定的禁忌证是膝关节活动屈曲小于40°、膝关节伤前存在关节炎和感染病史和局部皮肤污染。

远端髓内针的缺点是:膝关节感染、膝关节僵直、髌股关节退变和滑膜金属反应或螺丝钉折断。有几个理论上的问题影响远端髓内针的临床广泛应用,远端髓内针虽然从交叉韧带止点的前方插入,近期对交叉韧带的力学性能影响小,但长期对交叉韧带的血供影响是可能的。另外髓内针的入孔部位关节软骨受到破坏,实验证明入孔部位是由纤维软骨覆盖而不是透明软骨覆盖,在屈曲90°与髌骨关节相接触,长期也可能导致关节炎的发生。

临床上几个问题需要注意。一是膝关节活动受限,这容易与骨折本身和软组织损伤导致的膝关节活动受限相混淆。二是转子下骨折,由于髓内针末端位于转子下部位,这个部位是股骨应力最高的部位,可以造成髓内针末端的应力骨折。另外术后感染的处理和髓内针的取出也是一个棘手的问题。

(7)可弯曲针和弹性针:Shelbourne 报告用 Rush 针闭合治疗 98 例股骨远端骨折,优良率为84％,只有 2 例不愈合和 1 例深部感染。

1970 年,Zickle 发明了为股骨远端设计的针,这种针干是可屈曲的,但末端是硬的弯曲,允许经髁穿入螺丝钉固定。Zickle 针设计切开插入,也可以闭合穿入。有股骨髁间骨折者需进行切开复位,使用螺丝钉固定,再插入 Zickle 针,这种针在粉碎性骨折不能防止短缩,经常需要钢丝捆绑,即使加用其他内固定仍常发生短缩。

(8)外固定架:外固定架并不常用于治疗股骨远端骨折,最常见的指征是严重开放性骨折,特别是ⅢB 损伤。对比较复杂的骨折类型,在应用外固定架之前,通常需要使用螺丝钉对关节内骨折进行固定,然后根据伤口的位置和骨折粉碎程度,决定是否需要外固定架的超关节固定。对于多数患者,外固定架可作为处理骨折和软组织的临时固定,一旦软组织条件允许,考虑更换为内固定,因此安放外固定架固定针时应尽量避免在切口和内固定物的位置。通常在骨折的远、近端各插入 2 枚 5 mm 的固定针,用单杆进行连接。若不稳定,则需在前方另加一平面的固定。

外固定架的主要优点是快速、软组织剥离小、可维持长度、方便换药和患者能够早期下床活动;其缺点是针道渗出和感染,股四头肌粘连继发膝关节活动受限,骨折迟延愈合和不愈合增加及去除外固定架后复位丢失等。

建议将外固定架用于治疗多发创伤的闭合骨折,当患者一般情况不允许进行内固定时,可用外固定架作为临时固定,患者一般情况允许后再更换为内固定。

4.植骨

间接复位技术的发展减少了软组织剥离,过去内侧粉碎是植骨的绝对适应证,现在内固定方法减少了许多复杂股骨远端骨折植骨的必要性。植骨的绝对适应证是存在骨缺损,相对适应证是 AO 分型的 A3、C2 和 C3 型骨折,以及严重开放性骨折延迟处理。当植骨时,自体髂骨最适宜,老年骨质疏松的患者髂骨量少,可用异体松质骨。

5.开放性骨折

股骨远端开放性骨折占 5％～10％,伤口一般在大腿前侧,对伸膝装置有不同程度的损伤。与其他开放性骨折一样,需急诊处理,对骨折和伤口的彻底清创和冲洗是预防感染的重要步骤。对于Ⅲ度开放性骨折需要反复清创,除覆盖关节外,伤口敞开。当用内固定需仔细考虑内固定对患者的利弊。内固定用于多发创伤、多肢体损伤、开放性骨折合并血管损伤和关节内骨折的患者。急诊内固定的优点是,稳定骨折和软组织,便于伤口护理,减轻疼痛和肢体早期活动。缺点是,由于对软组织进一步的剥离和破坏局部血供增加感染风险,如果发生感染,不仅影响骨折端的稳定,而且影响膝关节功能。

对于Ⅰ、Ⅱ和ⅢA 骨折,有经验的医师喜欢在清创后使用可靠的内固定,对于ⅢB、ⅢC 骨折最初使用超关节外固定架或骨牵引比较安全,再延期更换为内固定治疗。对经验少的医师,建议对所有的开放性骨折采取延期内固定,在进行清创和冲洗后,用夹板和骨牵引进行固定,在人员齐备的条件下做二期手术。

6.合并韧带损伤

合并韧带损伤不常见,术前诊断困难。在原始 X 线片可以发现侧副韧带和交叉韧带的撕脱骨折。交叉韧带实质部和关节囊的撕裂则不能在普通 X 线片上获得诊断,最常见的韧带损伤是前交叉韧带断裂。股骨远端骨折常合并关节面粉碎、前交叉韧带一骨块发生撕脱,在固定股骨远端骨折时应尽可能固定这种骨-软骨块。

一期修补和加强或重建在有骨折和内固定物的情况下十分困难,禁忌在髁间窝开孔、建立骨隧道以重建韧带,否则有可能使骨折粉碎加重,使内固定不稳定,或由于存在内固定物而不可能进行,推荐非手术治疗交叉韧带实质部撕裂。在一定范围活动和膝支具及康复可能使一些患者晚期不需要重建手术,在患者有持久的功能影响时,在骨折愈合后取出内固定再进行韧带重建手术。

7.血管损伤

发生率为 2%～3%。股骨远端骨折合并血管损伤的发生率较低,主要是由于血管近端在内收肌管和远端在比目鱼肌弓被固定,这种紧密的附着使骨折后对血管不发生扭曲,血管可以被直接损伤或被骨折端挫伤或间接牵拉导致损伤,临床检查足部感觉、活动和动脉搏动十分重要。

股骨远端骨折合并血管损伤的治疗应根据伤后的缺血时间和严重程度,如果动脉远端存在搏动(指示远端软组织有灌注),可首先固定骨折,如果动脉压迫严重或损伤超过 6 h,则应优先建立血液循环,可以建立临时动脉侧支循环和修补血管,动脉修补通常需要静脉移植或人造血管。避免在骨折移位的位置修补血管,在随后的骨折固定中可能破坏吻合的血管,在修补血管时通过使用外固定架或牵开器可以临时固定骨折的长度和力线,缺血时间超过 6 h 在血管再通后骨筋膜室内张力增高或发生广泛软组织损伤,建议对小腿筋膜进行切开。

8.全膝置换后发生的股骨远端骨折

全膝置换后发生股骨远端骨折并不多见,发生率在 0.6%～2.5% 之间,治疗上颇为困难。多数已发表的研究报道只包含有少量的病例。全膝置换后发生远端骨折的危险因素包括骨质疏松、类风湿关节炎、激素治疗、股骨髁假体偏前和膝关节再置换等。对全膝置换后发生的股骨远端骨折现在还没有非常理想的治疗方法,非手术治疗牵引时间长,骨折畸形和膝关节僵直的发生率高。手术治疗特别是进行膝关节再置换是一主要手术方法,需要一个长柄的假体。骨质疏松限制了内固定的应用,骨折远端安置内固定物的区域小,有可能在骨折复位过程中造成股骨假体松动。

对老年无移位的稳定嵌插骨折,用支具制动 3 周就已足够。1 个月内每周拍摄 X 线片和进行复查,以保证获得满意的复位和轴线。

对移位粉碎性骨折则根据膝关节假体的情况,如假体松动,可以换一带柄的假体,如股骨部件不松动可行手术治疗。正确的内固定可以防止发生畸形,并允许早期行走和膝关节活动。

目前对于此类骨折流行使用逆行髓内钉或者 LISS 系统固定。

六、术后处理与康复

股骨远端骨折切开复位内固定术前半小时应静脉给予抗生素,术后继续应用抗生素 1～2 d。建议负压引流 1～2 d,如骨折内固定稳定,术后用 CPM 锻炼。CPM 可以增加膝关节活动、减少肢体肿胀和股四头肌粘连。

鼓励患者做肌肉等长收缩和在一定范围内主动的活动,内固定稳定,允许患者扶拐部分负重行走。如术后6周X线显示骨痂逐渐明显,可继续增加负重力量。在12周多数患者可以完全负重,但患者仍需要拐杖辅助。如内固定不稳定,则需支具或外固定保护,一定要在X线片上有明显的愈合征象后才进行负重。

内固定物的取出:股骨远端骨折的内固定物取出现在还没有一个固定的标准。内固定物的取出最常见的指征是患者年轻,在进行体力活动时内固定物的突出部位感到不适。由于多数远端骨折涉及两侧髁和骨干下端,骨折塑形慢,内固定物的取出应延迟至术后18~24个月以避免再骨折。

七、并发症

由于内固定材料和技术的改进以及进行详细的术前计划,手术治疗远端骨折比过去取得了巨大进步,但新技术亦可有并发症。

与手术相关的并发症:①复位不完全。②内固定不稳定。③植骨失败。④内固定物大小不合适。⑤膝关节活动受限。⑥感染。⑦不愈合。⑧内固定物折断。⑨创伤后关节炎。⑩深静脉血栓形成。

对股骨远端骨折进行内固定比较困难,需要熟练的技术和成熟的判断。骨折常合并骨质疏松和严重粉碎,偶尔不能进行内固定,需考虑非手术治疗或外固定架固定。

股骨远端骨折的手术顾忌主要是感染。在大的创伤中心,手术治疗的感染率不超过5%。如术后出现感染则应对伤口进行引流,以及积极的灌洗和扩创。如深部感染形成脓肿,则应开放伤口,二期进行闭合。如存在感染,对稳定的内固定可以保留,因为骨折稳定的感染比骨折不稳定的感染容易治疗。如已发生松动,应取出内固定物,采取胫骨结节牵引或外固定架固定,待感染控制后再进行植骨以防止发生骨折不愈合。

远端骨折部位拥有丰富的血供和松质骨,切开复位内固定后骨折不愈合并不常见。内固定后不愈合常由于固定不稳定、植骨失败、内固定失效或感染等一个或多个因素所致。

股骨远端骨折创伤性关节炎的发生率尚无精确统计。对于多数患者涉及负重关节的骨折,关节面不平整可导致发生早期关节炎。对多数骨折后膝关节发生退行性变的年轻患者,不是理想的进行人工膝关节置换的对象。

股骨远端骨折最常见的并发症是膝关节活动受限,这种并发症是因为原始创伤或手术固定所需暴露时对股四头肌和关节面造成了损伤,导致股四头肌瘢痕形成和膝关节纤维粘连,从而影响膝关节活动。骨折制动时间较长也加大了对它的影响,膝关节制动3周以上有可能引起一定程度的永久性僵直。

由于各自的分类和术后评分不同,对比治疗结果则存在困难。尽管无统一标准,但股骨远端骨折的治疗优良率只有70%~85%,对所有患者在治疗前应对可能获得的结果做出正确的评价。

(孙延辉)

第八章

膝部及小腿损伤

第一节 膝关节交叉韧带损伤

一、膝关节前交叉韧带损伤

膝关节前交叉韧带损伤是膝关节较为严重的运动创伤。由于韧带所在的解剖位置较深和功能的重要性,如未能早期发现和及时正确治疗,对运动训练和日常生活都会带来很大影响。

前交叉韧带起于胫骨上端非关节面髁间前区,与外侧半月板的前角紧密结合,止于股骨外髁内侧面的后部,即股骨干纵轴的后面。韧带可分为前内束和后外束。韧带纤维呈螺旋形分布。膝关节伸屈活动时,纤维束交叉扭转,以此调整膝关节活动中的稳定。膝关节屈曲 40°~50°,韧带张力最小,膝关节过伸位或过屈位韧带张力最大。前交叉韧带的主要功能是防止胫骨离开股骨向前移位,同时兼有防止膝过伸、过屈及膝过度内翻的作用。

(一)病因与发病机制

1.膝关节内外翻损伤

篮球、足球及柔道运动员在运动训练或比赛时,由于竞争激烈,膝部被猛力碰撞或在凌空跃起落地时一足边缘着地,重心倾斜,使膝关节处于内翻或外翻位遭受暴力,造成前交叉韧带部分断裂或完全断裂。其中外翻位损伤较为多见,部分伤员常合并内侧副韧带和半月板撕裂。

2.膝关节过伸损伤

武术、足球运动员比赛时膝关节伸直位,对方球员撞击或踢伤小腿上段,胫骨上端接受暴力后突然后移,造成前交叉韧带断裂。足球运动员踢球不准确,即踢漏脚时,小腿的重力和股四头肌的收缩力形成"链枷"样作用,造成前交叉韧带断裂。

3.膝关节屈曲损伤

足球或柔道运动员比赛时,当膝关节处于屈曲位时,小腿后方如突然受到暴力打击,可造成前交叉韧带单纯断裂。

膝关节前交叉韧带断裂的部位可在下起点、上止点或中段,以下起点和中段为多见(图 8-1)。

前交叉韧带断裂后第 1 周即开始退行性变,3~6 个月后在关节液的侵蚀和自身缺血中多数逐渐溶解而不复存在。

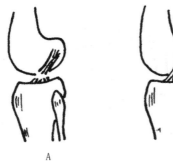

图 8-1　膝关节前交叉韧带断裂的类型
A.韧带下起点离断;B.韧带上止点离断;C.韧带中段离断

(二)症状及体征

1.急性受伤史

如膝关节内外翻或膝过伸过屈位损伤病史。

2.膝关节疼痛和不稳

伤员主诉,受伤当时有关节撕裂感,疼痛剧烈,随后即不能参加常规训练和比赛,不能站立行走,感觉关节不稳。

3.膝关节肿胀功能受限

膝关节前交叉韧带损伤常有关节出血,如附着点骨片撕脱,出血更快,关节腔积血较多时肿胀明显。伤员常将患肢保持在屈曲位,拒绝帮助扶持,伤侧膝关节伸屈活动明显受限。

(三)检查

1.抽屉试验

伤员平卧位,屈膝90°,屈髋45°,足底踏于床上,助手固定骨盆。医师坐于床上,臀部轻压患者双足,双手拇指放于胫前,其余四指怀抱腘部,将胫骨近端向前拉,如错动幅度超过健侧,前抽屉试验阳性,表示前交叉韧带有断裂,将胫骨近端向后推,移动幅度超过健侧,后抽屉试验阳性,表示后交叉韧带损伤(图 8-2)。

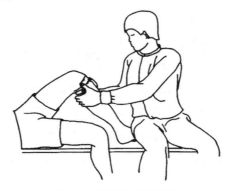

图 8-2　膝关节抽屉试验

2.Lachman 试验

伤员平卧,屈膝 20°,足部放在床上,医师两手分别握住股骨下端与胫骨上端,做方向相反的前后错动,如错动幅度超过健侧,视为阳性(图 8-3)。

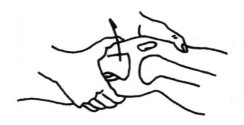

图 8-3　Lachman 试验

3.垂腿位抽屉试验

伤员坐于床边,双小腿自然下垂,肌肉放松,医师双膝固定小腿,双手握住伤员胫骨上端,进行前抽屉试验,如活动幅度超过健侧即为阳性(图 8-4)。

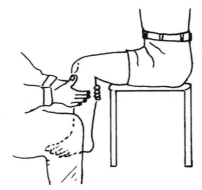

图 8-4　垂腿位抽屉试验

4.轴移试验(ALRI 试验)

患者斜卧位,患侧在上,足内旋放于诊察床上,医师两手置于膝上下,予以外翻应力,膝部逐渐屈曲,股骨外髁有向前半脱位,屈曲至 20°左右时,胫骨髁有突然复位的错动感,即为阳性(图 8-5)。

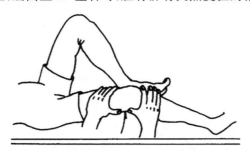

图 8-5　膝轴移试验(ALRI 试验)

值得注意的是即使这些试验阳性,也不能简单地认为前交叉韧带已断裂,因为有时合并损伤也能出现假阳性。

(1)腘肌腱在半月板和腓骨小头附着点断裂时,前内旋位抽屉试验显示假阳性。鉴别的方法是将伤足稍外旋行前抽屉试验即为阴性。

(2)膝内侧副韧带后斜束和纵束同时断裂,膝外旋位前抽屉试验也可表示假阳性。此时将小腿内旋行前抽屉试验假阳性即消失。

（3）后交叉韧带断裂,胫骨近端向后塌陷,前抽屉试验将其向前拉至正常位置有错动,与健侧对比可资鉴别。

5.X线检查

（1）Segond征阳性：X线正位像,胫骨平台外侧有撕脱骨折片时表示前交叉韧带断裂。

（2）X线正位像：如显示胫骨棘有撕脱骨折片翘起,可能是交叉韧带下止点断裂（图8-6）。

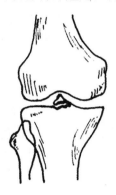

图8-6　胫骨棘骨折提示前交叉韧带下止点可能损伤

（3）应力X线片：前抽屉试验下X线侧位像。屈膝90°,以股骨后髁的切线为基线进行测量,与健侧对比,如小腿前移超过5mm,表示前交叉韧带断裂,后移5mm,表示后交叉韧带断裂（图8-7）。

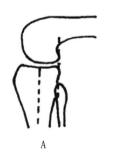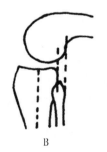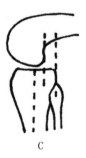

A　　　　　　　　　　　B　　　　　　　　　　　C

图8-7　膝关节前后应力X线测量

A.正常；B.前交叉韧带断裂；C.后交叉韧带断裂

6.MRI检查

以MRI诊断交叉韧带损伤,有人统计准确性为93.6%。难以确诊的病例可行MRI检查。

7.关节镜检查

急性外伤性关节血肿,体格检查韧带损伤有怀疑但很难肯定或急性复合性损伤,对交叉韧带损伤和半月板损伤有较多怀疑,可行关节镜检查,利于确诊和采取早期治疗措施。

（四）治疗

1.非手术治疗

前交叉韧带部分断裂属新鲜损伤者,可以前后石膏托固定膝关节3～4周,拆除外固定后须进行积极的功能活动。

2.手术治疗

前交叉韧带完全断裂属新鲜损伤或确诊在2周以内者,应以手术缝合为首选。尽管有学者认为早期手术会加重滑膜炎和关节纤维反应,但多数学者认为早期手术后膝关节功能恢复快,活动能力强,关节趋向稳定。但对于普通人群来说,手术与否应考虑多种因素,例如,患者的年龄,有否合并关节囊或半月板损伤,活动能量及患者的要求等,要考虑患者的个体差异性。

前交叉韧带断裂在胫骨附着点带有骨块时,可以克氏针在胫骨结节内侧斜向外上钻孔,对准撕脱骨折块穿出,造成骨孔道 2 个,以尼龙线或纲丝 8 字穿过前交叉韧带近端,拉出骨孔道固定在胫骨上。前交叉韧带断裂在股骨附着点撕脱时,在股骨外髁外侧面对准附着点钻通两个骨通道,以多根尼龙线均匀穿过韧带远断端,牵出骨孔道固定在股骨髁外侧面(图 8-8)。

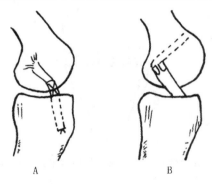

图 8-8 前交叉韧带断裂修复术

A.前交叉韧带于胫骨棘附着点撕脱修复;B.前交叉韧带于股骨髁附着点断裂修复

前交叉韧带体部断裂(中段),将两断端吻合后,再将缝线引出股骨、胫骨的骨孔道,相向拉紧固定在骨面上,这样较为坚固可靠(图 8-9)。

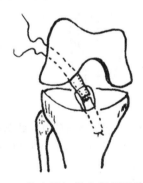

图 8-9 前交叉韧带中段断裂修复术

陈旧性前交叉韧带断裂可用自体髌韧带、半腱肌腱(图 8-10)、股薄肌腱、髂胫束(图 8-11)及人工材料等移植物修补。各种材料中以髌韧带重建前交叉韧带较为理想(图 8-12)。

膝关节前交叉韧带断裂在关节镜下手术修复,术中创伤小,术后恢复也较快。

前交叉韧带重建的时机是立即或择期,孰优孰劣目前仍有争议。大多数学者主张伤后先进行关节活动,有了适当的活动度,肿胀趋向消退,然后从容不迫地择期重建较为有利。Graf 报道重建前交叉韧带的 375 例患者中,术后屈曲<125°,伸直差 10°以上者,都是集中在伤后 7 d 内手术的患者。

前交叉韧带重建成功与否取决于移植物的力学质量、位置、张力、固定及康复是否得当。

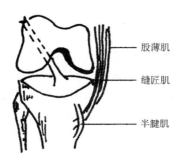

图 8-10 前交叉韧带断裂半腱肌腱修复术

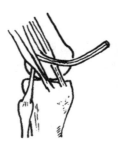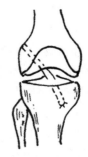

图 8-11 前交叉韧带断裂髂胫束加强修复术

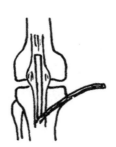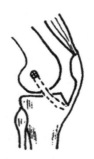

图 8-12 前交叉韧带断裂髌韧带瓣修复术

目前使用较多的移植物：①自体骨-髌腱-骨（BPTB）。②自体四股半腱肌。③跟腱或阔筋膜。④同种异体 BPTB。

在施行同种异体移植物手术前对供体须进一步进行实验室检查，以排除人类免疫缺陷病毒（HIV）、肝炎、梅毒、慢性病毒、肿瘤及感染等。在切取异体移植物时应注意供体死亡后取材时间，一般规定冷冻尸体 24 h 内，室温下限为 12 h 内。

前交叉韧带修复重建术，在确定骨孔道定向时应考虑关节屈伸活动中将移植物的弯曲和应变减至最小限度。术中如胫骨孔道靠前太多，可造成股胫撞击和伸直受限。股骨骨孔道如过于靠前，弊端更大，可出现韧带缩短，关节活动度减少，若勉强活动可造成韧带断裂。一些学者主张，股骨钻孔最佳定向冠状面向外侧倾斜 20°，矢状面向前侧倾斜 23°。胫骨钻孔冠状面向内倾斜 24°，矢状面向前倾斜 50°（图 8-13）。骨孔道钻好后应将孔道边缘的毛糙突起磨平，以减少移植物的磨损。

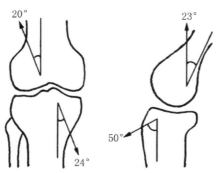

图 8-13 前交叉韧带重建术股骨和胫骨的钻孔定向

关于移植物的强度，Noyes 等（1984）经实验证实，髌腱的强度是正常前交叉韧带的 168％，半腱肌为 70％，股薄肌为 49％。

移植物的初始张力很重要，初始张力过低，股骨与胫骨出现异常活动，膝关节松弛，应力增加，移植物结合不良。初始张力过高，股胫关节压力增加，可出现关节强直或伸直受限。目前对移植物的最佳初始张力尚难以作出标准确定。一些学者主张在膝关节完全伸直位将移植物拉紧可避免张力过高。Noyes 主张膝关节屈曲 20°，移植物的张力前移 5 mm 较为理想。Burks 认为移植物的张力要根据移植物的不同材料来源及长度来确定，髌腱复合体的张力需 16 N，半腱肌 38 N，髂胫束 60 N。

自体腘绳肌移植前交叉韧带取材时要注意勿损伤隐神经。隐神经从后内侧关节间隙水平行经股薄肌浅面，屈膝 90°隐神经向后方滑移。术中分离肌腱时注意隐神经在缝匠肌与股薄肌腱之间的筋膜层穿出，要仔细辨认，避免损伤。

前交叉韧带重建将移植物予以固定的方式，有钛挤压螺钉、生物可吸收挤压螺钉、丝线及螺杆、U 形钉及内纽扣等。移植物若为带骨的髌腱，目前普遍认为金属挤压螺钉较为适宜。

前交叉韧带重建术后如各种韧带肌腱等动力结构之间的平衡失调，可出现关节纤维化的屈曲挛缩，其发病率在 4％～15％。由于关节内纤维形成，肌内软弱失调，也可出现关节僵直。其原因是：①移植物位置不准确形成髁间窝纤维化。②因活动减少髌上囊纤维化。③开放手术出现股骨外髁和股骨髁上纤维化。关节纤维化造成屈曲或伸直受限，伸直受限损害更大，因为伸直不完全，股四头肌无力，出现屈膝步态，髌股之间因活动受限而疼痛。

关节纤维化的预防措施包括手术，宜在肢体肿胀消退和关节活动度恢复之后进行，康复的观念应贯穿术前及术后。早期认识关节纤维化形成的原因并适当采取措施是预防的关键。

关节纤维化的治疗包括推拿、功能疗法及关节镜下清创及松解术。膝关节屈曲挛缩俯卧位踝部增加重量予以活动和冷冻疗法也有一定疗效。Lobenhoffer 认为屈曲挛缩历时 1 年以上，宜行后关节囊切除术。Vacguero 报道关节松解术可以明显改善关节的活动度，如非手术治疗不满意，宜行关节镜下股四头肌松解术及外侧支持带松解术。

前交叉韧带重建在运动损伤的治疗中使用较为广泛，但需要翻修者也不在少数。据报道，前交叉韧带重建失败率 5％～52％，这个数字应该引起我们高度警觉。前交叉韧带重建失败的原因：①关节纤维化。②伸膝装置功能不全。③关节炎。④关节松弛。

关节纤维化已如前述。伸膝装置功能不全在前交叉韧带重建术后的并发症中最为常见，其原因有切取自体移植时可能造成髌骨骨折、肌腱断裂、髌腱无力或股四头肌腱损伤等，也有髌腱力线异常或外侧髌骨压迫症。

"隐性骨损伤"是近年来提出的新名词，若以"拔出萝卜带出泥"来比喻，可能更易于理解。前交叉韧带离断时，影像学检查甚至肉眼直视其附着点完好无损，其实部分病例韧带附着点附近的骨小梁及其血管已遭受局限性断裂，骨小梁周围有微小渗血。据报道前交叉韧带损伤的患者中，76％以上存在隐性骨损伤。

形成关节炎的病因可能是原始损伤已有骨软骨骨折、半月板损伤或康复不当等累积而成。

关节松弛造成关节不稳定，在所有前交叉韧带移植重建的失败病例中占 7％～8％。出现关节松弛的原因有手术的技术操作，也有移植物的生物性能的优劣，关键是找出造成关节不稳定的根本原因和翻修的最佳方法。

前交叉韧带重建失败在手术技术上的失误主要有移植物取材不当，骨孔道不在解剖位置上，髁间窝成形术不符合生理活动,移植物张力不当及移植物内固定不坚固等。

青少年前交叉韧带损伤,因骨骺发育未成熟,立即行韧带重建术,可能导致股骨和胫骨的骨骺损伤。所以,对骨骺未闭合者须先行非手术治疗,以支具或康复活动保持关节活动度,待骨发育接近成熟时行前交叉韧带重建术较为适宜。

3.基因治疗

近年来,在运动损伤的治疗中出现了一支令人可喜的具有划时代意义的治疗方法——基因治疗。基因治疗的作用和意义已经被许多实验和临床所证实。对细胞因子的研究最初阶段是受免疫和肿瘤反应所启发。例如,白介素、克隆刺激因子、干扰素等涉及免疫与造血调控的多肽类物质在刺激增殖等方面与细胞生长因子的功能有所相似和重叠,将生长因子(TGFs)和肿瘤坏死因子(TNFs)加以转化,用于刺激组织的生长功能,这显然是很有应用前途的方法。实验证实,软组织在愈合过程中,细胞因子在愈合的炎症期和再生期可发生下列作用:①减轻组织的炎症反应。②减少组织的瘢痕形成。③促进软组织的功能恢复。

韧带细胞纤维排列紧密,属无血管性纤维。韧带的细胞构成种类很少,所以韧带的愈合是既缓慢又复杂的过程。细胞因子可使韧带的愈合趋向进步和完善。很多细胞因子对韧带的愈合有促进作用,例如 FGFs、TGF-βs、PDGFs 等。近年来发现 BMP_{12} 和 BMP_{13} 有参与肌腱韧带形态发生的功能。

不同的韧带对各种生长因子的反应也会有差异。例如,MCL 的愈合能力比 ACL 强,当生长因子组合(bFGF、TGFβ1、PDGF 及胰岛素)发生作用时,MCL 可以生长更多的活性细胞。

随着对细胞因子的深入研究和应用,近年来有一种方法是将自体细胞加上增补的细胞因子使其联合发生作用。例如,应用取自骨髓或骨膜的自体间质细胞或增加取自皮肤及其他组织的成纤维细胞,可使韧带愈合中的替代物迅速增殖。这种有细胞基质和细胞因子组成的物质为软组织的愈合提供了新的选择方法。

细胞因子和生长因子为伤口的成功愈合提供了必要的条件。这些因子调节血管生长和有丝分裂,促成细胞分化、基质合成或重塑。细胞因子的来源并非单一性,在伤口愈合的不同时期来自血小板、白细胞、巨噬细胞及组织间质细胞等。

设法在伤口愈合部位促成细胞因子局部合成以加速愈合过程显然是合理的。将转基因疗法与局部注射细胞因子相比,转基因细胞可在愈合部位停留一定时间,以分泌所需要的细胞因子。

运动医学的基因治疗是将选择的基因转移至靶组织中,使转基因细胞在若干时间内维持基因表达水平,促进组织和伤口愈合。

目前基因治疗一方面应用前景非常广阔,另一方面也被一些不利因素所困扰。问题之一是基因表达的时间太短。例如,滑膜细胞基因表达一般多在 4 周内即自行消失。自体肌腱移植时间有所延长,基因表达可超过 6 周。其次是有关基因表达的知识,我们所涉及的仅仅是冰山之一角,远远没有了解和获取诸如基因的全部类型、反转录病毒的安全性、基因表达时间的延长,以及利用基因治疗缩短愈合的过程和提高组织愈合质量的规律性等。尽管如此,将基因转移至软骨、半月板、韧带和肌腱进行生物化学治疗,促进伤口愈合,为运动损伤的治疗提供了一种新的途径,这显然是非常令人鼓舞的。

二、膝关节后交叉韧带损伤

膝关节后交叉韧带是膝关节静力稳定中的重要结构。它起于胫骨髁间后窝后部,向内上方走行,止于股骨内髁髁间前内侧部。韧带分为前后两束,前束在外,后束在内。膝关节屈曲时前束紧张,伸直时后束紧张。后交叉韧带比前交叉韧带粗大,力量大约是前交叉韧带的两倍。后交叉韧带的主要功能是防止胫骨后移,限制胫骨过伸,适当体位尚有限制旋转和外展的作用。

后交叉韧带损伤在全部膝关节韧带损伤中占 3%~20%,其中单独损伤占 30%,伴有其他韧带损伤占 70%。

(一)病因与发病机制

1.屈膝位损伤

篮球、足球及跆拳道等运动在训练和比赛时膝关节屈曲位,对方运动员以膝盖、肩部或足部踢压或撞击胫骨近端,使之突然向后移位,造成膝关节后交叉韧带断裂。这种损伤形式较为多见,可合并膝关节内侧或外侧副韧带损伤,也有合并前交叉韧带断裂,造成膝关节脱位(图 8-14)。

2.过伸位损伤

膝关节伸直位,突然被人从前方踢向后方,形成后交叉韧带损伤。如暴力强大,可合并前交叉韧带断裂或关节囊和外侧副韧带损伤(图 8-15)。

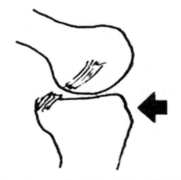 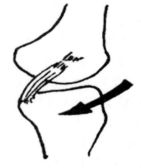

图 8-14　膝屈曲位,胫前受到向后打击,后交叉韧带断裂　　图 8-15　膝过伸位,胫前受到向后打击,后交叉韧带断裂

(二)症状及诊断

1.伤史

膝关节屈曲位或过伸位急性损伤史。

2.膝部剧烈疼痛肿胀

受伤当时有突然撕裂样疼痛,如出血较多,关节积血,肿胀明显。

3.伤肢功能受限

不能继续参加训练活动,常保持在屈膝位以减少疼痛,膝关节明显不稳定。

4.后抽屉试验

后抽屉试验阳性。

5.重力试验阳性

伤员平卧床上,医师将其双足上抬,使屈髋屈膝均呈 90°,伤侧小腿因重力而下沉,胫骨上端与健侧对比有凹陷,称为重力试验阳性。

6.X 线检查

如膝关节后交叉韧断裂在下止点,常能显示骨折片。应力位 X 线检查即后抽屉试验下拍片,胫骨后移 5 mm 以上有重要意义。为求确诊可行 MRI 或关节镜检查。

(三)治疗

膝关节后交叉韧带新鲜断裂应早期手术缝合为妥。韧带下止点断裂,如骨折块较大可以骨松质螺钉固定骨块于胫骨上。如不能固定,在胫骨前后方向钻出骨孔道,以钢丝或尼龙线 8 字缝合韧带拉至骨孔道口,固定于胫前(图 8-16)。

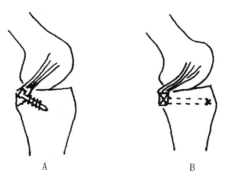

图 8-16 后交叉韧带胫骨附着区撕脱离断修复法
A.撕脱骨块螺钉固定;B.骨块不能固定,胫骨钻孔,丝线或钢丝固定

后交叉韧带如在上止点离断,须在股骨上钻出两个孔道,缝线 8 字贯穿韧带远断端,拉出骨孔道固定在股骨上(图 8-17)。

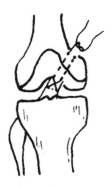

图 8-17 后交叉韧带股骨髁附着区离断股骨钻孔丝线或钢丝固定法

后交叉韧带如在中段断裂,可选择自体材料、同种异体材料或人工韧带等进行重建手术。

膝关节后交叉韧带损伤可在膝关节镜下探查和修复,同时可探查和修复其他韧带及半月板等。

近年来对于后交叉韧带运动损伤的治疗有不同观点。

根据 Boynton 和 Tietjens 等(1996)报道,膝关节后交叉韧带损伤发生关节不稳定的情况较少。在一组 154 例后交叉韧带慢性松弛的患者中,主诉关节不稳定仅占 23%,48% 无功能性不稳定。有功能性不稳定者多发生在快速度下突然改变方向的时候。后交叉韧带运动损伤的患者中 72% 能重新参加原项运动或更高水平的运动。

后交叉韧带损伤要注意有否合并半月板损伤。据 Boynton 和 Tietjens 报道,225 例后交叉韧带损伤的患者中,有 34 例伴有半月板损伤,外侧半月板纵形裂伤最常见。对于这些合并半月板损伤的病例,有学者主张手术治疗。

后交叉韧带损伤的手术指征,一些学者认为伤后膝关节轻度或中度松弛(向后松弛<10 mm)可采用非手术疗法,同时进行关节的早期功能锻炼活动。后交叉韧带附着点撕脱骨折移位、韧带联合损伤及关节严重松弛(向后松弛>10 mm)的患者是手术的最佳适应者。后交叉韧带慢性松弛导致功能性不稳定,可选择韧带重建术以恢复功能。

后交叉韧带损伤急性修复宜在 2~3 周间进行,移植物以骨-髌腱-骨、股四头肌腱或腘绳肌腱较为适宜。

(张和兴)

第二节 膝关节侧副韧带损伤

膝关节侧副韧带损伤是指由于膝关节遭受暴力打击、过度内翻或外翻引起膝内侧或外侧副韧带损伤,临床以膝关节内侧或外侧疼痛、肿胀、关节活动受限,小腿外展或内收时疼痛加重为主要特征的一种病证。膝关节侧副韧带损伤可分为内侧副韧带损伤和外侧副韧带损伤,临床以内侧副韧带损伤多见。可发生于任何年龄,以运动损伤居多。

一、病因病理

(一)内侧副韧带损伤

膝关节生理上呈轻度外翻。当膝关节微屈(130°~150°)时,膝关节的稳定性相对较差,此时,如果遇外力作用使小腿骤然外翻、外旋,牵拉内侧副韧带造成损伤;或足部固定不动,大腿突然强力内收、内旋;或膝关节伸直位时,膝或腿部外侧受到暴力打击或重物挤压,促使膝关节过度外翻,即可造成内侧副韧带损伤。若损伤作用机制进一步加大,则造成韧带部分撕裂或完全断裂,严重时可合并半月板或交叉韧带的损伤。

(二)外侧副韧带损伤

由于膝关节呈生理性外翻,又有髂胫束共同限制膝关节内翻和胫骨旋转的功能,所以外侧副韧带的损伤较少见。但在小腿突然内翻、内旋;或大腿过度强力外翻、外旋;或来自膝外侧的暴力作用或小腿内翻位倒地扭伤,使膝关节过度内翻,导致膝外侧副韧带牵拉损伤。损伤多见于腓骨小头抵止部撕裂。严重者可伴有外侧关节囊、腘肌腱撕裂,腓总神经损伤或受压,可合并有腓骨小头撕脱骨折。

韧带损伤后引起局部出血、肿胀、疼痛,日久血肿机化、局部组织粘连,进一步导致膝关节活动受限。

本病属中医伤科"筋伤"范畴。中医认为膝为诸筋之会,内为足三阴经筋所结之处,外为足少阳经筋、足阳明经筋所络,急、慢性劳伤,损伤筋脉,气血瘀滞,致筋肌拘挛,牵掣筋络,屈伸不利,伤处为肿为痛。

二、诊断

(一)症状

(1)有明显的膝关节外翻或内翻损伤史。

(2)伤后膝内侧或外侧当即疼痛、肿胀,部分患者有皮下瘀血。

(3)膝关节屈伸活动受限,跛行或不能行走。

(二)体征

1.肿胀

伤处肿胀,多数为血肿。血肿初起为紫色,后逐渐转为紫黄相兼。

2.压痛

膝关节内侧或外侧伤处有明显压痛。内侧副韧带损伤压痛点局限于内侧副韧带的起止部;外侧副韧带损伤时,压痛点常位于股骨外侧髁,或腓骨小头处。

3.放散

痛内侧副韧带损伤,疼痛常放散到大腿内侧、小腿内侧肌群,伴有肌肉紧张或有痉挛;外侧副韧带损伤,疼痛可向髂胫束、股二头肌和小腿外侧放散,伴有肌肉紧张或有痉挛。

4.侧向运动试验

膝内侧或外侧疼痛加剧,提示该侧副韧带损伤。

5.韧带断裂

侧副韧带完全断裂时,可触及该断裂处有凹陷感,做侧向运动试验时,内侧或外侧关节间隙有被"拉开"或"合拢"的感觉。

6.合并损伤

合并半月板损伤时麦氏征阳性;合并交叉韧带损伤时抽屉试验阳性;合并腓总神经损伤时,小腿外侧足背部有麻木感,甚者可有足下垂。

(三)辅助检查

X线片检查:内侧副韧带完全断裂时,做膝关节外翻位应力下摄片,可见内侧关节间隙增宽;外侧副韧带完全断裂者做膝关节内翻位应力下摄片,可见外侧关节间隙增宽;合并有撕脱骨折时,在撕脱部位可见条状或小片状游离骨片。

三、治疗

(一)治疗原则

活血祛瘀,消肿止痛,理筋通络。

(二)手法

㨰法、按法、揉法、屈伸法、弹拨法、搓法、擦法等。

(三)取穴与部位

1.内侧副韧带损伤

血海、曲泉、阴陵泉、内膝眼等穴及膝关节内侧部。

2.外侧副韧带损伤

膝阳关、阳陵泉、犊鼻、梁丘等穴及膝关节外侧部。

（四）操作

1.内侧副韧带损伤

（1）患者仰卧位，患肢外旋伸膝。术者在其膝关节内侧用擦法治疗，先在损伤部位周围操作，后转到损伤部位操作。然后沿股骨内侧髁至胫骨内侧髁施按揉法，上下往返治疗。手法宜轻柔，切忌粗暴。时间5～8 min。

（2）继上势，术者用拇指按揉血海、曲泉、阴陵泉、内膝眼等穴，每穴约 1 min。

（3）继上势，术者做与韧带纤维垂直方向施轻柔快速地弹拨理筋手法，掌根揉损伤处，配合做膝关节的拔伸和被动屈伸运动，手法宜轻柔，以患者能忍受为限。时间 3～5 min。

（4）继上势，术者在膝关节内侧做与韧带纤维平行方向的擦法，以透热为度。搓、揉膝部，轻轻摇动膝关节数次结束治疗。时间 2～3 min。

2.外侧副韧带损伤

（1）患者取健侧卧位，患肢微屈。术者在其大腿外侧至小腿前外侧用擦法治疗，重点在膝关节外侧部。然后自股骨外侧髁至腓骨小头处施按揉法，上下往返治疗。手法宜轻柔，切忌粗暴。时间 5～8 min。

（2）继上势，术者用拇指按揉膝阳关、阳陵泉、犊鼻、梁丘等穴，每穴约 1 min。

（3）继上势，术者在与韧带纤维垂直方向施轻柔快速地弹拨理筋手法，掌根揉损伤处，配合做膝关节的拔伸和被动屈伸运动，手法宜轻柔，以患者能忍受为限。时间 3～5 min。

（4）患者俯卧位，术者沿大腿后外侧至小腿后外侧施擦法治疗。然后转健侧卧位，在膝关节外侧与韧带纤维平行方向施擦法，以透热为度。搓、揉膝部，轻轻摇膝关节数次结束治疗。时间 3～5 min。

四、注意事项

（1）急性损伤有内出血者，视出血程度在伤后经 24～48 h 才能推拿治疗。

（2）损伤严重者，应做 X 线摄片检查，在排除骨折的情况下才能推拿。若损伤为韧带完全断裂或膝关节损伤三联征者宜建议早期手术治疗。

（3）后期应加强股四头肌功能锻炼，防止肌萎缩。

五、功能锻炼

损伤早期，嘱患者做股四头肌等长收缩练习，每次 5～6 min，并逐渐增加锻炼次数，以防肌肉萎缩，然后练习直腿抬举，后期做膝关节屈伸活动练习。

六、疗效评定

（一）治愈
肿胀疼痛消失，膝关节功能完全或基本恢复。

（二）好转
关节疼痛减轻，功能改善，关节有轻度不稳。

（三）未愈
膝关节疼痛无减轻，关节不稳，功能障碍。

（张和兴）

第三节　膝关节半月板损伤

一、概要

膝关节半月板主要是纤维软骨组织,位于股骨、胫骨之间的关节隙两侧,内外各一。内侧半月板外形呈C形,外侧半月板近似于O形。半月板的横切面呈三角形(楔形),外缘厚,中央(游离缘)薄。半月板前、后角附着于胫骨平台前、后部(图8-18)。

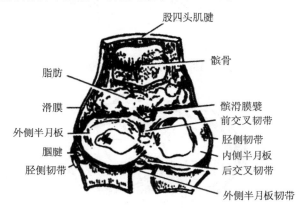

图8-18　膝关节内外侧半月板

半月板的生理功能表现如下。①滚珠作用:有利关节的活动。②缓冲作用:吸收纵向冲击及震荡,保护关节软骨。③稳固关节作用:防止膝过度伸屈、膝内外翻及内外旋,也防止股骨过度前后滑移。④调节关节内的压力:分布关节液。半月板撕裂后功能丧失,反而引起关节继发病变。

半月板损伤在欧美地区以内侧半月板损伤较多,而在亚洲则以外侧半月板损伤较多,原因是亚洲地区外侧盘状半月板的人较多。

二、发病病因

主要由直接暴力和间接暴力引起,其中以间接暴力多见。最常见的是半月板矛盾运动的结果。

(1)当膝关节运动时,股骨髁和胫骨平台有两种不同方向的活动。屈伸时,股骨内外髁在半月板上面做前后活动;当旋转时,半月板则固定于股骨髁下面,其转动发生于半月板和胫骨平台之间。故半月板破裂往往发生于膝的伸屈过程中又有膝的扭转、挤压或内外翻动作时。在体育运动中,产生这种半月板矛盾运动的动作很多,很容易引起半月板损伤。

(2)以蹲位或半蹲位为主的工作人员反复的蹲立提重物,使膝关节常处于屈曲、伸直位,有时还有外翻和旋转动作,反复磨损引起外侧半月板或后角的损伤,病史中可无明显外伤史。

半月板损伤的类型:损伤类型可根据半月板撕裂形态而分,常见类型如下。①边缘分离:大多发生在内侧半月板前、中部,有自愈可能。②半月板纵裂:也称"捅柄样撕裂"或"提篮损伤"

（图 8-19），大的纵裂易于产生关节交锁。③前角损伤：可为半月板实质撕裂，也可能为前角撕脱骨折。④后角损伤：多较难诊断，表现为膝后部疼痛（图 8-20）。⑤横行损伤：多发生在体部，临床疼痛较明显，偶有关节交锁。⑥水平劈裂：大多在半月板体部中段呈层状部分裂开，尤以盘状半月板多见，无论是关节造影还是关节镜检查均易漏诊，应撬起半月板内缘查看。⑦内缘不规则破裂：半月板内缘有多处撕裂，可产生关节内游离体、关节交锁与疼痛。⑧半月板松弛：常有膝不稳定感，关节间隙触诊可有凸出、压痛及滑进滑出感，半月板摇摆试验常阳性。

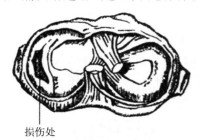

损伤处

图 8-19　半月板捅柄样撕裂

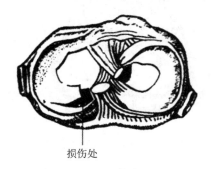

损伤处

图 8-20　半月板后角损伤

总之，半月板损伤后失去正常张力，产生异位活动，经常引起膝关节疼痛，关节积液，交锁，导致膝关节不稳，甚至引起膝关节骨性关节炎。半月板损伤后撕裂缘变圆钝，显微镜下可见软骨退行性变，细胞坏死，基质破坏等。陈旧性半月板损伤经常肿胀积液者，可引起滑膜肥厚，慢性滑膜炎反应的表现。

三、临床表现

（一）症状与体征

1.疼痛

疼痛是因半月板损伤后牵扯周围滑膜引起的。半月板撕裂后，其张力失常，膝关节运动时半月板的异常活动牵拉滑膜以致疼痛。疼痛特点是：固定在损伤的一侧，随活动量增加疼痛加重，部分患者疼痛不明显。

2.关节交锁

活动时突然关节"卡住"不能伸屈。一般急性期交锁不多见。多在慢性期出现。交锁后关节酸痛，不能伸屈。可自行或在医师帮助下"解锁"。"解锁"后往往会有滑膜反应肿胀，交锁特点固定于损伤侧。

3.弹响声

膝关节活动时可听到或感到半月板损伤侧有弹响声。

4.关节肿胀积液

急性损伤期,多有滑膜牵扯损伤或伴有其他结构损伤,往往关节积血积液。慢性期关节活动后肿胀,与活动量大小有关。关节液是黄色半透明的滑液。是慢性创伤性滑膜炎的结果。关节肿胀积液可用浮髌试验及膝关节积液诱发试验检查。

5.股四头肌萎缩

半月板损伤有明显症状,长期未治疗,可致股四头肌萎缩,股内侧肌更明显。但股四头肌萎缩不是特异体征。

6.关节隙压痛及突出

半月板损伤侧的关节隙压痛阳性,压痛点多与半月板损伤的部位相吻合(如体部损伤,压痛在体部)。还可触到损伤的半月板在关节隙处呈鞭条状隆凸,往往也是压痛所在。半月板隆凸对诊断有意义,但应与囊肿相鉴别。

7.半月板摇摆试验

方法是患者仰卧,膝伸直或半屈,医师一手托患膝,拇指缘放在内或外侧关节间隙,压住半月板缘,另一手握足部并内外摇摆小腿,使关节间隙开大缩小数次,如拇指感到有鞭条状物进出滑动于关节间隙或感到响声或疼痛,即表示该半月板损伤。

8.麦氏征(McMurray 征)

做法等于在重复损伤机制,对急性期患者由于疼痛多不能奏效,但对慢性期最常用,且有一定诊断价值。本法的准确率与检查者的经验有直接关系。传统认为麦氏征阳性必须由疼痛和膝关节内响声两者构成,但这种典型的阳性体征较难诱出,所以现在也有人认为,在麦氏征试验中,疼痛或响声两者其中之一出现,该试验即可为阳性。注意半月板损伤的响声与滑膜炎、膝关节骨关节病等细碎响声不同,为一种弹响声。具体方法是:医师一手握患者足部,另一手扶膝上,使小腿外展内旋,然后将膝由极度屈曲缓缓伸直,如关节间隙处有响声(听到或手感到)和/或疼痛,即表明内侧半月板损伤。也可反方向进行,外侧痛响,即外侧半月板损伤。

9.研磨试验

患者俯卧位,膝关节屈曲 $90°$,助手将大腿固定,检查者双手握患侧足向下压并旋转小腿,使股骨与胫骨关节面之间发生摩擦,半月板撕裂者可引起疼痛。若外旋位产生疼痛,表示内侧半月板损伤。若内旋位产生疼痛,表示外侧半月板损伤。

10.鸭步试验

患者全蹲位小腿分开,足外旋向前走,出现疼痛者为阳性。多说明半月板后角损伤。

11.半月板前角挤压试验

膝全屈,一手拇指按压膝关节隙前缘(半月板前角处),一手握小腿由屈至伸,出现疼痛为阳性。

半月板损伤常合并其他结构的断裂损伤,如内侧副韧带、交叉韧带断裂,关节软骨损伤,骨软骨骨折等。症状、体征往往复杂多样变化很大,尤其在损伤急性期,关节肿胀疼痛明显,须仔细检查明确诊断。

(二)辅助检查

半月板损伤依靠病史及临床检查多可做出较正确的诊断,但仍存在 5% 左右的误诊率,因此仍需要一些特殊检查来完善诊断,常见有如下辅助检查。

1.常规 X 线检查

可排除骨关节本身的病变,关节内其他损伤和游离体。有人认为膝外侧间隙增宽、腓骨小头位置偏高对盘状软骨的诊断有一定价值。

2.关节造影

根据我们的经验,用空气和碘水双重对比造影,结合临床表现对半月板撕裂的诊断符合率可达96%以上。

3.磁共振成像(MR)

该技术作为一种非侵入性、无放射线、无并发症的技术,用于半月板损伤的诊断价值较大,能发现一些关节镜难以发现的后角撕裂及半月板变性。其诊断正确率文献报道相差甚大,为70%～97%。但费用高,有一定的假阳性和假阴性,这方面的研究需进一步发展。

4.膝关节镜

优点是既是诊断手段又是治疗手段,能直接看到关节内的病变及部位,损伤少,恢复快。诊断正确率可达 95%以上。对半月板后角损伤和半月板水平裂诊断有一定难度。熟练掌握本法,需要专门的训练和知识,这方面直接关系到诊断正确率的高低。

5.超声检查

这是一种无损伤的检查方法,与操作人员的经验有直接关系。

四、家庭保健护理

为了预防半月板损伤,运动前要充分做好准备活动,将膝关节周围的肌肉韧带充分活动开。要加强股四头肌的力量练习。股四头肌力量加强了,落在膝关节的负担量相应就会减少。另外不要在疲劳状态下进行剧烈的运动,以免因反应迟钝、活动协调性差而引起半月板损伤。

五、治疗

(一)保守治疗

1.急性期单纯半月板损伤

应抽去积液积血,局部冷敷,加压包扎,石膏托固定,制动 2～3 周。若有关节交锁,可用手法解锁后石膏托固定。解锁手法,患者侧卧,医师一手握住患足,一手固定患膝,先屈曲膝关节同时稍加牵引,扳开交锁膝关节间隙,然后来回旋转腿至正常范围,突然伸直膝关节,解除交锁,疼痛可立即解除,恢复原有伸屈活动。急性期中有时诊断不明,不必急于明确诊断,以免加重损伤,可按上法处理后,石膏托固定,待肿胀、疼痛消退后再检查。

2.未合并其他损伤的半月板损伤

先予保守治疗,优点在于小裂伤有时急性期过后可无症状,边缘裂伤有时会自愈。具体手法:患者仰卧,放松患肢,术者左手拇指按摩痛点,右手握踝部,徐徐屈曲膝关节并内外旋转小腿,然后伸直患膝,初期可在膝关节周围和大腿前部施以滚、揉等法以促进血液循环,加速血肿消散。

(二)手术治疗

1.急性期半月板损伤

伴关节积液者,若关节积液严重,怀疑有交叉韧带断裂或关节内骨软骨切线骨折时,应行急诊手术探查,切除损伤的半月板,修复关节内其他损伤。

2.慢性期半月板损伤

诊断明确,且有症状并影响运动者,应手术治疗。能做半月板部分切除的尽量不做全切。有人认为半月板全切后,半月板有自然再生能力。但其再生的质量及时间均不足以防止骨关节炎的发生。对纵裂、大提篮撕裂、内缘小撕裂者宜做部分切除。边缘撕裂或前角撕裂者可做缝合。

3.手术后处理及功能锻炼

要求术后膝加压包扎加石膏后托固定。第2天床上练股四头肌静力收缩。内侧半月板手术者第3天开始直腿抬高,外侧手术者第5天直腿抬高,并带石膏托下地拄拐行走。10 d拆线,2周去石膏,逐渐增加股四头肌力量,第3个月开始部分训练。康复要有计划按规律进行,以不加重关节肿痛为标准。关节镜手术后用大棉垫加压包扎膝关节,术后6 h麻醉消退后,就可以开始膝关节伸屈活动和股四头肌锻炼。对于术前股四头肌已有明显萎缩者,应积极鼓励其锻炼,并且需待股四头肌肌力恢复达一定程度后,方能负重和行走。

(张和兴)

第四节　膝关节脱位

膝关节为屈戌关节,由股骨下端及胫骨上端构成,两骨之间有半月软骨衬垫,向外有约15°的外翻角。膝关节的主要功能是负重和屈伸运动,在屈曲位时,有轻度的骨外旋及内收外展活动。膝关节的稳定主要依靠周围的韧带维持。内侧副韧带和股四肌对稳定膝关节有相当作用。膝关节因其结构复杂坚固、关节接触面较宽,因此在一般外力下很难使其脱位,其发生率仅占全身关节脱位的0.6%。如因强大的外力而造成脱位时,则必然会有韧带损伤,而且可发生骨折,乃至神经、血管损伤。合并腘动脉损伤时,如诊治不当,则有导致下肢截肢的危险。根据其脱位的方向,可分为膝关节前脱位、膝关节后脱位、膝关节内脱位、膝关节外脱位。

一、膝关节前脱位

(一)病因与发病机制

暴力来自前方,直接作用于股骨下段,使膝关节过伸,股骨髁的关节面沿胫骨平台向后急骤旋转移位,突破后侧关节囊,而使胫骨脱位于前方,形成膝关节前脱位。

(二)诊断

膝关节肿胀严重,疼痛,功能障碍,前后径增大,髌骨下陷,膝关节处微屈曲位,畸形,弹性固定,触摸髌骨处空虚,腘窝部丰满,并可触及股骨髁突起于后侧,髌腱两侧可触及向前移位的胫骨平台前缘。X线检查:侧位片见胫骨脱位于股骨前方(图8-21)。

依据外伤史、典型临床表现,结合X线检查,可以确诊。要了解是否合并有撕脱性骨折,检查远端动脉搏动情况,以判断腘窝血管是否受伤,同时需要检查足踝运动和感觉情况,判断是否合并神经损伤。

(三)治疗

1.手法复位外固定

一般采用手法整复外固定。方法:患者仰卧,一助手环抱大腿上段,一助手牵足踝上下牵引。

术者站患侧，一手托股骨下段向上，即可复位（图8-22）或术者两手四指托腘窝向前，两拇指按胫骨向后亦可复位。当脱位整复后，助手放松牵引，术者一手持膝，一手持足，将膝关节屈曲，再伸直至15°左右，然后从膝关节前方两侧，仔细检查关节是否完全吻合，检查胫前、后动脉搏动情况，检查足踝运动和感觉情况等。

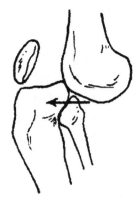

图8-21　前脱位

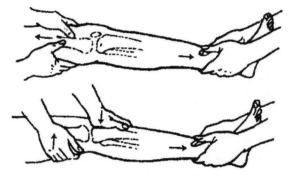

图8-22　膝关节前脱位复位法

　　复位后，用长直角板或石膏托将患膝固定于10°～20°伸展位，中立，股骨远端后侧加垫，3周后开始做膝关节主动屈曲，股四头肌自主收缩锻炼，4周后解除外固定，可下床活动。

　　2.药物治疗

　　初期内服活血化瘀、通络消肿中药，药用接骨七厘片、筋骨痛消丸或活血疏肝汤加川木瓜、川牛膝；继服通经活络舒筋中药，方用丹栀逍遥散加独活、续断、木瓜、牛膝、丝瓜络、桑寄生。若有神经损伤症状如全虫、白芷。后期内服仙灵骨葆胶囊或补肾壮筋汤加续断、五加皮，以强壮筋骨。神经损伤后期宜益气通络、祛风壮筋，方用黄芪桂枝五物汤加续断、五加皮、桑寄生、牛膝、全虫、僵蚕、制马钱子等。

　　3.手术疗法

　　膝关节前脱位最易造成血管损伤，合并有腘动脉损伤者应立即进行手术探查。如果关节囊撕裂，韧带断裂嵌夹于关节间隙，或因股骨髁套锁于撕裂的关节囊裂孔而妨碍复位时，也应手术切开复位，修复损伤的韧带。合并髁部骨折者也应及时手术撬起塌陷的髁部，并以螺栓、拉力螺丝或特制的T形钢板固定，否则骨性结构紊乱带来的不稳定将在后期给患者造成很大困难。

二、膝关节后脱位

(一)病因与发病机制

多是直接暴力从前方而来,作用于胫骨上端,使膝关节过伸,胫骨平台向后脱出,形成膝关节后脱位。

(二)诊断

1.临床表现

膝关节肿胀严重,疼痛剧烈,功能障碍。膝关节前后径增大,似过伸位,胫骨上端下陷,皮肤有皱褶,畸形明显,呈弹性固定,触摸髌骨下空虚,腘窝处可触及胫骨平台向后突起,髌腱两侧能触到向前突起的股骨髁。X线检查:侧位片可见胫骨脱于股骨后方(图8-23)。

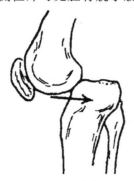

图8-23 后脱位

2.诊断依据

依据外伤史,典型症状,畸形,一般即可确定诊断。但需拍X线片,诊查是否合并撕脱性骨折。另外要检查胫前、后动脉搏动情况,判断腘窝血管是否受伤。检查足踝的主动运动和感觉情况,判断神经是否损伤。

(三)治疗

常采用手法整复外固定,方法是患者仰卧,一助手牵大腿部,一助手牵患肢踝部,上下牵引。术者站于患侧,一手托胫骨上段向前,一手按股骨下段向后,即可复位(图8-24)。

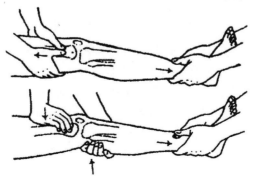

图8-24 膝关节后脱位复位法

复位后,用长直角夹板或石膏托固定。在胫骨上面后侧加垫,将膝关节固定在15°左右的伸展中立位。3周后开始做屈伸主动锻炼活动和股四头肌自主收缩活动。4周后解除固定,下床锻炼。本病固定应特别注意慢性继发性半脱位,因患者不自觉地抬腿,股骨必然向前,加上胫骨的重力下垂,常常形成胫骨平台向后继发性脱位。必要时可改用膝关节屈曲位固定。3周后开始膝关节伸展锻炼。

对合并有血管、神经损伤及骨折的患者,处理同膝关节前脱位。

三、膝关节侧方脱位

(一)病因与发病机制

直接暴力作用于膝关节侧方,或间接暴力传导至膝关节,致使膝关节过度外翻或内翻,造成膝关节侧方脱位。单纯侧方脱位少见,多合并对侧胫骨平台骨折,骨折近端和股骨的关系基本正常。

(二)诊断

膝关节侧方脱位因筋伤严重,肿胀甚剧,局部青紫瘀斑,功能丧失,压痛明显,有明显的侧方异常活动。在膝关节侧方能触到脱出的胫骨平台侧缘。若有神经损伤,常见足踝不能主动背伸,小腿下段外侧皮肤麻木。

依据明显的外伤史,典型的症状和畸形,即可确诊。结合 X 线检查,能明确脱位情况,以及是否合并骨折(图 8-25)。应注意神经损伤与否。

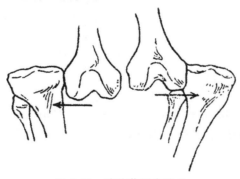

图 8-25　膝关节侧方移位

(三)治疗

1.手法整复外固定

常采用手法整复外固定。方法是:患者仰卧位,一助手固定股骨,一助手牵引足踝。若膝关节外脱位,术者一手扳股骨下端向外,并使膝关节呈内翻位,即可复位(图 8-26)。

复位后,用长直角夹板或石膏托将肢体固定在伸展中立位,膝关节稍屈曲,脱出的部位和上下端相应的位置加棉垫,形成三点加压,将膝关节置于与外力相反的内翻与外翻位,即内侧脱位固定在内翻位,外侧脱位固定在外翻位。一般固定经 4～6 周,可解除夹板,开始功能锻炼。

2.药物治疗

同膝关节前脱位。

3.功能锻炼

膝关节脱位复位后,应将膝关节固定于屈曲 15°～30°位,减少对神经、血管的牵拉。密切观察血管情况,触摸胫后动脉和足背动脉。足部虽温暖但无脉,则标志着血供不足。术后在 40°～70°范围内的持续被动活动对伤后早期恢复活动是有帮助的,但应注意防止过度运动在后期遗留一定程度的关节不稳。股四头肌的训练对膝关节动力性稳定起着重大作用。固定后,即指导患者做股四头肌收缩锻炼。肿胀消减后,做带固定仰卧抬腿锻炼。经4～8周解除外固定后,先开始做膝关节的自主屈曲,然后下床活动锻炼,按膝关节功能疗法处理。

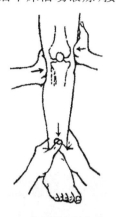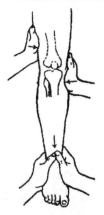

A. 外侧脱位复位法　　　　B. 内侧脱位复位法

图8-26　手法整复复位

（张和兴）

第五节　髌骨骨折

髌骨古称连骸骨,俗称膝盖骨、镜面骨。《素问·骨空经》云:"膝解为骸关,侠膝之骨为连骸。"髌骨为人体最大的籽骨,位于膝关节之前。髌骨骨折占全部骨折损伤的10％,多见成年人。

髌骨略呈三角形,尖端向下,被包埋在股四头肌腱部,其后方是软骨面,与股骨两髁之间软骨面相关节,即髌股关节。髌骨后方之软骨面有条纵嵴,与股骨髁滑车的凹陷相适应,并将髌骨后软骨面分为内外两部分,内侧者较厚,外侧者扁宽。髌骨下端通过髌韧带连于胫骨结节。

髌骨是膝关节的一个组成部分,切除髌骨后,在伸膝活动中可使股四头肌肌力减少30％左右,因此,髌骨有保护膝关节、增强股四头肌肌力、伸直膝关节最后10°～15°的作用,除不能复位的粉碎性骨折外,应尽量保留髌骨。髌骨后面是完整的关节面,其内外侧分别与股骨内外髁前面形成髌股关节,在治疗中应尽量使关节面恢复平整,减少髌股关节炎的发生。横断骨折有移位者,均有股四头肌腱扩张部断裂,致使股四头肌失去正常伸膝功能,治疗髌骨骨折时,应修复肌腱扩张部的连续性。

一、病因

骨折病因为直接暴力和肌肉强力收缩所致。直接暴力多因外力直接打击在髌骨上,如撞伤、踢伤等,骨折多为粉碎性,其髌前腱膜及髌骨两侧腱膜和关节囊多保持完好,骨折移位较小,亦可为横断骨折、边缘骨折或纵形劈裂骨折。肌肉强力收缩者,多由于股四头肌猛力收缩,所形成的牵拉性损伤,如突然滑倒时,膝关节半屈曲位,股四头肌骤然收缩,牵拉髌骨向上,髌韧带则固定髌骨下部,而股骨髁部向前顶压髌骨形成支点,3种力量同时作用造成髌骨骨折。肌肉强力收缩多造成髌骨横断骨折,上下骨块有不同程度的分离移位,髌前筋膜及两侧扩张部撕裂严重。

二、诊断要点

有明显外伤史,伤后膝前方疼痛、肿胀,膝关节活动障碍。检查时在髌骨处有明显压痛,粉碎性骨折可触及骨擦感,横断骨折有移位时可触及一凹沟。膝关节正侧位X线片可明确诊断。

X线检查时需注意:侧位片虽然对判明横断骨折及骨折块分离最为有用,但不能了解有无纵形骨折及粉碎性骨折的情况。而斜位片可以避免髌骨与股骨髁重叠,既可显示其全貌,更有利于诊断纵形骨折、粉碎性骨折及边缘骨折。斜位摄片时,若为髌骨外侧损伤可采用外旋45°位,如怀疑内侧有损伤时,则可取内旋45°。如临床高度怀疑有髌骨骨折而斜位及侧位X线片均未显示时,可再拍髌骨切位X线片(图8-27)。

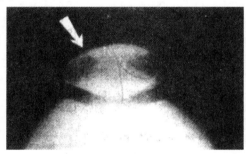

图8-27 髌骨切线位X线片

三、治疗方法

髌骨骨折属关节内骨折,在治疗时必须达到解剖复位并修复周围软组织损伤,才能恢复伸膝装置的完整,防止创伤性关节炎的发生。

(一)整复固定方法

1.手法整复外固定

(1)整复方法:复位时先将膝关节内积血抽吸干净,注入1‰普鲁卡因5~10 mL,起局部麻醉作用,而后患膝伸直,术者立于患侧,用两手拇示指分别捏住上下方骨块,向中心对挤即可合拢复位。

(2)固定方法如下。①石膏固定法:用长腿石膏固定患膝于伸直位。若以管型石膏固定,在石膏塑形前摸出髌骨轮廓,并适当向髌骨中央挤压使骨折块断面充分接触,这样固定作用可靠,可早期进行股四头肌收缩锻炼,预防肌肉萎缩和粘连。外固定时间不宜过长,一般不要超过6周。髌骨纵形骨折一般移位较小,用长腿石膏夹固定4周即可。②抱膝圈固定法:可根据髌骨大小,用胶皮电线、纱布、棉花做成套圈,置于髌骨处,并将四条布带绕于托板后方收紧打结,托板的两端用绷带固定于大小腿上。固定2周后,开始股四头肌收缩锻炼,3周后下床练习步行,4~6周后去除外固定,做膝关节不负重活动。此方法简单易行,操作方便,但固定效果不够稳定,有再移位的可能,注意固定期间应定时检查纠正。同时注意布带有否压迫腓总神经,以免造成腓总神经损伤。③闭合穿针加压内固定:适用于髌骨横形骨折者。方法是皮肤常规消毒、铺巾后,在无菌操作下,用骨钻在上下骨折块分别穿入一根克氏针,注意进针方向须与髌骨骨折线平行,两根针亦应平行,穿针后整复。骨折对位后,将两针端靠拢拉紧,使两骨折块接触,稳定后再拧紧固定器螺钉,如无固定器亦可代之以不锈钢丝。然后用乙醇纱布保护针孔,防止感染,术后用长木板或石膏托将膝关节固定于伸直位(图8-28)。④抓髌器固定法:方法是患者取仰卧位,股神经麻醉,在无菌操作下抽净关节内积血,用双手拇、示指挤压髌骨使其对位。待复位准确后,先用抓髌器较窄的一侧钩刺入皮肤,钩住髌骨下极前缘和部分髌腱。如为粉碎性骨折,钩住其主要的骨块和最大的骨块,然后再用抓髌器较宽的一侧,钩住近端髌骨上极前缘亦即张力带处。如为上极粉碎性骨折,先钩住上极粉碎性骨块,再钩住远端骨块。注意抓髌器的双钩必须抓牢髌骨上下极的前侧缘。最后将加压螺旋稍加拧紧使髌骨相互紧密接触。固定后要反复伸屈膝关节以磨造关节面,达到最佳复位。骨折复位后应注意抓髌器螺旋盖压力的调整,因为其为加压固定的关键部位,松则不能有效地维持对位,紧则不能产生骨折自身磨造的效应(图8-29)。⑤髌骨抱聚器固定法:电视X线透视下无菌操作,先抽尽膝关节腔内积血,利用胫骨结节髌骨外缘的关系,在胫骨结节偏内上部位,将抱聚器的下钩刺穿皮肤,进入髌骨下极非关节面的下方,并向上提拉,确定是否抓持牢固。并用拇指后推折块,让助手两手拇指在膝关节两旁推挤皮肤及皮下组织向后以矫正翻转移位。将上针板刺入皮肤,扎在近折块的前侧缘上,术者一手稳住上下针板,令助手拧动上下手柄,直至针板与内环靠近,术者另一手的拇指按压即将接触的折端,并扪压内外侧缘,以防侧方错位,并加压固定。再利用髌骨沿股间窝下滑及膝关节伸屈角度不同和髌股关节接触面的变化,伸屈膝关节,纠正残留成角和侧方移位。应用髌骨抱聚器治疗髌骨骨折具有骨折复位稳定、加速愈合、关节功能恢复理想的优点(图8-30)。

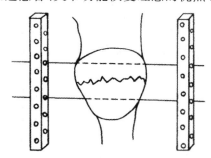

图8-28 闭合穿针加压内固定

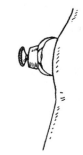

图8-29 抓髌器固定法

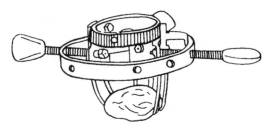

图8-30 髌骨抱聚器固定法

2.切开复位内固定

适用于髌骨上下骨折块分离在1.5 cm以上、不易手法复位或其他固定方法失败者。方法是在硬膜外麻醉或股神经加坐骨神经阻滞麻醉下,取膝前横弧形切口,切开皮肤皮下组织后,即进入髌前及腱膜前区,此时可见到髌骨的折面及撕裂的支持带,同时有紫红色血液由裂隙涌出,吸净积血,止血,进行内固定。目前以双10号丝线、不锈钢丝、张力带钢丝固定为常用(图8-31)。

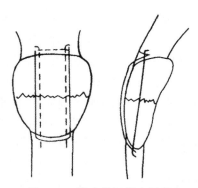

图 8-31　张力带钢丝内固定

（二）药物治疗

髌骨骨折多瘀肿严重,初期可用利水逐瘀法以祛瘀消肿,具体方药参照股骨髁间骨折。若采用穿针或外固定器治疗者,可用解毒饮加泽泻、车前子;肿胀消减后,可服接骨丹;后期关节疼痛活动受限者,可服养血止痛丸。外用药初期肿胀严重者,可外敷消肿散。无移位骨折,可外贴接骨止痛膏。去固定后,关节强硬疼痛者,可按摩展筋丹或展筋酊,并可用活血通经舒筋利节之苏木煎外洗。

（三）功能康复

复位固定肿胀消退后,即可下床活动,让膝关节有小量的伸屈活动,使髌骨关节面得以在股骨滑车的磨造中愈合,有利于关节面的平复。经 2～3 周,有托板固定者应解除,有限度地增大膝关节的活动范围,6 周后骨折愈合去固定后,可用指推活髌法解除髌骨粘连,以后逐步加强膝关节屈伸活动锻炼,使膝关节功能早日恢复。

（张和兴）

第六节　单纯腓骨骨折

腓骨体呈三棱柱形,有 3 缘及 3 面。前缘及内侧嵴分别为腓骨前、后肌间隔的附着部。骨间缘起于腓骨头的内侧,向下移行于外踝的前缘。骨间缘向上、下分别与前缘及内侧嵴相合,有小腿骨间膜附着。腓骨体后面发生扭转,上部向后,下部向内。外侧面也出现扭转,上部向外,下部向后。

腓骨体有许多肌肉附着,在上 1/3,有强大的比目鱼肌附着,下 2/3 有长屈肌和腓骨短肌附着;另外在腓骨上 2/3 的前、外、后侧有趾长伸肌、腓骨长肌和胫骨后肌包绕,而下 1/3 则甚少肌肉附着。这样,腓骨上、中 1/3 交点及中、下 1/3 交点均是两组肌肉附着区的临界点,也是相对活动与相对不活动的临界点,承受的张应力较大,在肌肉强大收缩下,可能容易使腓骨遭受损伤。

腓骨滋养孔多为 1 个,可为多孔(2～7 个),滋养动脉起自腓动脉,多为 1 支,次为 2 支,多为 3 支,其行走斜向下或水平向外,进入腓骨滋养孔。

腓骨四周均有肌肉保护,虽不负重,但有支持胫骨的作用和增强踝关节的稳定度。骨折后移位常不大,易愈合。腓骨头后有腓总神经绕过,如发生骨折要注意此神经损伤的可能性。

一、病因及发病机制

单纯腓骨骨折较少见,常发生于与胫骨骨折的混合性骨折中。

(一)直接暴力

腓骨干骨折以重物打击、踢伤、撞击伤或车轮碾轧伤等多见,暴力多来自小腿的前外侧,骨折线多呈横断形或短斜形。巨大暴力或交通事故多为粉碎性骨折,骨折端多有重叠、成角、旋转移位等。因腓骨位于皮下,所以骨折端穿破皮肤的可能性极大,肌肉被挫伤的机会也较多。如果暴力轻微,皮肤虽未穿破,如挫伤严重,血运不良,亦可发生皮肤坏死,骨外露发生感染。较大暴力的碾挫、绞扎伤可有大面积剥脱皮肤,肌肉撕裂和骨折端裸露。

骨折部位以中、下 1/3 较多见,由于营养血管损伤、软组织覆盖少、血运较差等特点,延迟愈合及不愈合的发生率较高。

(二)间接暴力

为由高处坠下、旋转扭伤或滑倒等所致的骨折,骨折线多呈斜形或螺旋形;腓骨骨折线较胫骨骨折线高,软组织损伤小,但骨折移位,骨折尖端穿破皮肤形成穿刺性开放伤的机会较多。

骨折移位取决于外力作用的大小、方向。小腿外侧受暴力的机会较多,肌肉收缩和伤肢远端重量等因素,因此可使骨折端向内成角,小腿重力可使骨折端向后侧倾斜成角,足的重量可使骨折远端向外旋转,肌肉收缩又可使骨折端重叠移位。

儿童腓骨骨折遭受外力一般较小,加上儿童骨皮质韧性较大,多为青枝骨折。

二、类型

(一)单纯腓骨骨折

单纯腓骨干骨折较少见,多由直接暴力打击小腿外侧所致。在骨折外力作用的部位,骨折线呈横形或粉碎。因有完整的胫骨作为支柱,骨折很少移位。但腓骨头下骨折时,应注意有无腓总神经损伤。一般腓骨骨折如不影响踝关节的稳定性,均不需复位,用石膏托或夹板固定 4~6 周即可;如骨折轻微,只用弹力绷带缠紧,手杖保护行走,骨折即可愈合。

(二)腓骨应力性骨折

1.病因

腓骨应力性骨折多见于运动员、战士或长途行走者,多位于踝关节上部。

2.发病机制

为多次重复的较小暴力作用于骨折部位,使骨小梁不断发生断裂,但局部修复作用速度较慢,最终导致骨折。

3.临床症状与诊断

运动或长途行走之后,局部出现酸痛感,休息后好转,运动、长途行走或工作后则加剧。局部可有肿胀、压痛,有时可出现硬性隆起。X 线片上的改变出现较晚,一般在 2 周后可出现不太清晰的骨折线,呈一骨质疏松带或骨质致密带,继而陆续出现骨膜性新骨形成和骨痂生长。

三、治疗

根据骨折类型和软组织损伤程度选择外固定或开放复位内固定。

（一）手法复位外固定

适用于单纯的腓骨中上段骨折或无移位的腓骨下段骨折。应力性骨折多无移位,确诊后停止运动、患肢休息即可。症状明显时,可用石膏托固定。

（二）开放复位内固定

腓骨骨折是踝关节骨折的一部分,通常在固定内、后、前踝之前,先将外踝或腓骨整复和内固定。作踝关节、前外侧纵形切口,显露外踝和腓骨远端,保护隐神经,如骨折线呈斜形,可用1～2枚拉力螺丝钉由前向后打入骨折部位,使骨片间产生压缩力,螺丝钉的长度必须能钉穿后侧皮质,但不要向外伸出太多以致影响腓骨肌腱鞘。如果为横形骨折或远侧骨片较小,可纵行分开跟腓韧带纤维,显露外踝尖端,打入长螺丝钉,也可用其他形式的髓内钉经过骨折线打入近侧骨片髓腔中。手术必须要达到解剖整复,保持腓骨的长度。如果骨折位于胫腓下关节之上,整复后可用一块小型半管状压缩接骨板做内固定。如果用髓内钉则应小心,不要使外踝引向距骨,髓内钉的插入部位应相当于踝部尖端的外侧面。如果髓内钉是直线插入,外踝就能被引向距骨,这样就造会造成踝穴狭窄,踝关节的活动度减小,因此应事先将髓内钉弯成一定的弧度以避免发生这种错误。

（三）开放性腓骨骨折的处理

小腿开放性骨折的软组织伤轻重不等,可发生大面积皮肤剥脱伤、组织缺损、肌肉绞轧挫灭伤、粉碎性骨折和严重污染等。早期处理时,创口开放或是闭合,采用什么固定方法均必须根据不同伤因和损伤程度做出正确的判断。小腿的特点是前侧皮肤紧贴胫骨,清创后勉强缝合,常因牵拉过紧造成缺血、坏死或感染。因此,对 Gustilo Ⅰ 型或较清洁的 Ⅱ 型伤口,预计清创后一期愈合无大张力者可行一期愈合;对污染严重,皮肤缺损或缝合后张力较大者,均应清创后开放创面。如果骨折需要内固定,也可在内固定后用健康肌肉覆盖骨折部,开放皮肤创口,等炎症局限后,延迟一期闭合创面或二期处理。大量临床资料证实,延迟一期闭合创口较一期缝合的成功率高。

四、并发症

筋膜间室综合征、感染、延迟愈合、不愈合或畸形愈合。

（张和兴）

第七节　胫骨平台骨折

胫骨平台骨折是骨科领域的一个难题,1990 年以来随着新的内固定技术的发展,骨科医师已经能较好地治疗胫骨平台骨折,特别是合并有严重软组织损伤的复杂胫骨平台骨折。

按 Hohl 统计,胫骨近端骨折占骨折总数的 1％,老年人骨折的 8％。胫骨平台骨折中外髁骨折占 55％～70％,单纯内髁骨折占 10％～23％,双髁骨折占 10％～30％。

一、解剖概要

胫骨平台关节面有 10°的向后成角,在内外深之间有髁间棘,为前、后叉韧带附着。胫骨结节位于胫骨前峰关节线以下 2.5～3.0 cm,为髌腱附着。Gerdy 结节位于胫骨上端前外侧面,为髂胫束附着。腓骨对胫骨近端起支撑作用,为外侧副韧带和股二头肌止点。

内侧髁比外侧髁骨质更加坚硬。胫骨平台内髁覆盖 3 mm 厚的软骨,外髁覆盖 4 mm 厚的软骨。外侧髁面积小而高,内侧髁低而平。内外髁的边缘部分被半月板覆盖,内侧半月板有胫骨韧带将其附着于胫骨。

二、损伤机制

内外翻暴力加垂直暴力。完整的内侧副韧带在外翻暴力中像一个铰链,使股骨外侧髁顶压胫骨外侧平台,造成胫骨平台骨折。在内翻暴力中,外侧副韧带起着相同的作用,引起内髁骨折,常合并侧副韧带、叉韧带和半月板损伤。

三、分型

Schatzker 分型是当前应用最为广泛的分型,将胫骨平台骨折分为 6 型。Ⅰ型、Ⅱ型、Ⅲ型是低能量暴力骨折,Ⅳ型、Ⅴ型、Ⅵ型是高能量暴力骨折(图 8-32)。

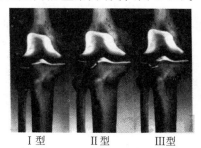

Ⅰ型　　　　Ⅱ型　　　　Ⅲ型

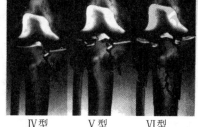

Ⅳ型　　　　Ⅴ型　　　　Ⅵ型

图 8-32　**胫骨平台骨折 Schatzker 分型**

(1)Ⅰ型:外侧平台劈裂骨折无关节面塌陷,多发生于年轻人。骨折移位时常有外侧半月板撕裂,或向四周移位或半月板嵌入骨折间隙。

(2)Ⅱ型:外侧平台劈裂关节面压缩骨折,多发生于 40 岁或以上的患者。

(3)Ⅲ型:外侧平台单纯压缩骨折。压缩部分常位于关节中心部位,由于压缩部位大小和压缩程度的不同及外侧半月板损伤情况的不同,这种损伤可以是稳定或不稳定骨折。外侧和后侧的关节面压缩比中央压缩更加不稳定。

(4)Ⅳ型:高能量暴力骨折类型。胫骨内侧平台骨折,这种损伤由中等至高能量暴力致伤,Ⅳ型骨折常合并膝关节脱位、血管损伤,因此需仔细检查。

(5)Ⅴ型:高能量暴力损伤双侧平台骨折。合并血管神经损伤。

(6)Ⅵ型:高能量暴力损伤双侧平台骨折加胫骨干与干骺端分离,在 X 线片上常显示为粉碎爆裂骨折,常合并膝部软组织严重损伤、筋膜间室综合征和严重神经血管损伤。

Bennett 和 Browner 认为,在此 6 型骨折中Ⅱ型骨折有较高的内侧副韧带撕裂发生率,Ⅳ型骨折有较高的半月板损伤发生率。

四、诊断

(一)临床表现

1.症状

胫骨平台骨折患者都有疼痛、膝关节肿胀和下肢不能负重的症状。病史可以帮助医师判断是低能量还是高能量损伤。常合并张力性水疱、筋膜间室综合征、韧带断裂、神经血管损伤,这些都由高能量暴力所致胫骨平台骨折引起。

2.体征

膝关节主动、被动活动受限,胫骨近端和膝关节局部肿胀和压痛,内外翻畸形,注意检查骨折部位软组织情况和神经、血管情况。

(二)X 线检查

正侧位 X 线片可显示绝大部分胫骨平台骨折。高能量暴力所致骨折 X 线片往往显示骨折块相互重叠。牵引下拍片可以得到清晰骨折形态,并可以同时检查膝关节韧带完整与否和利用韧带整复骨折移位(图 8-33、图 8-34)。

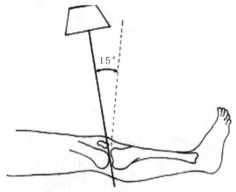

图 8-33　投照时应向足倾 15°

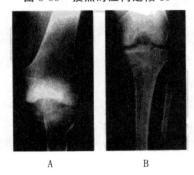

A　　　　　　　　B

图 8-34　胫骨平台骨折前后位 X 线

A.未经牵引,胫骨平台骨折前后位 X 线;B.牵引下胫骨平台骨折前后位 X 线片

(三)CT

CT 可以更清晰地显示骨折情况资料,26%患者经 CT 检查后改变了治疗计划。通过矢状

面、额状面和水平面重建可以更进一步了解骨折移位和关节面塌陷、移位的形态。最好行牵引下CT扫描,这样可以得到更多的信息。

(四)MRI

MRI检查胫骨平台骨折的准确性和精确度等同于CT,对于软组织损伤,包括侧副韧带、半月板损伤的诊断比CT好。

(五)血管造影

怀疑血管损伤时应行血管造影。高能量暴力造成的骨折、骨折—脱位,不能解释的筋膜间室综合征和Schatzker Ⅳ型、Ⅴ型、Ⅵ型骨折要警惕有血管损伤。血管造影可直观地观察到血管损伤部位。

五、治疗

(一)Ⅰ型

此型骨折多伴有半月板损伤,术前应行MRI检查,也可用关节镜检查骨折和外侧半月板。半月板周缘损伤或半月板嵌于骨折间隙在切开复位内固定同时行半月板修补。如果无半月板损伤,常可行闭合复位经皮螺纹钉固定。复位的一个重要技术是复位钳偏心夹持,利用扭曲和旋转使骨折块复位。通常用2枚直径为6.5 mm或直径为7.0 mm松质骨螺钉固定。如果外侧髁基底部粉碎,则需行加压钢板固定加植骨。如果经皮不能得到满意的复位(满意复位指骨折移位<1 mm),就应切开复位固定(图8-35)。

(二)Ⅱ型

术前准确估计关节面塌陷的部位和程度,大多数情况下是前侧或中央关节面塌陷,最好的手术入路是行膝外侧直切口剥离外侧肌肉,在半月板下横行切开关节囊暴露关节。掀起外侧半月板将使胫骨外髁更好地暴露。也可通过像翻书一样翻开前侧劈裂的骨片暴露塌陷的关节面。首先复位塌陷的关节面,关节面下填塞植骨,然后复位劈裂的骨折片,最后应用松质骨螺钉固定。多枚克氏针置于关节下骨可明显提高内固定对关节的支持强度,因此提倡采用多枚松质骨螺钉固定。如骨质疏松或劈裂骨块粉碎则行支撑钢板固定(图8-36～图8-38)。

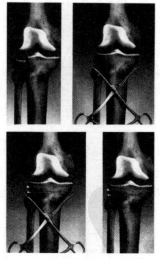

图8-35 Ⅰ型胫骨平台骨折固定

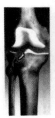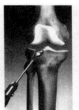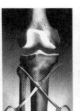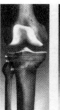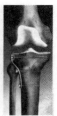

图 8-36　Ⅱ型胫骨平台骨折固定

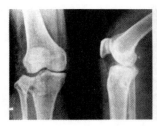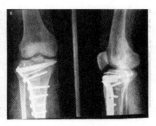

图 8-37　Ⅱ型胫骨平台骨折支撑钢板固定

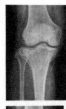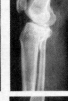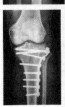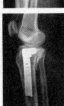

图 8-38　Ⅱ型胫骨平台骨折内固定

（三）Ⅲ型

多发生于老年人,如果关节塌陷范围小,膝关节稳定,可行保守治疗。相反膝关节不稳定,患者年龄较轻就有内固定指征。CT 或 MRI 可以测量塌陷范围和程度。传统的手术治疗方法是膝关节外侧入路,开一骨窗,将关节面抬起,植骨填塞,然后拉力螺钉固定,现今使用关节镜观察关节面复位情况,仅做一小切口,植骨填塞关节面抬起后的骨缺损(图 8-39)。

（四）Ⅳ型

常合并胫骨髁间棘骨折,膝关节脱位和神经血管损伤,有时骨折反而并不是很严重。但这些严重的软组织损伤使膝关节非常不稳定。非手术治疗只适用于无移位骨折。即使是很小的移位采用石膏固定都会留下显著的膝内翻畸形。若骨质良好,为低等至中等暴力损伤,外翻膝关节复位,经皮螺钉固定(图 8-40)。

高能量暴力引起的内髁骨折常有骨折显著移位、外侧副韧带撕裂或腓骨小头骨折,需切开复位内固定,行支撑钢板固定。髁间棘撕脱骨折则行钢丝或长拉力螺钉固定。

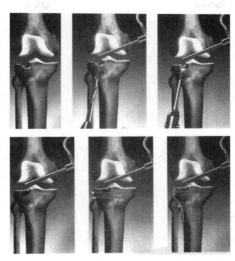

图 8-39　Ⅲ型胫骨平台骨折固定

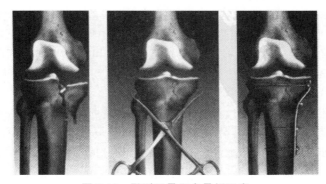

图 8-40　Ⅳ型胫骨平台骨折固定

(五) Ⅴ型和Ⅵ型

都是涉及两髁的骨折。常见于轴向暴力作用于伸直的膝关节,由高能暴力引起,合并严重的软组织损伤。同时应高度警惕神经血管损伤和筋膜间室综合征(图 8-41)。这两型骨折不适宜非手术治疗。传统上行大切口、双钢板固定,但是这将招致许多严重的并发症包括伤口裂开和感染。

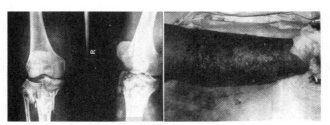

图 8-41　Ⅵ型胫骨平台骨折合并严重的软组织损伤

为了减少并发症,提高疗效,现在多应用以下方法:①应用股骨复位器间接复位,然后有限切口复位塌陷的关节面,植骨填塞关节面抬起后遗留的空腔。最后用 2~3 枚松质骨螺纹钉固定。如果内髁骨片基底不是粉碎的,利用韧带整复内髁骨折片往往会复位。此时通过置于外侧钢板的长拉力螺钉将内髁骨折片固定。当内髁骨折片基底粉碎,利用间接韧带整复技术不能使其复位时,切开复位内髁用 1 个小支撑钢板固定。②随着骨折粉碎程度的严重,放置内侧小支撑钢板的并发症发生率就越高,对这些患者,可在内侧应用半针外固定架替代内髁小支撑钢板。1～2 枚外固定架针平行于关节置于内侧。外固定架维持6～10周,直至出现明显骨折愈合征象。随着软组织损伤程度的加重,外侧放置钢板后并发症的可能性也大大增加,这时在内侧行单边外固定架固定,拉力螺钉固定外髁骨折。③环形外固定架也是处理这种严重损伤的一个很好办法。虽然外固定架技术很大程度上依赖韧带复位技术,使骨折有一定程度复位,但它不能复位嵌插的关节面。复位塌陷的关节面必须行有限切开,透视或关节镜监控下复位塌陷的关节面。

六、合并症

(一)胫骨平台骨折合并韧带损伤

韧带损伤包括内侧副韧带损伤、半月板撕裂、前叉韧带撕裂。Bennett 和 Browner 发现 56％的胫骨平台骨折中有软组织损伤。内侧副韧带损伤占 20％,外侧副韧带损伤占 3％,半月板损伤占 20％,腘神经损伤占 3％,前叉韧带损伤占 10％。

韧带损伤将引起膝关节术后不稳定,导致膝关节功能很差。诊断韧带损伤应拍平片、应力位片、物诊和手术探查。膝关节内、外翻≥10°说明韧带断裂。但不要将由于骨折移位而引起的膝关节面倾斜所产生的角度误诊为韧带损伤。合并有腓骨头和胫骨髁间棘撕脱骨折、股骨髁或胫骨髁撕脱骨折常提示韧带损伤。

(二)血管损伤

低能量暴力一般不引起血管损伤,而高能量暴力所致骨折 Schataker Ⅳ 型、Ⅴ 型和Ⅵ型易引起血管损伤。由于腘动脉在腘部被其分支束缚,移动范围很小,因此骨折移位容易引起血管损伤。血管造影可进一步明确诊断,行血管造影的指征是动脉搏动减弱或消失、大血肿、瘀斑、进行性肿胀、持续性动脉出血损伤以远的皮肤发凉、青紫和有相邻的神经损害。

处理:足背动脉搏动可触及,先固定骨折。足背动脉不能触及且距受伤时≥6 h,首先重建血运,应用外固定架恢复患肢长度和稳定。在修复动脉的同时要修复合并的腘静脉损伤,局部缺血时间超过 6 h 要考虑 4 个筋膜间室切开术减压。

七、术后处理

胫骨平台骨折术后处理的特点是早期活动,延迟负重。内固定稳定者用 CPM 锻炼。然后行步态训练和主动功能锻炼。Schatker Ⅰ 型、Ⅱ 型、Ⅲ 型骨折,4～8 周内不负重,直到有早期骨愈合的X线影像。在 4～8 周后可部分负重,3 个月后完全负重。

Ⅳ 型、Ⅴ 型、Ⅵ 型胫骨平台骨折由于软组织损伤重,如果内固定牢固,术后尽量应用 CPM 锻炼,一般在术后 8～12 周,X线显示有骨折愈合才逐渐下地活动。韧带整复外固定架固定后骨折愈合较慢,适当晚负重。胫骨平台骨折术后,如果无局部不适,内固定物可长期保留,Ⅰ 型、Ⅱ 型、Ⅲ 型骨折愈合快,伤后 1 年可去除内固定物。Ⅳ 型、Ⅴ 型、Ⅵ 型,尤其是Ⅴ 型、Ⅵ型由于骨折线沿至骨干,骨折愈合较慢,一般 18～24 个月方可去除内固定物,然后挂拐 4～6 周才能参加剧烈活动。

八、术后并发症

胫骨平台骨折难以处理,即使有周密的术前准备、手术设计和精细的操作,也难免发生严重的并发症。胫骨平台骨折术后并发症分为 2 类:早期并发症如复位失败、深静脉血栓、感染;晚期并发症如骨不连、内固定物断裂、创伤性关节炎。

(一)感染

膝部周围皮肤受伤情况是感染的最重要原因。不适当的切口和放置大型内固定物是造成感染的另一个原因,延迟手术时间,保护骨片上的软组织,采用小的内固定物可减少感染的发生。感染发生后,冲洗、清创,去除失去生机的骨和软组织。深部感染和脓肿需要切开引流,5~7 d 闭合伤口,或转移皮瓣覆盖伤口。小的无脓窦道,行冲洗、清创后放置引流管,闭合伤口。

(二)骨不连

低能量暴力致伤,骨不连少见,Schatacker Ⅵ型骨折骨不连多见。由于下肢制动和骨折粉碎造成骨质疏松使骨不连的治疗更困难。萎缩性和非感染性骨不连可直接行植骨术,感染性骨不连应用抗生素、转移皮瓣、外固定等治疗。

(三)创伤性关节炎

胫骨平台骨折后关节面不平和膝关节不稳定是导致创伤性关节炎的主要因素。另外下肢轴线改变也是导致创伤性关节炎的重要因素。患者对内翻畸形的承受力远差于外翻畸形,但是大多数患者均为内翻畸形。如果关节炎局限在内髁或外髁或由于下肢负重轴线改变引起,可行截骨术,如果有严重的创伤性关节炎则行膝关节置换术。

(四)膝关节僵硬

伸膝装置的瘢痕、膝关节和髌股关节的纤维渗出粘连都导致膝关节僵硬,作术后制动使粘连加重。3~4 周的制动会导致一部分膝关节的永久僵硬。

(张和兴)

第九章

踝部及足部损伤

第一节　踝关节外侧不稳

踝关节扭伤是常见的运动损伤。据报道,踝关节扭伤占篮球运动损伤的 45%,占足球运动损伤的 31%。在非运动员的人群中,踝关节扭伤也很常见。踝关节内翻性损伤(即外踝扭伤)远多于踝关节外翻性扭伤(即内踝扭伤)。

一、解剖和生物力学

踝关节周围的骨与软组织结构是踝关节稳定的基础。这一复合体的共同作用使踝关节诸骨沿其运动轨迹活动而不发生脱位。距骨前宽后窄,因此踝关节负重时,踝穴有由上到下、由后到前自然变宽的倾向。腓骨和附着其上的外侧韧带是踝关节稳定的重要结构,主要的外侧韧带包括距腓前韧带、跟腓韧带、距腓后韧带及外侧跟距韧带。其他在踝关节周围,并对踝关节和距下关节的稳定起作用的有颈韧带、骨间韧带、腓距跟韧带(Rouvire 韧带)、下伸肌支持带、后距跟关节的前方关节囊(图 9-1)。

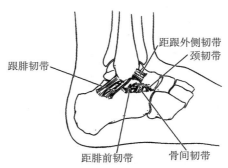

图 9-1　后足外侧面的主要韧带结构

距腓前韧带起于外踝的前缘,紧贴腓骨关节面的前方,连接到距骨的外侧缘。跟腓韧带起自外踝前缘的下方,连接到跟骨的外侧面,其外侧表面是腓骨肌腱鞘的一部分。腓距跟韧带,起于腓骨下缘、止于距骨和跟骨的后外侧面。颈韧带起自距骨远端下外侧缘的跗骨窦,止于跟骨颈结节。骨间韧带是一个束带状结构,起自距下关节的中关节面,向上、向内侧行走,止于距骨颈下。

距跟后关节的前关节囊韧带形成关节囊的增厚部分

二、病因与病理

距下关节在水平面和冠状面屈伸轴有 20° 的偏移活动度,从而在踝关节屈伸活动时有内外翻和内外旋的复合运动。这样,在步态周期中,重力中心向距骨外侧移位,因此,任何使得后足外翻的机械或结构缺陷如足跟内翻、腓骨肌无力,都容易导致踝关节扭伤。

Cass 和 Settles 在内翻的踝关节和距下关节上施以轴向负荷,发现在距腓前韧带和跟腓韧带完好的情况下,距骨无倾斜。后足的内翻伴有小腿外旋,切断距腓前韧带,外旋角度从 11.1° 增加到 16°;如将距腓前韧带和跟腓韧带都切断,外旋角度可增加到 30°。距骨和胫腓骨的关节面对防止距骨倾斜不起作用。他们认为距腓前韧带和跟腓韧带复合体损伤后,小腿外旋加剧,距下关节解锁,使得内翻加重。并指出,踝关节和距下关节的内翻不稳定无须距骨的倾斜。

下伸肌支持带在足中立位和背屈位时是距下关节的稳定装置。踝关节跖屈时距腓前韧带起稳定作用;踝关节背屈位时跟腓韧带起稳定作用。跟腓韧带、颈韧带和后距跟关节的前关节囊韧带,以及骨间韧带对距下关节各个方向的稳定性都是很重要的结构。下伸肌支持带除了对距下关节的稳定作用外,对踝关节距下关节不稳定的手术重建也很重要。距腓前韧带、跟腓韧带、距腓后韧带和上伸肌支持带具有协同作用。踝关节背屈同时施以轴向负荷,距腓前韧带、跟腓韧带和上伸肌支持带作用一致。即使踝关节处于中立位承受负荷,距腓前韧带也具有张力。

相比较而言,距腓前韧带是最短的和力量最弱的外侧稳定装置。跟腓韧带最长,弹性模量也最大。有学者测量过,使得跟腓韧带断裂的力是使得距腓前韧带断裂的力的 2.0~3.5 倍。距腓后韧带是最厚和最强的外侧韧带,它阻止过度的背屈及距骨的内外侧移位。三角韧带是最强的侧副韧带,它阻止距骨外翻倾斜及外旋,对阻止距骨向前移位发挥次要作用。

跖屈内翻是造成外侧韧带损伤的最常见机制,并首先影响距腓前韧带。随着应力进一步增加,跟腓韧带受累。但偶尔,也有跟腓韧带单独断裂而距腓前韧带无损伤的情况。

三、临床表现与诊断

(一)临床表现

急性踝关节扭伤是骨科临床医师最常遇见的损伤。患者常经历下楼时踩空、高处落地时地面不平、在舞蹈时身体与足反方向旋转或其他的交通伤时踝关节受到轴向暴力,以受伤时足踝部呈跖屈内翻位为多见,但多数患者不能清楚地回忆起受伤时足的准确位置。有人可回忆起位于踝关节外侧的响声或撕裂感。受伤的踝关节肿胀疼痛,严重的患者可有明显的瘀肿,不能负重。

常有多次反复的踝关节扭伤病史,这种多次反复的扭伤常在某些突然的动作(如内翻或旋转)后发生。因长期不稳定而存在骨关节炎的患者常有慢性疼痛。由于疼痛或反复扭伤,及患者无法在不平坦的地面行走;产生对踝关节的不信任感,不愿在不平坦的地面行走,并在起步和停止时感到踝关节不适。另外,患者还可能出现某些并发症症状,如踝关节内、外侧间隙内的骨与软组织撞击,腓骨肌腱炎,反复内翻损伤引起的腓骨长短肌撕裂,或以上情况同时发生。骨畸形可导致适应性的步态异常,例如,距骨在踝穴中慢性的内翻倾斜,这种异常的步态是大多数人不能接受的。

（二）诊断

1.病史及体格检查

对于急诊患者而言，患者常常不能回忆起受伤时足部怎样扭曲，但是如果能清楚地记录下受伤时的机制，将对医师的诊断和临床评估提供很大的帮助。需要特别注意的是，在合并明显或不明显的骨折、关节脱位、肌腱损伤及其他隐匿性病变时，诊断踝关节韧带损伤是很困难的。有报道发现外踝骨折的患者同时伴有急性韧带不稳定，所以在评估踝与后足的复杂性损伤时要高度怀疑，充分认识到韧带损伤、关节不稳定的可能。

对急性踝关节损伤的体检最好在损伤后肿胀痉挛发生之前立即施行。但是，大多数患者来医院就诊时已经过了 24～48 h，通常受伤的踝关节已经明显肿胀。检查者应记录患者能否负重、能否用受伤部位的踝关节蹬地起步、疼痛和肿胀程度，以及对受伤机制能否有精确的描述。触诊应包括所有的骨性标志：上胫腓关节、内外踝、跟骨前结节和第 5 跖骨基底。要检查踝关节和距下关节的主动和被动活动。触摸外侧稳定结构，包括腓骨肌腱（检查有无半脱位或激惹现象）、距腓前韧带、跟腓韧带和跗骨窦。最后，评估三角韧带和下胫腓联合韧带，将踝关节背屈外展，在远端胫腓关节处施以按压，可证实此处有无下胫腓联合韧带的损伤。关键是要区别压痛和疼痛是源自骨还是软组织。同时须用轻柔的手法做应力试验，包括前抽屉试验和距骨倾斜试验。前抽屉试验的检查方法：检查左足踝关节时，检查者左手示、中指勾住患者足跟，拇指放在足背部与示、中指对捏，右手抓住踝关节上方的小腿部，两手相对做前后推拉。检查右足时，手法相反。与健侧对比，明显松动者为阳性。注意，有时患者双侧均有踝关节的不稳定。距骨倾斜试验：检查者用手握住患者足跟部做内外翻的摆动。如果患者疼痛，并存在明显的肌紧张，可在腓骨肌腱鞘和踝关节外侧沟内使用局麻药（1％利多卡因），以便减轻疼痛和肌紧张，使得检查者能够准确地判断损伤的程度（图 9-2）。

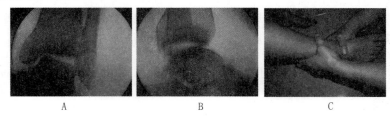

图 9-2　踝关节不稳定的检查

A.内翻应力试验，距骨倾斜；B.前抽屉试验，距骨向前脱位（显示踝关节不稳定）；C.抽屉试验手法

踝关节扭伤的解剖学分型是许多作者在诊断急性踝关节扭伤和踝关节不稳定时常采用的方法，对医师制订治疗计划与方案有重要的意义。多数学者结合临床发现、解剖异常与受伤的韧带将踝关节急性扭伤分为 3 度：Ⅰ度扭伤指距腓前韧带部分或完全的断裂；Ⅱ度扭伤指距腓前韧带和跟腓韧带部分或完全的断裂；Ⅲ度扭伤指距腓前韧带、跟腓韧带和距腓后韧带同时损伤。

踝关节扭伤后慢性疼痛或反复扭伤的患者对踝关节的不信任感，以及患者无法在不平坦的地面行走，并在起步和停止时感到不适，是临床医师在初次接触患者时，高度怀疑慢性踝关节不稳定的主要因素。在采集病史时，检查者需要关注先前任何肌腱、韧带的损伤或踝关节的骨折。要注意有无腓骨肌无力，它可自然发生，或与 Charcot-Marie-Tooth 病有关。对慢性不稳定患者的检查要像对急性损伤的检查一样，必须全面和完整。要注意任何解剖学病变，如后足内翻或马蹄内翻。检查跟腱和腓骨肌腱的状况，是否存在跟腱挛缩和腓骨肌腱滑脱。有腓骨肌腱鞘内肿胀和压痛的患者,可能存在腓骨长肌或短肌的纵向撕裂。检查踝关节的活动度时要重点检查胫距骨的前方接触区,以及踝关节内、外侧间隙是否有可触摸到的骨赘形成。许多患者,甚至是20多岁的踝关节不稳定患者,在距骨颈,或胫骨下缘,或外侧沟内会出现明显的骨赘。最后,做轻柔的应力试验,包括前抽屉试验和距骨倾斜试验。慢性不稳定患者的前抽屉试验常可在踝关节的前方出现凹陷,这是由于关节的活动度增大,距骨向前移位时,空出的空间由于真空负压的原因而引起皮肤内陷,即所谓的真空征(图9-3)。慢性不稳定患者如有疼痛,也可向关节内注射局麻药后进行检查。

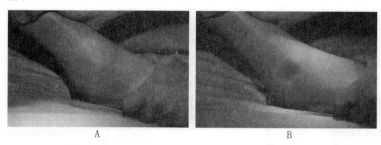

图9-3　慢性踝关节不稳定患者,前抽屉试验见真空征
A.前抽屉试验时检查者握足的方法;B.施力后可见真空征

2.影像学检查

在踝、距下关节急性损伤时,应该常规进行放射学检查,包括前后踝穴位、侧位片。全足的侧位片有助于识别跟骨前部或跗中关节的损伤。如果临床检查发现中足外侧部疼痛,应该考虑拍足的斜位片。对于所有急性损伤病例,须仔细观察骨性结构的微小细节,仔细辨别腓骨尖下撕脱骨块的出现,腓籽骨的断裂,下胫腓联合的增宽,以及距骨穹顶、跟骨前突、骰骨、第5跖骨基底部、胫骨和腓骨远端的损伤。放射学发现与相关的临床体征结合可帮助检查者做出正确的诊断(图9-4)。

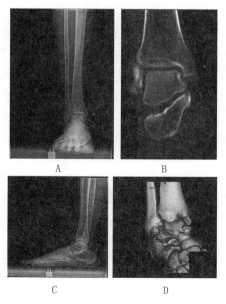

图9-4　踝关节不稳的放射学检查
A、B.腓骨远端陈旧性撕脱骨折;C、D.胫骨远端前唇及距骨前方骨赘

对慢性踝关节外侧不稳定应区分是功能性不稳定还是机械性不稳定。功能性不稳定的定义是患者主观感觉踝关节软弱、打软腿、易反复扭伤,以及在做应力手法时对踝关节的不信任感。X线片的应力位踝关节内外翻或前抽屉检查无显著变化。导致踝关节功能性不稳定的原因有很多,包括外侧韧带松弛,距下关节松弛,踝关节和距下关节的骨性组织及软组织的撞击,距骨的骨软骨损伤,以及胫腓联合、腓骨肌功能障碍,或者腓神经浅支的牵拉。机械性不稳是指,患者不但有功能性不稳的临床表现,而且应具有X线检查的阳性表现。在应力位X线片表现上,什么是确定机械性不稳定的最可靠方法虽然存在一些不同的观点。但国外大多数学者接受的标准是距骨倾斜>9°,距骨前抽屉试验时半脱位>10 mm。如与对侧踝关节比较,距骨前移大于对侧超过3 mm,或距骨倾斜度大于对侧超过3°,也可诊断为不稳定(图9-5)。问题是有时患者双侧踝关节都有病变,因此,尽管双踝的临床和放射学比较常常有助于踝关节外侧不稳定的诊断,但并非绝对。

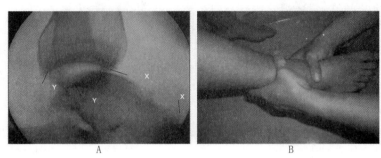

图9-5 前抽屉试验的X线画线测量

A.前抽屉试验评估踝关节不稳定,表现为踝关节后方间隙(Y-Y)增大或者距骨前方尖端
到胫骨前方关节面的距离(X-X)增大;B.踝关节抽屉试验的手法

踝关节造影对于慢性不稳定的诊断意义不大。Chandnani和同事比较了MRI成像与MRI成像关节造影,认为后者对于诊断慢性不稳定更加敏感。MRI对腓骨肌腱病变的诊断效果较好,虽然一般情况下临床检查也足以做出诊断,但MRI可以分辨出肌腱炎症、肌腱撕裂等。CT检查对了解撕脱性骨块、距骨穹顶损伤及游离体有帮助。超声检查近来也被用来评估踝关节韧带损伤,但是检查结果太依赖操作医师的经验,该检查方法尚未被广泛接受。

3.踝关节应力位放射学检查技术

诊断踝关节不稳定,临床症状及体格检查是临床医师进行正确判断的主要依据,而应力位摄片则可帮助临床医师证实自己的诊断。但是,放射科医师如果未经过特殊的训练是很难掌握应力摄片技术的。骨科医师对高度怀疑的踝关节不稳定患者,最好自己进行应力位摄片检查。有学者建议对所有高度怀疑踝关节不稳的患者进行C形臂X线机检查,医师在检查的同时,也可进一步了解关节不稳的情况,制订正确的治疗方案。有人使用手法做应力位摄片检查,有学者使用特殊的夹具器械来实施。Laurin等的研究显示两者的效果相似。应力位摄片在麻醉下进行,结果更可靠。在门诊检查可用局麻,在手术室检查可在全麻下进行。

4.鉴别诊断

鉴别诊断包括腓骨肌腱病变、骨与软组织撞击综合征、跗骨窦综合征、腓浅神经及其分支的卡压或牵拉等。大多腓骨肌腱撕裂、腓骨肌腱炎或腓骨肌腱滑脱在体检时可被发现。必要时可在腓骨肌腱鞘内做诊断性封闭来明确诊断。腓浅神经及其分支的卡压或牵拉的主要原因是伸肌支持带卡压,或关节周围骨赘或滑膜增生。要在小腿远端 1/3 水平用 Tinel 征来评估腓浅神经。如果患者不是非常肥胖或处于急性水肿期,将足踝部跖屈内翻可较清晰地显示腓浅神经。

在怀疑骨与软组织撞击综合征的诊断时,可以进行 CT 或踝关节镜检查。踝关节前侧软组织撞击征现在是一个定义明确的疾病,会引起踝关节扭伤后慢性疼痛和功能不稳定。沿着距骨、胫骨和腓骨之间的凹槽可以看见滑膜炎和纤维化。Ferkel 等首先报道了踝关节前外侧撞击征的名词来定义这种病理情况。距腓前韧带的上部和胫腓下联合韧带可能被涉及。距骨外侧脊上有束带状的增厚或软组织球状纤维化,较常见,偶尔伴有距骨外侧或腓骨软骨磨损。广泛的滑膜切除和关节镜下清扫是有效的。

O'Connor 在 1958 年最早定义了跗骨窦综合征,它继发于踝关节扭伤,在跗骨窦区域有慢性疼痛,往往保守治疗无效但可以通过去除跗骨窦底部的脂肪垫和韧带浅层组织得以缓解。

四、治疗

(一)保守治疗

急性与慢性踝关节扭伤经常是多个解剖部位同时发生损伤,可能并发相关疾病,故临床医师应明确患者是否存在伴随病变。对急性踝关节扭伤的治疗,目前普遍认同的观点是Ⅰ度和Ⅱ度损伤经保守治疗和早期功能康复通常恢复满意。休息、冰敷、冷压及肢端抬高,然后给予保护性制动,如绷带、夹板或支具,限制性的关节活动可以减轻疼痛和肿胀,并利于损伤部位软组织的修复。然后循序渐进地进行负重练习、本体感觉训练。腓骨肌力量训练和小腿三头肌的伸展训练相结合。轻度扭伤完全恢复活动的时间是1周,中度扭伤是 2 周,通常需要佩戴弹性外支具来保护活动。有学者对于大多数Ⅰ度、Ⅱ度扭伤患者,使用 U 形支具,可让患者戴支具行走。遇到疼痛、肿胀较重时,可用踝关节制动靴,让患者进行保护状态下的负重,以方便进行康复训练。对某些仍需参加训练的运动员,可用绷带来进行活动时的保护。当发生更严重的损伤或者存在并发的病变,如腓骨撕脱性骨折、距骨穹顶部软骨损伤或腓骨肌腱半脱位时,应使用管形石膏制动。管形石膏制动达 4 周或骨、软组织创伤已经稳定,立即更换为踝关节制动靴,以方便功能康复。伤后 6 周开始 U 形支具保护下行走(图 9-6)。

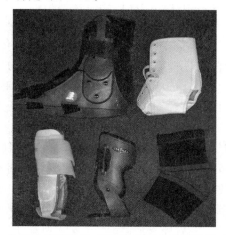

图 9-6　各种踝关节支具,穿戴后在其保护下进行功能锻炼

对于严重的Ⅱ度或Ⅲ度损伤时,学者们对于应该施行手术解剖性修复还是闭合治疗仍存在一些争议。主张手术的学者认为,早期解剖修复能尽可能减少发生迟发性功能不稳定的可能性;而主张保守治疗者认为,手术有可能发生如神经瘤形成、疼痛瘢痕、感染、皮肤坏死和深静脉血栓形成等并发症;同时有报道显示,长期随访发现接受踝关节手术组与未接受手术组之间无明显差异,因而首选保守治疗。此外还有作者认为,二期手术重建或延期修复外侧韧带能够达到与一期修复一样良好的效果,因此可以挽救少见的迟发性不稳定病例,以及避免手术相关的并发症。Myerson 教授认为医师应该以患者为中心,根据其活动水平及功能要求来调整治疗方案,尤其是对有较高要求的运动员。对严重的踝关节扭伤,如果年轻的患者要求伤后有一个更耐用、功能更佳的踝关节,则应选择手术治疗。一期同时修复距腓前韧带和跟腓韧带可以通过 Brostrom 术式来完成,需要将下伸肌支持带和/或踝关节囊前移。术后康复遵循的原则与慢性不稳定修复术后康复一样。韧带损伤越严重,康复的时间就越长,恢复腓骨肌腱功能和踝关节本体感觉也越发重要。患者恢复到损伤前的活动水平可能需要 12 周时间。在患者开始恢复损伤前活动时应该使用外支具。

慢性外侧踝关节不稳定的非手术治疗依赖于重建机械稳定性,以及增强腓骨肌腱复合体的本体感受输入。Karlsson 的实验证实,用弹力绷带捆绑可以有效改善腓骨长短肌的反应时间。但大多数作者认为弹力绷带的持久性较差,外固定支具比如"U"形支具比弹力绷带更能维持其支持作用。Greene 和 Hillman 研究认为,运动员中使用具有一定强度的支具者,满意率达76.9%,相比之下,使用绷带缠绕的运动员中仅 38.5% 有较好效果。哪种鞋具的效果最好,高帮还是低帮,这也存在着争议,而且运动员的个人喜好,似乎决定了支具的选择。

在踝关节腔内或者韧带上注射任何激素类或者酶类药物都是不提倡的。高压氧治疗急性踝关节扭伤没有价值。消炎镇痛药的使用可以减轻患者的疼痛和僵硬感。外用擦剂或药膏对踝关节扭伤仅有一定程度的止痛效果,对受伤软组织并无修复作用。关节腔抽液意义不大,而且会增加感染等的风险。

目前的文献报道中,尚无由于对踝关节不稳定的手术重建施行较晚而产生功能恢复不佳的报道。大多数报道认为不论选择哪种手术方法,都具有 90% 甚至更好的效果。因此,对踝关节不稳定的治疗不是急诊手术修复的指征,除非有其他明显的病理改变,如距骨头软骨损害、腓骨肌腱病变或者明显的踝关节前方或内外侧间隙内的骨性撞击。

(二)手术治疗

保守治疗失败的慢性踝关节不稳定患者应手术治疗。手术总体上分为两大类型:解剖性修复重建与非解剖性修复重建。前者是直接将损伤的韧带重叠加固缝合以修复外侧韧带的稳定性限制作用,其特点是与生理性解剖结构一致;有学者通过游离肌腱移植来替代韧带进行修复,也是一种解剖性重建。非解剖性修复重建是通过腓骨短肌转位或人工肌腱来替代功能不全的韧带,改变了原先的解剖形态。

在手术中合并的其他病理学改变也应手术同时解决,如腓骨肌腱撕裂的修复,腓神经卡压的神经松解术,踝关节或距下关节软组织或骨性撞击的清除术等。对存在关节炎退变性改变的患者仍可进行手术,手术可以重建稳定以阻止或延缓关节炎的发展。普遍认为距腓前韧带和跟腓韧带的解剖修复比外侧韧带的非解剖修复效果更好,因为它无须牺牲全部或部分腓骨短肌或其他结构来进行替代,理论上减轻了术后并发症,便于康复。但如果解剖性修复无法进行,则可用非解剖性的重建手术,如全部或部分的腓骨短肌腱转移,以及跖肌腱、腘绳肌腱等游离移植,或者新鲜冰冻肌腱的同种异体移植。非解剖性的重建手术在手术方式上有许多不同的变化,比如使用一半腓骨短肌,不同方向部位的钻孔和不同的肌腱固定方法。关节镜不能用来进行韧带修复,但可用它来评估和治疗踝关节的滑膜炎、关节内游离体、骨性撞击或者是距骨顶损伤。

长期随访调查研究表明,修复或者重建距腓前韧带和跟腓韧带的技术最可靠。目前最为常用的解剖修复技术是改良的 Bröstrom 方法(图 9-7),最常用的非解剖重建技术是 Elmslie 改良的 Chrisman-Snook 方法。Myerson 改进了 Chrisman-Snook 的手术方法,他仅在腓骨上打一个隧道,避免了在外侧距骨上钻孔(图 9-8),由于骨性隧道较短,仅需劈裂较短的腓骨肌腱。Watson-Jones 和 Evans 手术的缺点包括牺牲了全部的腓骨短肌腱,而且没有重建跟腓韧带,踝关节的背屈受限,不稳定复发率很高。对 Evans 手术的长期随访表明,这种手术方式不能充分限制足跖屈时的距骨前方半脱位,前抽屉不稳定的发生率高达 50%。游离肌腱移植解剖重建的方法近来已被广泛使用。

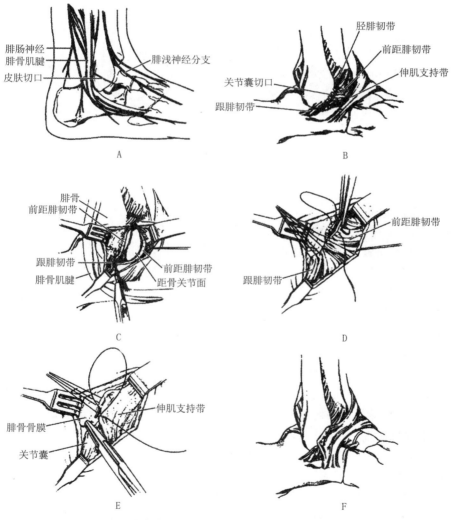

图 9-7　改良的 Bröstrom 方法(Bröstrom-Gould 手术)
A.切口;B.关节囊切开;C.切开关节囊与前距腓韧带;D.推移缝合关节囊
与前距腓韧带;E.推移缝合伸肌支持带;F.伸肌支持带缝合与外踝

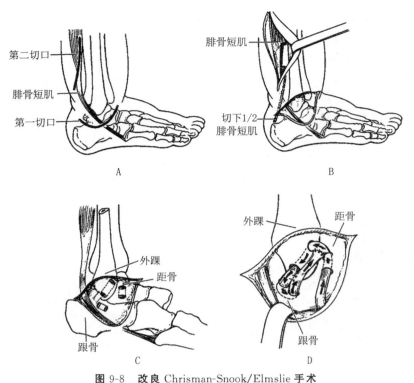

图 9-8 改良 Chrisman-Snook/Elmslie 手术
A.切口；B.切取 1/2 腓骨短肌腱；C.分别在距骨、外踝与跟骨上做骨隧道；D.修补固定

1.解剖修复的术式

改良的 Bröstrom 手术是一种解剖性的重建手术，对于任何决定手术的患者而言，都是首选。通常临床医师在手术前做好进行其他非解剖性或解剖性手术的准备，在手术当中如发现韧带明显回缩或钙化，即改行肌腱移位或肌腱移植手术。无论患者是运动员、舞蹈演员、体力劳动者还是家庭主妇，对于那些有足够韧带残留的患者，都应该行解剖性重建距腓前韧带和跟腓韧带手术。手术操作：于腓骨前方 1 cm 处做弧形切口，延伸到外踝的后下方，以便显露腓骨肌腱。切口前缘的前方为腓浅神经分支，后方为腓肠神经，手术时必须谨慎，避免损伤。切开皮肤，尽量保留较厚的皮瓣，一直切到踝关节的关节囊、韧带，以及腓骨肌腱鞘的浅层。结扎大的静脉血管。屈伸踝关节可帮助辨认距腓前韧带较厚的前缘。沿这一结构的上缘切开，暴露踝关节。解剖伸肌支持带的下方，以便修补韧带时向前推向腓骨，这可以增强修补的牢度。打开腓骨肌腱鞘大约 3 cm，以检查下方的腓骨长肌和腓骨短肌有无撕裂，如有可以行肌腱修补。踝关节内翻应力试验可以帮助辨别跟腓韧带。在距离腓骨起点 5 cm 的位置锐性分离距腓前韧带、跟腓韧带及外侧距跟韧带。将近端韧带瓣连骨膜进一步掀起直到腓骨前缘，用骨锉或咬骨钳做出骨床，以便将韧带远端片段推回到腓骨。可用锚钉插入做好的骨床，缝合韧带的远侧瓣，以重建完整的距腓前韧带-跟腓韧带复合体。在韧带重叠覆盖缝合之前，用咬骨钳咬除距骨和腓骨之间或距下关节的钙化灶。当拉紧缝线时，助手将踝关节保持于中立位，轻度外翻，以便将外侧韧带复合体重置于外踝。将近端的韧带瓣和骨膜放置于远端韧带瓣上，用缝线缝合固定。以先修补跟腓韧带最为方便。然后，将伸肌支持带推向腓骨，用缝线固定。其他增强修补牢固的方法还有游离腓骨骨膜或前推趾短伸肌。活动踝关节，并检查其稳定性。逐层关闭伤口。用后托支具将踝关节固定于中

立位,3～5 d 更换踝关节固定靴固定。同时逐步进行负重练习和关节活动练习。

2.非解剖修复手术(改良 Chrisman-Snook/ Elmslie 手术)

手术取 2 个切口:第 1 切口为外踝前方的弧形切口,与 Bröstrom 修补术的切口大致相同。显露胫腓前韧带和跟腓韧带附着点。打开腓骨肌腱鞘的远侧段,检查肌腱。如果发现腓骨短肌有撕裂,通常是纵向撕裂,可以在劈裂肌腱时应用它。第 2 个切口在腓骨肌腱的肌腹连接处,长约 6 cm。两个切口间保留大约 5 cm 的皮桥。腓骨长肌位于腓骨短肌浅面,向上牵拉腓骨长肌,将腓骨短肌腱在肌纤维的前方尽量高的地方劈开,不要损伤腓骨短肌腱在第 5 跖骨基底部的附着点。在外踝水平,用一个弯曲的肌腱分离器从下方通过完整的腓骨肌腱鞘,抓住腓骨短肌的游离端,拉向远端。沿纤维方向撕开肌腱,如果肌腱有撕裂就合并在一起。清除肌腱近端的肌肉。在距骨颈、距腓前韧带附着处附近钻孔,先用 3.0 mm 的钻头钻孔,然后用 4.5 mm 的钻头扩大。钻 2 个独立的孔,然后 V 字形打通,可用弯曲的刮匙刮除孔内的骨以连接 2 个钻孔成隧道。操作需要小心,避免损伤骨皮质桥。在外踝上另外钻 2 个孔,第 1 个位于距腓前韧带起点。这个孔应在前缘,钻孔时要避免损伤腓骨后侧皮质。第 2 个孔从外踝尖钻到第 1 个孔道。再次用刮匙刮通隧道。最后在跟骨上的跟腓韧带附着点附近钻孔,两孔间距 1.5 cm。在使用大钻头扩孔的时候要小心,避免损伤骨皮质桥。用刮匙刮通隧道。用 2-0 的肌腱缝线编织肌腱的游离端,牵引肌腱先向上穿过距骨颈,再由上至下通过外踝,最后由后向前穿过跟骨。术中可用 2-0 的金属丝线,它可弯曲、扭转形成一个肌腱穿出器,帮助肌腱穿过孔道。将足维持在中立位,轻微外翻。先是距骨,然后腓骨,最后是跟骨逐步将松弛的肌腱拉紧。最后将肌腱的游离端固定在腓骨的前缘,再转向跟骨,以便维持固定。残余的肌腱用缝线固定在腓骨隧道口肌腱的上面。

Myerson 改良了 Snook 手术,避免了在距骨和跟骨上钻孔,仅用一个腓骨隧道(图 9-9)。Sammarco 现在将锚钉置于距骨外侧缘、腓骨前缘及跟骨,以加强腓骨短肌移植转位。

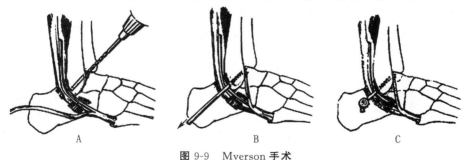

图 9-9 Myerson 手术

A.切取 1/2 腓骨短肌腱并在外踝钻孔;B.把腓骨短肌腱从外踝的隧道引向跟骨外侧;C.固定后

常规关闭伤口。用后托支具将踝关节固定于中立位,3～5 d 内更换石膏固定。石膏固定 2～3 周,然后拆线,并用踝关节固定靴固定。同时逐步进行负重练习和关节活动练习。Sammarco 发现腓骨短肌腱会随时间增生,因而改善了外踝的薄弱,这是用一半腓骨肌腱的优点。

Sammarco 和 Carrasquillo 报道了 10 例外侧韧带重建失败需要再次手术的病例,并综述了文献资料,认为韧带重建的失败率在 2%～18%。这 10 例患者中用 Sammarco 改良的 Chrisman-Snook/Elmslie 法 4 例,类似的方法采用跖肌腱移植做重建 1 例,第 3 腓骨肌腱 1 例,副腓骨肌腱(腓骨短肌未找到)1 例。还有 3 例用改良的 Brostrom 手术法。这些重建手术失败的原因是肌腱移植的位置不正确。重新进行充分折叠,尽可能拉紧缩短原先使用的韧带。经过这些处理后,

10 例患者中 9 例得到了非常好的效果,都获得了踝关节的稳定。

3.游离肌腱移植重建外侧韧带技术

这也是一种解剖性的韧带重建技术。适用于反复多次扭伤所致的慢性踝关节不稳,患者原有的距腓前韧带和/或跟腓韧带已经明显变薄、回缩或缺失的患者;残留的韧带组织量不够,无法进行直接修补缝合的患者。对于肥胖或体重大的患者,以及对功能要求高的运动爱好者或运动员,也适用这个术式。肌腱来源可采用自体肌腱移植,取自自体跖肌、腘绳肌或股薄肌。也可采用人工肌腱或同种异体肌腱移植。自体肌腱移植的优点是费用低,不存在排斥反应;缺点是增加手术时间,牺牲一条自体健康的肌腱。以某些学者的经验,从肌腱的强度、手术操作简便度及供区切口的美观度等各方面考虑,自体肌腱取同侧半腱肌最合适。异体肌腱移植的优点是不存在供区问题、缩短手术时间,缺点是价格昂贵。以目前异体肌腱的取存技术,已经几乎不必考虑疾病传播的问题。以作者实施大量异体肌腱移植的经验来看,亦没有排斥反应出现。异体肌腱移植安全可靠性有保障,适用于对功能要求高的运动爱好者或运动员,以及不愿意牺牲自体肌腱的患者。

手术方法如下。

(1)如果问题仅局限于外侧韧带复合体,则手术切口与 Bröstrom 方法的切口相同即可。如果病变更广泛(腓骨肌腱撕裂或踝关节前方骨赘),则采用较大切口,从腓骨后缘弧形延伸到跗骨窦。

(2)肌腱的放置:首先显露移植肌腱在距骨、跟骨上的止点及外踝。在外踝上钻一骨隧道,将移植肌腱折叠后双股塞入骨隧道,用一枚界面钉固定。此时移植肌腱的两端可用于重建距腓前韧带和跟腓韧带。肌腱两端缝线牵引备用。分别在距骨和跟骨上垂直于骨钻一 30 mm 深的骨隧道,肌腱两端的牵引线穿过长针,将针沿骨隧道穿出对侧皮肤,露出牵引线头。

(3)肌腱的固定:把踝关节置于伸屈中立位和 5°外翻位,通过肌腱两端的牵引线调节适当张力,分别在距骨和跟骨的骨隧道内钻入一枚界面钉固定(图 9-10)。

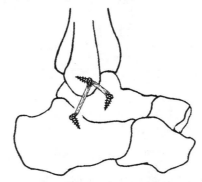

图 9-10　通过游离肌腱移植实施的解剖修复手术

(4)测试踝关节的稳定性和活动度,如果仍有不稳定,则取出界面钉,将移植肌腱拉紧,用界面钉重新固定其于轻度(5°)外翻位。

(5)术后用 U 形石膏将踝关节固定于中立位稍微外展,3~5 d 更换踝关节固定靴固定。同时逐步进行负重练习和关节活动练习。

五、康复治疗

踝关节部位损伤的康复治疗应该贯穿于整个治疗过程中。在损伤的开始即应休息、冰敷、加压包扎和抬高患肢,以便减少疼痛和肿胀的程度,逐步恢复关节活动及关节的柔韧性。这是早期护理的特点,也是踝关节Ⅲ度扭伤早期外侧韧带重建术后及慢性不稳定的后期重建术后的标准康复治疗模式。急性阶段的疼痛和肿胀消退后,开始肌肉的康复,这包括腓肠肌-比目鱼肌装置和腓骨肌系统。康复的最后阶段的目标是将关节功能恢复到患者期望的状态,包括运动、跳舞、劳动等。

(一)第一阶段

轻度踝关节损伤及手术后7～10 d,严重踝关节扭伤后3周内。通过加压包扎和冷疗来减轻肿胀。冷疗包括冰敷、按摩、冷水浸泡等,或包裹冷冻治疗仪,一天2次,每次10～20 min。严重的肿胀可以在损伤后最初的7 d内使用加压泵,或者简单地将患肢抬高于心脏水平。如患者对非甾体类消炎止痛药的不良反应能够忍受,也可用以缓解急性的疼痛和肿胀。

(二)第二阶段

第二阶段为上述时限后至3个月。康复的目标是足踝部的肌肉和肌腱。采用各种方式恢复足踝的活动和柔韧性,并增强其耐受力。足踝关节在可以忍受的疼痛范围内进行不负重的被动和主动锻炼,对保持腓肠肌-比目鱼肌装置的正常张力和柔韧性是非常重要的。可以弯曲足趾锻炼足的内在肌。用橡皮管做等屈性锻炼可以有效地提供不负重状态下的阻力,以便进行背屈、跖屈、内翻和外翻的练习。腓骨肌系统的康复训练是踝关节,以便减少疼痛和肿胀的程度,逐步恢复关节活动及关节的柔韧性。

(三)最后阶段

康复的最后阶段是使受损的踝关节功能恢复至可以运动、跳舞或劳动,这有时需要特殊的敏捷性训练以增强踝关节的平衡觉和本体感觉。水疗和固定的自行车锻炼可以改善关节活动度。通常轻度踝关节损伤后7～10 d,严重踝关节扭伤后3周,如无不适,患者可以开始直线跑步。我们通常在功能性活动训练中使用U形支具。国外有使用生物力学踝关节平台系统板来加强腓骨肌系统和腓肠肌-比目鱼肌装置的张力和功能,可以提高患者的平衡位置感。敏捷性训练,在患者直线跑步无不适后开始,包括8字活动、靠边跳和单腿跳。大多数轻度损伤的患者可以在伤后7～10 d恢复较难的动作,严重韧带损伤重建术后的患者需要6～8周。

(丁建军)

第二节 踝关节内侧不稳

一、解剖和生物力学

踝关节的内侧韧带复合体在解剖上有许多变异,是由一个大的,有力的,扇形韧带复合体组成,又称三角韧带,分为浅、深两层。有5个主要韧带:胫弹簧韧带,胫跟韧带,胫距前深韧带,胫距后深韧带,胫距后浅韧带。浅层起于内踝前丘,其没有明确的分束,但基于止点的不同可分为三部分。前部(距舟部分)止于足舟骨内侧,与弹簧韧带的上内侧纤维相融合。三角韧带的中间部分(胫跟部分)竖直向下止于跟骨的载距突。后部(胫距后部分)向后外侧延伸止于距骨内结节。三角韧带的深层在解剖上与浅层分隔。该部分厚短,分成两条鲜明的韧带即胫距前和胫距后韧带。两者都位于关节内,但处于滑囊外。胫距前韧带起于前丘外侧,止于关节面远端的距骨内侧缘。胫距后韧带作为三角韧带的最强组成部分,起自后丘,向下向后止于距骨内侧面。由于三角韧带的表层伸入弹簧韧带,所以它们共同维持踝关节内侧的稳定,不能分开(图 9-11)。

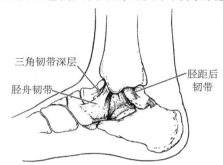

图 9-11　三角韧带是短粗的滑膜下结构,它的主要作用是限制距骨的外翻

(一)内侧韧带的表层

内侧韧带表层的主要韧带有胫弹簧韧带,胫舟韧带,胫跟韧带及胫距后浅韧带,其中前 2 个较为恒定。胫弹簧韧带位于最表层,是表层内侧副韧带中最强有力的;它几乎垂直于内踝,连接于跟舟韧带的上缘,并作为胫韧带的筋膜,胫弹簧韧带腱束伸入三角韧带。胫舟韧带组成内侧副韧带的大部分,发自距骨前突的前缘,伸入舟骨的背内侧面;偶然它也会伸入弹簧韧带。表层三角韧带的前部分可以作为胫舟韧带的一部分,并连于距骨。胫跟韧带发自距骨前突的内侧,伸入载距突内缘;它的一些纤维有时会连于弹簧韧带。胫跟韧带与胫弹簧韧带相互重叠。

(二)内侧韧带的深层

内侧韧带的深层在解剖上有许多变异,主要有胫距后深韧带及胫距前深韧带,只有前者是恒定的。胫距后深韧带发自丘间沟,连于内侧距骨结节和载距突,并跨过胫距关节。胫距后韧带发自丘间沟,在关节面后部伸入距骨内表面,直到距骨后内结节。胫距前深韧带发自距骨前突及内踝的丘间沟,伸入距骨的内侧面,直到关节内面的前部分。

也有文献报道内侧韧带深层分为 3 个韧带:胫距前韧带、中韧带、后韧带,走行及作用与前面大致相似。

(三)弹簧韧带复合体

由内侧部分,跟舟韧带的内上部分及跟舟下韧带组成,其中内侧部分大而有力。跟舟韧带的中上部分发自载距突的内上面及跟骨前面的前缘,并且伸向舟骨面。纤维软骨组织覆盖在距骨头的上部分。跟舟下韧带发自跟骨的前面,纵向地伸入舟骨的下面。

三角韧带表层部分进入跟舟韧带内上部分。两者纤维在距骨头处相互连接。跟舟韧带的内上部分,跟舟下韧带,三角韧带的表层组成韧带复合体,维持距骨头及距跟舟关节的稳定性。踝关节内侧不稳定与弹簧韧带复合体功能不协调有关。

二、病因与病理

三角韧带主要是限制距骨向外侧移位。完整的三角韧带只允许距骨与内踝间 2 mm 的间隙,但当切断所有外侧的三角韧带时,距骨与内踝间可有 3.7 mm 的间隙。三角韧带浅层限制距骨外展及防止距骨倾斜,三角韧带深层在踝关节外旋时断裂。并且是防止距骨旋前的首要韧带,但是其他两层的韧带结构也同样起作用。切断全层三角韧带或仅切断三角韧带浅层可导致胫距关节面接触明显减少,每减少1 mm²,关节面峰值压力就增加 30%。三角韧带在足跖屈、外旋及旋前时都起作用。对于一个固定的旋转轴,三角韧带的后束纤维在背屈时紧张,前束纤维在跖屈时紧张。体外研究表明踝关节韧带通过耦联机制在足与腿之间作用,尤其协调胫跟骨的旋转运动。三角韧带没有旋转胫骨的作用,也没有限制足跖屈及背屈位时的内外翻,却在足的跖屈位时明显地改变运动形式的传递。显然,踝关节复合体的耦联工作依赖于三角韧带。在重度的旋转受伤中常连累三角韧带前束纤维。完全三角韧带撕裂可见于外踝骨折及双踝骨折。慢性三角韧带功能不全可发生在胫后肌腱功能紊乱,外伤及有踝关节三关节融合史的距骨外向倾斜患者。三角韧带的慢性损伤可致踝关节内侧不稳定。三角韧带损伤可引发距骨内侧关节软骨损伤。当外侧韧带松弛的时候踝关节内侧面的压力分布增加。踝关节不稳定持续的时间与关节软骨损伤的程度及范围无关。即使很少的距骨移位也会导致胫距关节内侧压力增加,从而引发关节软骨损伤。距骨后外侧及内侧区域软骨组织最脆弱,易于受损。其他加重软骨损伤的因素:体重,性别,年龄,肌力不平衡,后足畸形等。

胫跟韧带各分区与关节的接触面积及其产生的压力各有不同。胫跟韧带作用于踝关节的内侧面,而跟腓韧带在外侧面起作用。胫跟韧带,胫弹簧韧带及胫舟韧带作用共同抵抗足旋前。距跟韧带限制距骨旋前。研究表明在负重增加时踝关节的旋转是减少的。在施以负荷的模型中发现胫距关节表面提供 30% 的旋转稳定性,在内翻试验中提供 100% 的稳定性。踝关节旋转时只允许存在一个轴,当存在小腿的旋转时,足内外翻就被限制了;反之亦然。但是把这些结果应用到体内时须谨慎,因为踝关节及距下关节发生旋转时需 3 个旋转轴。

如果踝关节外旋受限的话,距骨倾斜也同样受限。在轴性旋转不受限的模型中发现距腓前韧带及跟腓韧带其中之一发生松弛时不会引起距骨倾斜。但当两者都松弛的时候,距骨平均倾斜角为 20.6°。在尸体内发现小腿外旋时常伴踝关节 11° 的内翻,距腓前韧带松弛后踝关节会再增加 4.9° 的内翻;当跟腓韧带也松弛后,会再增加 12.8° 的内翻。因此距腓前韧带和跟腓韧带以串联的方式防止距骨倾斜,而胫距关节面对防止距骨倾斜不起作用。从而推测踝关节内侧不稳定的原因之一是存在轴位的旋转。内侧韧带具有抵抗外翻及旋转外力的作用,韧带失能会导致退行性踝关节病。

三、临床表现与诊断

(一)临床表现

慢性的踝关节不稳定患者主诉有踝"无力"的感觉。在走不平道路、下山、下楼梯时有踝内侧方向的无力。疼痛位于踝关节的前内侧,有时疼痛在踝关节外侧,尤其是在足背伸时。踝关节内侧不稳定常伴随疼痛,尤其行走时出现疼痛。走在不平坦的道路上,下坡,下楼梯时的特征性脚不稳是诊断踝关节内侧不稳定的主要依据,同时患者可伴有踝关节前内侧面的疼痛,或足背屈时外侧的疼痛,患者有外翻的特征性外伤病史。典型的内侧踝韧带损伤多发生在下楼梯,落到不平的地面;或跳旋转的舞蹈时受伤。疼痛通常源于受损组织,疼痛的部位可用于诊断。踝关节前方的慢性疼痛在足背屈时加重;后方的慢性疼痛在足跖屈时加重。内踝下方凹陷处的疼痛有助于内侧不稳定的诊断。肿胀部位常为受损伤处。三角韧带受损的典型症状是内踝下方凹陷处疼痛,由内踝前缘触诊引发。后足过度外翻,前足过度旋前,并可被提踵试验纠正。还需询问全身疾病状况,糖尿病、Charcot-marie-tooth 病、结核病等常引发踝关节疾病。

踝关节内侧不稳定的诊断基于病史和查体,包括特殊活动检查及 X 线检查。重点之一是检查患者是否曾出现旋前(外翻)损伤,即在胫骨自然内旋时足向外旋转。临床体检视诊扁平外翻足常合并内外侧不稳定,从后方可见足外侧过多足趾,跟骨外翻等平足的体征(图 9-12)。将足跟内翻时可导致第一跖骨头离开地面。当胫后肌收缩或患者提踵时,足的外翻与旋前可被纠正。内踝末端的凹陷处(有文献称之为内踝沟)压痛被认为是内踝不稳的标志,但患者也可能有外踝前缘和胫后肌腱的压痛。如果胫后肌功能正常,检查者无法抵抗患者强力的抗阻力足内翻。如果胫后肌无力,就需要寻找胫后肌腱有无病理改变。临床应力试验是最可靠的诊断方法:一手握住足跟,另一手握住胫骨。在后跟用力,先内翻后外翻,来比较双侧有无过度活动的情况;然后做前抽屉试验及挤压试验,进行前抽屉试验时,患者坐在桌子边,双足下垂,膝关节屈 90°。医师用一只手稳定胫骨,用另一只手向前牵拉距骨。如果内侧结构不正常,距骨会向前方错位,当足相对于胫骨内旋(旋转不稳定)时,移位量增加。如果外侧韧带也有损伤,整体前移会进一步增加。如果对患侧和健侧进行对比时,距骨相对于胫骨向前移位过多,都提示试验阳性。

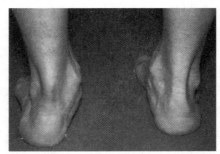

图 9-12　外观可见足扁平外翻

综合以上检查的结果有助于踝关节内侧韧带损伤的诊断。也可通过 coleman 木块试验确定第一序列跖屈是不是可复性的,以决定跟骨截骨是否需要外加第一跖骨的截骨来纠正踝关节畸形及稳定外侧踝关节。注意在做出诊断时,与同踝关节外侧不稳一样,将内侧不稳也分为功能性不稳与机械性不稳。前者是患者仅有主观踝关节不稳的表现,如踝部无力、不敢走不平的道路等;后者不但有主观表现,还有阳性体征甚至影像学的阳性征兆。根据临床表现与检查,将踝关节内侧不稳定可分为四期(表 9-1)。

表 9-1　踝关节内侧不稳的分期

分期	踝无力	足外翻/旋前	内侧沟疼痛	腓骨前缘疼痛	胫后肌腱压痛	畸形是否为可复性
1 期	＋	＋	＋	＋	－	是
2 期	＋＋	＋	＋	＋	－	是
3 期	＋＋＋	＋＋	＋＋	＋＋	＋	否
4 期	＋＋＋＋	＋＋＋	＋＋＋	＋＋＋	＋＋	否

(二)影像学检查

患者行负重的正、侧位及踝穴位 X 线片以检查骨骼序列,排除骨病。当三角韧带完全断裂时,负重踝关节正位片可见距骨倾斜外翻(图 9-13)。但是三角韧带不完全断裂时,X 线片显示正常。当怀疑有跟距骨桥或涉及关节面的骨折时,可行 CT 检查。患侧足与对侧足相比出现距骨跖屈增加(侧位距骨跖骨角)和/或距骨内旋(正位像的距骨跖骨角)增加,或有过多的移位,表明存在内侧不稳定。然而,X 线检查没有阳性发现时,并不能排除踝关节内侧不稳,而且也不能过于强调影像学的发现。因此,临床上不能依赖 X 线片做出踝关节内侧不稳的诊断。MRI 可助于排除胫后肌腱的病变,也有助于踝关节内侧韧带损伤的诊断。

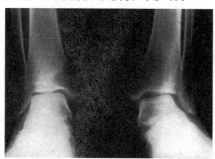

图 9-13　踝关节负重正位片,显示距骨倾斜外翻

(三)关节镜检查

踝关节镜是诊断内侧不稳定的有力工具,同时也可探查其他结构的病变。评估踝关节韧带,踝关节镜检查比磁共振更准确。

临床上根据踝关节镜的检查,将踝关节内侧不稳定分为三级。①稳定:距骨有轻微移位,但不足以打开内侧胫距关节大于 2 mm,在内侧胫距间隙无法置入 5 mm 关节镜。②中度不稳定:距骨可一定程度移出踝关节,在内侧胫距间隙允许置入 5 mm 关节镜,但不足以打开内侧胫距关节大于 5 mm。可以看到内踝表面一半的内侧胫距间隙,但无法看到胫骨后内侧缘。③重度不稳定:距骨可轻易移出踝关节,可以看到内踝表面的整个内侧胫距间隙及胫骨后内侧缘。

根据踝关节镜所见,将踝关节内侧软骨损伤分为 4 级。①Ⅰ级:表浅损伤。②Ⅱ级:小于1/2关节软骨厚度的退变。③Ⅲ级:大于 1/2 关节软骨厚度的退变。④Ⅳ级:关节软骨塌陷至软骨下骨。

四、治疗

(一)保守治疗

对三角韧带损伤的治疗决策还要考虑到其他伴随损伤。如果腓骨骨折或者下胫腓联合损伤已经得到良好的复位和固定,大多数情况下就没有必要再修复三角韧带了。对于轻度到中度的三角韧带扭伤,通常采用功能性支具固定。踝关节需要在硬质支具内固定 6～8 周以避免关节外翻,使得韧带自行愈合。

(二)手术治疗

1.术式选择原则

手术适用于经保守治疗无效的仍有症状的机械性不稳定的患者。根据临床症状及手术发现,三角韧带损伤分为三分型。①Ⅰ型:三角韧带近端的撕裂或撕脱;②Ⅱ型损伤:三角韧带中部撕裂;③Ⅲ型损伤:三角韧带及弹簧韧带远端的撕裂或撕脱。只要断裂的内侧韧带的断端尚有足够长度和牢度可供缝合,就可直接修复韧带。通常情况下,受累的韧带会延长或断裂,因此有一期修复的可能。后期直接修复的优点是保留了正常的解剖,避免了自体肌腱移植的并发症。

但缺点是，它要依赖先前受损组织来达到坚强的修复。对于畸形和/或对位不良较轻的患者，可以取得较好的结果。然而，长期旋前畸形和外翻对位不良可能引起足部其他结构的复杂变化，如肌肉的不平衡、肌腱功能障碍、韧带和关节囊松弛，单纯修复踝关节内侧韧带不能充分纠正这些畸形。如果损伤的韧带结构强度较差，可考虑用游离跖肌腱移植进行加固。

当长时间的旋前畸形导致肌腱的退变和/或延长时，可以考虑缩短胫后肌腱。如果在舟骨上有游离的副骨，可考虑肌腱前移固定来恢复胫后肌的力量。严重的长时间的外翻和旋前畸形及胫舟韧带、胫韧带和/或弹簧韧带严重的退变或缺损均可考虑跟骨延长截骨术。跟骨延长截骨术的手术适应证还包括隐蔽的足的外翻和旋前畸形（如外翻和旋前畸形同时出现在对侧无症状的足上）和/或慢性踝管综合征。跟骨截骨延长纠正了足部畸形，防止重建韧带超负荷，并使肌肉恢复生理功能。

当内踝极度不稳以至于不能完全纠正患者的旋前畸形（例如，出现严重的胫舟韧带和弹簧韧带缺损）时，可考虑距舟关节融合术。采取距舟关节融合术时，还需同时考虑患者的体型和术后进行的活动模式。例如，对肥胖、久坐，仅仅要求术后需要足部稳定且不痛的患者可行距舟关节融合术；而对于专业运动员及术后踝关节需要大范围活动的患者，则应采取韧带重建和截骨矫形。根据以上原则，有学者列表介绍了踝关节内侧不稳的手术治疗方案（表9-2）。

表 9-2　踝关节内侧不稳的手术治疗方案

分期	手术	内侧韧带修复	外侧韧带修复	跟骨延长截骨术	胫后肌腱缩短术	胫舟关节融合术
1 期	不做	不做	不做	不做	不做	不做
2 期	做	做	做 *	做	不做	不做
3 期	做	做	做 *	做 ☆	做 ◇	不做 §
4 期	做	不做	不做	不做	不做	做

＊如果存在外踝不稳定并经关节镜证实；

☆如果长期不稳定/畸形超过 12 个月；

◇如果肌腱有显著的延长和退行性改变，长期的不稳定超过 12 个月；

§在短期不稳定/畸形（＜6 个月）和需要大量体育运动者的治疗同 3 期。

2.手术方法介绍

（1）踝关节内侧韧带的手术探查：所有有症状或关节镜检查证实的内侧不稳定患者都应接受手术治疗，并且内外侧韧带都需探查。通常做法是在踝关节内侧做 4～8 cm 的切口，从内踝尖上 1～2 cm 处开始，至舟骨内侧面。切开筋膜后可看到三角韧带的前面；然后切开胫后肌腱腱鞘，可以看到胫后肌腱、弹簧韧带、胫舟韧带和胫弹簧韧带等结构（图 9-14）。

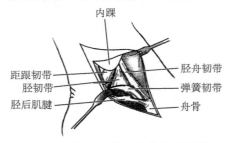

图 9-14　解剖显露踝关节内侧韧带

（图中箭头示小的纤维性隔膜）

(2)踝关节内侧韧带损伤直接缝合的解剖修复:针对踝关节内侧韧带损伤的 3 种不同类型,有不同的修复方法:①切口是一致的,即在内踝前方做一个弧形切口,切口远端略向后偏,至内踝尖下方约 2 cm。避免损伤大隐静脉。②辨认出三角韧带,此时浅层三角韧带常常已经撕裂。深层三角韧带的损伤部位可位于韧带与内踝尖相连处——近端撕裂、韧带中间——中间撕裂以及韧带与距骨相连处——远端撕,后者最为常见。③如果损伤处位于韧带近端,即远端残端较长,可在内踝尖韧带附着部位置入一枚锚钉,锚钉尾部的缝线穿过远残端韧带体部、收紧,以恢复韧带近端止点在骨面上的附着。必要时可以用软组织缝线加强缝合。④同样,如果损伤处位于韧带远端,即近端残端较长,可在距骨上置入锚钉,锚钉尾部的缝线穿过近残端韧带体部、收紧打结。⑤如果损伤位于韧带体部中间,则需在内踝尖和距骨上各置入一枚锚钉,将内踝锚钉尾部的线与韧带远残端缝合,距骨锚钉尾部的线与韧带近残端缝合。术后处理与外侧韧带损伤的修复手术相同。

(3)肌腱游离移植修复踝关节内侧韧带损伤:肌腱移植法可用于三角韧带重建。对于三角韧带慢性损伤并伴有症状的踝关节不稳定的患者,近来,更多的学者关注于使用游离的肌腱移植,或者采用人工材料替代物(图 9-15),来重建损伤的踝关节韧带。将移植物按韧带原先的解剖位置放置,移植物与骨之间用界面螺钉固定。不仅更加牢固,操作更加简便,而且是解剖性的重建。现以游离跖肌腱移植修复三角韧带为例作一介绍:如果损伤的韧带强度较差,为重建胫韧带和胫舟韧带可以采用游离跖肌腱来增加其强度。距内踝近端顶点 2～8 mm,在内踝前边界钻两个对应的 3.2 mm 直径的孔。用巾钳分别从两孔插入打出一条隧道。同样在舟骨韧带的止点处打出一条类似的隧道。将跖肌腱从内踝上近端的孔穿入,从远端的孔穿出。再在舟骨上同样从近端进入、由远端孔穿出。使足保持在中立位,并将移植肌腱的末端用不可吸收线以低张力缝合。残存的韧带则翻转缝合于移植肌腱上。

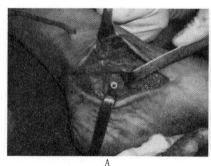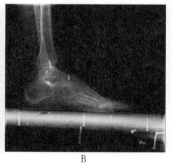

A   B

图 9-15 人工肌腱修复三角韧带

A.用人工肌腱修复三角韧带;B.术后 X 线片

(4)胫后肌腱短缩术:通过舟骨截骨术将胫后肌腱远端和一小块骨分离。若舟骨上有一块分离的副舟骨。则将其与舟骨分离摘除。应该小心不要损伤舟骨跖侧的韧带结构。第二个截骨在弹簧韧带附着点远端开始。在矢状面上从近端到远端,切除内侧骨片 8～12 mm。将足置于旋后位,拉紧胫后肌腱,而后用1～2 个螺钉将其骨性附着固定于舟骨上。

(5)Wiltberger-Mallory:该手术为非解剖学修复,他们应用 1/2 胫后肌腱修补损伤失去功能的三角韧带,获得成功(图 9-16)。但是用部分胫后肌腱移位重建内侧韧带结构的手术方法,对供区胫后肌腱的影响较大;目前尚未得到推广应用。

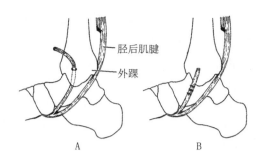

图 9-16　Wiltberger-Mallory 手术
A.将切取的 1/2 胫后肌腱穿过内踝的骨隧道;B.胫后肌腱穿骨隧道翻转自身缝合

(6)跟骨延长截骨术:以跟骨颈为中心,做 3～4 cm 长的纵向切口将跟骨颈暴露。将一个窄深的拉钩放入跗骨窦处,另一个置于跟骨底部。跟骨截骨面平行于距下关节的后关节面。垂直于跟骨从外侧到内侧截断跟骨。并保留完整的内侧骨皮质。撑开截骨间隙后,足部旋前畸形将得到纠正。根据撑开间隙宽度的情况(通常是 4～6 mm)从髂峰处取三层皮质骨填于截骨侧。

(7)距舟关节融合术:在足背内侧做 4～5 cm 长的切口以暴露距舟关节,去除关节软骨面。将足摆在跖行位,用 2～3 枚直径 3.5 mm 的加压螺钉固定。

3.术后处理

踝关节置于中立位,用硬质支具固定 6～8 周以避免关节外翻。然后佩戴足弓垫 6 个月。术后康复原则同踝关节外侧不稳。

近来,更多的学者关注于使用游离的肌腱移植,或者采用人工材料替代物,来重建损伤的踝关节内、外侧韧带。将移植物按韧带原先的解剖位置放置,移植物与骨之间用界面螺钉固定。不仅更加牢固,操作更加简便,而且是解剖性的重建,疗效较好。

(丁建军)

第三节　距下关节不稳

一、解剖和生物力学

直到最近的 20 年,人们才关注到距下关节扭伤后的不稳定这一疾病。大多数的距下关节扭伤都是伴发于踝关节外侧韧带扭伤的。有报道 25% 的慢性踝关节不稳合并有距下关节不稳。

稳定踝关节的另一个重要结构是下伸肌支持带(图 9-17),它有 3 束,箍住了长、短伸肌和第三腓骨肌,止于距骨和跟骨的外侧。下伸肌支持带的外侧根部对于足中立位和背屈位置时的距下关节起着非常重要的稳定作用。踝关节处于任何位置时,腓距跟韧带都是重要的稳定结构,它对距下关节的稳定作用稍弱。现已经被证实,当足旋前并同时背屈或跖屈时,骨间韧带和颈韧带易受损伤。

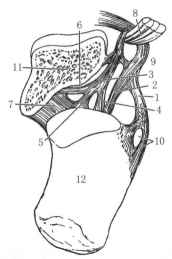

1.伸肌下支持带的外侧束;2.伸肌下支持带的中间束;3.伸肌下支持带的内侧束;4.内侧束的跟骨外侧结构;5.内侧束的跟骨内侧结构;6.内侧束的距骨结构;7.骨间韧带;8.伸趾长肌腱;9.第三腓骨肌;10.腓骨肌腱;11.距骨;12.跟骨

图 9-17 三条束带构成了伸肌下支持带

二、病因与病理

文献中许多学者提出距跟骨间韧带的损伤或者退变可导致距下关节松弛。生物力学研究和临床经验提示,其他的韧带在发病机制上也起了不小的作用。Stephens 和 Sammarco 发现,在外侧韧带离断后,后足距下关节可出现明显内翻,伸肌支持带外侧下支对保护距下关节复合体的稳定性也起了重要作用。Harper、Heilman 也进行了此方面的研究。他们分别将跟腓韧带、骨间韧带和距腓前韧带切断来研究距下关节的稳定性。他们认为对距下关节稳定性最重要的是跟腓韧带,切断后对关节施加应力,在应力位摄片可见后关节面张开。因此,距下关节不稳定的病因首先应考虑是跟腓韧带和骨间韧带损伤。一般将距下关节损伤分为四级。①Ⅰ级:发生在暴力的后足旋后;如果足在跖屈损伤,可损伤距腓前韧带。②Ⅱ级:颈韧带首先撕裂,然后跟腓韧带撕裂,除上述情况外,还有骨间韧带的断裂。③Ⅲ级:发生在踝关节背伸时,累及跟腓韧带和骨间韧带。④Ⅳ级:累及所有韧带的严重软组织损伤。

三、临床表现与诊断

距下关节不稳定可单独存在,也可以和踝关节其他不稳定同时存在。两者在治疗上也有些相似。与文献报道相同,作者也发现单独存在的距下关节不稳定可能比估计的更常见。距下关节不稳定的临床表现与踝关节不稳定相同,患者可能有或没有疼痛,但有打软腿和对踝关节的不信任感。因此,临床医师要注意,即使没有距骨在踝穴内的不稳定,也可能存在单纯的距下关节不稳定。由于踝关节不稳定的治疗中,一些手术方法如 Watson-Jones 方法,未能包含针对跟腓韧带进行的功能重建,因此,在对踝关节不稳定的患者进行评判时,要特别注意患者是否同时存在距下关节的不稳定,以便针对问题制订适当的治疗方案。

在应力位摄片中须特别注意距下关节的稳定性。应力位摄片常犯的错误是检查者的手将距下关节遮挡,使所拍的片子不能显示距下关节的情况,故应力位摄片要时注意手的位置。①内外翻应力试验:检查者一只手握住后足的外侧和背侧,另一只手固定在踝关节上方,让足呈轻度跖屈位,然后施以稳定的倾斜应力,摄取 X 线片。②前抽屉试验:做完内外翻应力试验后,接着让患者取患侧卧位,膝关节屈曲30°。在膝关节下垫一 5 cm 厚的泡沫塑料块,使踝关节离开台面并使外踝在摄片时处于中立位;再次使足放松,踝关节轻度跖屈,从后方握住跟骨下部以避免距下关节显影模糊,将足向检查者牵拉,同时另一只手在胫骨远端前方施以对抗的力量。握住跟骨的手位置要低,以便检查者可以观察到距下关节前移、后距关节面分离的证据,证实距下关节不稳定(图 9-18)。

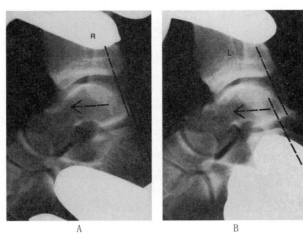

图 9-18　应力下摄片,见跟骨向前半脱位,距下关节不稳定
A.右侧正常;B.左侧跟骨向前半脱位

Clanton 采用 Broden 位检测距下关节的活动度(图 9-19)。球管的投射以跗骨窦为中心,与垂直线成 40°角。过度曝光有助于观察距下关节。距骨和跟骨之间的任何倾斜分离均提示不稳定,因为正常关节的关节面在任何位置都应该保持相互平行。

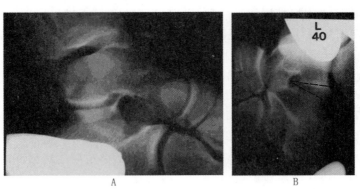

图 9-19　Broden 位检测距下关节
A.距下关节关系正常;B.应力试验后,后侧开大成角

四、治疗

(一)保守治疗

一般来说,治疗总是从保守治疗开始。距下关节不稳的保守治疗与踝关节外侧不稳定的保

守治疗相似,包括腓骨肌腱力量锻炼、本体感受锻炼、跟腱牵拉、行走时用支具保护等。弹力绷带有时也能起到与保护性支具相类似的作用。

(二)手术治疗

保守治疗无效后,可以考虑手术治疗。单纯的距下关节不稳定的手术治疗,可采用与Chrisman-Snook 相同的手术暴露和腓骨短肌腱的前半部分进行治疗。虽然较轻的距下关节不稳定可以通过修补跟腓韧带和附近的距骨颈韧带治疗,但严重的距下关节不稳定则须利用腓骨短肌腱的前半部进行重建。在跟骨前缘跟骰关节近端 1 cm 处凿一个骨隧道,紧靠腓骨肌腱鞘的前方。分别用 3.0 mm 和 4.5 mm 的钻头在跟骨的外侧壁距骨颈韧带的附着处钻两个孔形成隧道。另外如前所述的 Chrisman-Snook 方法,在距骨颈紧靠距腓前韧带止点的下方钻两个孔形成隧道。腓骨短肌腱的游离端向上穿过跟骨直至距骨颈,将足置于中立位和轻度外翻位,穿出的肌腱游离端与自身缝合。常规关闭筋膜和皮肤。术后处理与外侧韧带重建的相同。

对于损伤严重的Ⅳ级患者,可用跖肌腱穿过跟骨、距骨与腓骨,绕回后固定与跟骨后部,即行3 条韧带重建。

(丁建军)

第四节　踝关节扭挫伤

踝关节扭挫伤主要是指踝关节内侧副韧带、外侧副韧带和下胫腓韧带的损伤。一般是骑车、上下楼突然跌倒或道路不平时由于踝关节不稳定而使其过度向内和向外翻转所致。临床分为内翻型和外翻型2 种,以前者多见。本病可发生于任何年龄,以青壮年常见。运动员在进行田径、球类和体操等身体训练时,易发生此病。此外,踏空、高坠等均可导致踝关节扭伤。本病属中医学"筋伤"的范畴,是由于经筋损伤,脉络受阻所致。

一、病因病理

踝关节扭伤的主要病因是前外侧的胫腓前韧带、内侧的三角韧带、内外侧副韧带等的损伤。多发生在行走过程中因道路不平或阻碍物不慎跌倒,或空中落地、站立不稳,下楼或下坡时失脚踏空,体育运动中撞跌摔地时,足部突然受到内翻和外翻的暴力所引起。踝关节的扭伤可引起软组织的急性损伤,当其处于跖屈位时,距腓前韧带与胫骨之纵轴走行一致,而且处于紧张状态,故在跖屈位受到内翻暴力时,首先发生距腓前韧带损伤;当踝关节于 0°位受到内翻暴力时,可单纯发生跟腓韧带损伤,也可以是继发于距腓前韧带损伤之后,由外力继续作用所导致。距腓后韧带在外踝 3 组韧带中较为坚强,损伤极少发生,仅于踝关节极度背屈位而又受到内翻暴力时,才会损伤。外翻断裂时则合并有多踝或腓骨下端骨折,并可同时有下胫腓韧带损伤。

二、临床表现

踝关节扭伤之后踝部立即出现肿胀疼痛,不能走路或可勉强行走。伤后 2～3 d 局部即可出现紫色瘀血斑。内翻扭伤时,多在外踝前下方肿胀,压痛明显。若将足做内翻动作时,则外踝前下方发生剧痛。外翻扭伤时,在内踝前下方肿胀,压痛明显。若将足做外翻动作时,则内踝前下方发生剧痛。轻者韧带受到过度的牵引而引起损伤反应;重者则引起完全或不完全的韧带断裂及关节脱位,若不及时处理或处理不当,局部渗出液与瘀血积聚,造成损伤组织愈合不良或结缔组织过度增生,以上因素均可导致局部的粘连,关节不稳和其他继发性病理变化。

三、诊断要点

(1)有明显的受伤史即踝关节扭伤史。受伤之后有局部肿胀、骤然疼痛和紫瘀血斑,且行路时疼痛加剧。

(2)受伤后行走不利,伤足不敢用力着地,踝关节活动时损伤部位疼痛而致关节活动受限,患者跛行甚至完全不能行走。

(3)局部有明显压痛点。

(4)做与受伤姿势相同的内翻或外翻位 X 线摄片检查,一侧韧带撕裂显示患侧关节间隙增宽;下胫腓韧带断裂,则显示内、外踝间距增宽。

四、针灸治疗

(一)毫针法

(1)处方一:丘墟透照海。

操作:患者侧卧位进针处常规消毒,毫针从丘墟刺入,针尖指向照海,缓慢提插进针,以患者有强烈的酸麻胀痛感为度。当在照海处可隐约摸到针尖,但针尖仍处于皮下时,即停止进针。于针柄处置艾条施温针灸法,换灸 2 次,每天或隔天 1 次。治疗 10 次左右即可。

(2)处方二:健侧外关。

操作:以 1.5 寸毫针,快速刺入皮下,进针至 0.5～1.0 寸,患者得气后行平补平泻手法,强度以患者能耐受为度。留针过程中行针 2～3 次,并让患者自行做旋转踝关节的动作。每天或隔天治疗。

(3)处方三:中渚、阳池。

操作:取患侧中渚穴与阳池穴,予常规消毒后快速进针直达皮下,待患者产生酸胀感后留针20 min,留针期间辅以自行揉按,活动患部的动作。

(4)处方四:大陵、内庭、侠溪、阿是穴。

操作:取健侧大陵、内庭、侠溪及疼痛局部,以 1.5 寸毫针快速刺入皮下,至 0.5～1.0 寸停针,有酸麻胀重等针感时即行平补平泻法,以患者能耐受为度,留针 20～30 min,行针期间嘱咐患者以踝关节旋转运动相配合。

(5)处方五:第二掌骨桡侧末端"足端踝穴"。

操作:患者取坐位,将与病足同侧的手握空拳,放松肌肉,将虎口朝上,取足踝穴常规消毒后,垂直刺入 0.6～0.8 寸,并同时活动踝关节。

(6)处方六:神门、阳谷、阿是穴。

操作:仰掌取神门,屈腕取阳谷,均取患处对侧穴位。常规消毒,以 1 寸毫针快速刺入穴位。针神门时,以神门透大陵,针尖指向大陵;针阳谷时,以阳谷透阳池,针尖向阳池方向斜刺。阿是穴采取平补平泻手法。提插捻针,得气后留针,并令患者做跳跃动作,以增强疗效。

(7)处方七:阳池、阿是穴。

操作:取同侧阳池穴及局部阿是穴,常规消毒后快速进针,得气后留针,患者可配合自我按摩,使扭伤局部血液循环改善,瘀血消散,则疼痛自除。

(8)处方八:冲阳、足三里、八风穴、阿是穴。

操作:取患侧八风穴,配合冲阳,得气后留针 30 min,阿是穴行平补平泻法。

(9)处方九:同侧腕关节对应点。

操作:常规消毒后,斜刺进针,得气后反复刮针柄,并活动受伤关节。

(二)耳针法

处方:耳穴踝、膝、神门、皮质下、肾上腺。

操作:外踝扭伤加健侧腕骨,内踝扭伤加患侧阳溪透太渊。瘀血肿痛者加耳尖穴,筋伤重者配肝,内伤者配脾。消毒后,以速刺法垂直刺入皮下 0.2～0.3 寸,以局部产生胀感、耳郭渐有热感为度,同时令患者活动扭伤的踝部、并逐步增大活动幅度。出针后,可由耳尖放血数滴,以增强治疗效果。

五、推拿治疗

(一)摇按捋顺理筋法

操作:踝关节扭伤时,令患者侧卧,使伤踝在上,助手以双手握住患者伤侧小腿下端,固定伤膝。医者双手相对,拇指在上握住足部,做踝关节摇法,然后徐徐使足跖屈内翻,在牵引下将足背屈,外翻,同时双手拇指向下按压,最后以手拇指在韧带损伤处做捋顺法。亦可使患者取端坐位,医者以一手握住患足背部,在踝关节轻度内翻姿势下,进行持续性牵引,同时以另一手拇指和示指顺肌腱走向进行按摩,并喷白酒于伤侧足部。停止按摩后,在继续牵引下,将踝关节内翻,尽力跖屈。施行此理筋手法时,对单纯韧带扭伤或韧带部分撕裂者可进行手法理筋,瘀肿严重者,手法宜轻。

(二)理筋顺筋止痛法

操作:患者仰卧于治疗床上,施术者用一手握住患者足前部固定,另一手着力,反复捏揉按摩踝部损伤之处及其周围软组织,用以活血理气顺筋通络,手法宜轻柔而不可用力过猛,以免增加出血和渗出。并向四周散其气血,理筋顺筋。若属外踝损伤,则应反复点揉外踝损伤之处及其周围软组织。若属内踝损伤,则应反复点揉内踝损伤之处及其周围软组织。用一手握住踝上部,另一手握住足前部,双手协同用力,反复做踝关节的跖屈背伸活动,反复做踝关节的向内旋转摇踝活动和向外旋转摇踝活动,各 10 余次。以促使其恢复活动功能。

(三)推揉舒筋法

操作:原则是以解除肌肉的紧张痉挛,消散瘀血,去除粘连,活动关节为主。首先以拇指行推法,对小腿各肌群逐一施行推拿。在有明显压痛和瘀血聚结的地方,用拇指指尖轻推,行指揉及拔络法,以患者有痛感为度。在受伤部位行揉、搓手法的同时,另一手握住患足前部并摇动关节,通过梳理经筋的方法而使其断离的软组织得以复位。

六、中药治疗

(1)早期:治宜活血祛瘀,消肿止痛,内服舒筋丸,一次 6 g,一天 3 次。外敷五黄散或三色敷药或一号新伤药。

(2)后期:治宜舒筋活络,温经止痛,内服小活络丹,一次 6 g,一天 3 次。外用海桐皮汤或四肢损伤洗方熏洗。

(丁建军)

第五节 踝关节骨折脱位

一、踝关节骨折

(一)概述

踝关节是人体负重最大的关节。站立行走时全身重量均落在该关节上,日常生活中的行走和跳跃等活动,主要依靠踝关节的背伸、跖屈运动。踝关节的稳定性与灵活性十分重要,当发生骨折、脱位或韧带损伤时,如果治疗不符合该关节功能解剖特点,会对关节功能造成严重影响。

踝关节骨折分型常用 AO Danis-Weber 分型和 Lauge-Hansen 分型。

1.Danis-Weber 分型

基于腓骨骨折线和下胫腓联合的位置关系,将踝关节骨折分为 3 型和相应亚型(图 9-20)。

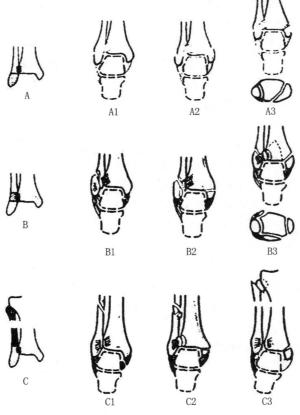

图 9-20 Danis-Weber 分型

(1)A 型:下胫腓联合平面以下腓骨骨折。A1:单纯腓骨骨折,A2:合并内踝损伤,A3:合并后内侧骨折。

(2)B 型:下胫腓联合平面腓骨骨折。B1:单纯腓骨骨折,B2:合并内侧损伤,B3:合并内侧损伤及胫骨后外侧骨折。

（3）C型：下胫腓联合平面以上腓骨骨折。C1：单纯腓骨干骨折，C2：复合性腓骨干骨折，C3：近端腓骨骨折。

2.Lauge-Hansen分型

根据受伤时足部所处的位置、外力作用的方向及不同的创伤病理改变主要分为下列4型（图9-21）。

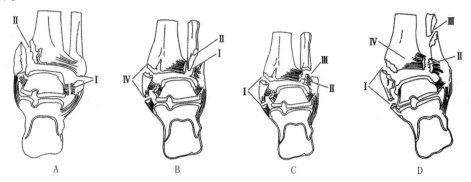

图9-21 Lauge-Hansen分型

A.旋后内收型；B.旋后外旋型；C.旋前外展型；D.旋前外旋型

（1）旋后-内收型：①腓骨在踝关节平面以下横形撕脱骨折或者外侧副韧带撕裂；②内踝垂直骨折。

（2）旋后-外旋型：①下胫腓前韧带断裂；②腓骨远端斜形骨折；③下胫腓后韧带断裂或后踝骨折；④内踝骨折或三角韧带断裂。

（3）旋前-外展型：①内踝横形骨折或三角韧带撕裂；②联合韧带断裂或其附着点撕脱骨折；③踝关节平面以上腓骨短、水平、斜形骨折。

（4）旋前-外旋型：①内踝横行骨折或三角韧带断裂；②下胫腓前韧带断裂；③踝关节面以上腓骨短斜形骨折；④后胫腓韧带撕裂或胫骨后外侧撕脱骨折。

虽然两种分型系统都很常用，但也都不完美。AO分型对手术治疗有一定指导意义。Lauge-Hansen分型主要基于踝关节的间接损伤机制，常用来指导骨折的闭合复位。此外，根据骨折稳定性的不同，踝关节骨折可分为稳定性骨折和不稳定性骨折，稳定性骨折是指踝关节骨折移位尚不足以造成踝关节功能长期的损害和正常生理承受应力能力的损害。内侧结构（内踝和三角韧带）是否受损常常是决定骨折稳定与否的关键。

（二）临床表现和诊断

局部肿胀、压痛和功能障碍是踝关节骨折的主要临床表现。接诊时应详细询问患者的受伤机制，并重点检查患处的皮肤和血运情况。踝关节骨折的X线片检查应包括3个方面：前后位、侧位、内旋20°的前后位（踝穴位），X线片检查范围应包括膝关节以防止漏诊腓骨头骨折。当骨折较粉碎或合并有后踝骨折时，CT扫描（三维）可以清楚地显示骨块的大小和准确位置。MRI在观察有无踝关节隐性骨折和韧带损伤方面有一定价值。

（三）踝关节骨折的治疗

1.非手术治疗

稳定性骨折可以考虑保守治疗，如石膏、支具等固定踝关节于中立位6～8周，但在早期，每隔 1～2 周应复查 X 线片,如发现骨折移位应及时处理。

2.手术治疗的一般原则

(1)手术适应证:踝关节骨折后如果不能得到稳定的解剖复位,则要考虑行切开复位内固定。

(2)术前评估:闭合性骨折的内固定手术应在伤后 6～8 h 之内进行,否则,可能产生严重的软组织水肿,体查患者时可以发现小腿正常皮纹消失,表皮发亮,甚至出现张力性水疱。此时就应延迟手术至伤后 1～2 周,皮肤重新出现皱褶等消肿迹象出现时。

踝关节骨折的 X 线片检查包括 3 个方面:前后位、侧位、内旋 20°的前后位(踝穴位)。CT 检查尤其是三维 CT 检查对于评估下胫腓联合损伤和后踝骨折情况有重要意义。MRI 检查有利于我们清楚地了解踝关节侧副韧带及骨软骨损伤情况。

(3)手术方法:手术在腰椎管内神经阻滞麻醉或全麻下进行。一般采用仰卧位;当行腓骨后外侧入路时可采用漂浮体位,先侧卧位处理外踝和后踝骨折,再仰卧处理内踝骨折;也可以行俯卧位同时处理外、后、内踝骨折。手术复位与固定的顺序依次为外踝、后踝和内踝。

3.腓骨骨折的复位固定

单纯腓骨中上段骨折过去往往行保守治疗,现在认为常合并下胫腓联合、骨间膜及三角韧带的损伤,除非骨折线过于靠近腓骨头,中段骨折也应行复位内固定以恢复下胫腓的稳定性。腓骨骨折常用的手术入路有外侧入路和后外侧入路,单纯的外踝骨折或者合并移位较小的简单后踝骨折常采用外侧入路,损伤小,如合并后踝骨折移位较大、复杂或存在关节面压缩时建议行后外侧入路同时直视下显露外踝和后踝以便于操作。

(1)踝关节外侧切口:可略偏前或偏后,但需小心勿伤及腓骨前缘的腓浅神经和后缘的腓肠神经(图 9-22)。最小范围地剥离骨膜显露骨折线,以尖复位钳和克氏针解剖复位和临时固定。A 型骨折行接骨板、克氏针或 4.0 mm 松质骨加压螺钉张力带内固定;B 型和 C 型骨折均采用接骨板(重建板、1/3 管状板、解剖板)及螺钉内固定,骨折线为横形或短斜形时,可选用 6～7 孔板,于骨折线两端各留置 3 孔,在胫距关节面以上水平置入皮质骨螺钉;在其水平以下,置入松质骨螺钉,并注意入钉长度,不可进入外踝与距骨之间的关节面;骨折线为长斜形时,骨折复位后,如骨折线方向在矢状位,可经放置在外侧的固定板置入 1 枚螺钉垂直骨折线;如骨折线方向在额状位,可先矢状位垂直骨折线从前向后置入 1 枚皮质骨螺钉固定,然后再进行外侧板钉固定的操作。在少数情况下,腓骨骨折无法复位时考虑内侧三角韧带或软骨片嵌入内侧骨折线影响复位,需行内侧切口辅助复位。

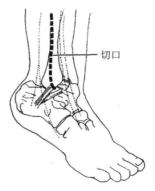

图 9-22　踝关节的外侧切口

伴有腓骨侧的下胫腓韧带撕脱骨折,在复位后可用1枚带垫圈的松质骨螺钉或空心螺钉固定。

(2)踝关节后外侧切口:切口位于腓骨后缘与跟腱外侧缘连线的中点(图9-23),注意避免伤及腓肠神经,向前牵开腓骨长短肌肌腱,向后牵开蹬长屈肌,显露外踝和后踝骨折,不要切断下胫腓后韧带。如为新鲜骨折,先解剖复位腓骨骨折,以克氏针临时固定,以腓骨后外侧解剖锁定钢板或1/3管型钢板固定。然后再复位固定后踝骨折(图9-24)。如为陈旧骨折,则需先松解后踝与外踝骨折纤维骨痂后再行复位固定。

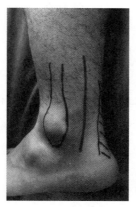

图 9-23　踝关节后外侧入路切口

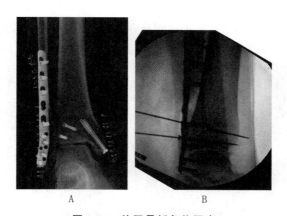

A　　　　　　　　　　　B

图 9-24　外踝骨折复位固定

A.术后踝关节前后位 X 片;B.术后踝关节侧位 X 片

4.复位固定内踝骨折

复位良好可以考虑透视下经皮操作以 2 枚 4.0 mm 空心钉固定。有移位的内踝骨折应行切开复位,沿内踝的前后缘做弧形切口,可根据骨折的位置与大小选其中的一个切口进入(图9-25)。切开皮肤、皮下组织,尽可能小范围剥离骨膜,清晰观察到骨折线后,内翻踝关节,使骨折复位,用巾钳做临时固定,分别于前后沿内踝关节面的方向平行置入 2 枚 4.0 mm 松质骨螺钉(或可吸收螺钉);如果是粉碎性骨折,可根据情况补用张力带。

如果 X 线片上没有发现内踝骨折,而内侧有压痛和瘀斑者应考虑三角韧带损伤的可能。一般不需常规探查。如果腓骨骨折复位后术中 X 线片检查内侧间隙仍增宽或腓骨骨折复位困难时则应探查三角韧带。

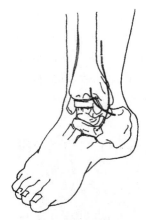

图 9-25　内踝骨折切开复位的切口

5.处理后踝骨折

后踝骨折最常发生于胫骨后外侧,此处有下胫腓后韧带连接其与外踝。过去认为如果后踝骨折块累及超过 30％ 的关节面且移位大于 2 mm 时,应行切开复位内固定。近来生物力学实验结果表明当后踝骨折块大于或等于胫骨远端关节面的 10％ 时,即需行切开复位固定,否则将改变关节内原有的接触应力,增加创伤性关节炎的发生率。术中将外踝解剖复位后,因为下胫腓后韧带的牵拉,常可以使后踝骨折块获得满意复位。如术中透视见后踝骨折复位满意,可以在透视下经皮操作以两枚 4.5 mm 空心钉从前向后固定(图 9-26)。操作时须注意勿伤及胫前血管神经。如复位不满意,可以从外侧延长切口进入显露骨折行复位操作固定。

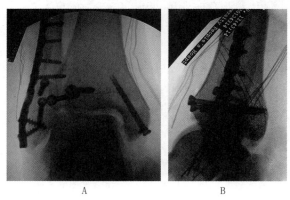

图 9-26　后踝骨折由前向后固定
A.后踝从前往后螺钉固定前后位 X 片;B.后踝从前往后螺钉固定侧位 X 片

如前所述,如后踝骨折块复杂且移位较大或存在关节面压缩时建议行后外侧入路直视下显露后踝进行操作,采用从后向前的空心螺钉固定(图 9-27),如骨块较大,可采用支撑钢板进行固定。

二、下胫腓联合损伤

(一)概述

下胫腓联合包括 4 条韧带,分别是下胫腓前韧带、下胫腓后韧带、下胫腓横韧带、骨间韧带。

常见的损伤机制是外力使距骨在踝穴内外展或外旋,导致联合韧带断裂。有学者提出形成下胫腓分离必须具备 3 个条件,即内踝或三角韧带损伤、下胫腓韧带损伤及腓骨与骨间膜在同一水平的损伤。恢复下胫腓联合的解剖关系对于踝关节的功能非常重要。

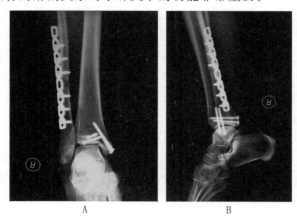

图 9-27　后踝骨折由后向前固定

A.后踝从后往前螺钉固定前后位 X 片;B.后踝从后往前螺钉固定侧位 X 片

(二)诊断

1.病史与体格检查

外伤史及体查时下胫腓联合前方疼痛和压痛。在不合并外踝骨折时,可行挤压试验和外旋试验来帮助诊断。

2.影像学检查

需行踝关节正侧位、踝穴位,以及胫腓骨全长正侧位 X 线片检查。先判断踝关节有无骨折,不要遗漏腓骨中上段和腓骨近端的骨折线;再检查胫腓骨远端的位置关系是否正常。X 线片上出现如下征象如胫腓骨间隙增大、距骨与腓骨的重叠部分减少、距骨内踝间隙增大均提示下胫腓联合损伤。一般来说,踝关节前后位和踝穴位 X 线片检查,胫腓骨间隙均应<6 mm;距骨与腓骨的重叠部分在前后位 X 线片上应大于 6 mm 或大于腓骨宽度的 42%,在踝穴位上应>1 mm;踝关节处于中立位时摄踝穴位 X 线片,内踝间隙应等同或略小于胫距间隙。但 X 线诊断往往不准确,现在认为多层螺旋 CT 的 MPR 横断位图像可清晰观察下胫腓联合间隙的宽度变化,能更准确地判断下胫腓联合是否损伤;也有学者采用 MRI 和关节镜检查评估下胫腓联合损伤,认为准确率颇高。

3.手术适应证

目前临床上广泛认同固定下胫腓联合的指征:①内踝三角韧带损伤未修复,腓骨骨折线高于踝关节水平间隙上方 3 cm 以上;②不行固定的腓骨近端骨折合并下胫腓联合损伤;③陈旧性的下胫腓分离;④下胫腓联合复位不稳定。术中判断下胫腓联合的稳定性常采用 Cotton 试验和应力外旋试验。Cotton 试验指在固定了内外踝骨折以后,固定胫骨远端,用尖钩轻轻向外牵拉腓骨并观察,如果活动超过 4 mm 则提示有明显的下胫腓不稳定,需要固定。也可以于内外踝骨折固定后行踝关节应力外旋试验,若透视下踝穴位 X 线片胫腓间隙较前增宽>3 mm,则认为不稳定需要固定下胫腓联合。目前认为,Cotton 试验主要是检验下胫腓联合是否存在横向不稳定,而应力外旋试验则更多地测试下胫腓联合的旋转不稳定。

4.固定方式

下胫腓联合固定方式主要有以下几种。

(1)螺钉固定术:一般采用1~2枚直径为3.5~4.5 mm的皮质骨螺钉(一般来说,2枚螺钉或1枚较粗的螺钉能提供更高的稳定性)紧靠下胫腓联合的上方,平行于胫距关节面且从后向前倾斜25°~30°,固定3层皮质(腓骨双侧、胫骨外侧皮质),螺钉顶端位于胫骨髓腔内,目的是踝关节活动时可以适应下胫腓联合的正常微动,不容易发生螺钉折断;螺钉也可以穿透4层皮质,一是能提供更好的稳定性,二是如果发生螺钉断裂,可以从胫骨内侧开窗轻易取出断钉。之所以采用皮质骨螺钉主要是维持下胫腓联合的正常位置,而不是对其加压从而使下胫腓联合变窄,致踝关节背伸受限。固定下胫腓联合时踝关节应处于背伸位,因为距骨体关节面略呈前宽后窄,这样可以避免踝穴狭窄而导致关节背伸受限。也有文献认为下胫腓固定时踝关节的位置并不影响功能。

(2)胫腓钩固定术:胫腓钩勾向腓骨后方,环部固定在胫骨前方并通过环部用松质骨螺钉固定(图9-28)。其优点是可以允许下胫腓联合正常的微动,不易折断。弊端是对下胫腓联合稳定性的维持不如螺钉。

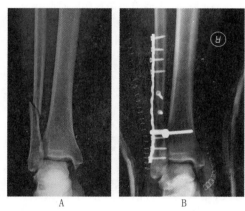

图9-28 胫腓钩固定

A.术前显示腓骨骨折;B.腓骨用钢板螺钉固定后用腓骨钩固定下胫腓

(3)可吸收钉固定术:1~2枚4.0 mm或4.5 mm可吸收螺钉固定下胫腓(图9-29),其优点是避免二次手术取出内固定物,在腓骨近端骨折合并下胫腓联合、三角韧带损伤时尤其适用。

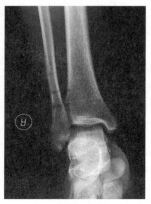

图9-29 腓骨用2枚可吸收钉固定

(4)缝线纽扣钢板固定术:越来越多的学者采用缝线结合纽扣钢板固定下胫腓联合(图 9-30),其优势在于其为弹性固定,容许下胫腓联合的微动,利于在生理学环境下进行愈合;也避免了以往螺钉容易断裂的弊端;取出方便,且可以和钢板螺钉等一同取出。但是该方法进一步的治疗效果及并发症情况需要更大样本的观察和进一步的临床研究。

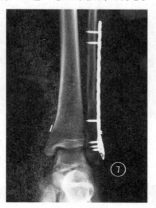

图 9-30 腓骨用缝线纽扣钢板固定

5.内固定物取出时间

目前尚存在争议,大部分文献认为术后应常规取出下胫腓螺钉以免限制踝关节活动或导致螺钉断裂,但时间不宜太早,以防由于尚未愈合而致下胫腓联合再分离,术后 8～12 周以后取出螺钉比较合适。取出前应限制踝关节的负重以免出现螺钉断裂。也有研究认为螺钉固定 3 层皮质的情况下可以允许术后负重,且可以保留螺钉至取内外踝固定时一块取出,也未发现明显不良后果。

三、踝关节的特殊类型骨折

(一)Maisonneuve 骨折

法国医师 Maisonneuve 在 1840 年首次报道该骨折,定义为腓骨近端骨折、下胫腓联合韧带撕裂及三角韧带的断裂(图 9-31)。该骨折约占所有需要手术治疗的踝关节骨折的 5％。该骨折骨折线位于腓骨中上段,伴有长段骨间膜撕裂,稳定性极差。可疑踝关节损伤的患者 X 线片检查时,检查范围应包括胫腓骨全长,尤其是踝关节 X 线片仅有内踝或内后踝骨折而未见外踝骨折时,应考虑该种骨折的可能性,否则容易漏诊。

Maisonneuve 骨折的治疗:绝大部分都需手术治疗,包括腓骨骨折的复位、下胫腓联合的复位固定和内侧结构的修复。腓骨近侧 1/3 骨折因为邻近腓总神经,不建议行切开复位手术,但在行下胫腓联合固定时需要通过牵引和内旋腓骨远段以纠正其短缩和外旋。腓骨中远段骨折建议切开复位固定以稳定下胫腓。下胫腓联合建议尽量复位固定,固定方式包括金属螺钉、可吸收螺钉、纽扣钢板缝线、胫腓钩等。内踝骨折解剖复位固定。三角韧带断裂是否需要切开修复尚存争议。

(二)Bosworth 骨折

Bosworth 骨折是一种复杂的踝关节骨折脱位,损伤机制为踝关节的极度外旋和跖屈。腓骨骨折近端骨折块移位至胫骨后外侧嵴并被卡住(图 9-32),一般需手术治疗,切开复位,内固定腓骨骨折,固定下胫腓联合及修复内侧结构。

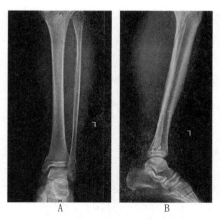

图 9-31　Maisonneuve 骨折治疗后

A.Maisonneuve 骨折行纽扣固定前后位 X 线片；B.侧位 X 线片

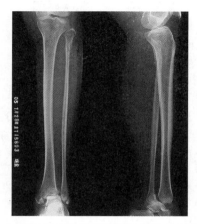

图 9-32　Bosworth 骨折 X 线片显示近端骨折块向后移位卡在胫骨后侧

（三）Dupuytren 骨折

Dupuytren 骨折是一特殊类型的踝关节骨折，属于 Lauge-Hansen 分型的旋前外展型Ⅲ度损伤，特征为内踝骨折或三角韧带断裂，腓骨中 1/3 以下骨折，常合并下胫腓的明显分离。一般都需要手术治疗，包括切开复位固定腓骨骨折，下胫腓联合的复位固定，以及内侧结构的修复。

（丁建军）

第六节　跖跗关节脱位

跖跗关节常被称为 Lisfranc 关节，该部位的损伤又称为 Lisfranc 损伤。Lisfranc 关节是中足一复杂结构，它在步行时完成重力由中足向前足的传导，并在步态各期中支持体重。因此，一旦该部位受到损伤结构破坏就会严重影响步行。早期正确诊断和处理尤为重要，否则易遗留病残。

一、损伤机制

跗跖关节脱位和骨折脱位的发生机制很复杂。由直接外力致伤者的病史较可靠,损伤机制也较清楚,而由间接外力致伤的了解则较少。在尸体标本上所做的实验虽有助于对损伤机制的了解,但与实际情况并非完全相符。下述的损伤机制是较为通用及合理的。

(一)直接外力

多为重物坠落砸伤及车轮碾轧所致。由于外力作用方式不同,导致不同的骨折、脱位类型。并常合并开放伤口及严重的软组织捻挫伤,重者甚至可影响前足或足趾的存留。

(二)间接外力

致伤者大多有一定形式的骨关节损伤。跖骨骨折及跗跖关节的表现都显示产生这一损伤的两种机制。

1.前足外展损伤

当后足固定,前足受强力外展应力时其作用点位于第 2 跖骨基底内侧。外展应力如不能引起第 2 跖骨基底或骨干骨折,则整个跗跖关节仍可保持完整。在外展应力持续作用并增大时,即可导致第 2 跖骨基底骨折,随之即发生第 2~5 跖骨的外侧脱位。因此,第 2 跖骨骨折是外展损伤的病理基础,同时还可发生其他不同部位及类型骨折,但多数是跖骨颈或基底部斜形骨折。

2.足跖屈损伤

当距小腿关节及前足强力跖屈时(如芭蕾舞演员用足尖站立的姿势),此时胫骨、跗骨及跖骨处在一条直线上,因中足及后足有强有力韧带及肌腱保护,而跗跖关节的背侧在结构上是薄弱区,其骨性的稳定作用主要是由第 1、2 跖骨来提供,此时,如沿纵轴施以压缩外力,就可导致跗跖关节脱位(图 9-33)。从高处坠落时,如足尖先着地就可产生典型的跖屈损伤,其他如交通事故,驾车人急刹车时足也可受到沿足纵轴挤压应力而致伤。

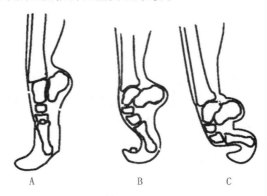

图 9-33 足踝极度跖屈所致跗跖关节脱位
A.轻度脱位;B.中度脱位;C.重度脱位

二、分类

现临床较常使用的分类方法较好地包括了常见的损伤类型,对治疗的选择有一定的指导意义。但未考虑软组织损伤,另外对判断预后意义不大。根据跗跖关节损伤后的 X 线表现将其分为三型(图 9-34)。

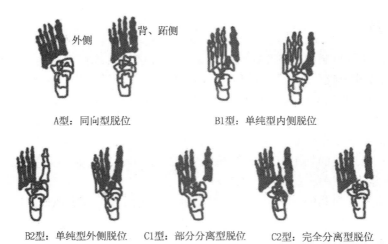

图 9-34　Lisfranc 损伤分类

（一）A 型

同向型脱位，即 5 个跖骨同时向一个方向脱位。通常向背外侧脱位，常伴有第 2 跖骨基底或骰骨骨折。

（二）B 型

单纯型脱位，仅有一个或几个跖骨脱位，常为前足旋转应力引起。B 型可再分为两亚型：B1 型，单纯第 1 跖骨脱位；B2 型，外侧数个跖骨脱位并常向背外侧脱位。

（三）C 型

分离型脱位，第 1 跖骨与其他 4 个跖骨向相反方向移位。外力沿足纵轴传导，但作用点常在第 1～2 趾之间，造成第 1 跖骨向内移位，其余跖骨向背外侧移位。第 1 跖骨脱位部位可在第 1 跖楔关节或者第 1 楔骨及舟骨的内侧部一同向内移位。根据波及外侧跖骨多少，可再分为 C1 型，只波及部分跖骨；C2 型，波及全部跖骨。

三、诊断

Lisfranc 损伤后，有明显移位时，较易做出诊断。但当无明显移位时或脱位后自行复位者，有时易漏诊。此时，可做应力试验以帮助诊断，即后足固定，前足外展、旋前，或前足跖屈、背伸，可引起中足部疼痛加重。还应注意检查足趾血循环情况及其他合并损伤。

（一）中足部正常 X 线表现

（1）在正位 X 线平片上，可见第 2 跖骨内缘和中间楔骨内缘连续成一条直线，第 1、第 2 跖骨基底间隙和内、中楔骨间隙相等。

（2）在 30°斜位上，可见第 4 跖骨内缘和骰骨内缘连续成一条直线。第 3 跖骨内缘和外侧楔骨内缘成一条直线。第 2、第 3 跖骨基底间隙和内、中楔骨间隙相等。

（3）在侧位像上，跖骨不超过相对应楔骨背侧。这些正常关系如果破坏，应怀疑有 Lisfranc 关节损伤。

（二）中足部异常 X 线表现

（1）第 1、第 2 跖骨基底间隙或第 2、第 3 跖骨基底间隙增宽。

（2）第 2 跖骨基底或内侧楔骨撕脱骨折。

（3）第 2 跖骨基底剪力骨折，骨折近端留于原位。

（4）内侧楔骨、舟骨和骰骨压缩或剪力骨折。

出现上述表现时，有一定诊断意义。

（三）特殊体位的 X 线检查

当常规 X 线检查正常时，如果需要还应拍摄负重位、应力位 X 线平片甚至 CT 检查，以发现隐匿的损伤。如在负重位足侧位上，内侧楔骨应在第 5 跖骨背侧，如果相反，表明足纵弓塌陷、扁平，可能有 Lisfranc 关节损伤。

四、治疗

在治疗 Lisfranc 损伤时，如果要想得到功能好而又无痛的足，治疗的关键是解剖复位。新鲜损伤时，如有可能应在伤后 24 h 内复位，如果足肿胀严重，可等待 7～10 d 后再行复位。

（一）闭合复位

如伤后时间较短，肿胀不重及软组织张力不大时，可先试行闭合复位。麻醉后，牵引前足，并向前内及跖侧推压脱位的跖骨基底部位，经透视或摄片证实复位后，用小腿石膏固定。在足背及足外侧缘应仔细塑形加压。1 周后需更换石膏，其后如有松动应再次更换石膏以维持复位的稳定，石膏可在经 8～10 周去除。但很多医师反对用石膏固定，认为石膏不易维持复位的稳定，导致再移位，影响治疗效果。达到解剖复位后，先用克氏针经皮交叉固定或空心螺钉经皮固定，再用石膏固定 6～8 周。跖跗关节脱位，闭合复位后经皮穿入克氏针固定后可拔出克氏针。如果复位后不稳定松手后即刻脱位，则更应该用克氏针固定或空心螺钉固定。

（二）开放复位

当手法复位失败，就应切开复位。无论何种复位，至少应达到第 1、2 跖骨基底间隙和内、中楔骨间隙在 2 mm 以内，跖跗骨轴线不应超过 15°，跖骨在跖及背侧无移位。但对功能要求高者，应尽可能达到解剖复位（图 9-35）。

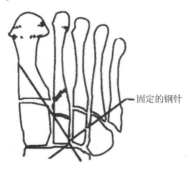

固定的钢针

图 9-35　Lisfranc 治疗方法（一）

1.内固定物的选择

一般认为，第 1、第 2、第 3 跖跗关节可用螺钉固定，第 4、5 跖跗关节因活动性较大，用克氏针固定。

2.具体手术方法

做足背第 1、第 2 跖骨基底间纵形切口，注意保护神经血管束，显露第 1、第 2 跖楔关节及内、中楔骨间隙，检查有无关节不稳定，清除血肿及骨软骨碎块，如果需要，可在第 4、第 5 跖骨基底背侧另做一纵形切口。复位脱位的第1跖楔关节及内侧楔骨和第2跖骨基底,并暂时用复位钳固定,透视位置满意后,根据骨折、脱位情况,用3.5 mm 直径皮质骨螺钉分别固定各关节。一般第2跖骨复位后,外侧其他跖骨也随之复位,第4、第5跖骨基底一般用克氏针固定(图 9-36),石膏固定8～12周。如果固定稳定,术后2周可开始功能锻炼,经4～6周部分负重,6周后完全负重。术后6～8周可拔去克氏针,术后3～4个月可取出螺钉。

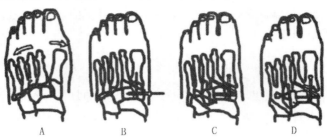

图 9-36　Lisfranc 治疗方法(二)

A.显露第1、第2跖楔关节及内、中楔骨间隙;B.复位钳固定第1跖楔关节及第2跖骨基底;C.用皮质骨螺钉分别固定各关节;D.克氏针固定第4、第5跖骨基底

(三)软组织损伤的处理

在足部压砸或碾轧伤时,软组织损伤多很严重,且多合并有开放伤口,也有足骨筋膜室综合征的可能。严重者可影响到足是否能存留。如无开放伤口,捻挫的皮肤常发生坏死,在这种情况下应以处理软组织损伤为主,如减张切开或游离植皮,在确实可能保存肢体的情况下,可同时处理跖跗关节的损伤,如复位及克氏针固定。

(四)陈旧性损伤的处理

晚至6周的陈旧性损伤,如条件许可,仍可切开复位、内固定,取得较好疗效。但更晚的损伤多遗留明显的外翻平足畸形,足内侧有明显的骨性突起,前足僵硬并伴有疼痛。由于足底软组织挛缩及骨关节本身的改变,再行复位已不可能。为减轻疼痛及足内侧骨性突起的压迫及摩擦,可考虑采取以下措施。

1.跖跗关节融合术

陈旧损伤时,如跖跗关节仍处在脱位状态下,在行走过程中跖跗关节就可引起疼痛。行跖跗关节融合术是消除疼痛的重要措施。可在足背内外侧分别作两个纵切口,充分显露跖跗关节,清除其间的瘢痕组织及切除关节软骨,对合相应的骨结构,即第1、第2和第3跖骨和相应楔骨对合,第4、第5跖骨与骰骨对合,用克氏针或螺钉固定,术后用石膏制动3个月。跖跗关节融合后,足弓的生理性改变受到极大限制,从而就失去了在人体行走过程中,足所发挥的"弹性跳板"作用,这是在融合术后仍可能有疼痛的原因之一。此外,由于技术操作方面的原因,跖跗关节的融合可能由于融合范围不够而使其他未融合关节仍处于脱位及纤维粘连状态下,这也是术后仍有疼痛的原因。

2.足内侧骨性突起切除术

在5个跖骨向外侧脱位后,足弓则变平,内侧楔骨突出于足内侧缘及跖侧,致使在穿鞋时引起局部压迫及疼痛,将第1楔骨内侧突出部及舟骨内侧半切除(图 9-37),可部分解除局部压迫症状,但不能解除全足症状,严重者仍需行跖跗关节融合术。

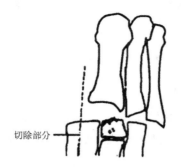

切除部分

图 9-37 陈旧性跖跗关节脱位切除部分突出的第 1 楔骨及舟状骨

3.足弓垫的应用

跖跗关节脱位后可引起外翻平足畸形,脱位后的跖骨基底如果在矢状面上还存在跖及背侧活动,则可用足弓垫置于足底以恢复正常足弓高度,以减轻足的疼痛症状,如仍有症状,可行跖跗关节融合术。

（丁建军）

第七节　趾间关节脱位

因外伤引起近节趾骨与远节趾骨关节间移位,称为趾间关节脱位。多因碰、踢伤致病,以踇趾趾间关节脱位较多见。

一、诊断要点

(1)有足趾外伤史。
(2)足趾短缩,关节前后径增大,稍肿,有弹性固定,活动功能障碍。
(3)X 线摄片检查可确诊。

二、鉴别诊断

趾骨骨折多因重物砸伤或踢伤所致,患趾明显肿痛、瘀斑及压痛,可有成角畸形与骨擦音,无弹性固定,常合并皮肤或趾甲损伤。X 线片有趾骨骨折征象。

三、中医治疗

(一)手法复位

术者一手握踝部或前足,一手握患趾远端,或用绷带扣住患趾远端.行水平拔伸牵引即可复位。

(二)外固定

复位后以邻趾胶布固定法固定 3 周。

(三)药物

按三期辨证用药。

四、西医治疗

(一)复位固定
方法同"中医治疗"。

(二)手术
(1)适应证:①开放性脱位。②陈旧性脱位。

(2)术式:①开放复位内固定术,适于开放性脱位。②关节融合术,适于陈旧性脱位畸形明显者。

五、调护宜忌

开放性脱位需注意保持局部免受污染。

(丁建军)

第八节 跖趾关节脱位

跖骨头与近节趾骨构成的关节发生移位,称为跖趾关节脱位。多因踢伤、高处跌落或直接击伤所致。临床以第 1 跖趾关节向背脱位多见。

一、诊断要点

(1)有外伤史。

(2)足趾呈背伸短缩畸形,关节屈曲,呈弹性固定,跖骨头突出。

(3)X 线摄片检查可确诊。

二、鉴别诊断

趾骨骨折,伤趾肿痛,可有成角畸形、瘀斑、骨擦音,骨折处压痛、纵轴叩痛敏锐,常并发趾周软组织挫裂伤。X 线摄片有骨折征象。

三、中医治疗

(一)手法复位
一般不需麻醉。助手固定距小腿关节,术者一手持扣住患趾的绷带向足背及足尖方向牵拉,另一手拇指向远端和跖侧按压翘起的骨端,同时牵引患趾跖屈,即可复位。如被肌腱交锁,则需环绕解脱,再按前述步骤复位。

(二)外固定
复位后用绷带包扎患处数圈,再以小夹板或铝板或压舌板固定跖趾关节于伸直位 2～3 周,亦可用邻趾固定法。

(三)功能锻炼
早期做距小腿关节屈伸活动。1 周后可扶拐用足跟练习行走,4 周后可去除外固定逐步锻炼步行负重。

（四）药物

按三期辨证用药。

四、西医治疗

（一）复位固定

方法同"中医治疗"。

（二）手术

（1）适应证：①手法复位失败。②开放性脱位。③陈旧性脱位。

（2）术式：①切开复位术，适于手法复位失败及开放性脱位者。②关节融合术，适于陈旧性脱位者。

五、调护宜忌

（1）开放性脱位需注意清创后再复位、缝合。

（2）若出现挛缩畸形，及早加强熏洗、按摩、理疗等综合治疗措施。

（丁建军）

第九节 距骨骨折及脱位

距骨无肌肉附着，骨质几乎为关节软骨包围，血供有限，主要是距骨颈前外侧进入的足背动脉关节支，当发生骨折、脱位时易发生缺血性骨坏死。距骨骨折占全身骨折的 $0.14\%\sim0.90\%$，占足部骨折的 $3\%\sim6\%$，因而不常见。在治疗结果上，少有大宗病例报道。其一，医师对这种损伤相对不熟悉；其二，距骨位置较隐蔽，骨折后不易从常规 X 线平片上发现，也不易切开复位，获得较好的内固定；其三，距骨参与形成踝、距下和距舟等关节，具有重要的生物力学功能，一旦破坏，对足功能影响较大。

一、距骨头骨折

（一）分型

骨折可分为两型：①过度跖屈时发生距骨头压缩骨折，也可合并舟骨压缩骨折。②足内翻后引起剪力骨折，骨折常为两部分。距骨头骨折因局部血运丰富不易发生缺血性坏死。

（二）治疗

无移位骨折可用非负重小腿石膏固定 6 周。小块骨折如无关节不稳定，可手术切除移位骨块。移位骨折块大于距骨头关节面 50% 时，可能会导致距舟关节不稳定，需要内固定。如骨折粉碎，无法复位固定，可行距舟关节融合术。

二、距骨颈部骨折

距骨颈部骨折约占距骨骨折的 50%，青壮年男性多见。由于颈部是血管进入距骨的重要部位，该部位骨折后较易引起距骨缺血性坏死。严重损伤多合并开放性损伤和其他损伤。

（一）分型

（1）Hawkins（1970 年）把距骨颈部骨折分为三型（图 9-38）。

Ⅰ型：无移位的距骨颈部骨折。

Ⅱ型：移位的距骨颈部骨折合并距下关节脱位或半脱位。

Ⅲ型：移位的距骨颈部骨折，距骨体完全脱出，距下关节脱位。

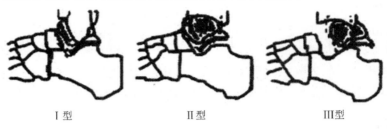

Ⅰ型　　　　　　Ⅱ型　　　　　　Ⅲ型

图 9-38　Hawkins **分型**

（2）Canale（1978 年）提出 HawkinsⅡ型、Ⅲ型可伴有距舟关节脱位。这种骨折又被称为 Hawkins Ⅳ型（图 9-39）。

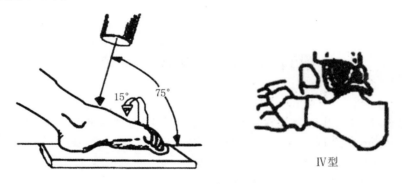

图 9-39　Canale **位投照法及** Hawkins Ⅳ **型**

当足强力背伸时，距骨颈恰抵在胫骨下端前缘，就像一个凿子对距骨颈背部施予剪切力而导致距骨颈骨折。如骨折无移位，此时称 HawkinsⅠ型骨折。暴力进一步作用，距骨体被挤压向后，并以三角韧带为轴旋转，距下关节半脱位，此时称 HawkinsⅡ型骨折。距下关节移位越大，距跟骨间韧带断裂可能越大，复位越困难。暴力加大使距跟韧带、距腓后韧带断裂，三角韧带可断裂也可完整，距骨体从踝穴中完全脱出，此时称 HawkinsⅢ型骨折。此时距骨体被挤压向后内侧，位于内踝和跟腱之间，并以纵轴旋转 90°，近端骨折面指向外侧。内踝可由于距骨体撞击而骨折。由于距骨体移位挤压皮肤，可引起皮肤缺血性坏死。约 50% 为开放性损伤。距骨体虽离胫后神经血管束较近，但由于长屈肌腱的阻挡，神经血管束较少受到损伤。Ⅱ型、Ⅲ型骨折如合并距舟关节脱位，即为HawkinsⅣ型骨折。

（二）治疗

1.HawkinsⅠ型

非负重小腿石膏固定足中立位或轻度跖屈位 6～12 周。此型不愈合极少见，但发生缺血性坏死的可能性约为 10%。确定骨折有无移位非常重要，但有时不太容易诊断，可摄 Canale 位 X 线平片以帮助诊断。摄片时患足内翻 15°，X 线向头侧倾斜 75°，此位置可较好地显示出距骨颈部。骨折后的主要问题是易遗留距下关节和距小腿关节活动受限。

手法复位：可先试行手法复位，如移位较大，应尽快复位。越早复位，发生缺血性坏死的可能性越小。复位时先使足跖屈，再向后推挤足并向前牵拉踝部，以恢复距骨轴线。牵引足跟部以纠正距下关节脱位。如距骨颈和距下关节达到解剖复位，用小腿石膏固定足踝于轻度跖屈和内、外翻位。也可先用克氏针经皮固定，再用石膏固定，但手法复位常不易获得距骨颈和距下关节的解剖复位。此时不应反复操作，以加重软组织损伤，而应切开复位。

2.Hawkins Ⅱ型

切开复位：一般采用前内或前外切口。在足前内侧胫前和胫后肌腱之间做一纵形切口，切口起自舟骨结节，近端止于内踝。显露距骨颈骨折，复位骨折，用复位钳维持复位，克氏针固定。透视骨折满意后，用2枚3.5 mm或4.5 mm直径螺钉或空心螺钉固定（图9-40）。如果骨折内侧粉碎严重，不能较好判断复位情况，可在足背伸肌腱外侧做一纵形切口，其走向和第4跖骨轴线一致，显露距骨颈和体部，从此切口也可看到距下关节。较易复位骨折和脱位，如有条件，使用钛螺钉可为以后做MRI检查提供较好的条件，以便早期发现距骨缺血性坏死。有时螺钉需要经距骨头软骨面打入，螺钉尾部外露将影响距舟关节活动并引起后期骨性关节炎。此时，应使用埋头处理，使螺钉尾沉于关节面下或使用可吸收材料螺钉固定。

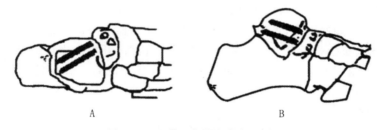

图9-40 距骨颈部骨折螺钉固定
A.直径为4.5 mm的螺钉固定；B.直径为3.5 mm的螺钉固定

从距骨远端向近端固定，因受穿针和螺钉位置限制，易发生骨折跖侧张开，不易达到较好的固定效果（图9-41）。固定强度亦不如从后向前固定理想（图9-42）。后方穿钉可采用后外切口，从跟腱和腓骨肌腱之间进入，显露距骨后外结节，在此结节和外踝之间，以及距骨后关节面和跟骨后关节面之间，可作为入针点。沿距骨纵轴线穿入导针，然后旋入4.5 mm或6.5 mm空心螺钉（图9-43）。由于颈部骨折粉碎严重，有时需清除碎骨块后植入髂骨块后再予以固定。

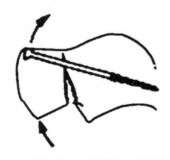 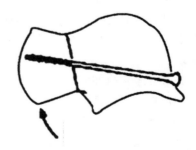

图9-41 螺钉由远向近固定，跖侧易张开　　图9-42 螺钉由后向前固定，固定力线好

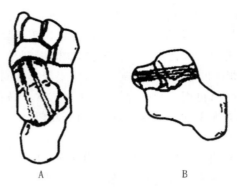

图 9-43　从距骨后方向头颈部固定螺钉

A.旋入 6.5 mm 空心螺钉;B.旋入 4.5 mm 空心螺钉

如果骨折固定稳定,石膏固定 4～6 周,去石膏后可早期开始非负重活动。10～12 周如 X 线检查证实骨愈合后方可负重。

3.Hawkins Ⅲ 型

对闭合性损伤,手法复位更加困难。开放复位可采用前内侧入路。如合并内踝骨折,复位较容易。如内踝完整,为方便复位可做内踝截骨,向下翻开内踝进入关节,注意保护三角韧带勿受损伤。复位距骨体时,如遇困难,可用跟骨牵引或股骨撑开器或外固定器固定于胫骨和跟骨,以牵开关节间隙后再复位。骨折复位后可采用上述固定方法。开放性损伤应彻底清创,如果污染不重,距骨体仍有软组织相连,可考虑将脱位的距骨体复位固定。如不能保留距骨体,则需行 Blair 融合术或跟胫融合术。

4.Hawkins Ⅳ 型

除复位距骨颈骨折和距下关节脱位半脱位外,尚需复位距舟关节并固定该关节。

三、距骨体部骨折

距骨体骨折占距骨骨折的 13％～23％,该骨折的缺血性坏死及创伤性关节炎的发生率高,分别为 25％～50％和 50％。致伤原因以坠落伤为主,距骨体受到胫骨和跟骨间轴向压力,由于距小腿关节位置不同和跟骨的内外翻而形成不同类型的骨折。

(一)骨软骨骨折

距骨滑车关节面在受到应力的作用后可在其外侧和内侧面发生骨软骨骨折。外侧面骨软骨骨折是由于足背伸时受内翻应力旋转,距骨滑车外侧关节面撞击腓骨关节面而引起;内侧面骨软骨骨折是足跖屈时内翻应力使胫骨远端关节面挤压距骨滑车内侧关节面而发生骨折。

1.分型

Berndt 和 Harty(1952 年)提出了一种分类方法(图 9-44),如下所述。

(1)Ⅰ 型:软骨下骨质压缩。

(2)Ⅱ 型:骨软骨部分骨折。

(3)Ⅲ 型:骨软骨完全骨折,无移位。

(4)Ⅳ 型:骨软骨完全骨折,有移位。

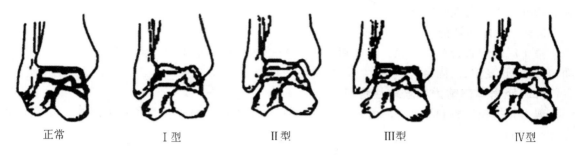

正常　　　　　Ⅰ型　　　　　Ⅱ型　　　　　Ⅲ型　　　　　Ⅳ型

图 9-44　Berndt 和 Harty 分型

2.诊断

距骨滑车关节面的骨软骨骨折常发生于距小腿关节扭伤后,患者就诊时关节肿胀、疼痛、活动受限,很易诊为踝扭伤。有报道,此类骨折在急诊室的漏诊率为 75%。所有踝扭伤患者中有 2%～6%后来被确诊为骨软骨骨折。因此,踝扭伤后应注意此类骨折的发生,拍摄足的正、侧和踝穴位 X 线平片。高度怀疑骨折时,可做关节 MRI 检查。

3.治疗

(1)Ⅰ型损伤:限制活动。

(2)Ⅱ型损伤:用小腿石膏固定 6 周。

(3)Ⅲ型损伤:内侧损伤可用小腿石膏固定 6 周,外侧损伤应手术切开或在关节镜下切除骨块,缺损区钻孔,以使再生纤维软骨覆盖,大的骨块可用可吸收螺钉固定。

(4)Ⅳ型损伤:手术切开或在关节镜下切除骨块或固定骨块。

(二)距骨外侧突骨折

距骨外侧突骨折常由足背伸时受到纵向压缩和旋转暴力引起,也可于足内翻后撕脱骨折或外翻旋转时腓骨撞击而产生。治疗石膏固定 6～8 周。如果发现较晚,持续有症状,骨块小时可手术切除,大的骨块可手术内固定。

(三)距骨后侧突骨折

距骨后侧突可分为较大的后外侧结节和较小的后内侧结节。骨折可发生于外侧结节、内侧结节或整个后侧突。

1.距骨后外侧结节骨折

距骨后外侧结节骨折最多见,多发生于足强力跖屈后胫骨后下缘撞击后外侧结节所致。少数可由足过度背伸后距腓韧带牵拉所致撕脱骨折。

(1)诊断:患者常述踝部扭伤史。于患侧距小腿关节后外侧有压痛,踝及距下关节活动受限。被动伸屈足趾时,可加重骨折部疼痛。骨折后应和距骨后三角骨鉴别,三角骨一般边界清楚,呈圆形、椭圆形。骨扫描和螺旋 CT 有助于区别,必要时行三维重建。而双侧对比摄片不可靠,因约 1/3 为单侧三角骨骨折。

(2)治疗:小腿石膏固定 6 周后练习活动,如仍有症状,可再继续固定 6 周;如为陈旧性损伤或持续有症状时,小的骨块可手术切除。较大骨块如影响关节稳定,应切开复位,内固定。

2.距骨后内侧结节骨折

距骨后内侧结节骨折较少见。由 Cedell 首次报道,又被称为 Cedell 骨折。骨折常发生于踝背伸和旋后时,内后结节被胫距后韧带撕脱。骨折移位后可压迫或刺激胫后神经引起踝管综合征。治疗同上述外侧结节骨折。

3.整个后侧突骨折

整个后侧突骨折极为罕见。移位骨折亦可压迫或刺激胫后神经,因骨块较大,带部分关节面,常需切开复位、内固定。

(四)距骨体部剪力和粉碎性骨折

剪力骨折损伤机制类似于距骨颈骨折,但骨折线更靠后。粉碎性骨折常由严重压轧暴力引起(图9-45)。

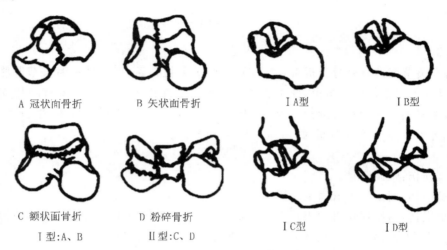

图 9-45　距骨体部剪力骨折和粉碎性骨折

1.分型

Boyd 把距骨体部剪力骨折分为两型。

(1)Ⅰ型:骨折线位于冠状面或矢状面,有四个亚型。ⅠA型:无移位骨折。ⅠB型:有移位骨折。ⅠC型:骨折移位伴距下关节脱位。ⅠD型:骨折移位并脱出距下关节和距小腿关节。

(2)Ⅱ型:骨折线位于额状面。ⅡA型:无移位骨折和移位小于 3 mm 的骨折。ⅡB型:骨折和移位大于 3 mm 的骨折。

2.诊断

诊断要点:①内踝下后方肿胀并压痛最明显。②骨折常合并距下关节内翻脱位,复位脱位后拍片可发现骨折。③距小腿关节正位片有时可见靠近内踝尖处横形或三角形骨折片,但侧位片距骨后方骨折片应与距骨后突籽骨相鉴别。④行垂直距下关节面的 CT 扫描可确诊。

3.治疗

治疗ⅠA型、ⅠB型且移位小于 3 mm 者及ⅡA型、无移位粉碎性骨折,均可用小腿石膏固定 6~8 周。移位大于 3 mm,ⅠB型、ⅠC型、ⅠD型、ⅡB型骨折,可先手法复位,位置满意后石膏固定,如复位失败,应切开复位,螺钉固定。严重移位粉碎性骨折,复位已不可能,可能需要切除距骨体,做 Blair 融合术或跟-胫骨融合术。

4.并发症

并发症多为创伤性关节炎,治疗方法以关节融合为主或全距小腿关节置换术。

四、距骨脱位

距骨脱位主要分为距骨周围脱位和完全脱位,前者占外伤性脱位的 1.0%～1.3%,多数可以闭合复位,后者距骨缺血性坏死率极高,治疗以关节融合为主。

(一)距下关节脱位或距骨周围脱位

距下关节脱位是指足在外力作用下,薄弱的距跟韧带和距舟韧带断裂及关节囊破裂,继而产生距下关节和距舟关节脱位。此时,距骨仍停留于踝穴中,未发生脱位,跟舟韧带保持完整亦无跟骰关节脱位。脱位一般不合并距骨颈骨折(图 9-46)。

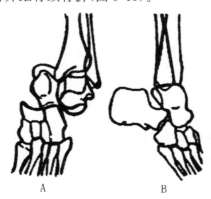

图 9-46　距下关节脱位正侧位

A.正位;B.侧位

1.分型

按脱位后足远端移位方向,可分为内侧脱位、外侧脱位、前脱位和后脱位。当足在强力跖屈、内翻应力作用下,距骨颈抵于载距突旋转,如不发生距骨颈骨折,即产生内侧脱位。此时,距骨头向足背外侧移位,舟骨常位于距骨头颈内侧和背侧,内侧脱位最为常见。当足在强力跖屈及外翻应力作用时,发生外侧脱位。距骨头移向内侧,舟骨位距骨外侧,跟骨移向距骨外侧。外侧脱位时损伤暴力更大,软组织损伤严重,开放性损伤多见,且多伴有距下关节和距小腿关节的骨软骨骨折。前、后脱位极为罕见。

2.诊断

距下关节脱位后,足有明显的内翻或外翻畸形。有时软组织肿胀严重,可掩盖畸形,结合足X 线正、侧位和斜位平片可明确诊断。少数患者可合并神经血管束损伤,应注意检查足的感觉和血运情况。

3.治疗

脱位后应及早复位,以免皮肤长时间受压坏死和足血运障碍。闭合性损伤可先手法复位,屈曲膝关节,放松腓肠肌,纵向牵引足跟部,先稍加大畸形后再反畸形方向复位。内侧脱位时足外翻、外展,然后背伸。外侧脱位时足内翻,前足内收、背伸。

(1)闭式复位:有 5%～20% 的患者复位失败。内侧脱位时,复位失败的主要原因为伸肌支持带和距舟关节囊嵌顿,外侧脱位时复位失败的主要原因为胫后肌腱和屈趾长肌腱绕过距骨颈阻碍复位。另外,如合并距下关节和距舟关节内的骨折,也可影响复位。

(2)切开复位:闭式复位失败或合并关节内骨折需要切开复位时,去除阻碍复位的原因,使距骨复位。小的骨块可以切除,大的骨块应复位,内固定。开放性损伤应彻底清创,污染严重时可二期关闭伤口。

(3)复位后处理:如果关节稳定,可用小腿石膏固定足于中立位4周,4周后练习功能活动。如不稳定,可用克氏针临时固定距舟关节和距下关节,再用小腿石膏固定并适当延长固定时间。

4.预后

距下关节脱位后,虽然距骨血供可能受到损害,但由于未从距小腿关节脱位,从而保留了距小腿关节前关节囊进入距骨体的血管和踝内侧下方的血管,较少发生距骨缺血性坏死。但在外侧脱位、开放性损伤或合并关节内骨折时,都难以达到较好的疗效。其他并发症有皮肤坏死、关节不稳定、感染、神经血管束损伤等。

(二)距骨全脱位

在距骨周围脱位的基础上,如果外力继续作用,可使距骨不仅和其他跗骨分离,而且还从可踝穴中脱出,导致距骨全脱位。

1.损伤机制

由于内、外翻应力不同,有内侧全脱位和外侧全脱位。在足极度内翻时,距骨围绕垂直轴旋转90°,致使距骨头朝向内侧,与此同时距骨还沿足长轴外旋,故其跟骨关节面朝向后方。由于损伤暴力大,距骨可脱出踝穴将皮肤冲破而脱出体外。此种脱位多为开放性损伤,即便是闭合性损伤,距骨脱位至皮肤下,对皮肤造成很大压力。

2.诊断

患侧足部肿胀明显,骨性隆起使局部皮肤光亮,甚至裂开,露出脱位的距骨。

3.治疗

(1)开放性损伤:距骨全脱位是一种严重损伤,多为开放性损伤,易合并感染,预后差,选择治疗亦很困难。如把脱位的距骨复位,发生感染的可能较大,易产生距骨缺血性坏死及踝和距下关节的创伤性关节炎,功能不满意。因此,有人主张应早期切除距骨,行胫跟融合术,但由于足畸形,也很难达到满意功能。如果污染不严重,清创彻底或仍有部分软组织相连,均为距骨再植入创造了条件。如污染严重,完全脱出无任何软组织相连,估计再植入后不能成活时,可切除距骨,行胫跟融合术。

(2)闭合性损伤:可先手法复位,将足极度屈曲、内翻,用踇指从足前内侧向外推挤距骨头,同时在足踝内侧向下推压距骨体,希望将距骨重新纳入踝穴,也可同时配合跟骨牵引或用克氏针撬拨以协助复位。如复位失败,应切开复位。因手法复位困难,也可直接采取切开复位,采用前外或前内侧入路,尽量少剥离软组织。术后固定6周,以便关节囊愈合,并应密切观察距骨有无缺血性坏死。

(仲吉军)

第十节 跟 骨 骨 折

跟骨骨折是常见骨折,占全身骨折的2%,以青壮年最多见,严重损伤后易遗留伤残。至今仍没有一种大家都能认可的分类及治疗方法。应用CT分类跟骨骨折,使我们对跟骨关节内骨折认识更加清楚。像其他部位关节内骨折一样,解剖复位、坚强内固定、早期活动是达到理想功能效果的基础。

一、分类

跟骨骨折根据骨折线是否波及距下关节分为关节内骨折和关节外骨折。

(一)关节内骨折

1.Essex-Lopresti 分型法

根据 X 线检查把骨折分为舌状骨折和关节塌陷型骨折。缺点是关节塌陷型包含了过多骨折,对于骨折评价和临床预后带来困难。

(1)A 型:无移位骨折。

(2)B_1 型:舌状骨折。

(3)B_2 型:粉碎性舌状骨折。

(4)C_1 型:关节压缩型。

(5)C_2 型:粉碎性关节压缩型。

(6)D 型:粉碎性关节内骨折。

2.Sanders CT 分型法

Sanders 根据后关节面的三柱理论,通过初级和继发骨折线的位置分为若干亚型,其分型基于冠状面 CT 扫描(图 9-47)。在冠状面上选择跟骨后距关节面最宽处,从外向内将其分为 A、B、C 三部分,分别代表骨折线位置。这样,就可能有四部分骨折块、三部分关节面骨折块和二部分载距突骨折块。

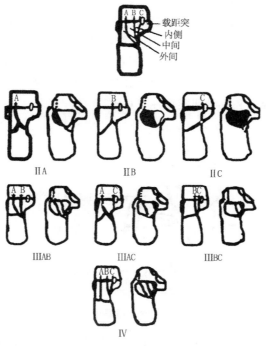

图 9-47　Sanders CT 分型法

(1) I 型：所有无移位骨折。

(2) II 型：二部分骨折，根据骨折位置在 A、B 或 C 又分为 II A、II B、II C 骨折。

(3) III 型：三部分骨折，同样，根据骨折位置在 A、B 或 C 又分为 III AB、III BC、III AC 骨折，典型骨折有一中央压缩骨块。

(4) IV 型：骨折含有所有骨折线，IV ABC。

（二）关节外骨折

按解剖部位关节外骨折可分为：①跟骨结节骨折。②跟骨前结节骨折。③载距突骨折。④跟骨体骨折（图 9-48）。

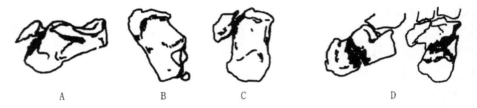

A   B   C   D

图 9-48　跟骨关节外骨折

A.跟骨结节骨折；B.跟骨前结节骨折；C.载距突骨折；D.跟骨体骨折

二、关节内骨折

关节内骨折约占所有跟骨骨折的 70%。

（一）损伤机制与病理

由于跟骨形态差异、暴力大小方向和足受伤时位置不同，可产生各种类型跟骨后关节面粉碎性骨折。但在临床中常会出现以下 3 种情况：①跟骨骨折后，载距突骨折块总是保持原位，和距骨有着正常关系。骨折线常位于跟距骨间韧带外侧。②关节压缩型骨折较常见，Sanders II 型骨折较常见。后关节面骨折线常位于矢状面，且多将后关节面分为两部分，内侧部分位于载距突上，外侧部分常陷于关节面之下，并由于距骨外侧缘撞击而呈旋转外翻，陷入跟骨体内。③由于距骨外侧缘撞击跟骨后关节面，使骨折进入跟骨体内，从而推挤跟骨外侧壁突出隆起，使跟腓间距减小，产生跟腓撞击综合征和腓骨肌腱嵌压征（图 9-49）。

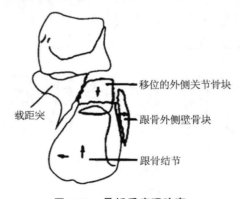

载距突   移位的外侧关节骨块

跟骨外侧壁骨块

跟骨结节

图 9-49　骨折后病理改变

跟骨骨折后可出现：①跟骨高度丧失，尤其是内侧壁。②跟骨宽度增加。③距下关节面破坏。④外侧壁突起。⑤跟骨结节内翻。因此，如想恢复跟骨功能，应首先恢复距下关节面完整和跟骨外形。

(二)临床表现

骨折多发生于高处坠落伤或交通事故伤。男性青壮年多见。伤后足在数小时内迅速肿胀,皮肤可出现水泡或血泡。如疼痛剧烈,足感觉障碍,被动伸趾引起剧烈疼痛时,应注意足骨筋膜室综合征的可能。亦应注意全身其他合并损伤,如脊柱、脊髓损伤。

(三)诊断

1.X 线检查

足前后位 X 线平片可见骨折是否波及跟骰关节,侧位可显示跟骨结节角和交叉角(Gissane角)变化,跟骨高度降低,跟骨轴位可显示跟骨宽度变化及跟骨内、外翻。Broden 位(图 9-50)是一种常用的斜位,可在术前、术中了解距下关节面损伤及复位情况。投照时,伤足内旋 40°,X 线球管对准外踝并向头侧分别倾斜 10°、20°、30°、40°。

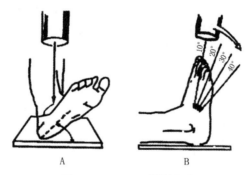

图 9-50 Broden 投照方法
A.正面观;B.侧面观

2.CT 检查

关节内骨折应常规行 CT 检查,以了解关节面损伤情况,必要时行螺旋 CT 进行三维重建。

(四)治疗

对于跟骨关节内骨折是行手术治疗还是非手术治疗,多年来一直存在争论。CT 分类使我们对关节内骨折的病理变化更加清楚,使用标准入路和术中透视可明显减少手术并发症。各种专用钢板的出现,使内固定更加稳定,患者可早期活动。跟骨关节内骨折如要获得好的功能,应该解剖复位跟骨关节面及跟骨外形,但即使是达到解剖复位也不能保证一定可以获得好的功能。

1.治疗应考虑的因素

(1)年龄:老年患者,骨折后关节易僵硬,且骨质疏松,不易牢固内固定,一般 50 岁以上的患者,以非手术治疗为宜。

(2)全身情况:如合并较严重糖尿病、周围血管疾病,身体极度虚弱,或合并全身其他部位损伤不宜手术时,应考虑非手术治疗。

(3)局部情况:足部严重肿胀、皮肤水泡,不宜马上手术,应等 1～2 周肿胀消退后方可手术。开放性损伤时,如软组织损伤较重,可用外固定器固定。

(4)损伤后时间:手术应在伤后 3 周内完成。如果肿胀、水泡或其他合并损伤而不能及时手术时,采用非手术治疗。

(5)骨折类型:无移位或移位小于 2 mm 时,采用非手术治疗。Sanders Ⅱ 型、Ⅲ 型骨折应选用切开复位。虽然关节面骨折块无明显移位,但跟骨体骨折移位较大,为减少晚期并发症,也应切开复位,内固定。关节面严重粉碎性骨折,恢复关节面形态已不可能,可选用非手术治疗。如有条件,也可在恢复跟骨外形后一期融合距下关节。

(6)医师的经验和条件:手术切开有一定的技术和设备条件要求,如不具备时,应将患者转到其他有条件医院治疗或选用非手术方法治疗。不能达到理想复位及固定的手术,不如不做。

2.治疗方法

(1)功能疗法:功能疗法适用于无移位或少量移位骨折,或年龄较大、功能要求不高或有全身并发症不适于手术治疗的患者。

适应证及禁忌证:无移位或少量移位骨折,应用此方法,可早期活动,较早恢复足的功能。但对移位骨折由于未复位骨折可能会遗留足跟加宽,结节关节角减小,足弓消失及足内、外翻畸形等,患者多不能恢复正常功能。

具体操作方法:伤后立即卧床休息,抬高患肢,并用冰袋冷敷患足,24 h后开始主动活动足距小腿关节,3~5 d后开始用弹性绷带包扎,1周左右可开始拄拐行走,3周后在保护下或穿跟骨矫形鞋部分负重,6周后可完全负重。伤后4个月可逐渐开始恢复轻工作。

(2)闭合复位疗法:用手法结合某些器械或克氏针复位移位的骨折。有以下两种方法。

Bahler法:在跟骨结节下方及胫骨中下段各横穿一克氏针,做牵引和反牵引,以期恢复结节关节角和跟骨宽度及距下关节面,逐渐夹紧则可将跟骨体部恢复正常,透视位置满意后,石膏固定足于中立位,并将克氏针固定于石膏之中。内、外踝下方及足跟部仔细塑形,4~6周去除石膏和克氏针,开始活动足距小腿关节。此方法由于不能够较好恢复距下关节面,疗效不满意,现已很少采用。

Essex-Eopresti法:患者取俯卧位,在跟腱止点处插入一根斯氏针,针尖沿跟骨纵轴向前并略微偏向外侧,达后关节面下方后撬起。撬拨复位后再用双手在跟骨部做侧方挤压,侧位及轴位透视,位置满意后,将斯氏针穿入跟骨前方。粉碎性骨折时,也可将斯氏针穿过跟骰关节,然后用石膏将斯氏针固定于小腿石膏管型内。6周后去除石膏和斯氏针。此方法适用于某些舌状骨折。由于石膏固定,功能恢复较慢。

(3)切开复位术:可在直视下复位关节面骨块和跟骨外侧壁,结合牵引可同时恢复跟骨轴线并纠正短缩和内、外翻。使用钢板螺钉达到较坚强固定,可使患者早期活动。尽快地恢复足的功能,避免了由于复位不良带来的各种并发症。

患者体位取单侧骨折侧卧位,如为双侧骨折,则取俯卧位。切口采用外侧 L 形切口。纵形切口位于跟腱和腓骨长短肌腱之间,水平切口位于外踝尖部和足底皮肤之间。切开皮肤后,从骨膜下翻起皮瓣,显露距下关节和跟骰关节,用三根克氏针从皮瓣下分别钻入腓骨、距骨和骰骨后,向上弯曲以扩大显露。腓肠神经位于皮瓣中,注意不要损伤。复位,掀开跟骨外侧壁,显露后关节面。寻找骨折线,认清关节面骨折情况。取出载距突关节面外侧压缩移位的关节内骨折块。使用 Schanz 针或跟骨牵引,先内翻跟骨结节,同时向下牵引,再外翻,以纠正跟骨短缩及跟骨结节内翻,使跟骨内侧壁复位,用克氏针维持复位。然后把取出的关节面骨折块复位,放回外侧壁并恢复 Gissane 角和跟骰关节面,克氏针固定各骨折块。透视检查骨折位置,尤其是 Broden 位查看跟骨后关节面是否完全复位。如骨折压缩严重,空腔较大,可使用骨移植,但一般不需要骨移植。根据骨折类型选用钢板和螺钉固定,如可能,螺钉应固定外侧壁到对侧载距突下骨皮质上,以保证固定确实可靠。少数严重粉碎性骨折,需要加用内侧切口协助复位固定。固定后,伤口放置引流管或引流条,关闭伤口,2周拆线。伤口愈合良好时,开始活动,6～10周穿行走靴部分负重。12～16周去除行走靴负重行走,逐渐开始正常活动。

(4)关节融合术:严重粉碎性骨折的年轻患者对功能要求较高时,切开难以达到关节面解剖复位,非手术治疗又极有可能遗留跟骨畸形而影响功能。一期融合并同时恢复跟骨外形可缩短治疗时间,使患者尽快地恢复工作。在切开复位时,亦应有做关节融合术的准备,一旦不能达到较好复位,也可一期融合距下关节。手术时用磨钻磨去关节软骨,大的骨缺损可植骨,用钢板维持跟骨基本外形,用1枚6.5 mm或直径为7.3 mm的全长螺纹空心螺钉经导针从跟骨结节到距骨。

(五)并发症

1.伤口皮肤坏死感染

外侧入路L形切口时,皮瓣角部边缘有可能发生坏死,所以手术时应仔细操作,避免过度牵拉。一旦出现坏死,应停止活动。如伤口感染,浅部感染,可保留内置物,伤口换药,有时需要皮瓣转移。深部感染,需取出钢板和螺钉。

2.神经炎、神经瘤

手术时可能会损伤腓肠神经,造成局部麻木或形成神经瘤后引起疼痛。如疼痛不能缓解,可切除神经瘤后,将神经残端埋入腓骨短肌中。在非手术治疗时,由于跟骨畸形愈合后内侧挤压刺激胫后神经分支引起足跟内侧疼痛,非手术治疗无效时,可手术松解。

3.腓骨肌腱脱位、肌腱炎

骨折后由于跟骨外侧壁突出,缩小了跟骨和腓骨间隙,挤压腓骨长短肌腱引起肌腱脱位或嵌压。手术时切开腱鞘使肌腱直接接触距下关节或螺钉、钢板的摩擦及手术后瘢痕也是引起肌腱炎的原因。腓骨肌腱脱位、嵌压后,如患者有症状,可手术切除突出的跟骨外侧壁,扩大跟骨和腓骨间隙。同时紧缩腓骨肌上支持带,加深外踝后侧沟。

4.距下关节和跟骰关节创伤性关节炎

由于关节面骨折复位不良或关节软骨的损伤,距下关节和跟骰关节退变产生创伤性关节炎,关节出现疼痛及活动障碍。可使用消炎止痛药物、理疗和支具等治疗,如症状不缓解,应做距下关节或三关节融合术。

5.跟痛

跟痛可由于外伤时损伤跟下脂肪垫引起,也可因跟骨结节跖侧骨突出所致。可用足跟垫减轻症状,如无效可手术切除骨突出。

三、关节外骨折

关节外骨折占所有跟骨骨折的30％～40％。一般由较小暴力引起,常不需手术治疗,预后较好。

(一)前结节骨折

前结节骨折可分为两种类型。撕脱骨折多见,常由足跖屈、内翻应力引起。分歧韧带或伸趾短肌牵拉跟骨前结节附着部造成骨折。骨折块较小并不波及跟骰关节。足强力外展造成跟骰关节压缩骨折较少见,骨折块常较大并波及跟骰关节,骨折易被误诊为踝扭伤。骨折后距下关节活动受限,压痛点位于前距腓韧带前2 cm处,向下1 cm。检查者也可用拇指置于患者外踝尖部,中指置于第5跖骨基底尖部,示指微屈后指腹正好落在前结节压痛点。加压包扎免负重6～8周,预后也较好。

(二)跟骨结节骨折

跟骨结节骨折也有两种类型:一种是腓肠肌突然猛烈收缩牵拉跟腱附着部,发生跟骨后部撕脱骨折;另一种为直接暴力引起的跟骨后上鸟嘴样骨折(图9-51)。骨折移位较大时,跟骨结节明显突出,有时可压迫皮肤坏死。畸形愈合后可使穿鞋困难。借助Tompson试验可帮助判断是否跟腱和骨块相连。有时骨块可连带部分距下关节后关节面。骨折无移位或有少量移位时,用石膏固定患足跖屈位固定6周。骨折移位较大时,应手法复位,如复位失败可切开复位,螺钉或克氏针固定。

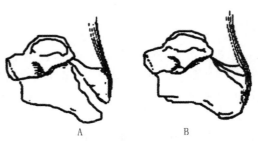

图 9-51　跟骨结节骨折
A.撕脱骨折;B.鸟嘴样骨折

(三)跟骨结节内、外侧突骨折

单纯跟骨结节内、外侧突骨折少见且常常无移动位,相比较而言,内侧突更易骨折。骨折常由足内或外翻时受到垂直应力而产生的剪切力作用所致,通过跟骨轴位或CT检查可做出诊断。无移位或少量移位时可用小腿石膏固定8~10周。可闭式复位,经皮克氏针或螺钉固定。如果骨折畸形愈合且有跟部疼痛时,可通过矫形鞋改善症状,无效者也可手术切除骨突起部位。

(四)载距突骨折

单纯载距突骨折很少见。按Sanders分类此类骨折为ⅡC骨折。骨折后可偶见屈趾长肌腱卡压于骨折之中,移位骨块也可挤压神经血管束,被动过伸足趾可引起局部疼痛加重。无移位骨折可用小腿石膏固定6周。移位骨折可手法复位足内翻跖屈,用手指直接推挤载距突复位,较大骨折块时也可切开复位。骨折不愈合较少见,不要轻易切除载距突骨块,因为有可能失去弹簧韧带附着而致扁平足。

(五)跟骨体骨折

跟骨体骨折因不影响距下关节面,一般预后较好。骨折机制类似于关节内骨折,常发生于高处坠落伤。骨折后可有移位,如跟骨体增宽,高度减低,跟骨结节内外翻等。此类骨折除常规X线摄片外,还应行CT检查,以明确关节面是否受累及骨折移位情况。骨折移位较大时,可手法复位石膏外固定或切开复位、内固定。

(仲吉军)

第十章

骨与关节化脓性疾病

第一节　化脓性关节炎

一、概述

化脓性关节炎是化脓性细菌引起的关节内感染。儿童多见,青少年次之,成人少见。常为败血症的并发症,也可因手术感染、关节外伤性感染、关节火器伤等所致。一般病变多系单发,儿童亦可累及多个关节,发病者男多女少,最常发生在大关节,以髋、膝多发,其次为肘、肩和踝关节。

二、病因病理

(一)病因

现代医学认为本病最常见的致病菌为金黄色葡萄球菌,约占85%。其次为溶血性链球菌、肺炎球菌和大肠埃希菌等。婴幼儿化脓性关节炎常为溶血性链球菌引起。感染途径最常见的是血源性感染,细菌从身体其他部位的化脓性病灶经血液循环播散至关节;或从关节邻近的组织的化脓性感染蔓延而来;也可为关节开放性损伤、关节手术或关节穿刺继发感染。

(二)病理

化脓性关节炎的病理变化大致可分为3个阶段。其病变的发展为逐渐演变过程,而无明显的界限,有时某一阶段可独立存在,每一阶段的长短也不尽一致。

1.浆液性渗出期

关节感染后,首先引起滑膜充血、水肿、白细胞浸润;关节腔内浆液性渗出,多呈淡黄色,内含有大量白细胞。此阶段无关节软骨破坏。如能治疗得当,关节功能可恢复正常。

2.浆液纤维蛋白性渗出期

炎症继续发展,渗出液增多,因细胞成分增加,关节液混浊黏稠,内含脓性细胞、细菌及纤维蛋白性渗出液。关节感染时,滑膜出现炎症反应,滑膜和血管对大分子蛋白的通透性显著增高。通过滑膜进入关节腔的血浆蛋白增加,关节内有纤维蛋白沉积,常附着关节软骨表面,妨碍软骨内代谢产物的释出和滑液内营养物质的摄入,如不及时处理,关节软骨失去滑润的表面,关节滑膜逐渐增厚,进而发生软骨面破坏,关节内发生纤维性粘连,引起关节功能障碍。

3.脓性渗出期

渗出液转为脓性,脓液中含有大量细菌和脓性细胞,关节液呈黄白色,死亡的多核白细胞释放出蛋白分解酶,使关节软骨溶解破坏,炎症侵入软骨下骨质,软骨溶解,滑膜破坏,关节囊和周围软组织发生蜂窝织炎,形成关节周围软组织脓肿。如脓肿穿破皮肤,则形成窦道。病变严重者,虽经过治疗,得以控制炎症,但遗留严重关节障碍,甚至完全强直于非功能位。

三、临床表现与诊断

(一)病史
一般都有外伤史或其他部位的感染史。

(二)症状与体征
1.全身症状

急骤发病,有寒战、高热、全身不适等菌血症表现。

2.局部表现

受累关节剧痛,并可有红肿、热、压痛,由于肌肉痉挛,关节常处于屈曲畸形位,久之,关节发生挛缩,甚至脱位或半脱位。

四、实验室检查

(一)血液检查
白细胞计数增高,中性粒细胞比例增加;血培养可为阳性。

(二)关节穿刺
关节穿刺和关节液检查是确定诊断和选择治疗方法的重要依据。依病变不同阶段,关节液可为浆液、黏稠混浊或脓性,涂片可见大量白细胞、脓性细胞和细菌,细菌培养可鉴别菌种并找到敏感的抗生素。

(三)影像学表现
X线片及CT三维扫描早期见关节肿胀、积液、关节间隙增宽;以后关节间隙变窄,软骨下骨质疏松破坏;晚期有增生和硬化,关节间隙消失,关节呈纤维性或骨性融合,有时尚可见骨骺滑脱或病理性关节脱位。

五、诊断

本病早期根据全身、局部症状和体征,实验室检查及影像学检查,一般可以做出化脓性关节炎的诊断。但某些病例须与风湿性关节炎、类风湿性关节炎、创伤性关节炎和关节结核鉴别。

(一)风湿性关节炎
风湿性关节炎常为多关节游走性肿痛,抗"O"检查常阳性,关节肿胀消退后,无任何后遗症。关节液细菌检查阴性,抗风湿药物有明显效果。

(二)类风湿性关节炎
类风湿性关节炎常见为多关节发病,手足小关节受累,RF检查常为阳性。关节肿胀、不红。患病时间长者有关节畸形和功能障碍。血清及关节液类风湿因子试验常为阳性。

(三)创伤性关节炎
有创伤史,发展缓慢,负重或活动多时疼痛加重,可有积液,关节活动有弹响,休息后缓解,一般无剧烈疼痛。骨端骨质增生。多发于负重关节如膝、髋关节。

(四)关节结核

起病缓慢,常有低热、盗汗和面颊潮红等症状,全身中毒症状较轻。关节局部肿胀疼痛,活动受限,但多无急性炎症症状。早期 X 线片可无明显改变,以后有骨质疏松、关节间隙变窄,并有骨质破坏,但少有新骨形成。必要时行关节液检查或滑膜活检有助于区别。

六、治疗

原则是早期诊断,及时正确处理,内外同治,保全生命,尽量保留关节功能。

(一)全身治疗

全身支持疗法,改善全身状况。患者卧床休息,补充足够的液体,注意水、电解质平衡,防止酸中毒;给予足够的营养,如高蛋白质、多维生素饮食;必要时,少量多次输以新鲜血,以减少全身中毒症状,提高机体抵抗力。

(二)抗生素治疗

抗生素的应用是治疗化脓性关节炎的重要手段。应及早采用足量、有效、敏感的抗生素,并根据感染的类型、致病菌种、抗生素药敏试验结果及患者机体状态选择抗生素,并及时调整。若未找到病原菌,应选用广谱新型抗生素,如头孢菌素等。不可为了等待细菌培养及药物敏感试验结果而延误病情,以免失去有效抗生素治疗的最佳时机。抗生素的使用至少应持续至体温下降、症状消失后 2 周。

(三)局部治疗

早期患肢制动,应用夹板、石膏、支具固定或牵引等制动,限制患肢活动,可防止感染扩散,减轻肌肉痉挛及疼痛,防止畸形及病理性脱位或在非功能位强直,减轻对关节软骨面的压力及软骨破坏。一旦急性炎症消退或伤口愈合,即开始关节的主动及轻度的被动活动,以恢复关节的活动度。关节已有畸形时,可应用牵引逐步矫正。不宜采取粗暴的手法,以免引起炎症复发及病理骨折等并发症。后期 X 线片显示关节软骨面已有破坏及骨质增生,关节强直已不可避免时,应保持患肢于功能位,使其强直于功能位。

(四)手术治疗

根据病变轻重、发展阶段及时选择外科处理。对于关节内脓液形成,应尽早切开排脓。如关节破坏严重,功能丧失,必须使关节强直固定在功能位,以免关节非功能位强直而严重影响功能。对于关节强直在非功能位者,在炎症治愈 1 年后,才可行手术矫形或关节成形术,以防止炎症复发。

1.关节穿刺及冲洗

关节穿刺除用于诊断外,也是重要的治疗措施。其目的为吸出关节渗液,及时冲洗出纤维蛋白和白细胞释出的溶酶体等有害物质,避免对关节软骨造成不可逆的损害,术后局部注入抗生素或行关节腔灌注冲洗。也可用关节镜进行冲洗。

2.关节切开引流术

经过非手术治疗无效,全身和局部情况如仍不见好转,或关节液已成为稠厚的脓液,或较深的大关节,穿刺难以成功的部位,应及时切开引流,用大量的生理盐水冲洗,去除脓液、纤维块和坏死脱落组织,注入抗生素,伤口用抗生素滴注引流或做局部湿敷,以控制感染和防止关节面软骨破坏,缓解疼痛,防止肌肉挛缩和关节畸形。

3.关节矫形术或关节成形术

严重的化脓性关节炎,未及时采取有效的措施,遗留严重畸形,有明显功能障碍者,可以考虑行矫形手术或关节成形术。对于关节强直于功能位无明显疼痛者,一般无须特殊治疗;如果关节强直于非功能位或有陈旧性病理脱位者,须行矫形手术,如关节融合、截骨矫形术或关节成形术等。手术须在炎症治愈1年后才可以进行,以防止炎症复发。

(李禄松)

第二节　化脓性骨髓炎

一、急性化脓性骨髓炎

急性化脓性骨髓炎是指由化脓性细菌引起的骨膜、骨质和骨髓组织的一种急性化脓性炎症。本病的病变范围不仅涉及骨髓组织,且常波及骨膜、密质骨和松质骨等部位;如不及时正确治疗,可反复发作或转为慢性骨髓炎,遗留畸形、强直、残废等,严重影响功能和健康,甚至危及生命。本病最常见于3～15岁的儿童和少年,男多于女,男女比例约4∶1。好发于四肢长骨的干骺端,尤以胫骨上段和股骨下段的发病率最高(约占60%),其次为肱骨、桡骨及髂骨,桡骨、尺骨、距骨、指(趾)骨次之,脊柱亦偶有发生,肋骨和颅骨少见。

(一)病因病理

(1)病因:急性化脓性骨髓炎是由化脓性细菌引起的骨与周围组织的感染。最常见的致病菌是金黄色葡萄球菌,占75%以上;其次为乙型链球菌和白色葡萄球菌,偶有大肠埃希菌、铜绿假单胞菌和肺炎球菌等。

化脓性骨髓炎的感染途径主要有3个:①血源性感染,细菌从体内其他感染灶,如疖痈、脓肿、扁桃体炎、中耳炎等经血行到达骨组织,在身体抵抗力差或细菌具有高度感染力的情况下发病,这是最常见的途径。此外,不少患者局部骨骼感染灶不明显,但出现脓毒血症,应该注意这可能是脓胸、肺脓肿、心包炎、脑脓肿、肝脓肿、髂窝脓肿等的严重感染的一种表现,应全面检查,防止漏诊。②创伤性感染,细菌从伤口侵入骨组织,如外伤引起的开放性骨折,或因穿透性损伤到骨组织,或因术口感染累及骨组织,造成感染。另外,临床上扭挫伤等闭合性损伤的所致局部组织的损伤,形成血肿,导致局部血流不畅,细菌易于停聚引起感染。③蔓延性感染,由邻近软组织直接蔓延扩散导致,如指(趾)端感染引起的指(趾)骨骨髓炎,齿槽脓肿累及的上、下颌骨等。化脓性骨髓炎的发生,细菌毒力的大小是外在因素,全身情况或局部骨骼抵抗力是内在因素。

血源性骨髓炎:好发于儿童长骨的干骺端,此阶段是人体骨生长最活跃的时期,干骺端有很多终末小动脉,循环丰富,血流缓慢,细菌易于停留、聚集、繁殖,形成栓塞,使血管末端阻塞,导致局部组织坏死,感染化脓。

(2)病理:骨质破坏、坏死和由此诱发的修复反应(骨质增生)同时并存为本病的病理特点。早期以骨质破坏和坏死为主,晚期以增生为主。

病理过程:①脓肿形成,骨内感染灶形成后,因周围为骨质,引流不畅,早期多局限于髓内,随着病情的进展,骨质被侵蚀破坏,脓肿沿着局部阻力较小的方向四周蔓延。脓肿蔓延途径如下

(图 10-1)。脓肿向长骨髓腔蔓延。因骨骺板抵抗感染的能力较强,脓液不易穿破骺板进入关节腔,多向骨髓腔扩散,致使骨髓腔受累。髓腔内压力增高,可再沿中央管扩散至骨膜下层,形成骨膜下脓肿。脓液突破干骺端的坚质骨,穿入骨膜下形成骨膜下脓肿;压力进一步增高时,突破骨膜流入软组织。也可沿中央管侵入骨髓腔,穿入关节,引起化脓性关节炎。成人骺板无抵御能力,脓肿可穿破干骺端骨皮质进入关节,形成化脓性关节炎。②形成死骨,骨膜被脓肿掀起时,该部的骨皮质失去来自骨膜的血液供应(严重影响骨的循环);而进入骨髓腔和中央管的脓液,亦可形成血栓和脓栓,栓塞管内通过的滋养血管,阻断骨内血供;最终造成骨坏死,形成死骨。坏死区的分布和大小,视缺血范围而定,严重时可发生整个骨干坏死。③包壳形成,在脓肿和死骨的形成过程中,由于骨膜剥离,骨膜深层成骨细胞受炎性刺激而产生大量新骨,包裹于死骨外面,形成"骨性包壳",可替代病骨起支持作用,大量骨坏死时,成为维持骨干连续和稳定的唯一保证。通常包壳上有多个小孔与皮肤窦道相通,内有死骨、脓液和炎性肉芽组织,往往由于引流不畅,成为骨性无效腔。小块死骨可被吸收或经窦道排出,大块死骨则不能排出或吸收,导致无效腔不能闭合,伤口长期不愈,成为慢性骨髓炎。

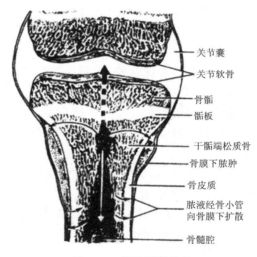

关节囊
关节软骨
骨骺
骺板
干骺端松质骨
骨膜下脓肿
骨皮质
脓液经骨小管向骨膜下扩散
骨髓腔

图 10-1 脓肿蔓延途径

(二)临床表现与诊断

1.病史

患者体质常虚弱,有的曾有感染灶,有的曾有局部外伤史。

2.症状与体征

(1)全身症状:起病急,开始即有明显的全身中毒症状,多有弛张型高热,可达 39 ℃～40 ℃,有时并发寒战、脉搏快、口干、食欲缺乏,可有头痛、呕吐等脑膜刺激症状,患儿烦躁不安,严重者可有谵妄、昏迷等败血症表现。外伤引起的急性骨髓炎,除有严重并发症或大量软组织损伤及感染外,一般全身症状较轻,感染较局限而少发生败血症,但应警惕并发厌氧菌感染的危险。

(2)局部症状:早期有局部剧烈疼痛和搏动性疼痛,肌肉有保护性痉挛,惧怕移动患肢。患部皮温增高,有深压痛,肿胀不明显。数天后,骨膜下脓肿形成,局部皮肤水肿、发红。当脓肿穿破骨膜至软组织后,压力减轻,疼痛缓解,但软组织受累的症状明显,局部红、肿、热、痛,压痛更为明显,可触及波动感。脓液进入髓腔后,整个肢体剧痛肿胀,骨质因炎症而变疏松,常伴有病理性骨折。

3.实验室检查

白细胞计数及中性粒细胞明显升高，一般伴有贫血，白细胞计数可高达 $10 \times 10^9/L$，中性粒细胞可占 90%以上。早期血培养阳性率较高，局部脓液培养有化脓性细菌，应做细菌培养及药物敏感试验，以便及时选用有效药物。如骨穿刺抽得脓液、混浊液或血性液体涂片检查有脓细胞或细菌，即可确诊。

4.影像学检查

X 线片在起病 2 周内多无明显异常，故阴性结果不能排除急性骨髓炎。2 周后，髓腔内脓肿形成，松质骨内可见小的斑片状骨质破坏区，进而累及骨皮质甚至整个骨干。因骨膜被掀起，可出现骨膜反应(层状或葱皮样)及层状新骨形成。

如感染继续向髓腔内和骨干方向扩展，则骨皮质内、外侧面均出现虫蚀样改变，脱钙，以及周围软组织肿胀阴影，有时出现病理骨折。CT 检查可提前发现骨膜下脓肿，明确其病变范围。MRI 在骨髓炎早期即可显示病变部位骨内和骨外的变化，如骨髓损坏、骨膜反应等，此种改变要早于 X 线片和 CT 检查。骨扫描对早期诊断骨髓炎有重要价值，但由于其局限性，有时阴性并不能排除骨髓炎诊断。

5.鉴别诊断

(1)软组织炎症：软组织炎症时全身中毒症状较轻，而局部红肿较明显，压痛表浅，且其病变多居于骨骼之一侧，因此压痛只限于一个或两个平面。

(2)急性化脓性关节炎：化脓性关节炎红热、肿胀、压痛在关节间隙而不在骨端，关节活动度几乎完全消失，有疑问时，关节腔穿刺抽液检查可明确诊断。早期 X 线表现为关节间隙增宽，随着病变的发展关节间隙变窄甚至消失。

(3)风湿性关节炎：为风湿病的一部分，起病缓慢，全身情况(如发热)和局部症状(关节肿痛)均较轻，常为多关节游走性，血沉、抗"O"等血液检查呈阳性。

(4)恶性骨肿瘤：特别是因文肉瘤，常伴发热、白细胞增多、X 线示"葱皮样"骨膜下新骨形成等现象，须与骨髓炎鉴别。鉴别要点：因文肉瘤常发生于骨干，范围较广，全身症状不如急性骨髓炎重，但有明显夜间痛，表面可有怒张的血管。局部穿刺活检，可以确定诊断。

(三)治疗

早期诊断，及时应用大剂量有效抗生素，中药辨证施治，内服外用和适当的局部处理，全身支持治疗是治疗成功的关键。

1.全身治疗

加强全身支持疗法。对症处理患者的高热，纠正酸中毒，予补液、营养支持治疗，必要时输血，增强患者的抵抗力。出现感染性休克者，积极抗休克治疗。

2.抗生素治疗

早期采用足量、广谱的抗生素，多主张联合用药。常用的抗生素主要有青霉素类、头孢类、氨基糖苷类、喹诺酮类、磺胺类，以及甲硝唑、万古霉素、克林霉素、利福平等，应根据感染类型、致病菌种、抗生素药敏试验结果及宿主状态选择抗生素，并及时调整。

3.手术治疗

手术治疗的目的：一是引流脓液，减少毒血症症状，二是阻止其转变为慢性。手术方式主要有钻孔引流和开窗减压两种(图 10-2)。一般而言，多数急性化脓性骨髓炎患者，经过早期、及时、有效的治疗,可免于手术。但出现以下情况,应考虑手术治疗:①大剂量应用抗生素2～3 d后,全身症状和局部症状仍不能控制,甚至加剧者,或全身症状消退,但局部症状加剧,行诊断性穿刺时在骨膜下或骨髓腔内抽吸到脓液或渗出液者,应早期切开排脓引流。②脓汁已经在骨髓腔内广泛扩散并有死骨形成者,应考虑行开窗排脓和死骨摘除术。

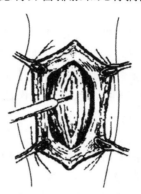

图 10-2 开窗减压术

二、慢性化脓性骨髓炎

慢性化脓性骨髓炎是整个骨组织发生的慢性化脓性炎症,多数是由急性感染消退后遗留的慢性病灶或窦道引发,少数一开始呈慢性过程。本病的病理特点是感染的骨组织增生、硬化、坏死、包壳、瘘孔窦道、脓肿并存,反复化脓,缠绵难愈,病程可长达数月、数年,甚至数十年,易造成病残。

(一)病因病理

(1)病因:本病的致病因素与急性化脓性骨髓炎相同,大多数慢性骨髓炎是因急性化脓性骨髓炎治疗不当或不及时,病情发展的结果。这是一个逐渐发展的过程,一般认为发病4周后为慢性期,但时间只作参考,若急性炎症消退后,仍有死骨、窦道、无效腔存在,即为慢性骨髓炎。究其发病原因主要有2个:一是急性感染期未能彻底控制,反复发作演变成慢性;二是系低毒性细菌感染,在发病时即表现为慢性骨髓炎。慢性骨髓炎的致病菌为多种细菌的混合感染,但金黄色葡萄球菌仍是主要的病原体。此外,革兰氏阴性菌也占很大的比例。由骶尾部压疮引起者多为葡萄球菌、大肠埃希菌、铜绿假单胞菌及奇异变形杆菌等多种细菌引起的混合感染,在人工关节置换或其他异常存留引起的慢性骨髓炎者,其致病菌多为阴性凝固酶葡萄球菌。近年来,真菌引起的感染也屡有报道。

(2)病理:从急性化脓性骨髓炎到慢性化脓性骨髓炎是一个逐渐发展的过程。如在急性期未能得到及时适当的治疗,形成死骨,虽脓液穿破皮肤后得以引流,急性炎症逐渐消退,但因死骨未能排出,其周围骨质增生,成为无效腔。有时大片死骨不易被吸收,骨膜下新骨不断形成,可将大片死骨包裹起来,形成死骨外包壳,包壳常被脓液侵蚀,形成瘘孔,经常有脓性分泌物自窦道流出。

慢性骨髓炎病灶无效腔内含炎性肉芽组织和脓液。无效腔、死骨及附近瘢痕组织等病灶内,由于缺乏血液供应,局部药物的血药浓度低,无法清除病菌导致病菌残留。窦道常时愈时发,因脓液得不到引流,死骨、弹片等异物存在,或因患者抵抗力降低,即出现急性炎症症状。待脓液重新穿破流出,炎症渐趋消退,伤口可暂时愈合。如是反复发作,成为慢性化脓性骨髓炎。骨质常增生硬化,周围软组织有致密瘢痕增生,皮肤不健康,常有色素沉着。

(二)临床表现与诊断

1.病史

多有急性化脓性骨髓炎、开放性骨折、手术史或战伤史。

2.症状与体征

炎症静止期可无全身症状,长期多次发作使得骨失去原有的形态,肢体增粗及变形。皮肤菲薄、色泽暗,有多处瘢痕,稍有破损即引起经久不愈的溃疡;或有窦道,长期不愈合,窦道周围皮肤常有色素沉着,窦道口有肉芽组织增生。有时有小块死骨片自窦道排出。急性感染发作时,局部红肿、疼痛、流脓,可伴有恶寒、发热等全身症状,急性发作数月、数年一次,反复发作;常由于体质不好或身体抵抗力低下情况下可以诱发。

3.影像学检查

X线片见受累骨失去原有外形,骨干增粗,骨质增生、增厚、硬化,骨腔不规则、变窄或消失,有大小不等的死骨,如是火器伤偶可见金属异物存留。死骨致密,周围可见一透亮带,为肉芽组织或脓液将死骨与正常组织分离所致,此为慢性骨髓炎特征,死骨外包壳常被脓液侵蚀形成瘘孔。CT片可以显示出脓腔与小型死骨。部分病例行窦道造影可以充分显示窦道和脓腔。

4.并发症

(1)关节强直:病变侵犯邻近关节,关节软骨被破坏,使关节呈纤维性或骨性强直,或因长期制动固定所致。

(2)屈曲畸形:多因急性期患肢未做制动牵引,软组织瘢痕挛缩所致。

(3)患肢增长或短缩:多见于儿童患者,因炎性刺激骨骺,或骺板破坏,导致过度生长或生长障碍。

(4)关节内外畸形:多为儿童患者因骨骺或骺板受累致使发育不对称所致。

(5)病理性骨折或脱位:感染造成骨质破坏可致骨折,慢性骨髓炎的受累骨质虽粗大但脆弱,易发生骨折,局部肌肉牵拉又可导致脱位。

(6)癌变:窦口皮肤长期不愈,反复的炎性刺激可致癌变,常为鳞状上皮癌。

5.鉴别诊断

(1)硬化性成骨肉瘤:一般无感染史,X线片示恶性膨胀性生长、骨质硬化并可见放射状骨膜反应,病变可穿破骨皮质进入软组织内。

(2)骨样骨瘤:以持续性疼痛为临床特点的良性骨肿瘤。位于骨干者,皮质上可见致密阴影,整段骨干变粗、致密,其间有小的透亮区,即瘤巢1 cm左右,肿瘤可见小死骨,周围呈葱皮样骨膜反应。位于骨松质者,也有小透亮区,周围仅少许致密影,无经久不愈的窦道。病理检查有助于鉴别。

(3)骨结核:发病渐进,可有结核中毒症状,X线片示以骨质破坏为主。一般不易混淆,结合病史、病程、症状体征及X线片等可以鉴别。但当慢性骨髓炎和骨结核合并混合感染时,两者均有经久不愈的窦道,X线片均可见死骨和骨质增生硬化,不易区分,有时须靠细菌学和病理学检查加以鉴别。

(三)治疗

慢性骨髓炎的治疗原则是尽可能彻底清除病灶,摘除死骨,清除增生的瘢痕和肉芽组织,消灭无效腔,改善局部血液循环,为愈合创造条件。由于此期患者体质多虚弱,病变部位病理复杂、血供不畅,单用药物不能奏效,必须采用中西医结合、内外同治、手术和药物相结合的综合疗法。

1.药物治疗

根据细菌培养及药物敏感试验,选择大剂量的有效抗生素,进行为期6～12周的治疗。并配合全身的营养支持治疗,予高蛋白、高营养、高维生素饮食等,必要时输血。

2.手术治疗

(1)手术指征:凡有死骨、无效腔、窦道流脓,且有充分新骨形成包壳,可替代原有骨干而支持肢体者,均应手术治疗。术前、术后、术中应给予足量有效的抗生素。术前改善全身情况,如予高蛋白饮食、输血等,增强抵抗力。

(2)手术禁忌证:①慢性骨髓炎急性发作期不宜做病灶清除术,应以抗生素治疗为主,积脓时宜切开引流。②大块死骨形成而包壳尚未充分生成者,过早取掉大块死骨会造成长段骨缺损,该类病例不宜手术取出死骨,须待包壳生成后再手术。但近年来已有在感染环境下植骨成功的报告,因此可视为相对禁忌证。

(3)手术方法:①病灶清除术,即碟形凿骨术(图10-3),切除窦道,摘除死骨,清除肉芽组织、坏死组织及瘢痕组织,然后用骨凿凿除骨腔边缘部分骨质,使骨腔呈碟形。应注意不可去除过多骨质,防止骨折发生。如行病灶清除术后骨腔较大,可将附近的肌肉做带蒂肌瓣填充术(图10-4)或滴注引流法以消灭无效腔。②骨移植术,对于骨缺损较大的慢性骨髓炎患者可根据骨缺损的情况,选用开放性网状骨移植或带血管的游离骨移植术填充缺损,术后可行闭式持续冲洗或植入用庆大霉素-骨水泥珠链(图10-5),进行局部抗生素治疗,以消灭骨无效腔。③病灶切除术,病骨部分切除,不影响功能者,可局部切除。如腓骨中上段、髂骨、肋骨、股骨大粗隆、桡骨头、尺骨下端和肩胛骨等部位的骨髓炎。④截肢术,指征为病程较长的慢性骨髓炎患者,受累骨质广泛,肢体严重畸形,患肢失用,功能完全丧失或周围皮肤有恶变者。应用极少,要严格把握指征。

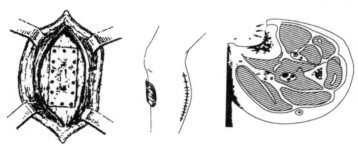

图 10-3 碟形凿骨术

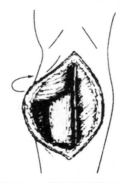

图 10-4 带蒂肌瓣填充术

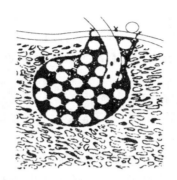

图 10-5　庆大霉素-骨水泥珠链植入

三、慢性化脓性骨髓炎的特殊类型

（一）慢性局限性骨脓肿

慢性局限性骨脓肿是指一种侵犯长骨端松质骨的孤立性骨髓炎。多见于儿童和青年，胫骨上端和下端，股骨、肱骨和桡骨下端为好发部位。

1.病因病理

一般认为是低毒性的细菌感染所致，或因身体对病菌抵抗力强而使化脓性骨髓炎局限于骨髓的一部分。致病菌常为金黄色葡萄球菌、柠檬色葡萄球菌、白色葡萄球菌。脓肿的内容物，初期为脓液或炎性液体，中期脓液逐渐为肉芽组织代替，后期肉芽组织周围因胶原化而形成纤维囊壁。

2.临床表现与诊断

（1）病史：患者可能有肢体干骺端急性炎症发病史。

（2）症状与体征：病程往往迁徙性，持续数年之久。患肢轻度肿胀、疼痛、时轻时重，可有压痛、叩痛，症状可反复发作，长期存在。当劳累或轻微外伤后，可引起急性发作，疼痛加剧，肿胀加重及皮温升高，并可累及邻近关节。罕见有皮肤发红，使用抗生素后炎症表现迅速消退。

（3）实验室检查：血常规可见白细胞计数增高和中性粒细胞核左移。脓液细菌培养常为阴性。

（4）影像学检查：X线片可见长骨干骺端或骨干皮质显示圆形或椭圆形低密度骨质破坏区，边缘较整齐，周围密度增高为骨质硬化反应，硬化带与正常骨质明显分界。

本病需与干骺端结核相鉴别，结核发于干骺端时，破坏广泛，周围边缘不整齐，密度不增高，骨破坏腔内可见死骨，并易侵犯关节，而本病多不破坏关节。

3.治疗

（1）抗感染治疗：确诊后使用广谱抗生素。

（2）手术治疗：手术时间为在两次急性发作的间歇期。术前术后都需要使用抗生素。手术方法为凿开脓肿腔，清除脓肿，彻底刮除腔壁肉芽组织，缝合伤口，必要时根据病情、部位配合滴注引流。

（二）硬化性骨髓炎

硬化性骨髓炎又称加利骨髓炎，是一种由低毒性感染引起，以骨质硬化为主要特征的慢性骨髓炎。本病多发于长骨的骨干，如胫骨、股骨、腓骨、尺骨等部位，尤以胫骨为好发部位。

1.病因病理

（1）病因：病因尚未完全明确。一般认为是骨组织的低毒性感染，有强烈的成骨反应，产生弥漫性骨质硬化;亦有认为系骨组织内有多个小脓肿,骨内张力很高,因此患者常因病变部位酸胀疼痛而就诊。

(2)病理:本病的主要病理变化过程以骨质硬化改变为主,髓腔变窄甚至消失,没有骨或骨髓化脓、坏死,无死骨形成。在病灶内亦不易发现致病菌。

2.临床表现与诊断

(1)病史:患者可能有损伤病史。

(2)症状与体征:慢性骨髓炎起病多为慢性过程,患处酸胀、疼痛,时轻时重,多有夜间疼痛加重。局部肿胀不明显,多无红肿、发热,症状可反复,劳累或久站、行走多时,疼痛加重。

(3)实验室检查:病灶中细菌培养一般为阴性。白细胞计数可有改变,血沉可有加快。

(4)影像学检查:X线片可见局限或广泛的骨质增生硬化现象。骨皮质增厚,髓腔狭窄甚至消失,病骨密度增高,常呈梭形。在骨质硬化区内一般无透明的骨破坏,病程长的病例中,可见小而不规则的骨质破坏区。多无软组织肿胀。

本病需与硬化性骨肉瘤、尤因肉瘤、畸形性骨炎、骨梅毒等相鉴别。

3.治疗

抗生素抗感染治疗,缓解急性发作所致的疼痛。对于部分病例,非手术治疗难以奏效者。需手术治疗。

(1)抗感染治疗:确诊后使用广谱抗生素。

(2)手术治疗:非手术治疗无效者可行手术治疗,凿开骨皮质,切除增生硬化的骨组织,并清除肉芽组织或脓液,贯通闭合的骨髓腔,以解除髓腔内张力,缓解疼痛。

(李禄松)

第十一章

骨与关节非化脓性疾病

第一节 结晶性关节炎

在人体内,化合物能以结晶形态沉积于运动系统的有下列几种:①尿酸钠;②焦磷酸钙;③磷酸二钙;④磷灰石;⑤肾上腺皮质类固醇酯;⑥胆固醇。其中以尿酸钠沉积最为常见。

一、痛风

痛风是一种嘌呤核苷酸代谢紊乱所致的疾病,表现为:①血尿酸浓度增高;②反复发作关节炎;③尿酸钠盐沉积在关节周围引起严重关节损害;④肾病,可累及肾小球、肾小管、间质组织和血管;⑤尿路结石。痛风合并有肾病者极多见,肾损害程度可重可轻。

(一)发病机制

痛风的先决条件是血尿酸增高。尿酸为核酸或嘌呤碱代谢的终末产物,可出现于血和尿液中。在 pH$<$5.75 时,体液中以尿酸为主;在 pH$=$5.75 时,体液中尿酸钠和尿酸的比例相等;在 pH$>$5.75时,体液中尿酸主要以钠盐形式存在。人血浆中尿酸钠盐浓度到 7 mg/dL(413 μmol/L)左右才达到饱和,因此将 7 mg/dL(413 μmol/L)定为人体的正常值。当血浆中尿酸钠盐浓度超过饱和时,它就可以在关节中析出成结晶并沉积下来,形成痛风石,也可以沉积在肾脏和尿路中成为尿酸结石。尿酸钠盐沉积在关节会发作急性关节炎,这就是痛风性关节炎,反复发作会使关节变形。血尿酸增高的主要原因只有两个:①尿酸生成过多;②肾脏排泄尿酸能力低下。在嘌呤核苷酸代谢过程中,有许多酶参与,因酶的缺乏或酶的活性增高,都可以使尿酸生成过多。已知磷酸核糖焦磷酸合成酶、次黄嘌呤鸟嘌呤转磷酸核糖基酶和等酶的缺乏或活性过高,都能激发痛风发作。而因肾脏排泄尿酸能力低下所致的痛风较少见,大都为继发性,系由于药物、毒素或内源性代谢产物的影响,使肾排泄尿酸能力低下,或因再吸收增加所致。在多数情况下,尿酸以钠盐形式从过饱和的关节滑液中自行析出。也有先以尿酸钠盐形式沉积在滑膜上,然后由于病灶破溃,大量尿酸钠盐结晶出现在关节滑液中。

(二)临床表现

痛风的全过程可以分成 4 个阶段:无症状高尿酸血症;急性痛风性关节炎;痛风缓解期;有痛风石形成的慢性痛风。

1.无症状高尿酸血症

此期血尿酸值增高,但无症状。男性可在青春期即已有血尿酸增高,而女性则可延迟至绝经后才出现。因酶缺乏的高尿酸血症则于出生时便有。高尿酸血症可持续终身而无症状,但潜伏着发作急性关节炎与尿路结石的危险。一般无症状高尿酸血症要维持20~30年才出现症状。有先发作肾绞痛后再有第1次关节炎发作,甚至有相隔10年以上才有第1次关节炎发作。没有发作过关节炎的高尿酸血症者出现肾结石,不应诊断为痛风。

2.急性痛风性关节炎

在发生率方面,以男性为主,女性很少见。在年龄方面,大都在30~50岁,女性主要为绝经后妇女。30岁以前发病的要提高警惕,恐怕是特殊性酶缺乏,或为一种罕见的肾实质疾病。急性痛风性关节炎发作往往有诱因,常见的诱因为创伤、饮酒、药物与手术。往往小外伤后可诱发,引起急性发作往往在夜间,数小时内局部即出现红、热及明显压痛,关节迅速肿胀,并伴有发热、白细胞数增多与血沉增快等全身性症状。疼痛往往十分剧烈,轻轻按压便可有剧烈疼痛,患者往往在夜间痛醒,捧着脚趾而彻夜不眠。轻型急性痛风性关节炎数小时内即可自行缓解,中度的也可维持1~2 d,重型的可连续数天至数周。缓解后即进入缓解期。

3.痛风间歇发作期

有些病例终生只发作1次便不再发作,也有两次发作间隔很久,可达5~10年者,一般在6个月至2年内便会有第二次发作。通常病程愈长,发病愈频繁。多次发作的大都为多关节型,从下肢向上肢、从远端小关节向大关节发展,病情更重,病程更长,并出现了X线变化。多次发作后的关节会出现不可逆的变化。

4.慢性痛风

该期特征为有痛风石形成,从痛风第1次发作到形成痛风石所需时间不一,可达3~40余年,也有只发作1次便形成痛风石的。痛风石的出现是尿酸钠盐沉积在软骨、滑膜、肌腱和软组织的结果。出现痛风石的典型部位为耳轮,也可发生在手指、手掌、足趾与足底,发生在尺骨鹰嘴、滑囊和跟腱内也不少见。痛风石虽然不痛,但形成过多会毁损关节而造成手足畸形。痛风石表面皮肤可以变得十分菲薄并有色素沉着,甚至溃破,挤出牙膏样物质,内含许多细针状结晶,此时病变已到后期。

(三)X线表现

诊断痛风主要取决于临床而不能依赖X线片。X线检查的主要价值为除外其他疾病和有无并发症。痛风的X线表现主要有下列数种。

1.腐蚀

痛风的特征性X线表现为边缘清晰的圆凿状骨缺损,直径约5 mm或更大些,最典型的部位为跖趾关节第一跖骨头部的内侧,双侧对称,状如梅花;指(趾)骨的基底部出现腐蚀也很常见。腐蚀可呈进行性,使整块跖骨或跖骨头部蛀空呈蜂窝状,甚至溶解消失。至后期,关节破坏极为广泛,软骨毁损,关节间隙变窄,畸形十分严重。腐蚀虽为痛风的早期X线征象,但却发生在疾病的后期。必须多次急性发作才会出现腐蚀性改变。

2.软组织肿胀

痛风急性发作时有液体渗出至关节腔内,因此,最早期的X线征象是软组织肿胀影,其密度与软组织相同,但肿块附近的骨骼必然有骨腐蚀存在。

3.钙化

痛风石形成较久的其内部可以钙化,使肿块密度增高并隐约可见钙化阴影。

(四)诊断和鉴别诊断

诊断痛风主要依靠典型的临床表现与实验室检查有高尿酸血症。X线片表现出现较迟,不能帮助作出早期诊断。偏振光显微镜下发现强的负性双折光的针状或杆状的尿酸结晶是诊断痛风的有力佐证。急性发作期关节滑液中可见白细胞内、外的这种晶体,在痛风石的抽吸物中也可发现同样晶体。晚期病例也可以从溃破伤口内挤出牙膏样物质找到尿酸结晶。痛风与许多疾病混淆不清。首先痛风必须与踇外翻滑囊炎相鉴别。痛风者常可伴有踇外翻滑囊炎,而踇外翻滑囊炎并非一定就是痛风。踇外翻滑囊炎不会发热,实验室检查有助于鉴别。痛风常于夜间发作,疼痛十分剧烈,必须与血栓闭塞性脉管炎区别,检查足背动脉搏动有无改变可以很快作出区别。痛风还必须与蜂窝织炎、足癣继发感染等疾病作区别。晚期病例必须与类风湿关节炎鉴别。类风湿关节炎的远端指关节不会出现骨腐蚀,而痛风却好发于这个部位。足部有慢性痛风石者还必须与多发性神经纤维瘤区别。

(五)治疗

痛风的治疗必须从两个方面着手:控制高尿酸血症和治疗因结晶沉积所引起的炎症。

1.控制高尿酸血症

有以下 4 个途径可以降低血尿酸浓度。

(1)控制饮食,减少尿酸的生成:避免进食富含嘌呤的内脏(如胰腺、肝脏、肾脏),限制牛肉、羊肉、猪肉等肉类的摄入,限制高嘌呤的海鲜(如沙丁鱼、贝壳类)。酒类是痛风重要的饮食危险因素,啤酒与痛风发病的影响最强,其次为烈酒,而适量饮用红酒并不增加痛风的发病率。以往认为应限制食物如菠菜、芹菜、豆制品等,目前已认为并非禁忌。鼓励痛风患者摄入低脂/脱脂奶制品。

(2)促进肾脏加快排泄尿酸:以丙磺舒最为常用。首次剂量 0.25 g 口服,每 12 h 1 次;3 d 后剂量增至 0.5 g,每 12 h 1 次。每周查血尿酸 1 次,并随时调整剂量,可每次添加 0.5 g,直到满意控制为止。治疗期间应多饮水,并每天口服碳酸氢钠 2~6 g 以提高小便的 pH。丙磺舒的失败率可达 27%~50%,特别是肾功能不好者效果更差。磺吡酮为有力的加快排泄尿酸药物之一,它可以降低血尿酸,防止痛风石形成,还能消除已生成的痛风石,在某些方面它比丙磺舒优越,特别是肾功能不好的患者。最初剂量为 50 mg,1 日 2 次,共 3~4 d;然后增至 100 mg,1 日 2 次;再每周增加 100 mg,最大量可达每天 800 mg,直至尿酸降至理想水平。维持量为每天 200~400 mg,分 3~4 次服用。用药期间亦需碱化尿液。属于这类药物的还有苯溴马隆,每天剂量25~100 mg,毒性反应很低,根据血尿酸水平调节至维持剂量,并长期用药。

(3)抑制尿酸的生成:尿酸生成的最后一个步骤为次黄嘌呤转换成黄嘌呤,黄嘌呤再转换成尿酸,这个过程需黄嘌呤酶参与。别嘌醇及其代谢产物别嘌二醇具有抑制黄嘌呤酶的作用,可以抑制尿酸的生成,尤其适用于尿酸产生过多型或不宜使用促尿酸排泄药的患者。由于别嘌二醇的半衰期长,一次性用药和将药物分成 3 次服用其效果完全一样。轻度病例每天 300 mg,中度病例每天 400~600 mg,极重病例每天 700~1 000 mg。别嘌醇能够有效控制血尿酸,肾功能正常者在使用后 24~48 h 内即可降低血及尿中尿酸浓度,4 d 至 2 周内达到最佳水平,将血尿酸水平降至 2~3 mg/dL 更为理想。别嘌醇对消除痛风石也是有效的。随着血尿酸持续维持正常,痛风石可以逐渐吸收,如果 6~12 个月间没有急性发作,痛风石可有显著缩小。肾功能不良者恢复甚慢。将别是嘌醇与促进排泄尿酸的药物合用可以加速沉积的尿酸盐吸收。对有广泛性痛风石形成而肾功能良好者,联合疗法特别有效。别嘌醇延长了丙磺舒的半衰期,加强了其排泄功能,但另一方面,丙磺舒却又加速了别嘌二醇的排泄,因此又降低了对黄嘌呤氧化酶的抑制作用。所以两种药物合用的结果是血尿酸浓度比单用丙磺舒的低,比单用别嘌醇的高些,两种药物都在按其自身抑制尿酸的药理作用发挥其力量。别嘌醇的重度反应少见,有反应者往往是肾功能不良者。新型抑制尿酸药物非布索坦已应用于临床,能够特异性抑制氧化型及还原型黄嘌呤氧化还原酶,疗效优于别嘌醇。极降尿酸药时易诱发痛风发作,可预防性用非甾体抗炎药。

(4)加速尿酸的破坏:静脉输入纯净的尿酸氧化酶可以暂时性降低血尿酸,主要用于肾源性高尿酸血症。应用后迅速产生抗体,降低疗效。在选用降低血尿酸的药物中目前偏向于促进排泄类药物或抑制黄嘌呤氧化酶类药物。促进排泄类药物的失败率比别嘌醇高,因此应以别嘌醇为首选药物,不适宜用别嘌醇的,以选用丙磺舒或磺吡酮比较适宜。有广泛性痛风石者可以联合应用两类药物,无症状的高尿酸血症可不予处理。尿中尿酸排泄量可供参考。如果 24 h 尿中尿酸排泄量＞1 100 mg,肾结石发生率可高达 50%,因此尿中尿酸排泄量高者,应考虑治疗。

2.控制结晶性炎症

这是急性期的对症处理,目的是消除疼痛,保全关节功能。秋水仙碱是传统药物,对缓解痛风症状很有效,机制不明。发作时每小时口服 0.5 g,一般于 12～24 h 内疼痛已缓解,以后每天用 0.5～2.0 g,平均为 1 g,可预防急性发作。不能口服的急性病例,可静脉内给药,每次 3 mg,6～8 h 便可见效。缺点是胃肠道不良反应较大。非甾体抗炎药对缓解症状也很有效。单关节发作病例在关节内抽液后注入少量肾上腺皮质激素,对消除炎症很有效,但需要除外合并感染的可能。

3.手术治疗

目前现有药物可以有效地控制血尿酸水平,对大型痛风石可以切除或刮除,此类患者伤口愈合能力稍差。手术可以激发痛风急性发作,术前用药必须充足。对关节完全损毁者可施行矫形手术,一般施行关节置换术或者关节融合术以消除症状。

二、假性痛风

假性痛风为焦磷酸钙盐沉积在关节软骨的一种疾病,由于病变关节内沉积物大体呈灰白色石灰样,类似痛风石,其症状类似痛风,故名假痛风。

(一)发病机制

动物实验时将焦磷酸钙盐结晶注射入关节腔可以激发急性炎症反应。已知在体内代谢过程中会生成无机性焦磷酸盐,其数量是比较大的。据计算,单是肝脏每天生成的无机性焦磷酸盐就可达 30 g,但只有很小一部分经尿液排出,大部分焦磷酸盐贮存在骨骼中,假痛风的主要变化是焦磷酸钙结晶沉积在软骨上,其沉积机制不明。在滑膜上与滑液中亦常发现焦磷酸钙结晶,有可能焦磷酸钙在滑液中自行析出或直接沉积在滑膜上,但关节软骨上病灶的崩溃是滑液中焦磷酸盐的主要来源。由于病灶崩溃,焦磷酸钙直接进入关节腔而引起急性发作。

(二)临床表现

假性痛风的发作通常在 50 岁以后,60～80 岁是发病高峰年龄。表现为急性或亚急性关节炎,以膝关节最为常见,其次为耻骨联合。小关节不会发病。发病时关节红、肿、痛和压痛,反复发作,严重时有些像痛风,但持续时间比痛风长,症状也轻些。可以为单关节型,也可以为多关节型。

（三）X 线表现

焦磷酸盐沉积于纤维软骨、透明软骨、韧带和关节囊上是本病的一种特征性变化，有助于诊断。在膝部半月板纤维软骨出现线条状或点状致密区，通常为双侧性，且累及内、外侧半月板。其他部位的软骨盘也可以出现上述变化，如下尺桡关节、耻骨联合、髋臼缘和椎间盘的纤维环。关节透明软骨可以钙化，表现为在关节间隙的中线部位出现与软骨下骨皮质相平行的线状密度增加区。还可以出现关节囊钙化，特别是肘、肩、髋和膝部。其他的变化有软骨下囊性改变、肌腱钙化和髌上部位的股骨出现腐蚀。

（四）诊断

（1）Ⅰ：关节滑液中找到焦磷酸钙结晶，呈四边形体。

（2）Ⅱ（a）：关节滑液中找到单斜面或三斜面结晶。

（3）Ⅱ（b）：X 线片上有典型的钙化征象。

（4）Ⅲ（a）：急性关节炎，特别是膝部。

（5）Ⅲ（b）：慢性关节炎，特别是膝、髋、腕、肘、肩和掌指关节，并有下列表现。①部位特殊：如腕、掌指关节、肘和肩关节；②髌、股关节间隙变窄；③软骨下囊性变；④重度退行性变；⑤肌腱钙化，特别是跟腱、三头肌和闭孔肌；⑥骨刺形成。

诊断标准为：①凡具备Ⅰ项或Ⅱa＋Ⅱb项，可确立诊断。②具备Ⅱa或Ⅱb项，可能是假痛风。③具备Ⅲa或Ⅲb项，应怀疑有无假痛风可能。

（五）治疗

目前没有方法停止焦磷酸钙沉着在关节软骨上，亦没有办法取出已沉结的结晶。急性发作时可抽去关节液，注入肾上腺皮质激素，对控制症状十分有效。使用保泰松、水杨酸盐及非甾体抗炎药亦有效。发作严重时可静脉滴注秋水仙碱 1 mg，可迅速控制急性发作。

（丁建军）

第二节　血友病性关节炎

现知人类有三种血友病：①古典式血友病，即血友病 A，缺乏第Ⅷ因子，即抗血友病球蛋白。这是一种遗传性疾病，都发生在男性，由女性传递，即患病的父亲将疾病基因传给了健康的女儿，再由女儿传给她所生的男孩。②Christmas 病，即血友病 B，缺乏第Ⅸ因子，即血浆凝血致活酶。这也是一种遗传性疾病，女性也可得病。③血友病 C，缺乏第Ⅺ因子，即血浆凝血致活酶前质，也是遗传性疾病。

一、病理生理学

血友病性关节炎是由于关节内多次出血所致，机制不明。可以分成早期与后期两个阶段。早期为关节内出血所致滑膜反应，后期为关节软骨变性与关节损毁。早期的病理变化为滑膜增生，吞噬细胞内有含铁血黄素沉着，血管周围有局灶性炎性细胞浸润，滑膜下组织还可有早期纤维化，关节软骨面上也可以出现血管翳。贮存在关节内血液中的何种物质可以产生滑膜增生还不太清楚。可能是红细胞膜的抗原引起自身免疫抗体形成，最后抗原-抗体复合物引起滑膜增生,这种情况,有些像类风湿关节炎的病理生理过程。后阶段出现了骨软骨损害,即软骨下囊肿形成。产生软骨下囊肿的原因可能如下:①关节腔内压力因有渗出而增高,使负重区出现破坏;②制动后的失用性骨质疏松;③关节腔内血液与炎性滑膜组织产生一种酶,使软骨的基质变性。软骨下囊肿可大可小,负重的结果使软骨面塌陷、崩溃,骨质暴露,使关节受到严重的损毁。

二、临床表现

血友病性关节炎的主要临床表现为关节腔内出血所致。

(一)按患者血浆中凝血因子缺乏程度

1.轻型

血浆中凝血因子浓度为正常人的 20%～60%,这些人只有在手术中会大出血。

2.中型

血浆中凝血因子浓度为正常人的 5%～20%,只有在手术或创伤后会大出血。

3.严重病例

血浆水平只及正常人的 1%～5%。

4.极度严重病例

血浆水平不及正常人的 1%。凡血浆中凝血因子浓度<5%的,都可以在不注意的轻微外伤后引起大出血,甚至可以"自发性"出血。大约半数的血友病患者属严重型。血友病患者的关节内出血一般起自8～9 岁,在少年时期即有不同程度出血,至 20 多岁时关节已有明显的损毁。30 岁后才初发关节内出血的很少见。

(二)按血友病性关节炎发展快慢

1.急性

关节内出血好发部位顺序为膝、肘、踝、髋与肩部。往往问不出有损伤病史。男孩好动,轻微的外伤很可能不加注意。出血关节肿胀、硬、热、压痛,表面皮肤光亮发红。关节保持屈曲位,活动受限。补充凝血因子后疼痛迅速消失。如果处理及时而又不再发生出血,可以没有任何后遗症。

2.亚急性

没有对亚急性关节内出血作出明确的规定,一般有 2 次以上急性关节内出血可列为亚急性型。疼痛不太明显,滑膜增厚显著,关节活动中度受限。

3.慢性

亚急性关节内出血持续 6 个月以上。关节出现进行性破坏,直至全部损毁,关节纤维化、挛缩和半脱位,但很少有骨性强直。

(三)X 线表现

血友病性关节炎的 X 线表现可以分成以下 5 期。

1.第一期

X 线片上没有骨骼改变,只因出血而有软组织肿胀阴影,髌上滑囊因积血而密度增高。

2.第二期

骨骺区因失用和充血出现骨质疏松,骨骺生长迅速。关节间隙不狭窄,亦无软骨下囊肿形成。

3.第三期

此期有软骨下囊肿形成,大小不等,偶与关节腔相通。关节间隙不狭窄。滑膜上有含铁血黄素沉着而透亮度下降。本期的特点是关节软骨面仍保持正常,是血友病性关节炎的最后可逆阶段。

4.第四期

软骨破坏,关节间隙变得狭窄。在膝部表现为髁间切迹增宽和不规则,髌骨下极呈方形。髋部变化有些类似股骨头缺血性坏死。

5.第五期

此期为最终末期变化,没有关节间隙,关节结构极度紊乱,有屈曲挛缩或半脱位,骨关节炎变化十分明显。

(四)其他表现

血友病患者除有关节内出血外,还可以有下列肌肉骨骼系统变化。

1.血友病性囊肿和假肉瘤

此症状可有下列 3 种表现。①单纯性囊肿:实质上为局限于肌肉内的血肿,由肌膜包裹着,不影响骨骼;②邻近骨骼的肌肉内囊肿,骨皮质受压而变薄;③骨膜下和骨内出血引起假性肉瘤改变。X 线表现为溶骨性改变,皮质缺损,边缘不清,有软组织肿块阴影,骨膜下出血时还可有骨膜反应和新生骨形成,很像骨肉瘤。

2.肌肉内出血

此症状以髂腰肌内出血最为多见,出血往往为自发性,可能系睡眠时扭伤。臀部肌内注射亦可引起深部血肿。

3.周围神经损害

此症状好发的部位顺序为股神经、腓总神经、坐骨神经、正中与尺神经。往往与肌内出血同时发生,表现为神经麻痹,说明是由于血肿压迫或牵拉神经所致。

三、治疗

治疗血友病性关节炎需由血液科与矫形外科合作。

(一)补充缺乏的因子

此治疗方式目的是提高血液中凝血因子浓度,达到止血。补充前首先要明确缺乏何种因子,并需除外血液中存在有凝血因子抗体。目前可供补充的制剂有下列几种。

1.新鲜全血

每毫升新鲜全血含抗血友病球蛋白 0.3 U,预期应用后患者血中抗血友病球蛋白浓度可达正常人的 4%～6%。因此应用全血难以提高抗血友病球蛋白的血液浓度,特别是库存血中抗血友病球蛋白进行性减少,输全血只能补充血容量而难以提高抗血友病球蛋白水平。

2.新鲜冻血浆

血液抽出后 3～4 h 内即迅速冷藏于 -40 ℃～-20 ℃ 环境下,可保存抗血友病球蛋白 60%～80%,长达 2～3 个月。每毫升含抗血友病球蛋白 0.3 U,预期应用后患者血中抗血友病球蛋白水平可达到常人的 15%～20%,如要将抗血友病球蛋白水平增至 20% 以上,过多输入血浆势必增加血液循环的负荷量。

3.冷沉淀物

将冻血浆在 4 ℃ 冰箱内解冻数小时,有一部分血浆蛋白保持于不溶解状态。这种冷析出物富有第Ⅷ因子和纤维蛋白原,可以用离心法将其分离出来。冷沉淀物每毫升含第Ⅷ因子 3～5 U,比新鲜全血含量增加了 16 倍,它含有 50% 的第Ⅷ因子和原有血浆蛋白总量的 2%～3%,应用后血液浓度可望增至常人的 60％～80％。

4.冻干人体抗血友病球蛋白浓缩剂

每毫升冻干抗血友病球蛋白含量为 3～5 U,为正常人血浆的 4～6 倍,使用后血液浓度可达正常人 60％～80％,是最为理想的补充剂。关节腔内或肌内出血时需早期补充缺乏的因子,在血中抗血友病球蛋白水平达正常人的 5％～15％,数小时后,出血即停止;外伤出血,应将血中抗血友病球蛋白水平提高至正常水平的 40％～50％,直至伤口完全愈合,手术时血浆水平应达100％,再接下去 4 d 应维持于 40％以上。抗血友病球蛋白的半衰期为 12 h,换言之,输入抗血友病球蛋白后 12 h,血中抗血友病球蛋白水平下降了 1/2,24 h 后只有 1/4 了。因此大手术后血中抗血友病球蛋白将迅速消失。在这种情况下,多次小量输入补充比单次大剂量好。以每 8 h 给药 1 次比较合理。第Ⅸ因子半衰期为 18 h,以每 12 h 给药比较合理。大量补充因子后会出现下列并发症:出现抗体、溶血性贫血、肝炎和艾滋病。

(二)急性关节内出血治疗

(1)早期少量出血,发作不满 6 h 者,可输新鲜冷冻血浆,剂量为 15～20 mL/kg,也可用抗血友病球蛋白浓缩剂或冷沉淀物。比较严重的出血,或出血已达 12 h 以上者,需住院治疗,每天输给血浆、抗血友病球蛋白或冷沉淀物,共 2～3 d;还需关节加压包扎与石膏固定。止血后 48 h 方可开始活动。如有畸形,更换石膏以纠正畸形。凡出血较严重的病例在更换石膏纠正畸形和开始锻炼的起初 2～3 d 内还需继续补充缺乏的因子。

(2)关节内积血可有剧烈疼痛,关节穿刺可以缓解疼痛。如果穿刺前已应用缺乏的因子,或出血已达 24 h 以上者,关节腔内可以有凝血块,穿刺抽血就比较困难。如果穿刺前未用过血制品,穿刺部位又会再出血。因此穿刺后应连续用数天抗血友病球蛋白制剂,并加压包扎,如无出血复发,方可允许开始锻炼。

(三)亚急性关节内出血治疗

亚急性关节内出血系反复关节内出血,必须补充抗血友病球蛋白至正常人 20％～30％水平,还必须再继续每周补充 3 次,维持 6～8 周。在这个阶段内,鼓励关节活动,锻炼股四头肌,如有膝关节屈曲挛缩,亦可以在给药时期内施行各种牵引方法或管型石膏以矫正畸形。

(四)重度骨关节炎与关节畸形治疗

为控制血友病慢性、反复关节内出血,可以考虑施行手术治疗,滑膜切除术最为常用。因为关节内积血的裂解产物对滑膜会产生严重后果,所以滑膜切除术后能保全关节软骨面。但由于术后并发症发生率高达 20％,反而限制了关节的运动,因此历来对滑膜切除术的意见不一,指征也很混乱。凡慢性关节内出血接受了每周 2～3 次凝血因子补充疗法 6 个月以后,仍不能控制时,可施行滑膜切除术。滑膜切除术在现阶段还不宜列为常规治疗方法。在做滑膜切除术时,可将沿着膝关节边缘生长的骨刺与已退行性变的半月板切掉,以防止股四头肌腱膜在骨刺上来回摩擦而出血。对膝关节屈曲挛缩超过 25°的慢性病例,可以做股骨髁上截骨术;重度毁损的关节以往都做膝关节融合术,目前已逐渐被膝关节置换术所替代。这些手术技术上都不困难,指征亦无特殊变化,只是手术具有高度的危险性,必须邀请血液科医师参加拟订治疗计划。大型手术最好将抗血友病球蛋白水平补充至接近正常人水平。手术最好在止血带下施行,妥善结扎出血点,尽量不用电凝止血。关闭切口前先放松止血带,寻找出血点予以结扎。伤口不宜敞开引流,最好不放引流物,一切外露的克氏针均应避免使用。如确需放置引流管吸引,亦不宜久放,应于 24 h 后拔除。凡术后拔引流管、拆线、拔针等都要先补充缺乏的因子。

（五）血友病假肉瘤和骨囊肿的治疗

没有补充疗法前，本病病死率 50%，主要原因为术前诊断不明，术中及术后大出血难以控制。这类病例不宜穿刺活检。治疗原则为补充缺乏的凝血因子和制动。对慢性病例或经过治疗后病灶仍进行性增大者，可考虑手术治疗。术前务必补充凝血因子至正常人的 100%。也可放射治疗，使形成新生骨和硬化骨以控制血肿的进展。

（丁建军）

第三节　风湿性关节炎

风湿性关节炎属变态反应性疾病，是风湿热的主要表现之一。多以急性发热及关节疼痛起病，典型表现是轻度或中度发热，游走性多关节炎，受累关节多为膝、踝、肩、肘、腕等大关节，常见由一个关节转移至另一个关节，病变局部呈现红、肿、灼热、剧痛，部分患者也有几个关节同时发病，不典型的患者仅有关节疼痛而无其他炎症表现，急性炎症一般在 2～4 周消退，不留后遗症，但常反复发作。若风湿活动影响心脏，则可发生心肌炎，甚至遗留心脏瓣膜病变。约有 80% 的患者的发病年龄为 20～45 岁，以青壮年为多，女性多于男性。

一、临床特点

（一）症状

（1）风湿性关节炎的局部典型症状：关节疼痛，多由一个关节转移至另一个关节，常对称发病。

（2）风湿病的全身多种症状：如风湿病处于急性期或慢性活动阶段，则可同时出现其他多种急性风湿病的临床表现，如上呼吸道感染史、发热、心肌炎、皮肤渗出型或增殖型病变、舞蹈病、胸膜炎、腹膜炎、脉管炎、肾炎等；如风湿病处于慢性阶段，则可见到各种风湿性心瓣膜病的改变。

（二）体征

表现为游走性关节炎，多由一个关节转移至另一个关节，常对称累及膝、踝、肩、腕、肘、髋等大关节，局部呈红、肿、热、痛的炎症表现，但永不化脓，部分患者数个关节同时发病，亦可波及手足小关节或脊柱关节等。

急性游走性大关节炎，常伴有风湿热的其他表现如心肌炎、环形红斑、皮下结节等，血清中抗链球菌溶血素"O"凝集效价明显升高，咽拭子培养阳性和血白细胞增多等。

二、诊断要点

（1）病史：发病前 1～4 周可有溶血性链球菌感染史。

（2）临床症状与体征。

（3）实验室检查：白细胞计数轻度或中度增高，中性粒细胞稍增高，常有轻度贫血。尿中有少量蛋白、红细胞和白细胞。血清中抗链球菌溶血素"O"多在 500 U 以上。血沉多增快。

（4）X 线表现：风湿病伴关节受累时，不一定都有阳性 X 线征象。有的患者，其关节 X 线全无异常表现，有的患者则受累关节显示骨质疏松。有时风湿性心脏病患者的手部 X 线与类风湿关节炎的变化很相似,易出现掌骨头桡侧骨侵蚀面形成钩状畸形。

本病的诊断目前仍采用 1965 年修订的 Jones 标准,即以心肌炎、多发性关节炎、舞蹈病、环形红斑及皮下结节为主要诊断依据,以既往风湿热史或现在有风湿性心脏病、关节痛、发热、血沉增快、C 反应蛋白阳性或白细胞计数增多及心电图 P-R 间期延长作为次要依据。凡临床上有以上 2 项主要表现或 1 项主要表现加 2 项次要表现,并近期有乙型链球菌感染和其他证据等而做出诊断,如果抗"O"增高或咽拭子培养阳性者可以明确诊断。

三、治疗思路

现代医学对本病的治疗主要是针对急性风湿病,使用青霉素控制链球菌感染,水杨酸制剂解热消炎止痛改善症状,合并有心肌炎者考虑用肾上腺皮质激素。

(1)一般治疗:急性期应卧床休息,加强护理,加强营养。症状消失及实验室检查正常 2 周后方可逐渐增加活动。

(2)控制乙型链球菌感染:成人青霉素肌内注射 80 万 U,每天 2 次,共 10～14 d。青霉素过敏者,可改用红霉素、螺旋霉素等治疗。

(3)控制症状药:①非甾体消炎药。可内服西乐葆(痛博士)、美洛昔康胶囊、尼美舒利、扶他林(双氯芬酸钠)缓释片等。复合制剂:科洛曲片等。②糖皮质激素。消炎作用强,用于有心肌炎或其他抗风湿药无效时。常用量:甲泼尼龙 40 mg/d,地塞米松 5～10 mg/d,氢化可的松;200～300 mg/d。

(王伟东)

第四节　银屑病关节炎

一、病因

银屑病关节炎(PsA)是与银屑病相关的一种炎性关节疾病,可见于任何年龄,无性别差异。其发病机制尚未完全明确,目前认为主要与以下因素有关。

(一)遗传因素

此病常有家庭聚集的特点,一级家属内的患病率为 30%,单卵双生子的患病危险性可高达72%。本病在国内外均有家族史的报道,现在认为主要是常染色体显性遗传,并且伴有不完全外显率。目前,已经确定的与银屑病关节炎有关的组织相容性抗原有 HLA-A1、B16、B17、B27、B39、CW6、D7 等。

(二)免疫因素

免疫机制异常在银屑病的发病机制中起着重要作用。现已证明 HLA-DR$^+$角朊细胞者其银屑病关节炎的发病率较高,HLA-DR$^+$角朊细胞常发现于银屑病患者的皮损细胞和滑膜细胞中,而在正常的皮肤细胞中很难见到。另外 HLA-DR4 则和骨破坏的发生相关。

(三)感染因素

细菌、病毒的感染可以引起机体免疫系统发生变化,从而间接参与银屑病关节炎的发生。银屑病在人类免疫缺陷病毒感染人群中的发病率要高于普通人群,另外在银屑病的斑块内发现有抗链球菌抗体的升高。

(四)环境因素

季节变换、寒冷、潮湿、紧张、抑郁、创伤等现已均被认为是银屑病关节炎的促发因素。

二、病理

银屑病关节炎患者的滑膜组织活检,在早期可见细胞轻度增生、肥大,并伴有纤维素样渗出。中期可见细胞水肿、纤维组织增生、小血管生成、淋巴细胞浸润。晚期则出现组织纤维化,残留血管管壁增厚。用免疫荧光法可发现病变的滑膜处有 IgG、IgA 的沉积。

三、临床表现

(一)关节病变

银屑病关节炎除了引起四肢外周关节病变外还可引起脊柱关节病变。根据其临床特点可以大致分为五类,这几种类型可以合并存在,部分类型间能相互转化。

1.单关节炎或少关节炎型

此种类型最多,大约占 70%,常侵犯手、足近端和远端指(趾)间关节,也可累及腕、髋、膝、踝等大关节,不对称分布。由于常伴发滑膜炎及腱鞘炎,所以受累指(趾)会形成典型的腊肠状指(趾),并伴有指(趾)甲的病变。此型可转化为多关节炎型。

2.对称性多关节炎型

这种类型所占比例约为 15%,病变最常累及近端指(趾)间关节,也可累及远端指(趾)间关节和肘、腕、膝、踝等大关节,其中有些患者血清类风湿因子可呈阳性,此时与类风湿关节炎较难鉴别。

3.远端指间关节型

此型占 5%~10%,病变主要累及远端指间关节,是最典型的银屑病关节炎,常伴有银屑病的指甲病变。

4.残毁性关节型

这种类型所占比例较小,为 5%,这是银屑病关节炎较为严重的类型。受损的指、掌、跖骨可有溶骨性改变,指节间形成望远镜式的套叠影像,关节可出现强直、畸形。这种类型的皮肤银屑病往往比较严重,而且好发于青壮年。

5.脊柱病变型

此型约占 5%,主要为年龄大的男性,病变主要累及脊柱及骶髂关节,常为节段性,伴有韧带骨赘形成。病变严重时会形成脊柱融合、骶髂关节融合等,也可引起寰椎不全脱位。

(二)皮肤病变

银屑病关节炎的皮肤病变最好发于头皮和四肢的伸侧,特别是在肘、膝部位,常呈散在分布。尤其要特别注意隐匿部位的皮损,比如头发、会阴、臀等这些不易检查到的地方。皮损情况主要表现为丘疹或斑块、形状为圆形或不规则形。表面为银白色的鳞屑,去除鳞屑后其下为发亮的薄膜,除去薄膜后可见点状出血。这种特征对诊断银屑病有重要意义。因为存在银屑病与否是和其他炎性关节病最重要的区别,其中 35%的患者其皮肤病变的严重程度和关节炎病变的严重程度相关。

（三）指（趾）甲病变

据统计银屑病关节炎患者中有 80% 伴有指（趾）甲异常，这可为早期诊断提供重要线索。由于甲床和指（趾）骨存在着共同的供血来源，指（趾）甲的慢性银屑病性损害会引起血管改变，而最终累及其下的关节。现已发现骨骼的改变程度与指甲变化的严重程度相关，并且两者常常发生在同一指（趾）。常见的指甲变化有点状凹陷、变色、横断、纵嵴、甲下角化过度、甲剥离等。

（四）其他表现

除了典型的病变，在银屑病关节炎中，还可伴发有其他系统的损害，例如，结膜炎、急性前葡萄膜炎、干燥性角膜炎、巩膜炎；炎性肠病和胃肠道淀粉样病变；以主动脉瓣关闭不全、持久性传导阻滞、心脏肥大为特征的脊柱炎性心脏病；还可伴有发热、消瘦、贫血等全身症状。

（五）并发症

银屑病关节炎可并发肌肉失用性消耗和特发性消耗、胃肠道淀粉样变性、伸侧肌腱积液、主动脉瓣关闭不全、肌病和眼部炎症性改变。还可与其他血清阴性的多关节炎相重叠，如银屑病性关节炎-贝赫切特综合征、银屑病性关节炎-克罗恩病、银屑病性关节炎-瑞特综合征、银屑病性关节炎-溃疡性结肠炎。也可引起致命的并发症，比如严重感染、消化性溃疡及穿孔等。

四、辅助检查

（一）实验室检查

本病尚无特异性的实验室检查，病情活动时有血沉加快，C 反应蛋白升高，IgA、IgE 增高，补体增高等。滑液性状为非特异性反应，仅有白细胞轻度增加，主要以中性粒细胞为主。类风湿因子常呈阴性，但有 5%～16% 的患者会出现低滴度的类风湿因子，有 2%～16% 的患者抗核抗体低滴度阳性。约有半数患者的 HLA-B27 阳性，这种情况常与骶髂关节和脊柱受累显著相关。

（二）影像学检查

1.周围关节炎

影像学上可有骨质破坏和骨质增生的表现。手和足的小关节可呈骨性强直，指间关节破坏常伴有关节间隙增宽，末节指骨茎突的骨性增生和末节指骨吸收改变，近端指骨破坏变尖和远端指骨骨性增生的改变，会形成"戴帽铅笔"样改变。受累指间关节间隙会变窄、融合、强直和畸形。长骨骨干出现绒毛状骨膜炎。

2.中轴关节炎

此种影像学多表现为单侧骶髂关节炎，可见关节间隙模糊、变窄、融合等。脊柱椎间隙变窄、强直，不对称性的韧带骨赘形成，以及椎旁骨化，比较典型的是相邻椎体的中部之间的韧带骨化连接形成的骨桥，常呈不对称分布。

五、诊断

银屑病患者若有关节炎的表现即可诊断银屑病关节炎。由于部分患者银屑病变出现在关节炎之后，所以此类患者的诊断相对较为困难，应注意临床和放射学检查，如有银屑病的家族史，要注意寻找隐蔽部位的银屑病变，注意受累关节的部位，以及有无脊柱关节病等。在做出银屑病关节炎的诊断前应先排除其他疾病。

（一）类风湿关节炎

二者均有小关节炎的表现，但银屑病关节炎常伴有银屑病的皮损和特殊指甲病变、指（趾）

炎、起止点炎等,常侵犯远端指间关节,类风湿因子多为阴性。有特殊的 X 线片表现,如笔帽样改变和部分患者的脊柱和骶髂关节病变。类风湿关节炎则多为对称性小关节炎,多累及近端指间关节和掌指关节、腕关节。可有皮下结节、类风湿因子多呈阳性,X 线片以关节侵袭性改变为主。

(二)强直性脊柱炎

侵犯脊柱的银屑病关节炎,其脊柱和骶髂关节病变常不对称,可呈现"跳跃"式病变,常发病于年龄较大的男性,症状也较轻,并伴有银屑病皮损和指甲的典型改变。而强直性脊柱炎患者的发病年龄较轻,脊柱和骶髂关节的病变常为对称性,并无皮肤及指甲病变。

(三)Reiter 综合征

此病常有非特异性眼结膜炎、尿道炎、关节炎(特别是下肢大关节)及皮肤病变。此病患者可伴有蛎壳样的银屑病皮疹,其关节症状也和银屑病关节炎相似。对于这类不典型病例常需一段时期的随访才能进行确诊。

(四)痛风

痛风引起的关节炎多起病较急,常于夜间发作,白天减轻。痛风关节炎常反复发作,形成慢性痛风,最后产生关节畸形。根据临床症状、痛风石排出物、高尿酸血症、滑膜液检出尿酸盐结晶可进行鉴别。

(五)骨关节炎

对于仅有远端指间关节受累的银屑病关节炎常需与骨关节炎进行鉴别。骨关节炎无银屑病皮损和指甲病变,但可有赫伯登结节和布夏尔结节,无银屑病关节炎的典型 X 线改变,而且发病年龄多为 50 岁以上老年人。

六、治疗

(一)一般治疗

适度休息,注意关节功能锻炼,避免过度疲劳和关节损伤,忌烟、酒和刺激性食物。

(二)药物治疗

1.非甾体消炎药

非甾体消炎药主要适用于轻、中度活动性银屑病关节炎患者,具有抗炎、止痛、退热和消肿的作用,对皮损和关节破坏无效。治疗剂量需个体化。只有在一种足量使用 1～2 周无效后才可更改为另一种。应避免两种或两种以上同时服用。老年人宜选用半衰期短的药物,对于有溃疡病史的患者,选用选择性 COX-2 抑制剂,减少胃肠道的不良反应。

2.慢作用抗风湿药

(1)甲氨蝶呤:对皮损和关节炎均有效。可口服、肌内注射和静脉注射,每周 1 次,7.5～10 mg,若无不良反应、症状加重者可逐渐增加剂量至 20～25 mg,待病情控制后逐渐减量至维持量 5～10 mg,每周 1 次。不良反应是肝毒性、白细胞减低及黏膜损害,服药期间需定期查血常规和肝功能。

(2)柳氮磺吡啶:对皮损和关节炎均有效。治疗量大于类风湿关节炎,逐渐加量,最大可达 3～4 g/d,主要不良反应有消化道不良反应、肝功能异常、男性生殖系统影响等。服药期间应定期查血常规和肝功能。

(3)来氟米特:多用于中重度的患者。

(4)青霉胺:口服适宜量,见效后可逐渐减至维持量。青霉胺的不良反应多,长期大剂量可出现肾损害和骨髓抑制等,及时停药多能恢复。治疗期间应定期复查血、尿常规和肝肾功能。

（5）硫唑嘌呤:对皮损和关节炎有效,按每天常用剂量起服用,见效后给予维持量。服药期间应定期复查血常规和肝功能等。

3.糖皮质激素

糖皮质激素多用于病情严重和一般药物治疗不能控制的患者。因其不良反应多,突然停用可诱发严重的银屑病类型和疾病复发,因此必须严格按照原则使用。

4.阿维 A 酯

阿维 A 酯(依曲替酯)属芳香维甲酸类。口服适宜剂量,待病情缓解后逐渐减量,疗程为 4～8 周,肝肾功能不正常及血脂过高、孕妇、哺乳期患者禁用。由于该药有潜在致畸性和体内长期滞留的特点,所以女性患者在服药期间和停药后至少 1 年内不宜怀孕。用药期间注意复查肝功能及血脂等。另外长期使用可使脊柱韧带钙化,因此中轴病变的患者应避免使用。

5.雷公藤

雷公藤多甙对皮损和关节炎有效,每天分 3 次饭后服。

6.生物制剂

目前最常用的为肿瘤坏死因子 α 抑制剂。如依那西普、英利昔单抗和阿达木单抗,可用于对慢作用抗风湿药反应差或病情中重度的银屑病关节炎。

7.局部用药

（1）关节腔注射糖皮质激素类药物:在急性单关节或少关节炎型可考虑使用,但不宜反复使用,同时避开皮损处,过多的关节腔穿刺容易并发感染,还可并发类固醇晶体性关节炎。

（2）皮损的局部用药:根据皮损的类型、病情等选用药物。如外用的糖皮质激素一般用于轻、中度银屑病,使用不当或滥用特别是大剂量情况下可导致皮肤松弛、变薄和萎缩。焦油类制剂易污染衣物,有异味,一般可在睡眠时使用。外用药除引起皮肤激惹现象,较少有其他不良反应。

（三）外科治疗

对于部分已经出现关节畸形和功能障碍的患者可采用关节成形术,用来恢复其关节功能。目前髋、膝修复术已获成功。但在外科手术后的关节僵硬仍是个尚未解决的问题。

七、预后

本病病程较漫长,可持续数十年,甚至迁延终身,且易复发。银屑病患者的预后一般较好。若关节受累广泛,皮损严重,则致残率高。急性关节炎本身很少引起死亡,但糖皮质激素和细胞毒药物治疗可引起致命的并发症,如严重感染、消化性溃疡及穿孔等。

（丁建军）

第五节　反应性关节炎

反应性关节炎是指继发于身体其他部位感染的急性非化脓性关节炎。肠道或泌尿生殖道感染后的反应性关节炎最为常见。近年来,对于链球菌感染及呼吸道衣原体感染后反应性关节炎已有不少报道,并被认为是反应性关节炎的两种不同类型。

一、病因

引起反应性关节炎的常见微生物包括肠道、泌尿生殖道、咽部及呼吸道感染菌群,甚至病毒、衣原体及原虫等。许多反应性关节炎患者的滑膜和滑膜白细胞内可检测到沙眼衣原体的 DNA 和 RNA,以及志贺杆菌的抗原成分。而衣原体热休克蛋白(HSP)、耶尔森菌 HSP60 及其多肽片段均可诱导反应性关节炎患者 T 细胞增殖。

二、病理

研究表明反应性关节炎患者的滑膜组织、滑膜液及其沉淀物中存在致病微生物。反应性关节炎滑膜的病理改变为非特异性炎症,炎症因子参与其病理过程。韧带及关节囊附着点的炎症病变是病变活动的常见部位。有研究认为,骨骼上的肌腱附着点可能是反应性关节炎最初的免疫及病理反应发生的部位之一,并且是肌腱炎发生的病理基础。

三、临床表现

反应性关节炎是一种全身性疾病。一般发病较急,临床表现轻重不一,可为一过性单关节受累,也可出现严重的多关节炎,甚至伴有明显的全身症状或眼炎及心脏受累等关节外表现。

(一)一般症状

常见的全身症状有疲乏、全身不适、肌痛及低热。少数患者可有中度发热。

(二)关节症状

反应性关节炎的主要表现为关节受累,其程度轻重不一。轻者可仅有关节疼痛,重者则出现明显的多关节炎,甚至活动受限。出现关节局部红肿、疼痛、皮温增高,或伴有皮肤红斑。典型的表现为渐进性加重的非对称性单关节或少关节炎,以下肢关节受累最为常见,如膝、踝和髋关节。肩、肘、腕及手足小关节也可受累,足小关节的腊肠趾比较常见。在部分患者,可出现下腰背及骶髂关节疼痛。

(三)肌腱端炎

肌腱端炎是反应性关节炎的常见症状之一。表现为肌腱在骨骼附着点局部的疼痛及压痛。以跟腱、足底肌腱、髌腱附着点及脊柱旁最易受累。重症患者可因局部疼痛使活动受限或出现肌肉失用性萎缩。

(四)皮肤黏膜

皮肤黏膜病变在反应性关节炎比较常见。最具特征性的表现为手掌及足底的皮肤溢脓性角化症。主要见于淋球菌感染等性交后反应性关节炎。

部分患者可出现旋涡状龟头炎、膀胱炎及前列腺炎,表现为尿频、尿急、尿痛及血尿等相应症状和体征。女性患者尚可有宫颈炎及输卵管炎。结节性红斑仅见于部分患者,以耶尔森菌感染者为主。口腔溃疡是反应性关节炎的另一常见表现,多为浅表无痛性小溃疡,可发生于腭部、舌缘、口唇及颊黏膜。

(五)肠道病变

肠道感染为反应性关节炎的诱发因素之一。患者于发病前数天至数周可有腹泻史,部分病例在出现关节炎时仍有肠道症状。肠镜检查可见肠黏膜充血、糜烂或类似溃疡性结肠炎及克罗恩病样外观。此期患者的便培养多无细菌生长。

（六）泌尿道表现

患者可有尿频、尿急、尿痛等泌尿系统感染的症状，且多发生于关节炎之前。但是，许多患者可无明显自觉症状。

（七）眼损害

眼损害在反应性关节炎常见，可以是首发症状。患者可出现结膜炎、巩膜炎、角膜炎，甚至角膜溃疡。此外，可有内眼炎如虹膜炎及虹膜睫状体炎，可表现为畏光、流泪、眼痛、内眼受累及视力下降。

（八）内脏受累

反应性关节炎偶可引起心脏传导阻滞、主动脉瓣关闭不全、中枢神经系统受累及渗出性胸膜炎。个别患者可出现蛋白尿及镜下血尿，一般无严重肾损害。

四、辅助检查

实验室检查对反应性关节炎的诊断并无特异性。但是，对判断其病情程度，估计预后及指导用药有一定意义。主要的实验室检查项目包括以下几种。

（一）血液学

血沉和 CRP 在急性期反应性关节炎可明显增高，进入慢性期则可降至正常。血常规检查可见白细胞、淋巴细胞计数增高，或出现轻度贫血。在部分患者可见尿中白细胞增高或镜下血尿，很少出现蛋白尿。

（二）细菌学检查

中段尿、便及咽拭子培养有助于发现反应性关节炎相关致病菌。但是，由于培养方法、细菌特性及取材时机的不同，常出现阴性培养结果。因此，测定血清中抗细菌及菌体蛋白质抗体对鉴定细菌类型十分重要。目前，反应性关节炎诊断中，可进行常规抗体检测的微生物包括沙门菌、耶尔森菌、弯曲菌、衣原体、淋球菌、伯氏疏螺旋体、乙型溶血性链球菌。此外，以 PCR 检测衣原体及病毒的方法在反应性关节炎诊断中亦很有意义。

（三）HLA-B27 测定

HLA-B27 阳性对反应性关节炎的诊断、病情判断乃至预后估计有一定参考意义。但是，HLA-B27 测定阴性不能除外反应性关节炎。

（四）自身抗体及免疫球蛋白

反应性关节炎患者的类风湿因子、抗核周因子及抗核抗体均阴性，而血清免疫球蛋白 IgG、IgA、IgM 可增高。这些指标测定有助于反应性关节炎的诊断及鉴别诊断。

（五）关节液检查

关节液检查对反应性关节炎诊断及与其他类型关节炎的鉴别具有重要意义。反应性关节炎的滑液中可有白细胞及淋巴细胞增高，黏蛋白阴性。关节液培养阴性。利用 PCR、间接免疫荧光及电镜技术可在部分患者的滑膜及滑液中检测到菌体蛋白成分。

五、诊断

（一）分型

1.典型反应性关节炎

反应性关节炎的诊断主要靠病史及临床特点。实验室及影像学异常，对诊断有参考意义，但不具特异性。对于起病较急的非对称性下肢关节炎应首先考虑反应性关节炎的可能,若结合患者前驱感染史,并排除其他关节炎,一般可确定诊断。

2.不典型反应性关节炎

不典型的病例需仔细询问病史及查体。一过性或轻症患者的肠道及泌尿道感染史或不洁性接触史往往对诊断很有帮助。不少患者无明显膝关节疼痛,但体检却有膝关节积液。

3.链球菌感染后反应性关节炎

乙型溶血性链球菌感染后反应性关节炎已逐渐被多数人认可,它不等同于急性风湿热。本病的特点包括:①乙型溶血性链球菌感染史。②非游走性关节炎/关节痛。③结节性红斑或多形性红斑。④部分患者有一过性肝损害。⑤无心肌炎表现。⑥抗链球菌溶血素"O"及抗脱氧核糖核酸酶 B 增高。⑦咽拭子培养阳性。⑧HLA-DRB1 阳性率增加。

(二)实验室检查

尿、便、咽拭子及生殖道分泌物培养对诊断及鉴定致病菌类型有重要意义。血沉、CRP、关节液及自身抗体检查对反应性关节炎的诊断无特异性,但有助于对病情估计及与其他关节病的鉴别诊断。典型病例的诊断无须 HLA-B27 测定。在不典型患者,HLA-B27 阳性提示反应性关节炎的可能性,但其阴性并不能除外本病的诊断。

六、治疗

反应性关节炎的发病诱因、病情程度及复发倾向因人而异。因此,治疗上应强调个体化及规范化的治疗。

(一)一般治疗

反应性关节炎患者应适当休息,减少受累关节的活动,但又不应当完全制动,以避免失用性肌肉萎缩。外用消炎镇痛乳剂及溶液对缓解关节肿痛有一定作用。

(二)非甾体消炎药

非甾体消炎药(NSAIDs)为反应性关节炎的首选药物。但是,用药过程中应定期复查血常规及肝功能,避免药物引起的不良反应。

(三)糖皮质激素

一般不主张全身应用糖皮质激素。对 NSAIDs 无效且症状严重的关节炎患者,可给予小剂量泼尼松短期应用,症状缓解后尽快逐渐减量。在泼尼松减量过程中加用 NSAIDs 有利于症状的控制。关节腔穿刺抽取关节液后,腔内注射倍他米松(得宝松)或醋酸曲安西龙(去炎松),对缓解关节肿痛十分有效。但注射间隔不应少于 3 个月。合并虹膜炎或虹膜睫状体炎的反应性关节炎,应及时口服泼尼松,并给予盐酸环丙沙星滴眼液(悉复明)、可的松滴眼液滴眼。必要时球后或结膜下注射倍他米松等。

(四)慢作用抗风湿药及免疫抑制剂

慢作用抗风湿药(DMARDs)对反应性关节炎有较好的治疗作用。柳氮磺吡啶对慢性关节炎或伴有肠道症状者有较好的疗效。对于柳氮磺吡啶治疗无明显疗效及慢性期患者,可给予甲氨蝶呤。甲氨蝶呤对黏膜损害尤为有效,但应避免用于 HIV 感染后反应性关节炎。

(五)抗生素

目的在于控制感染。对于从尿、便及生殖道分离或培养出细菌的患者,应给予对革兰氏阴性菌敏感的抗生素或根据药敏试验进行治疗。环丙沙星对衣原体诱导的反应性关节炎有较好的治疗作用。对溶血性链球菌感染引起的反应性关节炎则采用青霉素或红霉素治疗。

七、预后

大多数反应性关节炎患者经及时治疗一般可完全恢复正常。复发见于15％的患者,大约还有15％的患者有慢性、破坏性、致残性关节炎或肌腱末端炎,还可发生视力障碍或失明。个别反应性关节炎可发生强直性脊柱炎。

（丁建军）

第六节　强直性脊柱炎

强直性脊柱炎是一种慢性全身性炎性疾病,病因不明,主要侵犯脊柱,尤以骶髂关节病变最为常见。它最为显著的变化为关节的纤维化和骨性强直。

一、病因

强直性脊柱炎至今病因未明,可能与遗传性易感因素有关。HLA-B27影响本病发病机制的方式至今不清楚,但必须看到B27与强直性脊柱炎的发病有着密切的关系。健康人群的HLA-B27阳性率在不同种族和地区差别很大,并非所有具有B27抗原的患者都会发生AS。B27基因可以影响疾病严重程度,但不能肯定它可以影响疾病的发展。

二、病理变化

强直性脊柱炎与类风湿关节炎有所不同,它主要侵犯纤维软骨关节,如椎间盘、胸骨柄、耻骨联合与棘间韧带。骶髂关节100％受累,有软骨破坏、腐蚀与软骨下骨皮质硬化,最后纤维化至骨性强直。在关节囊和韧带附着于骨骼处也可以出现局灶性炎性病灶。这些病灶以后也会有反应性纤维化与骨质沉着。还可以有其他关节以外的病灶,如葡萄膜和主动脉根部也可有炎性病变。

三、临床表现

(一)全身症状

绝大多数的强直性脊柱炎发病于青年期,起病往往隐匿,40岁以上发病者少见。女性病变发展缓慢,往往诊断延迟。强直性脊柱炎是一种全身性疾病,可有畏食、低热、乏力、体重下降和轻度贫血等全身性症状。

(二)局部表现

1.下腰痛和脊柱僵硬

此症状是最为常见的表现。下腰痛发生缓慢,钝痛状,位置不清,有时牵涉至臀部。也可以疼痛很严重,集中在骶髂关节附近,放射至髂嵴、股骨大转子与股后部。一开始疼痛为双侧,或为单侧,但几个月后都变为双侧性,并出现下腰部僵硬。2009年国际强直性脊柱炎评定工作组炎性背痛专家推荐诊断炎性背痛标准为:以下5项中至少满足4项。①发病年龄＜40岁;②隐匿起病;③症状活动后好转;④休息时加重;⑤夜间痛(起床后好转)。符合上述5项指标中的4项,诊断为强直性脊柱炎炎性背痛。晨僵是极常见的症状,可以持续时间长达数小时之久,患者往往诉说由于僵硬与疼痛,起床十分困难,只能向侧方翻身,滚下床沿才能起立。早期时体征不多,可有轻度腰椎活动受限,但只在过伸或侧屈时才能察觉。骶髂关节处可有压痛,但一般不严重,随着病变进展,骶髂关节处于强直,此时该部位可以完全无痛,而脊柱强硬成为主要体征之一。患者能保持双膝伸直位时将指尖触及地板并不能据此而认为腰部无活动障碍,因为良好的髋关节完全可以起代偿作用。检查脊柱有无强直应该从脊柱的过伸、侧屈与旋转等方面全面检查。下列方法(Schober 试验)有所帮助:患者直立位时在第 5 腰椎棘突上做一记号,再在脊柱中线距该记号10 cm处做第 2 个记号。嘱患者最大限度前屈脊柱而膝关节保持完全伸直位,在正常情况下,两点之间距离可增加 5 cm 以上,即可达 15 cm 以上。增加不足 4 cm,可视为腰椎活动减少。病变继续发展便会出现胸椎后凸与颈椎发病。此时诊断比较容易。患者靠墙壁站立,他的枕部无法触及墙壁,严重时可有重度驼背畸形,患者双目无法平视,他只能靠屈曲髋与膝才能得以代偿。至于颈部表现,一般发病较迟,也有只限于发展至胸段便不再向上延伸的。少数患者早期即发生颈部症状,并迅速强直于屈颈位。

2.胸廓扩张度减弱

随着病变向胸段脊柱发展,肋脊关节受累,此时出现胸痛,并有放射性肋间神经痛。只有少数患者自己发觉吸气时胸廓不能充分扩张。因肋脊关节强直,在检查时可发现吸气时胸廓不能活动而只能靠膈肌呼吸。在正常情况下,最大限度吸气与呼气,于第 4 肋间处的活动度可达 5 cm以上。不足 5 cm 者应视为胸廓扩张度减弱。早期很少有肺功能削弱的。至后期时,由于重度脊柱后凸与丧失胸廓扩张能力,使肺通气功能明显减退。

3.周围大关节炎症

35％的强直性脊柱炎可有周围关节炎,以髋关节最为常见。通常为双侧性,起病慢,很快出现屈曲挛缩和强直,为保持直立位,往往膝部有代偿性屈曲。肩关节为第 2 个好发部位。偶有膝关节病变。其他关节少有发病。

4.关节外骨骼压痛点

此症状主要发生在胸肋交界处、棘突、髂嵴、股骨大转子、胫骨结节、坐骨结节和足跟,有时这些症状也可以早期出现。

5.骨骼外病变

此症状主要为眼部病变,可有急性葡萄膜炎,发生率可高达 25％。心血管疾病有主动脉炎、主动脉瓣关闭不全、心脏扩大、房室传导阻滞和心包炎等。肺部病变主要为肺上叶进行性纤维化。神经系统病变常为继发性,有自发性寰枕关节半脱位和马尾神经受压表现。后者表现为大小便障碍与会阴部鞍区状麻木。

四、实验室检查

活动期 75％病例血沉增快,但也有正常的,往往出现血清 C 反应蛋白明显增高。血清碱性磷酸酶值轻度或中度增高,往往提示病变较广泛,或有骨骼腐蚀,并不足以说明病变处于活动期。血清 IgA 和 IgM 可有轻度或中度增高。90％以上的患者具有 *HLA-B27* 基因。

五、放射学表现

以骶髂关节炎最为突出。骶髂关节出现 X 线征象时往往已较迟,几乎完全是双侧性。最初出现的是关节附近有斑片状骨质疏松区,特别是骶髂关节的中下段最为明显。接着便出现了骨腐蚀与软骨下骨皮质硬化。在骶髂关节的中下段,髂骨面覆盖着薄层软骨,因此该处首先出现骨骼变化,且比较明显。在骶髂关节的上 1/3 处,有坚强的韧带连接着骨面,也可以有类似的 X 线征象。软骨下骨侵蚀的 X 线表现为关节间隙的假性增宽。接下去便是纤维化、钙化、骨桥形成与骨化。一般说来,软骨下骨皮质硬化比骨腐蚀明显些,最终骶髂关节完全强直,通常需数年之久。在脊柱方面主要表现在椎间盘、脊椎小关节、肋脊关节,后纵韧带与寰枢关节。很少有上述关节出现病变而骶髂关节却不受侵犯。早期阶段,椎间盘纤维环浅层有炎症,伴反应性骨硬化与邻近椎体腐蚀,使椎体变成方形。纤维环逐渐骨化,并有骨桥形成。同时脊椎后关节和邻近韧带亦有类似的变化,最终脊柱完全融合,如竹节状。强直性脊柱炎的患者还可以出现椎间盘周围椎体骨质腐蚀和硬化,竹节状改变亦在此节段中断,通常发生在疾病的后期。临床上常有急性发作,并有局限性疼痛。该区常有上述 X 线征象,称为"椎间盘炎"。这种病变易误诊断为结核、化脓性骨髓炎,甚至认为是转移性病灶。

围大关节炎症以髋关节最常见。表现为对称性、均匀性关节间隙狭窄,软骨下骨板不规则骨硬化,关节外缘骨刺形成,最后骨性强直。肩关节为第 2 好发部位,病变情况与髋关节相类似,骨腐蚀主要发生在肱骨头外上方。

六、诊断

下腰痛极为常见,而强直性脊柱不是腰痛最常见的原因,但却是年轻人患腰痛伴腰部僵硬的主要原因。根据病史与体格检查,如有怀疑时可摄骶髂关节平片以证实。强直性脊柱炎者必然有骶髂关节炎,但 X 线片上有骶髂关节炎者不一定就是强直性脊柱炎,因为其他许多风湿性疾病都可以有类似病变。它们之间的鉴别诊断可见表 11-1。

表 11-1　强直性脊柱炎与其他风湿病的区别

鉴别点	强直性脊柱炎	银屑病关节炎	Reiter 综合征	反应性关节炎
发病年龄	18~40	不定	18~40	不定
性别分布	男＞女	男＝女	男＞女	男＝女
HLA-B27	90％以上	50％	90％	85％
尿道炎	－	－	＋＋	＋
前列腺炎	＋	－	＋＋	＋
眼结膜炎	±	±	＋＋	＋
急性葡萄膜炎	＋＋	＋＋	＋＋	＋
黏膜病变	－	＋	＋＋	＋
脊柱变化	＋＋	＋	＋	＋

由于诊断标准不一,1961 年于罗马定出罗马标准,诊断标准有以下几种。

(一)临床标准

(1)下腰痛与僵硬持续 3 个月以上,休息后不缓解。

(2)胸段疼痛和僵硬。

(3)腰椎活动受限。

(4)胸廓扩张受限。

(5)有虹膜炎存在或有虹膜炎病史。

（二）X 线标准

具有强直性脊柱炎所有的双侧骶髂关节改变（必须除外双侧性骶髂关节骨关节炎）。

根据罗马标准，诊断强直性脊柱炎需具备 4 个临床标准，或 1 个 X 线标准再加上 1 个临床标准。这个标准偏重于 X 线表现，而根据流行病学调查却发现临床标准 4 倍多见于 X 线标准。因而于 1966 年在纽约会议修订了标准，称为纽约标准。这个标准首先将骶髂关节炎分成 4 级：①0，正常；②1，可疑；③2，轻度不正常，有少量骨硬化与腐蚀，关节间隙无变化；④3，中度骶髂关节炎，有明显骨腐蚀、硬化与间隙改变，并可有部分强直；⑤4，重度异常，骶髂关节完全强直。

纽约标准只具有 4 条：①腰椎 3 个方向活动受限：前屈、侧屈与伸直；②腰段或胸腰段脊柱有疼痛或疼痛病史；③胸廓扩张受限，以第 4 肋间处为标准，扩张度为 1.0～2.5 cm，或更小些；④X 线片有骶髂关节炎表现。

凡符合下列条件者可诊断为强直性脊柱炎：①3～4 级双侧性骶髂关节炎，并至少具备 1 个临床标准；②3～4 级单侧性骶髂关节炎或 2 级双侧性骶髂关节炎，并具备第 1 个临床标准（3 个方向腰椎活动受限）或第 2 个及第 3 个临床标准（腰痛和胸廓扩张度受限）。凡有 3～4 级双侧性骶髂关节炎，但并不具有临床标准的，只能怀疑可能是早期强直性脊柱炎，特别是 HLA-B27 为阳性的。

强直性脊柱炎必须与椎间盘病变、椎间盘突出、脊椎关节骨关节炎与腰肌劳损相鉴别，一般根据血沉、腰椎活动与胸廓扩张度改变，鉴别不难。强直性脊柱增生症在 X 线片上很容易与强直性脊柱炎混淆，它通常见于老年人，前纵韧带有明显的增生与骨刺形成，但脊椎关节却不受影响。

七、治疗

本病无特效治疗方法。如果早期得到诊断，轻度的畸形并不影响患者的生活。要告诫患者正确对待疾病，在行走、坐位时都要保持良好的姿势，务必使脊柱保持平直，睡觉时改用硬板床与薄枕。在体疗医师指导下进行锻炼，免除一切可能导致损伤或诱发畸形的体育运动。早期的畸形较轻，尚未达到骨性融合，因而畸形是可以纠正的。睡硬板床及做骨盆牵引使用支具可望改善。后期的畸形已有骨性融合，非手术治疗难以奏效。在急性期的主要措施是缓解疼痛与防止畸形。现采用联合用药。第一类药为非甾体抗炎药，它具有良好的止痛作用，缺点是长期服用不良反应大。以往常用的吲哚美辛因反应过多而不常应用。由于目前有多种非甾体抗炎药，因此用药非常分散，医师在处方时都根据自己的临床经验与爱好而选择药物。治疗的原则没有改变，起初 2 周内的剂量应是镇痛常规剂量的 2 倍，2 个星期后剂量减半。第二类为缓解疾病的慢作用药物，是二线治疗药物，有柳氮磺吡啶、金制剂、甲氨蝶呤、青霉胺等，已证实柳氮磺吡啶是首选药物，但治疗结果表明，它对周围型关节病变有效，而对中心型病变效果则差。该药特别适用于病情轻微的年轻患者。不主张全身性使用皮质醇类激素，但局部应用效果却很好。皮质醇类激素滴眼剂用于急性虹膜炎效果很好，重度病例可作眶内注射。关节腔内注射也很有效。在急性期预防畸形发生十分重要。生物制剂中的 TNF 拮抗剂目前已广泛应用，效果较好，有效率达 50%～75%，其长期疗效和影像学证据的改变有待进一步研究。

对严重驼背畸形者可施行脊柱截骨术。手术的指征：①度驼背畸形，膝关节与髋关节伸直时双目不能平视。②病变已静止，血沉正常。③一般情况良好，年龄较轻，肺功能无多大损害者。

腰椎侧位片腹主动脉有钙化者禁忌手术。如双髋亦有强直者应先行髋关节置换术,才考虑施行截骨术。脊柱截骨术系在腰椎后部切去楔形骨块,手法折断前方韧带,使腰椎前凸增加,畸形改善。

常用的脊柱截骨术有以下数种。

(一)单节段脊柱截骨术

一般选在 $L_{2\sim3}$ 或 $L_{3\sim4}$。截骨完成后即应用矫形架或手法进行矫形,使前方的前纵韧带折断,腰椎前凸增加而改善驼背畸形。截骨平面应接触良好,并需用牢固的内固定物。截骨术的并发症:①截瘫,大都因截骨平面选择不当所致,截骨的尖端没有针对椎间盘水平,矫形后出现脊椎移位。②脂肪栓塞,因截骨数量少,矫形时后方骨质受到强烈挤压,使骨内压力骤增而使脂肪进入血液循环。③腹主动脉破裂,腹主动脉硬化者无伸展的能力,强行矫形时可因此而死于手术台上。④矫形度数的丧失,手术后矫形度数的丧失主要原因为石膏背心固定时间不足与后方截骨面接触不良所致。

(二)单节段截骨术加椎体间植骨术

为防止矫形度数丧失与获得最大限度矫形,可经腹膜外途径,直视下矫形并在张开的椎间隙前半部植入方形骨块,可得到最大限度矫形。

(三)多节段脊柱截骨术

严重驼背畸形者可适用多节段截骨术,在 $L_{3\sim4}$ 处行截骨术后,可在上方 2 个节段处(即 $L_{1\sim2}$ 处)做第二个截骨术,可望获得良好的矫形。

(四)脊柱截骨术加椎体松骨质掏空术

截骨的尖顶针对腰椎椎体后方。截骨完毕前将椎体内松质骨刮空矫形后造成椎体塌陷。掏空术使脊柱缩短,比较安全,截骨面接触好,术后矫正角度丧失的可能性明显减少。

髋关节受累引起的关节间隙狭窄、强直和畸形是本病致残的主要原因。人工髋关节置换术是最佳选择,置换术后绝大多数患者的关节痛得到控制,部分患者的功能恢复正常或接近正常。

八、预后

强直性脊柱炎的病程变化很大,它具有自行缓解或加剧的特征,一般说很多患者症状比较轻,并能自动缓解。据统计资料显示,在发病 20 年后,还有 65%~80% 的患者能胜任全日工作。决定预后的因素是周围大关节炎症、颈椎强直与重度驼背畸形。这些情况一般发生在发病后的最初 10 年内。轻型病例可以生活得像正常人一样好。在遇到早期强直性脊柱炎患者后,可以根据下列指标预测该疾病为进行性:①用非甾体抗炎药治疗后疼痛不能缓解。②髋关节受累。③血沉持续较高。

(丁建军)

第七节 类风湿关节炎

类风湿关节炎(RA)是一种慢性系统性炎性关节疾病,伴全身性症状,病因和发病机制不明,主要特征是多关节、对称性受累,滑膜病变,如炎症持续,可导致关节破坏、畸形,终至功能障碍、致残。关节外表现有类风湿结节、动脉炎、神经病变、巩膜炎、心包炎、淋巴结肿大,肝脾大也常见。均属 RA 病变整体中不可分的部分,强调其系统性,而为一独立的疾病。

一、发病情况

发病率为 0.3%～1.5%,女性多发,是男性的 2～3 倍,任何年龄均可发病,有家族趋向。最初多关节发病约为 70%、小关节 60%、大关节 30%,单关节则多侵及膝(50%),最终小关节发病居多。

二、病因

内分泌、代谢、营养、遗传及环境因素可能对病程有影响,但与病因无关。

类风湿因子(RF)是针对人类 IgG Fc 段 $C-r_2$ 及 $C-r_3$ 同源区抗原决定簇产生的特异性抗体,在 RA 血清中有更高的阳性率,但无诊断意义,仅作参考(表 11-2)。

表 11-2 RF 在各种疾病的发生率

疾病	RF 检出率(%)
类风湿性关节炎	79.6
SLE	28.9
干燥综合征	95.0
PSS	50.0
冷球蛋白血症	90.0
MCTD	25.0
多发性肌炎	20.0
皮肌炎	10.0
巨球蛋白血症	28.0
少年性类风湿性关节炎	10.0
急性细菌性心内膜炎	40.0
慢性肺间质纤维化	35.0～60.0
硅肺	30.0～50.0
肝硬化	53.8
慢性肝炎	36.7
急性肝炎	28.9
肝癌	27.8
结核	10.0

三、病理

最早是微血管损伤改变,滑膜下组织水肿,滑膜细胞增生,小血管炎性变和血栓机化而闭塞,晚期滑膜水肿、增生、肥厚。

节段性血管改变是一固有特征,静脉扩张,毛细血管阻塞,血栓形成,血管周围出血,滑膜中淋巴细胞多是 T 细胞和抗体形成细胞、滑膜下层浆细胞主要含 IgG,具抗免疫球蛋白活性。

随病变进展,血管翳侵蚀,破坏软骨、终至关节融合(图 11-1、图 11-2)。

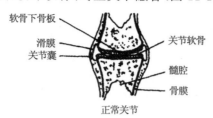

正常关节

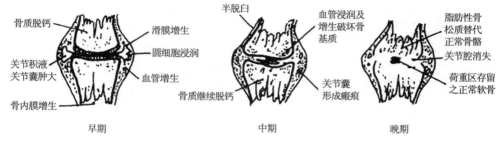

| 早期 | 中期 | 晚期 |

图 11-1　类风湿关节炎之病变

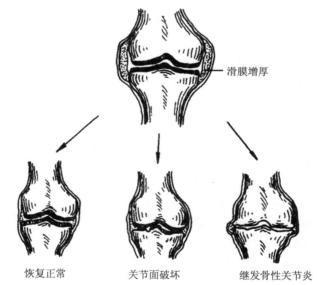

滑膜增厚

恢复正常　　　关节面破坏　　　继发骨性关节炎

图 11-2　类风湿关节炎的结局

急性期:滑膜增厚,继之软骨面破坏根据病变程度和治疗可有不同归宿

四、发病机制

(1)炎症和组织损伤,使免疫复合物的反应沉积,经趋化吸引作用,血管翳侵犯软骨。

(2)细胞免疫作用,T 细胞处于激活状态。

(3)滑膜中有巨噬细胞和带刺样树突的细胞,有 DR(La)抗原,功能为递呈抗原,产生白介素-1,诱导抗体生成,刺激滑膜细胞,软骨细胞和破骨细胞形成破坏软组织、软骨和骨的化学物质。

(4)血管翳破坏性最大,溶解胶原和蛋白聚糖。

五、临床表现

一定时间出现的种种表现的组合,以及此组合在一段时间内引起不同后果,本病多慢性发作,偶有急性,病程长,可持续 10 年。

开始时,有疲乏、衰弱、消瘦、贫血、肌痛、手足发麻等,随之出现小关节肿痛,常发生于小骨关节近端手指(趾),关节疼痛、压痛、红肿、强直,呈对称性,滑膜增厚,功能受限,终致畸形和肌萎缩(图 11-3)。

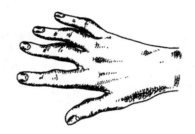 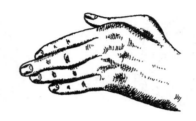

早期类风湿关节炎—近侧指间关节肿大　　晚期类风湿关节炎—掌指关节肿大,手指尺侧偏斜

图 11-3　手部类风湿关节炎病变

一般常有晨僵,轻度发热,淋巴结肿大,少数(约 1/5)可有急性发作,多为间歇性发作症状,随时间推移,转为持续性。缓解期的表现为晨僵<15 min,无疲乏感,无关节痛,活动时无压痛或疼痛、软组织不肿、血沉<30 mm/h。

慢性期依据功能情况予以评价。

1 级:正常。

2 级:功能受限中度,可正常活动。

3 级:功能受限明显,不能自理。

4 级:不能工作,轮椅或卧床。

可累及任何关节,手、腕、膝多见。关节外表现是多方面的,周围软组织,皮下结节(20%~25%)无症状性,肘、枕、骶部易发。皮肤的血管炎呈现色斑,多见于指腹、甲褶。腱鞘炎(65%)见于手腕。滑囊炎、肌萎缩、韧带松弛均可发生。

心脏可出现急性心包炎。肺偶有胸膜炎积液,胸膜下结节和肺炎。如多发肺结节即称Caplan 综合征,多见于煤矿工人,眼有角膜炎和干燥综合征。神经则出现多神经炎。

被认为是血清阳性 RA 的并发症 Felty 综合征,也称成人的 Still 病,见于慢性 RA,有肝淋巴结肿大、贫血、血小板下降、中性粒细胞下降,发热、易疲乏,易感染革兰氏阳性菌。

实验室检查血沉快,抗"O"、RF 均阳性,滑液有改变(表 11-3),活检显示炎性变。

表 11-3　关节液的改变

关节情况	白细胞总数($\times 10^{-6}$/L)	多核白细胞数($\times 10^{-6}$/L)	黏液蛋白凝块
正常	…~60	…~6	良好
类风湿关节炎	500~230 000	3~97	不佳
淋菌性关节炎	1 600~250 000	50~100	不佳
风湿性关节炎	1 000~50 000	2~98	良好

续表

关节情况	白细胞总数($\times 10^{-6}$L)	多核白细胞数($\times 10^{-6}$L)	黏液蛋白凝块
结核性关节炎	500～100 000	2～80	不佳
Reiter综合征	1 000～35 000	25～90	不佳
创伤性关节炎	50～8 000	3～90	良好
痛风性关节炎	1 000～70 000	0～99	不佳

X线早期显示关节周围软组织肿胀,随后出现脱钙、骨质疏松(近关节端而非骨干中部,随后加重乃至广泛脱钙),稍晚关节软骨破坏,关节间隙变窄、囊变、肌萎缩、可发生半脱位或脱位,晚期脱钙更重,关节间隙消失,强直。

六、诊断与鉴别诊断

本病晚期受累关节已严重破坏并畸形,结合发病情况、临床表现和X线显示,诊断并不困难,但在早期,单关节受累,则较困难,必须仔细鉴别。

美国风湿学会的诊断标准将RA分为四类即典型、肯定、大概和可能。标准共11条,典型RA应有7条,1～5关节症状和体征至少持续6周,若在"除外"项内有任何一条,也不能定为典型RA。肯定RA应有5条,1～5关节症状和体征至少持续6周,若在"除外"项内有任何一条,不能算是肯定RA。大概RA应有3条,1～5中至少有一条持续6周,若"除外"项内有任何一条,不能认为是大概RA。可能RA应有两条,关节症状至少3周,若在"除外"项内有任何一条,即不算是可能RA。

所订11条标准(1958)如下。

(1)晨僵:持续15 min。

(2)检查时至少一个关节在活动时疼痛或压痛。

(3)至少有一个关节肿胀,是软组织肥厚或积液,而非骨质增生,不少于6周。

(4)至少有另一关节肿胀,无关节症状的缓解期,间隔时间不超过3个月。

(5)对称性关节肿胀,同时侵及机体两侧同一关节,近侧指间、掌指或跖趾关节受累时,不要求绝对对称,远侧指间关节受累不在此标准内。

(6)在骨隆突处,肢体伸侧或关节旁有皮下结节。

(7)典型RA的X线变化不仅是退行性变(骨质增生),而是有周围的骨质疏松(脱钙)。

(8)凝集试验阳性,或链状菌凝集试验阳性。前者要求在两个实验室内用任何方法能找出类风湿因子,而此实验室的水平表明对正常对照组阳性不>5%。

(9)滑液内的黏液素沉淀不良即黏蛋白凝结差,混浊液内呈碎片。

(10)滑膜有典型的组织学改变,表现有以下2或3个以上的变化:①显著绒毛肥厚、表层滑膜细胞增生,排列呈栅栏状。②慢性炎性细胞明显浸润,主要是淋巴细胞或浆细胞并有形成淋巴样结节的倾向。③在表面或组织间隙内有坚实纤维蛋白的沉积、细胞坏死灶。

(11)皮下结节内典型的组织学变化,表现为肉芽肿病灶,并有细胞坏死的中心区,中层呈栅栏状增生的巨噬细胞,外围是纤维化和炎性细胞浸润,主要位于血管周围。

本病常以多种形式出现,因而需要与其鉴别的疾病很多,包括强直性脊柱炎、感染性关节炎、关节结核、痛风、血清阴性关节炎等(表11-4～表11-6)。

表 11-4　类风湿关节炎的鉴别

鉴别点	类风湿关节炎	风湿性关节炎	淋菌性关节炎
年龄	多在 15 岁以后生育期女性	第一次发作多在 15 岁以前,可见于任何年龄	常见于 20～40 岁可见于任何年龄
性别	多在女性	男女无差别	男性多见
发作史	亚急性或慢性	急性	急性
上呼吸道感染	常见	80％～90％可见	10％
淋病史及症状	—	—	＋
局部皮肤	无炎症、发凉	有炎症	有炎症
疼痛、高热	±	＋＋	＋
皮下结节	10％～20％有	15％	—
腱鞘炎	＋	—	＋＋
游走性症状	＋	＋	—
侵及肺及胸膜	少	常见	无
浆液性结膜炎	无	极少	可见
关节永久性破坏	可见	无	常见且严重
X 线表现	晚期关节强直	软组织肿胀	骨质破坏
关节液化验	无菌(±)	无菌	淋菌(25％)
淋菌椎体固定试验	—	—	＋(80％)
溶血性链球菌凝集试验	＋	—	—
心动电流图	—	可有心脏病变	—
水杨酸钠疗效	暂时好转	良好,迅速有效	无效
磺胺类及抗生素疗效	稍有效	无	良好

表 11-5　类风湿关节炎与骨关节炎的鉴别

类风湿关节炎	骨性关节炎
无外伤史	每有外伤史
多在 20～40(＜35)岁发病	50～60(＞35)岁发病
患者多瘦长,体重不足	多肥胖、过重
常有前驱症状	无
无血管硬化	有
急性发作,渐转为慢性	慢性
可有全身感染症状	无
多侵及近侧指间及掌指关节	多侵及远侧指间关节
多数性对称性	少数关节发病,不对称,多负重关节
常有局部病灶	无
有皮下结节(10％～20％)	无

续表

类风湿关节炎	骨性关节炎
游走性关节痛	无游走性
进行性病程	可停顿或轻度进行性
关节周围软组织肿胀	无
有关节积液	无
肌萎缩明显	无或少
关节畸形、强直	无强直
血常规白细胞增高,贫血,血沉快	正常
溶血性链球菌凝集试验阳性	阴性
X线显示骨质疏松,关节间隙狭窄,骨性强直	骨质致密,骨赘形成

表 11-6　类风湿关节炎与痛风性关节炎的鉴别

鉴别点	类风湿关节炎	痛风性关节炎
性别	女与男之比(2~3):1	多发于男性
年龄(岁)	20~45	>35
发作史	迟缓	急性
病程	长	有间歇期
家族病风史	—	+
前驱症状	++	—
侵及多个关节	+	最初常为单个关节
疼痛	轻,休息后好转	剧痛
对称性关节发病	+	
关节梭形肿大	+	肿大,不对称、不整齐
侵及踇趾	—	多数侵及
皮下结节	5%	—
伴发鹰嘴滑囊炎	—	+
肌萎缩	常见	少见
关节强直	+	—
痛风石	—	50%
血尿酸	正常	发作时增高
秋水仙碱疗效	无效	症状消退
链球菌凝集试验	±	
X线改变	骨质疏松	骨质破坏区

七、治疗

(一)一般原则

(1)认识其为全身性疾病,发病情况差异很大,治疗应个体化,并争取患者与家属的配合,方易奏效而有成。

（2）治疗目的为缓解疼痛、控制炎症，减少药物不良反应和保护肌肉关节功能，使回归生活。

（3）"金字塔"治疗方案，基本内容包括环境、休息、营养、社会服务、理疗、职业疗法、骨科处理、药物控制等（图 11-4）。

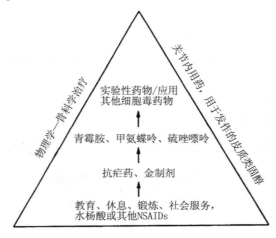

图 11-4　金字塔治疗方案

（二）药物治疗

1.药物及其分类

（1）一线药物：作为首选，主要有水杨酸类和其他非甾体抗炎药（NSAIDs）2 类，药物可抑制环氧化酶（Cox），缓解炎症反应，减少前列腺素和缓激肽水平，达到缓解症状。

NSAIDs 各人反应不同，因人而用。对病情进展无作用，不能阻止其恶化，但能缓解症状，有止痛、抗炎、解热即对症治疗作用。

NSAIDs 的毒副作用主要是消化道溃疡，可高达 15%～35%，故主张不同时用 2 种以上这类药物，避免加大不良反应，或应用其中的 Cox2 抑制剂，高危、低血容量、应用利尿剂者慎用。

常用药物有多种：①水杨酸类，常用阿司匹林（乙酰水杨酸），已有肠溶制剂可减少胃黏膜不良反应。非乙酰化水杨酸类有三硅酸胆碱镁、二氟尼柳（二氟苯水杨酸）。②吲哚类，普通型 25 mg；缓释型 75 mg。偏头痛（50%）栓型 50 mg。苏灵达对肾前列腺素抑制作用小。托美丁（痛灭定）对肠胃和 CNS 作用小，可用于幼年型 RA。③丙酸衍生类，不良反应少，常用芬必得（布洛芬）、萘普生（半衰期长）、芬布芬（苯酮酸）、酮洛芬、速布芬。④灭酸类，甲氯芬那钠。⑤喜康类，吡罗昔康（炎痛喜康）半衰期长（30～86 h）。⑥吡唑酮类，保太松已少用。

（2）二线药物：为慢性作用药（SAARDs）。

1）改变病情药（DMARDs）。①金制剂：抑制炎症，改变 RA 病程，对血清阳性和早期效果好。如硫化葡萄糖金，第 1 周 10 mg 肌内注射，第 2 周 25 mg，以后每周 50 mg，总量超过 1 g 时减为每隔 1 周 1 次，然后每3～4周 1 次。不良反应大，可有皮疹、剥脱性皮炎、口腔溃疡、粒细胞减少、血小板减少、再障、蛋白尿。金诺芬（瑞得）3 mg，2 次/天口服持续 3～5 个月。②抗疟药：羟氯喹 200 mg，2 次/天。氯喹 250 mg，2 次/天。③青霉胺500～750 mg，1 次/天，维持量 250～500 mg，需监测血尿。④其他：布西拉明，为半胱氨酸的衍生物，类似青霉胺，毒性小，抑制淋巴细胞浸润，调节免疫功能，用量 100 mg/d，增至 300 mg，3 次/天，稳定后 100 mg/d，持续 1 年。

雷公藤:雷公藤总甙 300 mg,3 次/日。

2)细胞毒药物。①甲氨蝶呤(MTX)为叶酸类似物,有免疫抑制作用,抑制滑膜炎症,5～25 mg/w。②环磷酰胺 50～100 mg,2 次/天。③硫唑蝶呤 1.5～3.0 mg/(kg·d),分 2 次服。

(3)三线药物:主要为糖皮质激素,有抗炎和免疫抑制作用,不能阻止关节破坏的进展。适应于控制活动性 RA 而一线药物无效,肝肾功能损害不宜一、二线药物,合并关节外病变者。开始剂量应<15 mg/d,逐渐减至 7.5 mg/d,可全身或关节内注射。

(4)四线药物:即免疫抑制剂。RA 发病与免疫有关,免疫抑制剂可阻断不良反应并干扰炎症形成,从而改变 RA 进展,可口服Ⅱ型胶原,抗 TNF-α 单克隆抗体,抗 IL-1 单克隆抗体等。

2.联合治疗

联合治疗发挥各类药物作用以提高疗效,药物选用要求合理,现已不提倡,但联合 2 种以上一线药物,以免加重不良反应,一般多用一线二线药物或二三线药物联用,二线药作用慢,一三线药控制炎症,联合是有效合理的。

3.治疗方案

(1)先确定 RA 活动情况,再进行治疗(图 11-5)。①缓进性 RA:开始用 NSAIDs、小剂量糖皮质激素或羟氯喹。②侵袭性 RA:早用 DMARDs,一般用 MTX。

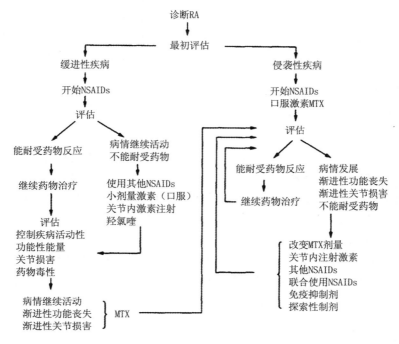

图 11-5　RA 的治疗

(2)综合治疗:早期 RA 重在药物治疗,联合用药,进入慢性期则需采用综合治疗,可行滑膜切除以阻止病情进展,术后结合 DMARDs 和功能锻炼,配合理疗。

(三)物理措施

包括理疗、体疗和支具(夹板、手杖)。

(四)特殊并发症的治疗

(1)类风湿性血管炎:发病率<1%,主要皮肤表现,对症处理。

（2）Felty综合征：有肝脾大，粒细胞减少（＜2 000/mol），治疗用药MTX，金制剂，可考虑脾切除。

（3）寰枢椎半脱位：牵引或支具。

（五）手术治疗

可采用非介入性药物滑膜切除，用药^{32}P、^{198}Au或^{90}Y、^{165}Dy关节内注射，以杀死滑膜细病胞，软骨已有破坏者不宜用。Ⅰ、Ⅱ期RA可行滑膜切除，减轻负荷，但滑膜1～3年可再生。关节内注射激素也可消炎。

根据具体情和病变可采用多种手术，如髋人工关节置换、腕关节的尺骨小头切除，膝部截骨或融合术，以重建功能、纠正畸形、获得稳定。

（李禄松）

第八节 骨 关 节 炎

骨关节炎又名退行性骨关节炎，为关节软骨发生退行性变，关节边缘有骨刺形成，并产生疼痛等症状。骨关节炎多见于老年人，随着人类平均寿命的延长，骨关节炎的发病率越来越高，它严重妨碍工作，成为50岁以后丧失劳动力的第2个常见原因，仅次于心脏病。

一、发病机制

骨关节炎的发病机制不明。有以下几种说法。

（一）软骨的变性和崩溃

大多数人认为骨关节炎最初的病理变化为软骨的基质内缺乏蛋白糖原和胶原，接着浅层的软骨细胞数量减少，使关节软骨松松地挂在关节腔内，受不起应力容易发生折断。在生化方面，老年人的软骨水分减少，硫酸软骨素6与硫酸软骨素4的比例增高，各种促使软骨裂解的酶也相应出现。这些酶来自软骨本身，滑膜和关节液中的细胞成分，目前还不清楚。

（二）骨内高压所致

Harrison首先研究骨内血流动力学变化，发现髋关节骨关节炎者股骨头内动脉与静脉的通路阻断。Phillips经静脉造影发现静脉回流不足，骨内窦状隙扩张，并有动脉性充血，这种骨内高压是引起疼痛的原因；另一方面Trueta认为由于骨内压力分布的不均匀，使某些区域承受过多的应力，而某一些区域却又应力不足，容易发生软骨变性。

（三）软骨下骨质僵硬

关节软骨丧失了对应力的应变能力，尤其是不能承受横向的应力，容易产生剪力使软骨产生水平状劈裂。什么原因引起软骨下骨质硬化目前还不明了，可能是肌肉骨骼系统缺乏必需的动力，使骨与软骨丧失了脉冲式刺激力量。

（四）力学上变化

为了维持力学上平衡，髋关节必须承受3～4倍体重的力，这个力是体重与髋部外展肌群的垂直合力。任何因素使关节表面面积减少的结果都可以使单位面积负重量增加。以髋部为例，头的直径不变，其断面表面积可以大至11.5 cm²，小至4.71 cm²，相差竟达250％。据Pauwels

认为,髋臼软骨下骨质的 X 线表现是髋部的应力分布图。在正常情况下,压力均匀分布,软骨下骨质应该表现为相同的厚度。如果髋关节有髋臼发育不良,负荷的力线将出现离心性偏斜,这时在髋臼的外侧部分将因骨质增生而显得骨密度增高。Pauwels 认为髋部的合力方向为股骨头的中心至髋臼的中心。但 Bombelli 却认为合力不通过髋臼的中心而在其内侧 1/3 处通过。髋关节骨关节炎多见于 50 岁以上的患者,男性多见。以往诊断原发性骨关节炎者较多,但目前有些学者认为 90% 以上的原发性骨关节炎者都是继发的。男性继发于儿童时期轻型的股骨头骨骺滑脱或骨骺炎,女性继发于轻度的髋臼发育不良。还有一些是假性痛风和单关节炎、风湿性关节炎,真正的原发性关节炎极为罕见。

二、临床表现

最显著的症状是疼痛,改变姿势后疼痛加剧,但活动一段时间后却又轻些,过度活动疼痛又明显起来。疼痛时可有跛行,并有不同程度的活动障碍,但很少见骨性强直的。部分病例诉述膝部牵涉痛为主要症状。

三、X 线表现

表现为关节间隙狭窄,一般为均匀性的,也有表现关节间隙厚薄不一。有软骨下骨质增生和囊性改变。髋臼边缘与股骨头的赤道部位都有骨刺形成。股骨头轮廓改变,有的因增生而变得很大,有的呈蘑菇状。Harris 提出 4 个 X 线征象,认为该征象充分说明患者幼年时有过轻度股骨头骺滑脱:①正常时股骨颈外侧缘应凹陷,但出现了扁平,应视为不正常;②股骨头前外侧缘有隆起,外展时有冲撞;③股骨头的内下缘有钩形突起;④股骨头的中心与股骨颈的中心不符合。这种轻度的头骺滑脱在儿童期可以毫无症状而被疏忽。

四、治疗

(一)治疗原则

治疗原则为阶段性治疗,采用药物治疗与非药物治疗相结合的办法,非药物治疗原则的基础是社区医疗。在社区内,医护人员对患者作有关骨关节炎的宣教工作,还可以组织一些类似疾病俱乐部之类的机构。患者可以接受物理疗法与咨询如何挑选合适的工作。在医护人员的帮助下,做合适的运动和降低体重,并正确地使用辅助支具。在药物治疗方面可服用氨基葡萄糖等药物,如疼痛可首选对乙酰氨基酚,还可使用非甾体抗炎药的非处方药。如仍无效可使用处方非甾体抗炎药直至手术治疗(包括关节镜下处理)。药物治疗无效或中度病例可接受关节腔内注射透明质酸钠,称之为黏弹性补充疗法,可以缓解症状,有利于软骨修复。关节腔内注入皮质类固醇类药物对有大量渗出的病例有好处,但不主张多次反复注入。后期病例只能接受手术治疗。关节镜下清创手术可以改善症状,但很多病例不能得到长期缓解,最后的措施为关节置换术。

(二)截骨术

应用转子间截骨术治疗髋关节骨关节炎起自 19 世纪末,在 20 世纪的上半世纪广泛使用。由于髋关节置换术的近期疗效甚佳,使截骨术一度被冷落。但因髋关节置换术的后期并发症及医疗费用问题使截骨术再度受到注意。截骨术的目的除了减少关节面单位面积的负荷量和横断骨骼可以减压外,还希望关节面能相称,因此必须施行有角度的截骨术。已知有 4 种转子间截骨术:内翻、外翻、内移和外移截骨术。究竟应该选用哪一种截骨术,必须从多个方面进行考虑。首先是年龄因素,年轻患者效果好些,但并不排除年龄大的。因为这类病例不宜负重,肥胖的和要干重活的都不太适宜。做内翻截骨时股骨干要内移,做外翻截骨术股骨干要外移,这样下肢的力轴才能经髋关节的中心和膝关节的中心。术前必须检查髋关节的活动范围。至少要有 80°屈曲范围。Muller 认为屈曲<60°应列为禁忌,<30°手术后髋关节会强直。测量屈曲度数最好能在麻醉下检查。还必须至少有 15°的内收和外展动作,Bombelli 则认为,做外展截骨术,应该有20°~25°的内收动作,这样才能保持关节囊有合适的张力。做内翻截骨术时内翻的度数不能超过 15°,这样外展肌群具有足够的张力,超过这个度数的截骨术必须使大转子下移。对选用何种截骨术,Maquet 作了如下的规定。Maquet 认为骨关节炎是应力与阻力两者平衡破坏的结果,使病理组织难以忍受正常的应力与增强的阻力。唯一的方法为减少应力。有两种方法可以减少关节应力:①减少通过髋臼的合力;②扩大关节面。

最理想的方法是兼有上述两种方法。具体的原则如下。

1.转子间内翻截骨术

此手术即 Pawels Ⅰ 型手术。适用于髋关节半脱位,髋臼外侧负重区有三角形软骨下硬化区,说明该处为应力集中区。转子间内翻截骨术可以增加关节负荷面积,减少负荷量,使关节内应力减少,并较好地进行重分配。术前应摄髋关节外展位平片,如果髋关节能充分外展,关节面积增大才能取得预期效果;如果内翻截骨术后不能增加关节面积,甚至反而减少面积,手术肯定失败。

2.转子间外展截骨术+肌腱切断术

此手术即 Pawels Ⅱ 型手术。适用于髋臼外侧负重区没有三角形软骨下硬化区的病例和有中央型脱位者,它可以增加关节的负重面积,减少负荷量。必须同时做髋外展、内收与髂腰肌腱切断术。

3.术前的 X 线检查与手术计划

术前应摄以股骨头为中心的前后位片,下肢取内旋位、中立位,充分外展与内收位各一张。外展位时关节面一致时可选用内翻截骨术;内收位时关节面一致,可考虑外翻截骨术。必须做到关节面一致,髋臼边缘的关节间隙有些张开。有些病例不论外展或内收动作都不能使股骨头再进入髋臼,这种情况下无论做内翻或外翻截骨术都不能加大关节负重面,截骨注定要失败,必须另想他法。有关截骨术后的结果因为选用的术式不同,很难得出统一的结论。效果的好坏与病例的选择是否得当有关。年龄轻,病变属于较早期,体重适中,轻体力工作,X 线片为髋臼发育不良,关节间隙狭窄程度并未超过原来厚度的一半,这样的病例,做内翻截骨术后一般会有好的结果。长期随访报道,约 1/3 病例术后效果优良,1/3 病例尚可,1/3 最终选择做人工髋关节置换术。随访时间愈长,优良率会逐渐减少。

髋臼发育不良所致的早期骨关节炎可以作骨盆截骨术,如 Salter 髂骨截骨术、Chiari 髂骨内移截骨术,也可用于成年人。还可与股骨粗隆间截骨术同时操作,据报道,联合手术后 X 线表现髋臼发育不良有改善或停止发展的。对青少年髋臼发育不良还可以行 Ganz 等髋臼旋转截骨术。

膝关节骨关节炎多见于女性,肥胖所致超重负荷是致病主要原因。疼痛和关节肿胀是主要的临床表现,有时活动关节还可感觉到摩擦音。以内侧间隔最为明显,因而可有膝内翻畸形,并诉膝内侧疼痛;膝外翻畸形少见。髌股关节亦可有类似变化。保守治疗方法同髋关节骨关节炎,关节腔内注射糖皮质激素对控制渗出、减轻疼痛有好处。年龄超过 60 岁,病变较重者可考虑膝关节置换术,可参阅有关章节。年轻者可考虑做胫骨高位截骨术以改变下肢负重力线,适用于有内翻畸形者。有交锁症状者也可以在关节镜下做关节清创术,或直视下清理术,可以改善症状。有屈曲挛缩者宜做股骨髁上截骨术。全身性骨关节炎这个名称系指至少有三个关节发病,通常发生在指间关节。有两种类型:一种为结节型,主要表现为手指的远端指间关节有 Heberden 结节形成,多见于老年妇女,且有明显的家族遗传倾向;另一种为非结节型,主要发生在近端指间关节,多见于男性,有时血沉轻度增快,往往有过暂时多关节炎病史。有可能两种类型是不同的疾病。治疗以保守疗法为主,指间关节有囊肿形成突出于皮下者可手术切除。

(李禄松)

第九节　色素沉着绒毛结节性滑膜炎

一、病因

色素沉着绒毛结节性滑膜炎是一种滑膜增生性病变,有色素沉着,并有绒毛和结节形成。它的病因不明。在 Jaffe 命名为滑膜炎以前,一般都从肿瘤角度考虑,认为是良性肿瘤,或认为是籽骨附近破骨细胞瘤样增生所致,甚至还有学者认为是恶性或转移性肿瘤而做了截肢手术。后来发现这些患者手术后有复发,多次手术后仍活得很长,难以用肿瘤来解释,因此怀疑它不是肿瘤。但最近 Rao 等又认为它是一种良性肿瘤。他们复习了病理切片,发现滑膜层增生的细胞扩展到致密的结缔组织层内,该层内富有增生的滑膜成纤维细胞和原始的间叶细胞,还看到在复发病例有很多的细胞分裂象。虽然也看到了一些炎性现象,但认为并不重要,最后认为是来自滑膜成纤维细胞和组织细胞的肿瘤。但这个观点还未能被广泛接受。因为在病变部位的细胞内发现类脂质含量高,而在组织细胞内又发现了胆固醇,Hirohata 认为色素沉着绒毛结节性滑膜炎是类脂质代谢异常所致。但在关节腔内注入类脂质却不能产生类似 PVS 那样的病理变化,使这种说法难以被接受。从 1941 年以来,持炎症的观点者最为广泛。在组织学上看到增生的基质细胞并具有吞噬现象,胶原纤维丰富并有透明样变,这些发现很像炎症过程,因此多年来许多人接受了这种说法,但说不清这种炎症是如何发生的。West 等认为在 PVS 组织中,仅其中少数细胞发生染色体易位,因此肿物中既有单克隆增生的真正的肿瘤细胞,也有反应性的多克隆增生的炎症细胞,故既表现为肿瘤,也表现为炎症。

二、病理变化

在大体检查病理标本时可以很容易地分辨出局限性或弥漫性色素沉着绒毛结节性滑膜炎。通常关节腔内有血性、深咖啡色液体,绒毛纤细修长,有时结成团。弥漫型的可见滑膜上到处都是结节,有的有蒂,蒂长为 0.5～1.0 cm,滑膜色泽发黄或为褐红色。局部型的通常只有单个结节,有蒂的多见。镜检可见 1～3 层的滑膜细胞有含铁血黄素沉着,局部型的色素沉着少见。典型的镜下表现为滑膜下有大圆形、多边形或梭形细胞呈结节状增生。电镜下证实这些细胞为滑膜成纤维细胞或 B 型滑膜层细胞,大多数学者认为系深层滑膜细胞向深部结缔组织扩至滑膜下层的结果。增生结节的周围有基质和一些细胞浸润,这是继发性反应。可见含类脂质的泡沫细胞和巨噬细胞。基质细胞分化不好,核分裂象并不少见,复发病例尤为常见。基质内亦有含铁血黄素沉着,并富含薄壁血管,病程愈长,基质纤维化愈明显。色素沉着绒毛结节性滑膜炎,还有骨骼腐蚀。病灶在骨软骨交界处可以侵入关节软骨,并穿透骨皮质,在松质骨内病灶扩展呈囊状改变,周围反应性骨质增生,这种现象可以发生在髋关节,也可见于膝关节,以髋关节较多见。

三、临床表现

男女发病机会相等,也有报道男性多于女性,比例接近 2∶1。好发于 20～30 岁年龄,以膝关节最为多见,通常为单关节型。起病缓慢,局部型可有急性发作。以膝部不适最为常见,接着慢慢出现局部皮温增高、肿胀、僵硬,并可发现有肿块。结节扭转时可出现急性症状。多关节型少见。关节穿刺可获深色或咖啡色血性液体,通常膝关节穿刺可得到 40 mL 以上。偶尔也可以为黄色的,终究提示以往有过出血,化验结果与创伤所致相似,其他实验室检查有血清胆固醇浓度降低,但并无多大意义。

四、影像学检查

根据病变进展情况,X 线片所见可以分为 3 期。①第一期:早期病变,无任何 X 线表现。②第二期:有滑膜炎表现,表现为髌上囊肿胀,因为关节积液为血性,所以密度稍高;接着出现了骨腐蚀和囊性变,这种骨腐蚀实际上是结节在骨软骨上的压迫,以发生在髋关节最为多见。③第三期:为进展期,滑膜上有多个软组织结节形成,虽未钙化,但含铁血黄素的密度高,在 X 线片往往可以显示出结节轮廓,具有诊断价值。关节造影所见:局限型的在造影片上可以见到在前交叉韧带的前方有单个肿块阴影,与脂肪垫不连;弥漫型的则见有多个充盈缺损突出于关节腔中,关节间隙可增宽,且不规则。动脉造影所见:软组织肿块富含血管,有动-静脉瘘和血管床不规则,有些像恶性肿瘤。最有价值的是 MRI 检查,病灶在 T1WI 和 T2WI 均表现为不均匀低信号,在 T2 梯度回声序列尤其明显,表现出放大效应,这是 PVS 的特征性表现。

五、关节镜检查

关节镜检查所见如同病理变化中大体所见。局限型的病变往往在半月板与关节囊交界处。弥漫型的与增生性滑膜炎有些难以区别,但在止血带下做关节镜检查,如看到滑膜上有点状紫癜具有诊断价值。

六、诊断

凡膝关节滑膜炎反复抽到陈旧性血性积液,应疑有本病。早期 X 线片无诊断价值,MRI 检查有助于诊断,也可考虑关节镜下进行诊断。

七、治疗

局限型的往往因急性发作而能早期诊断与治疗,因而预后较好。对局限型的可将病灶及其周围的一部分滑膜予以切除,很少会复发。对弥漫性的可以采用放射治疗、广泛性滑膜切除、手术加放射治疗、关节融合术、植骨术和一期关节置换术,但没有一种疗法具有较高的疗效。目前的标准治疗方法仍为开放式广泛性滑膜切除术,前后路联合入路的术后复发率为 8%～17%,并发症中的关节僵硬和疼痛也不少见,效果欠佳的占 22%,部分病例术后需手法治疗才能减少关节僵硬。复发的原因是不可能做绝对性全滑膜切除术。关节镜下滑膜切除具有创伤小,关节僵硬发生率低的优点,但缺点是病灶清除不彻底,复发率更高,尤其有些部位通常的入路难以发现病灶。采用放射治疗历史已久。早期时血管与细胞丰富,放射疗效较好,至后期因纤维化程度增加,反应甚迟。使用的剂量为每天 3 Gy,总剂量为 20~50 Gy。放射治疗难免会出现各种不良反应,但迄今还没有发现过,色素沉着绒毛结节性滑膜炎于放射疗法后出现肉瘤样变。滑膜大部分切除术再加上放射治疗,据报道,其疗效与单独滑膜切除术结果不相上下。其他的方法有一期关节融合术或关节置换术,但一般均施行于复发病例,很少作为首选方法。核素[90]钇注射于关节腔内,称为关节内放射治疗,但成功率亦不高。目前对弥漫性色素沉着绒毛结节性滑膜炎的治疗方法还没有统一的意见,但各种方法中似乎应以全滑膜切除术为首选方法。

(李禄松)

第十二章

骨科疾病的关节镜治疗

第一节　习惯性肩关节脱位的关节镜治疗

肩关节脱位是全身大关节脱位中最常见的,占关节脱位的 45%。前脱位最常见,其次是后脱位,前者发生率是后者的 8~9 倍。肩关节上脱位和肩关节下脱位一般较罕见。

随着微创外科的发展,肩关节镜下行修复术已成为主要治疗手段。关节镜下带线锚钉治疗复发性肩关节脱位是近年来常用的方法。其最大的优势是将关节囊-盂唇复合体直接固定于肩盂前缘,以达到骨与韧带的良好愈合。置入简单、牢固、不易拔出的内固定物,软组织修复可靠,具有微创、出血少、手术时间短、术后疼痛轻、功能恢复快,并可较早进行肩关节功能训练等优点。

一、适应证

(1)肩关节复发性前脱位。
(2)合并 Bankart 损伤或者 Hill-sachs 损伤。
(3)保守治疗或反复手法复位无效。

二、手术步骤

(一)关节镜探查

用记号笔标记肩峰、喙突和锁骨等,确定穿刺点。用 30°关节镜常规进行肩关节探查,了解是否合并肩袖损伤,如有则先行肩袖修补。

(二)镜下修复

常规在关节盂边缘处建立锚钉骨道,根据情况采用 2~4 枚带线锚钉进行缝合固定。先将锚钉钻入骨道,在过线器和 PDS 线帮助下将锚钉线的一端穿过关节囊-盂唇复合体,同时将锚钉线的两端从同一工作通道引出,体外打结后将线结推入,使盂唇关节囊复合体重建于肩盂。再次镜检,确保损伤修复无遗漏,缝合伤口。

三、注意事项

该手术对医师技术要求高,对护士的配合也提出了更高的要求,而预防手术并发症的发生是手术成功的重中之重。

（一）防止低体温

术中使用大量的灌注液，容易引起低体温。术前采用恒温箱将灌注液加温至 37 ℃左右，注意保暖，调节室温，必要时使用保温毯。

（二）防止损伤血管神经

侧卧位术野暴露充分，手术操作方便，持续牵引，不需要助手扶握手臂。但牵引患肢不当易引起腋神经、臂丛神经损伤。巡回护士需协助医师做患肢牵引时注意防止过度牵引，一般牵引重量 3～5 kg。

（三）防止低血压

肩关节部位手术由于不能上止血带，而出血势必影响医师的操作。一般在 200 mL 灌注液内加上 0.5 mg 肾上腺素，注意患者是否有高血压，必要时对患者进行术中控制性降压，使收缩压控制在 12.0～12.7 kPa（90～95 mmHg）。巡回护士要密切观察手术进程，防止术中低血压的发生。

（四）防止灌洗液外渗性水肿

关节镜手术必须经过灌洗使关节腔有效扩张。维持关节腔内的压力及灌注的有效性是减少术野出血的重要手段。应做到：提供良好的灌注及吸引，确保各种仪器设备性能完好，运转正常。及时更换灌洗液，保持灌注顺畅，术野清晰，防止误伤。维持合适的压力，压力太小，达不到止血的效果；压力太大，容易引起水肿。术中要根据关节腔内的状况调节灌注压力和速度，一般灌注液悬挂高度为手术部位上方 2 m 左右，灌注泵压力以在 10.7～13.3 kPa（80～100 mmHg）为宜。

（五）防止术后感染

肩关节镜术中灌洗较多，要做好防水。总之，手术护士充分做好术前准备及患者的心理护理，熟练掌握各种仪器性能和手术操作步骤，严格无菌操作是手术成功的重要保证，预防并发症是手术成功的关键。

（姜士刚）

第二节　习惯性髌骨脱位的关节镜治疗

习惯性髌骨脱位是由于股四头肌作用的外侧方排列紊乱，外侧支持带挛缩，内侧松弛，胫骨的外旋，股骨髁间窝变浅，髌骨变异以及股内侧肌肌力不良等因素所致。手术治疗方法颇多，包括膝关节外侧松解，内侧紧缩，髌腱着点移位，股四头肌成形以及半腱肌移位术等。下面介绍两种方法。

一、软组织松解股内侧肌外移术（Green 股四头肌成形术）

（一）手术适应证

（1）股骨髁发育基本正常。

（2）髌骨不稳出现半脱位。

（3）病人年龄在 12 岁以下者。

（二）操作步骤

（1）病人仰卧位全麻或硬膜外麻醉,患侧大腿近端上气性止血带。

（2）切口:膝关节前方绕髌骨直弧形切口 10～15 cm,至髌骨充分游离两侧之关节囊及支持带,沿髌骨的外侧缘切开挛缩的组织及关节囊,但要保护好滑膜,以不切开关节为原则,使之髌骨外缘充分松解。以同样方法切除内侧关节囊一条宽 1 cm 相当长度的关节囊条带,切除后紧缩缝合。

（3）股内侧肌外移:将股内侧肌的远端切开,充分向上内方游离,将其远端拉向髌骨外缘,内侧肌腹与髌骨内侧缘固定几针后,将其远端与髌骨外侧缘充分缝合固定。必要时髌腱外侧半内移。

（4）检查屈膝的髌骨有无向外移位倾向,如无移位,则逐层缝合,置入引流,术终打一长腿石膏托固定 4～6 周。

（三）术中难点和对策

（1）充分纠正致髌脱位的各项因素,如果纠正理想,术后不会复发,术后 Q 角应恢复 15°,注意髌腱的方向是否正常,如不理想,可考虑髌腱外侧半内移,或髌腱着点内移术。其次外侧支持带及关节囊挛缩组织应松解彻底,这样即可消除髌骨外移的重要因素。但有个别病例存在着膝外翻,应同时行股骨髁上截骨矫正,以防复发。

（2）切开关节囊时要仔细地与关节滑膜分离,勿切开滑膜进入关节内;但有时也很难避免,如发现切开滑膜应及时缝合。

（四）术后并发症及其处理

髌脱位复发,其原因系引起习惯性髌脱位各种病理因素纠正得不理想,预防措施一方面是髌骨外方关节囊及支持带挛缩充分彻底松解;另一方面是髌骨内方力量的增强,即关节囊合理紧缩,股内侧肌外移;第三方面是股四头肌牵拉方向的恢复,髌腱着点移位或者半腱肌移位固定等。

二、软组织松解半腱肌腱髌骨固定术(Dewar-Galeazzi 手术)

（一）手术适应证

（1）髌骨呈习惯性脱位。

（2）股骨外髁发育不良至髌骨不稳定。

（3）术后复发病例。

（4）年龄不受限制。

（二）操作步骤

（1）病人体位、麻醉、患肢上气性止血带以及切口与软组织松解股内侧肌外移术相同。

（2）髌骨外侧关节囊及支持带切开松解、内侧关节囊及支持带紧缩以及股内侧肌相应外移均与软组织松解股内侧肌外移术相同。

（3）半腱肌肌腱髌骨固定术,首先在膝关节的内后方,半膜半腱肌部做一纵行切口约为 5 cm,分离游离找到半腱肌,从肌肉与肌腱连接处切断,近端缝合在半膜肌上;其次于髌腱着点内下方,即半膜、半腱肌和股薄肌、缝匠肌着点处的内后侧找半腱肌腱,从该处拉出,并经过皮下引入第一个切口,缝合上述切口。

再于髌骨内下方向外上方用钻钻一隧道,将半腱肌肌腱从内下方引入隧道,从外上方拉出,将该肌腱拉紧保持髌骨正常位置,与髌前筋膜和髌腱近端缝合固定。最后将股内侧肌腱游离后缝合在髌骨的外侧,置入引流,逐层缝合,术终长腿石膏固定6～8周。

(三)术中难点和对策

本手术的特点是利用半腱肌腱固定于髌骨上,使髌骨难以再向外方移位,它比髌腱着点内移更为有效,对于髌脱位术后复发者是更为理想的术式。固定髌骨的力量要适中,不可过紧而影响膝关节的屈曲,这是应注意的。

(姜士刚)

第三节 滑膜切除术

从理论上来说,有许多种疾病可引起滑膜病变,因此滑膜切除术具有广泛的疾病谱,其中临床上最常见的有炎症性关节病、色素绒毛结节性滑膜炎、滑膜软骨瘤病、晶体性关节病等,在其他疾病,例如,反应性关节病、血友病性关节病、骨性关节炎、化脓性关节炎等疾病的治疗中也需要施行滑膜切除术,手术的总体原则相同,在各自的章节中进一步介绍。由于滑膜组织是许多炎症性关节病的共同发病途径,既是炎症因子的靶器官,又是炎症因子的发源地,因此通过滑膜切除术可彻底去除病变滑膜组织,达到治疗目的。其他主要病变源于滑膜的疾病,如滑膜软骨瘤病和色素绒毛结节性滑膜炎(PVNS)等病变,滑膜切除术也是得到肯定的治疗方法。

一、滑膜切除术的适应证

滑膜切除术的目的:①减轻或消除疼痛和肿胀等滑膜病变所引起的临床症状。②消除关节破坏的原因,最大限度地保留和恢复关节功能。滑膜切除术应该严格掌握手术适应证,以下各项中只要具备一项就具备手术指征即可。

(1)炎症性关节病:包括类风湿关节炎和血清阴性型关节炎等,以类风湿关节炎为代表。

(2)局限性或弥漫性色素绒毛结节性滑膜炎。

(3)Ⅰ～Ⅱ期的滑膜软骨瘤病。

(4)血友病患者反复出现关节血肿,出现急性或者慢性滑膜炎,称为血友病性关节病,在相应的因子替代治疗之后,具有滑膜切除术的指征。

(5)早中期骨性关节炎伴发的滑膜炎。

(6)感染性关节炎:化脓性关节炎具有急诊手术的指征,术中清除滑膜组织是重要的内容;结核性滑膜炎,此时病变主要局限于滑膜内,经抗结核治疗后,可采用滑膜切除术。

(7)反应性滑膜炎或非特异性滑膜炎。

(8)晶体性滑膜炎。

二、滑膜切除术的种类和方法

目前,滑膜切除术的常用方法包括开放性滑膜切除、关节镜下滑膜切除、化学性或放射性核素滑膜切除术等数种,其中关节镜手术由于保持开放手术直视下手术的优点,同时具有创伤小、滑膜切除彻底、对于术后功能影响小、可反复多次手术等优点,目前越来越流行。

(一)开放性滑膜切除术

1.手术方法

常规选择膝关节正中皮肤切口,经髌骨内侧入口切开关节囊,外翻髌骨,暴露关节腔。此时可观察滑膜病变的表现和关节软骨的状况。病变处于Ⅰ期者,滑膜增生肥厚,呈紫红色,主要集中在内外侧副韧带的下方、髁间窝内及髌上囊等处,血管翳向软骨面覆盖延伸,软骨变薄并有轻度侵蚀,关节软骨面、内外侧半月板及前后交叉韧带基本完整。病变处于Ⅱ期者,滑膜颜色开始变浅,质脆,类似老化现象,但少数区域仍有散在紫红色急性期表现,关节内有游离的米粒样类风湿结节,此期关节软骨表面多有侵蚀,部分软骨下骨质外露,半月板常有不同程度的破坏,内侧半月板尤为突出,前交叉韧带松弛,个别关节呈现轻度不稳。病变处于Ⅲ期者,常具有大量类风湿结节溢出,关节滑膜厚度较Ⅰ或Ⅱ期变薄,但是更加硬韧和纤维化,关节软骨及内外侧半月板大部甚至完全消失,前后交叉韧带松弛或断裂,软骨下骨存在囊性变。原则上,Ⅲ期和Ⅳ期病变,关节破坏严重者,应行全膝关节置换术,术中同时切除滑膜。

用咬骨钳依次彻底咬除增生的滑膜组织,尽可能多地切除滑膜组织,以减少复发机会。手术中尤其注意伸直膝关节,将内侧和外侧副韧带下方的滑膜组织清理干净。用尖嘴咬骨钳将肌腱和软骨表面上的肉芽组织彻底咬除,防止肉芽组织进一步腐蚀软骨或肌腱。据文献报道,关节软骨在室温下持续暴露时间超过 25 min,即可发生不可逆的损伤,因此在术中要用生理盐水纱布覆盖裸露的关节软骨面,并不断滴注生理盐水保持湿润,以防干燥,避免对关节软骨造成损伤。对存在关节软骨破坏缺损区域,为诱导软骨再生,用细克氏针在软骨缺损区以约 0.5 cm 的间距行软骨下骨钻孔术,以期能够长出类透明软骨修复缺损,此类患者要求术后较晚负重,早期行膝关节持续被动活动机(CPM 机)功能锻炼。

2.术后处理原则

(1)术后使用负压吸引装置,并用厚棉垫加压包扎,防止关节内血肿形成。

(2)术后 1～3 d 可用石膏托外固定以限制活动,目的是减少疼痛及出血。

(3)由于手术创面加大,通常术后需要输血。

(4)术后第 1 天即开始等长肌力收缩锻炼,防止肌肉萎缩。

(5)引流量减少后,一般在术后经 48～72 h,拔负压引流,拆除外固定,在专业人员指导下,有计划地进行关节活动锻炼,可使用持续被动关节活动机(CPM 机),减少关节粘连的并发症,有利于修复关节软骨和改善关节功能。

(6)个别患者通过锻炼仍达不到满意的关节活动范围,可在麻醉下手法推拿。

(二)关节镜下滑膜切除术

随着关节镜技术的逐渐普及,关节镜下滑膜切除术也越来越流行。对比研究显示,关节镜下滑膜切除术的疗效优于或者类似于开放性滑膜切除术。Klein 和 Jesen 对 43 例关节镜下滑膜切除术,随访 2.5 年,78%效果满意。Ogilivie-Harris 和 Basinki 报道 96 膝关节镜下滑膜切除术,随访 4 年,79%的病例无或有轻度疼痛。Smiley 和 Wasilewski 评价 19 例 25 膝关节镜下滑膜切除术,随访 6 个月的优良率为 96%,随访 2 年后为 90%,随访 4 年下降到 57%。

关节镜下滑膜切除术具有多种优点:①关节镜是良好的诊断工具,某些滑膜病变在关节镜下具有特异性外观,例如,色素绒毛结节性滑膜炎、滑膜软骨瘤病(Ⅱ期)、晶体性关节病等,在关节镜下几乎可以确诊,同时在关节镜监视下可多点获取滑膜组织进行活检,具有提高诊断率的作用。②关节镜手术属于微创手术,创伤小,患者术后痛苦小,深受患者的欢迎。③术中视野清楚,能够彻底全面地切除病变滑膜,通过后方入路能切除膝关节后方关节囊的滑膜,达到全关节滑膜切除术。④术中可同时处理其他病变(如半月板和软骨等),同时大量灌注液体洗掉,可以去除各种碎屑、炎性介质和免疫复合物等。⑤术中和术后出血少,根据我们的经验几乎所有的病例均可免于输血。⑥病残率低,深静脉血栓等术后并发症明显较少。⑦术后恢复快,可以较早开始康复锻炼,可迅速恢复活动范围和功能,基本不影响关节活动功能。⑧由于关节镜下滑膜切除术对关节软骨和活动功能影响不大,对于复发的患者,可反复多次手术,或者改用其他手术方式治疗,仍然能够取得满意的疗效。但是,对于滑膜严重增生肥厚、关节破坏严重的患者,关节镜有其局限性,不易彻底解决问题时,仍需选择开放性手术。

(三)其他滑膜切除方法

许多药物曾被选用行非手术滑膜切除,但是由于疗效不确定和不良反应较大而应用较少。如锇酸能够减轻许多患者的滑膜炎程度,但是能够加剧疼痛,而且对关节软骨具有潜在性损害而被淘汰。

除美国外,欧盟和澳大利亚等西方国家,放射性滑膜切除被广泛采用,因具有放射性损害而且效果不确定,国内较少采用。将放射性核素注入关节腔内,利用其释放的射线,起到杀伤病变滑膜组织的目的。这种方法具有操作简单、侵袭性小、不影响关节功能、住院时间短、理论上可达到100%滑膜切除、易为患者接受等优点,可供临床选择,尤其是用于术后复发的患者。放射性滑膜切除的适应证与滑膜手术切除术基本类似。主要禁忌证是关节软骨已有磨损破坏的患者,以避免对软骨下骨造成放射性损伤,因此,应选择早期患者,关节软骨完整,可减少放射线对周围骨组织和全身的损害。一般而言,病情越早效果越佳,以中度滑膜增生者效果最好,而滑膜严重增生或过薄,以渗出或纤维化为主的患者,效果反而不好。我们对部分放射性滑膜切除术后的患者再次手术,术中发现关节囊形成纤维瘢痕,其上有散在的少数淡绿色斑点,为被纤维瘢痕所包裹,其内含有未被吸收放射性核素。放射性滑膜切除的缺点包括以下方面。①对多房性关节如腕关节,疗效欠佳。②不能同时施行某些矫形术。③有放射性核素逸出关节造成其他系统损害可能性。另外,使用放射性核素切除滑膜时,患者和医师都需要加强防护。初步报道放射性核素滑膜切除技术的临床成功率约为80%,有待于继续观察,其结果必须与切开手术或者关节镜下滑膜切除术的疗效相比较。Sledge等将镝-165用于74例膝的滑膜切除,随访1年的优良率60%,低于滑膜切除手术的疗效。

主要选用金-198、钇-90、镝-165、磷-32等放射性核素,发出β射线,穿透力低,杀伤杀死滑膜细胞。金-198和钇-90的半衰期较长,均为64 h,考虑到关节在较长时间内受到放射性损害,有放射性物质进入身体其他部位的潜在危险,为确保万无一失,需要住院治疗等因素,限制两者的应用。可用镝-165替代,因其能够结合氢氧化铁形成大聚合物而不易于泄漏,而且半衰期很短,仅为2.3 h。磷-32的半衰期也短,穿透力低,环境污染小,价格便宜,也是较为理想的材料。

三、关节镜下滑膜切除术的手术技术

关节镜下滑膜切除术可分为3个主要的步骤,首先是关节镜下观察滑膜组织的大体表现,进行定向滑膜活检,该步骤主要是诊断功能;然后是切除病变的滑膜组织,为手术的主要步骤;最后步骤是术后处理和康复锻炼。

整个手术应在止血带下施行,防止出血影响视野。部分学者认为在关节镜检查阶段,先不驱血和使用气囊止血带,可以保持滑膜组织血管充盈,有利于观察和鉴别。

在放入关节镜之前,先进行关节穿刺,抽取积液,送滑液的常规检查、生化检查,必要时行细菌涂片和培养,术后与其他实验室检查相结合,为确定诊断提供依据。当存在血性积液时,需要关注凝血功能,追问服用影响凝血功能的药物史;根据病史可确定创伤性因素;其他可能的原因有机械性刺激所引起的,或者色素绒毛结节性滑膜炎发生急性出血而出现血性积液。浑浊的关节积液提示感染或者晶体诱导性关节炎,结核性滑膜的关节积液往往呈草绿色,色素绒毛结节性滑膜炎的典型关节积液呈茶褐色。

　　放入关节镜观察滑膜组织的大体形态,部分滑膜炎具有特异的关节镜下表现,通过关节镜即能确定滑膜病变的类型,有助于确定诊断。类风湿关节炎的滑膜组织肥厚,充血明显,绒毛呈指状增生突起,并伴有血管翳形成侵袭软骨(图 12-1);色素绒毛结节性滑膜炎呈暗红色,绒毛细长,局部伴有团块状结节形成(图 12-2);滑膜软骨瘤病的滑膜组织内含有软骨小体及多个游离体(图 12-3);化脓性关节炎的滑膜严重充血,绒毛增生,表面附着有脓苔,并伴有广泛的坏死组织和纤维素析出沉积。晶体性关节病是各种晶体沉积于关节内引起的反应性滑膜炎,包括双磷酸盐、焦磷酸盐和羟基磷灰石,以及关节内反复注射皮质激素引起的医源性晶体性滑膜炎,关节镜下可发现滑膜绒毛表层和软骨表面有白色晶体附着(图 12-4),但是无法确定晶体的种类。当然,最终诊断仍依赖于病理检查确诊。

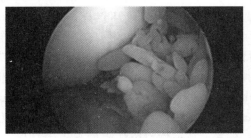

图 12-1　类风湿滑膜炎关节镜下表现

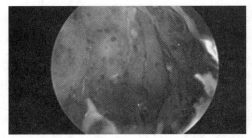

图 12-2　色素绒毛结节性滑膜炎的关节镜下表现

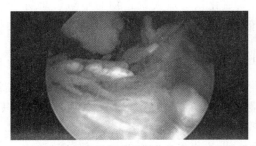

图 12-3　滑膜软骨瘤病的滑膜组织内含有软骨小体及游离体

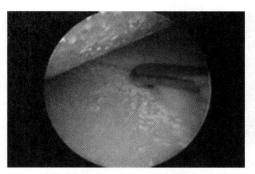

图 12-4　痛风性关节病的关节镜下表现

　　然后,在关节镜监视下有针对性地夹取滑膜组织进行病理检查。Lindbland 和 Hedfors 于 1985 年曾经指出在一个关节内滑膜炎症的程度并非在所有部位都是相同的。传统的活检方法比较盲目,在关节镜下针对病理变化最为显著之处取活检材料,最具有说服力。关节镜监视下滑膜活检的内容包括:①病变发生的部位;②最有可能性发生病理改变的局部;③具有足够的活检材料。据统计,对于诊断不明的滑膜炎,反复发作关节积液,并且保守治疗无效,通过关节镜下滑膜活检而明确病因大约为 40%,大部分病例的组织学检查提示为非特异性滑膜炎。

　　然后,在关节镜监视下施行滑膜切除术,通常要求切除全部滑膜组织,但是实际上无法实现,临床上使用"滑膜全切除术"说明尝试在最大限度内去除病变的滑膜组织。术中主要依赖于电动刨削器,使用大口径滑膜刨刀切除滑膜,直达滑膜与滑膜下组织的间隙,注意处理髌骨周围、半月板周围、后方关节间室和髁间窝内的滑膜组织。可同时结合使用射频或者钬激光等高能量设备,帮助止血和清理。当髌上囊内滑膜组织严重肥厚,甚至呈结节或团块状增生,可扩大内上或者外上入口,放入髓核钳咬除滑膜,有利于完整切除病变滑膜组织,并可加快手术时间。

　　关节镜下滑膜切除术通常需要多个手术入路相结合,一般认为至少要建立 6 个入路(前内、前外、髌上内侧、髌上外侧、后内和后外)才能达到全关节滑膜切除的目标,因此要求术者熟悉各个关节镜入路的定位和局部解剖。通常选择内下、外下、髌上内侧和髌上外侧入路,先完成前方关节间室内的操作,力争彻底切除前方关节间室内的病变滑膜组织。然后经髁间窝放入关节镜观察后方关节囊,假如后方关节间室内滑膜增生严重,需要建立后方入路,切除后方关节间室内的滑膜组织。仔细定位建立内后和外后入路,在切除滑膜过程中保持囊内操作,出现黄色脂肪组织,停止进一步刨削,后方入路的并发症已有报道。关节镜下滑膜切除术要求术者必须具备娴熟的关节镜操作技术,术中保持关节内水流通畅,关节镜和刨刀交替进入各个入口,保持耐心,按顺序完整切除各个部位的滑膜组织,避免遗漏。

　　手术选用带齿滑膜刨刀,对于滑膜肥厚的患者,选用大口径刨刀可节省手术时间。在术中使用刨刀切除全层滑膜组织,直至滑膜下脂肪组织外露和透明软骨边缘,尤其需要注意髁间窝返折部、交叉韧带周围、髌骨周围、侧方间沟、半月板下返折及后方关节囊等部位,注意存在封闭的髌上滑膜皱襞时,需要去除之,否则可能遗漏其近端的滑膜囊内病变组织。换用小口径刨刀进入半月板下方,可清除半月板下方的滑膜组织(图 12-5)。使用刨削器依次切除完毕后,再次检查关节腔,避免残留病变的滑膜组织。然后可用射频系统对各个附着部位残留的少量滑膜组织,进行烧灼,同时进行止血。

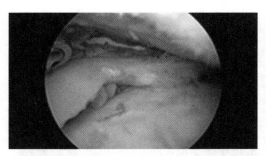

图 12-5 类风湿关节炎,半月板上下方都有滑膜组织浸润,注意软骨破坏

术毕经关节镜入口放置引流管,软垫加压包扎。根据引流量,术后 24～48 h 后拔除引流管,开始关节功能训练。术后第 1 天行股四头肌等长收缩锻炼,防止肌肉萎缩。应早期开始活动度训练,关节镜下滑膜切除术基本不需要使用持续被动活动机(CPM 机),对于个别患者才需要使用 CPM 机从可耐受范围内(通常 0°～60°)开始活动度训练。术后约 7 d 内可获得主动完全伸直,术后 6 周通过锻炼可恢复全面活动度。拔除引流管后即允许下床行走,患肢逐渐增加负重,2 周后过渡到完全负重。

四、并发症

由于开放性滑膜切除术的创面广泛,因此需要做好输血的准备。尽管近年来使用射频等高能量设备有助于止血,但是关节镜下滑膜切除术几乎无法止血,根据我们的经验,关节镜下滑膜切除术后基本不需要输血。

开放性滑膜切除术的感染率约为 1%,有糖尿病或者术前使用皮质激素史的患者发生率更高。在关节镜手术中,由于需要使用大量灌注液体冲洗,因此感染率明显降低,但是仍需严格无菌操作,避免感染发生。

关节活动度下降是滑膜切除术后的典型并发症,术后需要艰苦的功能锻炼。关节镜下滑膜切除术由于切口和创伤较小,患者的疼痛较轻,能够早期活动,因此术后关节活动度下降并不是一个突出问题,但是仍应该关注术后康复训练,可使用 CPM 机帮助训练,服用止痛药物可提供帮助。

术后滑膜炎复发是另一个常见并发症,据统计复发率可达 5.7%～67%,通常认为约有 20% 的患者,在滑膜切除术后可出现复发。可能具有多种原因:①术中切除滑膜组织不彻底,因此术中应可能地努力切除病变组织,避免遗漏。但是不论术中如何努力,在不破坏关节正常结构的前提下,想要 100% 切除滑膜组织,几乎是不可能的。②术后没有继续坚持正规的内科治疗,保持合理的药物治疗,由于多数炎症性关节炎属于全身性疾病,手术只能针对个别关节,并不能从真正意义上治愈疾病,如果不能控制全身病变的活动,即使手术已彻底切除病变的滑膜组织,也会因血液中的免疫复合物诱导而再次形成滑膜炎改变。③滑膜切除术后滑膜组织可再生,尽管再生的滑膜组织与正常滑膜组织存在差异,但是仍然含有炎性细胞,继续发展成为滑膜炎。④Conaty 等学者报道膝关节滑膜切除术的成功率为 58%～77%,认为导致手术失败的主要原因是手术时机太晚,关节软骨和半月板等结构已遭到广泛破坏,因此术后仍有关节破坏的表现,甚至需要人工关节置换术治疗。

（王　勇）

第四节 半月板修复缝合术

如前所述,半月板在膝关节功能中起着不可缺少的重要作用。随着关节镜技术的发展,半月板手术治疗原则为尽可能保留半月板组织,其中最理想方法是尽量争取缝合破裂部位,并促使其愈合。

一、适应证和禁忌证

目前,关节镜下治疗半月板损伤的原则是尽可能地保留半月板组织,为了达到这个目标,对于在关节镜术中所面临的所有半月板损伤,在任何情况下,只要有可能,手术医师应首先考虑能否进行缝合修复,即使需要联合运用部分切除的情况下,当然还需要考虑手术医师的经验和器械。由于半月板切除技术简便易行,不需要特殊器械,而且近期疗效通常较佳,通常容易过多地加以选用,而轻易地放弃耗时费力的半月板修复缝合术,上述情况应加以避免。由于半月板对于膝关节的长期功能不可或缺,因此手术医师必须像重建交叉韧带一样,乐于花费时间缝合半月板。

当判断半月板撕裂是否适合缝合时,最主要的因素是撕裂的部位和形态,还需要考虑其他影响半月板愈合能力的预测因素:

(一)撕裂部位与血液供应的关系

研究证明半月板的血液供应范围为周缘部分的 3～4 mm,因此位于半月板周缘部位 3 mm 之内的撕裂,也就是位于红区内的撕裂,是修复缝合术的理想部位。位于红-白区域内的撕裂更加常见,在修复缝合术后也具有较高的成功率,因此应该争取缝合,文献报道红-白区的复合性撕裂,采用严密细致的缝合技术,成功率可高达 75%～80%。而对于白区的撕裂,通常不主张缝合。但是 Noyes 对年轻运动员的白区撕裂也取得了较好的疗效。

(二)撕裂的形态

1.撕裂的长度

撕裂的长度与撕裂瓣的稳定性有关,小于 10 mm 的半月板撕裂通常稳定,撕裂范围过大时,撕裂瓣往往不稳定,缝合后具有较高的失败率。2 cm 以下的撕裂具有较高的成功率,而撕裂长度大于 4 cm 则不愈合的可能性明显增大。

2.类型

垂直纵向撕裂是最适合修复缝合的形态,目前认为缝合技术已成为治疗半月板周缘部位桶柄状撕裂的标准方法。放射状撕裂和水平撕裂,对于某些年轻患者可以尝试,而退变性撕裂和瓣状撕裂应该排除在考虑之外。

3.撕裂的可复位性

能够缝合的条件是半月板复位后能够无张力地保持在原位。

(三)患者的因素

(1)患者的顺从性不佳不适于修复缝合手术。

(2)年轻患者具有较高的成功率。

(3)老年患者通常伴有半月板退变,通常不适于修复缝合,尽管有文献报道对 55 岁患者施行修复缝合,但是大多数作者一般建议年龄限制在 45 岁以下。

（4）几乎所有的儿童半月板撕裂均应尝试进行缝合。

(四)其他重要因素

1.膝关节的稳定性

合并有 ACL 损伤的患者应同时施行 ACL 重建术，重新恢复膝关节稳定性，能够促进半月板缝合后愈合。对于伴有前交叉韧带的患者，在恢复膝关节的稳定性之前，应避免单独施行半月板修补缝合术，否则术后半月板撕裂不愈合的发生率极高。

2.撕裂的病史长短

急性创伤性半月板撕裂缝合后愈合能力较好，半月板撕裂超过 8 周被认为属于慢性损伤，愈合能力不佳。

3.内侧或者外侧半月板

根据临床观察外侧半月板缝合后具有较佳的结果，因此修复缝合的适应证相对较宽。

4.半月板组织的质量

病史较长，多少发生卡压症状，半月板撕裂瓣反复受到损伤，或者损伤前半月板组织已经存在严重的退变，都不适于修复缝合。

(五)MRI 预测

MRI 对半月板撕裂具有良好的诊断敏感性和特异性，可显示半月板撕裂的部位和形态。术前可根据 MRI 检查结果做好半月板缝合的准备。Thoreux 等(2006 年)术前采用 MRI 评估半月板撕裂，认为撕裂缘的宽度小于 4 mm，撕裂长度大于 10 mm，适于缝合修复，根据术中的结果研究，MRI 预测半月板修复缝合的敏感性约为 93%，因此 MRI 具有较高的可信度。但是术中根据关节镜探查结果可能改变术前计划，改行半月板切除术。

总之，成功率最高的情况是发生于年轻患者的位于半月板血管缘的急性垂直纵向撕裂。

半月板缝合固定术的禁忌证有：下肢力线不良；严重的关节炎(软骨损伤的程度 3°以上)；半月板存在外凸和周缘性移位现象；患者的年龄过大。

二、缝合技术

自从 1885 年 Annandale 首次报道半月板缝合术以来，涌现出多种半月板缝合技术和方法，可直视下或者关节镜下进行。开放修复仅限于半月板与关节囊交界处的损伤，而且损伤较大，目前已趋于淘汰。关节镜下修复技术大体可分为由内向外、由外向内和全内法 3 种。除传统手法缝合技术之外，近年来出现和发展多种全关节内缝合装置，使得缝合更加方便和快捷，但是费用较高，同时需要关注各种缝合技术的强度和牢固程度。

首先，需要考虑缝合材料的强度。大多数学者推荐术中使用不可吸收缝线，认为缝合后半月板的愈合率要优于使用可吸收缝线的患者，理由是不可吸收缝线在术后 2～4 个月内具有较高的强度。Barrett 等通过实验研究证实不可吸收缝线所提供的固定强度持续时间较长，并且具有较大的强度，认为可以使半月板修复组织具有足够的时间完成重塑，从而改善愈合率。

需要关注各种缝合方式的牢固度。Post 等(1997 年)通过动物模型进行生物力学研究，发现垂直褥式缝合的平均失败载荷约为(146 ± 17)N，而水平褥式缝合的平均失败载荷约为(74 ± 31)N，前者几乎为后者的 2 倍。Becker 等(2002)采用 70 具人类尸体外侧半月板标本，比较缝合技术和多种固定技术的强度，测试循环载荷和最大失败载荷，发现垂直或者水平缝合的拔出力量要优于各种固定装置，其中垂直褥式缝合的失败载荷最高，承受循环载荷后，与水平褥式缝合相比，移位更小。目前认为大多数半月板固定技术的强度与水平褥式缝合相当,但是新型全内缝合产品的强度已经能够接近垂直褥式缝合强度。但是,Richardson(2008 年)报道在 6 具人类尸体膝关节内外侧半月板的红-白交界区人为制造纵向撕裂,并放置压力传感器。分别在中立位、内旋和外旋位,对撕裂部位施加压力,收集膝关节运动过程中的压力数据。发现在膝关节整个运动过程中,未检测到分离压力,并且无撕裂部位的移位,因此与准确复位和避免剪力相比,缝合装置的失败载荷强度并不重要。

血液供应对半月板损伤缝合术后愈合起着决定性影响作用。位于半月板周缘部分红区(外1/3)的撕裂缝合后愈合的可能性较大,由于半月板游离侧 2/3 的区域缺乏血液供应,缺乏损伤自行愈合的能力,因而出现一些改善血液供应的方法,以增加成功的概率。最初的常用方法包括针刺建立血管长入通道、移植滑膜组织覆盖于半月板损伤部位、磨削滑膜缘形成血管翳,无论采用何种修复技术,均可加以选用。近年来流行在修复部位植入纤维蛋白凝血块、富血小板纤维蛋白(platelet-rich Fibin,PRF)或者富血小板血浆(plateletrich plasma,PRP)等,认为可提高愈合率。关节内因手术出血可自然形成纤维素凝血块,但是由于在形成过程中受到滑液的稀释,其效果不佳,理论上,外源性纤维素凝血块含有较高浓度的趋化和促有丝分裂因子,足以抵抗这种稀释作用。局部植入纤维素凝血块,可以为来自半月板周围血管网的新生血管长入提供支架,支持修复过程。另外,纤维素凝血块还可提供趋化和促有丝分裂因子,如血小板源性生长因子和纤维连接蛋白,这些因子可刺激与创伤修复有关的细胞。无血供区的半月板撕裂部位应用外源性纤维素凝血块可促进愈合,已得到实验研究的支持。制备外源性纤维素凝血块的方法:抽取患者的外周全血 60 mL,放入塑料容器内,用 1 根玻璃棒搅拌约 5 min,直至在玻璃棒的周围形成纤维素凝血团块,然后取下纤维素凝血块,置于湿纱布上,然后穿入 2-0 爱惜康缝线,经套管送入关节内,在探针的帮助下放置于半月板撕裂部位的中央,此时收紧早已放置完毕的缝线,完成修复缝合。富血小板血浆(platelet-rich plasma,PRP)是指含有超过生理浓度数倍血小板的血浆,主要通过释放生长因子发挥修复作用。多项体外研究证实,血小板浓度与骨髓基质干细胞、成纤维细胞增殖和 I 型胶原蛋白的产生成正相关。目前公认 PRP 中血小板浓度至少高于全血生理浓度的4 倍,才被认为是富含血小板,才能达到有效的治疗浓度。大体上,可根据所含白细胞的多少将PRP 分为:贫白细胞 PRP 和富白细胞 PRP。2006 年,Everts 等提出富白细胞 PFP 这一概念。白细胞和血小板具有相近的沉降系数,且含量都较少,因此在制备过程中通过离心很难将两者分离开来,故此多数研究文献所提及的 PRP 都是所指富白细胞 PRP。与之相对应的就是贫白细胞PRP,是指所含的白细胞浓度很低或者不含有白细胞。富白细胞 PRP 可能具有更好的抗炎作用,因为白细胞所释放出的递质会诱导包括炎性细胞在内的多种细胞聚集和黏附,有利于组织修复。根据应用形式又可分为未激活的 PRP 和激活后的 PRP,后者又包括 PRP 凝胶和 PRP 释放物或提取物(又称为富含生长因子的 PRP)。PRP 凝胶是指血小板被激活释放生长因子的同时,释放出的纤维蛋白原聚合为纤维蛋白,并连接成网状,形成凝胶状,具有一定的黏附性和强度。PRP 释放物通常用于描述血小板活化后释放入血浆或者血清中含有生长因子和活性蛋白的上清液。血小板含有纤维蛋白原、生长因子、血小板第 4 因子、组织蛋白酶 A、组织蛋白酶 D、酸性水解酶,其中转化生长因子、血小板源生长因子、血管内皮生长因子和成纤维细胞生长因子参与启动和维持损伤愈合反应。当血小板被激活之后,α-颗粒释放的生长因子通过跨膜受体立即结合到靶细胞的细胞膜外表面,这些跨膜受体反过来诱导内源性蛋白信号的激活,进一步激活细胞内第二信号,后者诱导细胞内基因表达,如细胞增殖、基质形成、胶原蛋白合成等。另外,血小板被激活之后,纤维蛋白原转化变成的纤维蛋白也对损伤愈合具有促进作用,表现在以下方面:参与凝血过程、收缩创面、为修复细胞增殖提供三维空间支架等。近年来有研究者直接将 PRP 作为支架材料,与骨髓基质干细胞、软骨细胞等复合后,体外培养发现软骨细胞在 PRP 三维支架中呈现增殖生长,骨髓基质干细胞在增殖的同时有向软骨细胞分化的倾向。

(一)由内向外技术

由内向外技术是标准的半月板缝合方法,被 Henning 认为是关节镜下半月板缝合技术的金标准。Rosenberg 首先引入并普及双套管缝合法,使用带有两端长针的不可吸收性 2 号缝合线,进行水平缝合,取得 82% 的成功率。但是,由于器械较宽使用不便、只能进行水平缝合等原因,双套管技术已趋于减少使用。目前多采用单套管技术(图 12-6),优点:使用简便,可施行多种缝合方式,既可进行垂直缝合又可进行水平缝合操作,既可放置于半月板的上表面,又可放置于半月板的下表面。单套管系统包括 6 个直径 2.7 mm 的套管,分为带有右侧和带有左侧弧度 2 组,每组套管具有不同的角度,分别适用于缝合半月板的前角、体部和后角。经过同一个套管分别穿入 2 根 0.24 英寸直径的 10 英寸长针,将 2-0 不可吸收缝线穿过半月板撕裂部位,穿出皮肤后切口,在关节囊外收紧缝线打结(图 12-7),根据撕裂部位和长度,反复上述缝合操作,完成缝合(图 12-8)。由内向外技术的优点包括疗效的有效性已获得证实;性价比较高。缺点包括:①需要附加切口,也就是需要花费较多时间,需要助手帮助。②缝合后角时有引起神经血管并发症的可能性,因此由内向外技术比较适合于前 2/3 部分的半月板损伤。③需要较长的学习曲线,练习如何放置缝线,如何收紧打结。④需要开放关节间隙,才能避免损伤软骨。

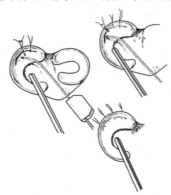

图 12-6　关节镜下单套管由内向外半月板缝合技术示意图

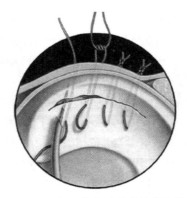

图 12-7　在关节囊外收紧缝线打结

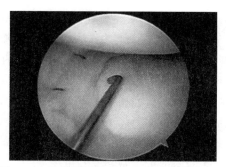

图 12-8 半月板损伤缝合完毕后关节镜下观

具体方法:首先施行常规关节镜检查,观察半月板损伤类型,确定需要缝合之后,将移位的半月板撕裂瓣复位,用半月板锉或者刨刀刨削和修整半月板撕裂缘和损伤区周围的滑膜组织,使创面新鲜化,有利于术后愈合。然后在损伤侧放入关节镜,尽量开放关节间隙,选择合适的套管,从对侧入口呈对角线放入套管,紧邻撕裂部位,经套管穿过带有 2-0 不可吸收缝线的第 1 根长针,然后改变套管的位置,将缝线穿入第 2 根长针,经套管再穿入第 2 针。一般使用垂直褥式缝合(缝线垂直于损伤区),去除缝针。在 2 根缝线之间行小切口,浅切开,分离至关节囊。最后,将缝线在关节囊外收紧,打结固定。需要多针缝合时,每针间隔 4～5 mm 继续缝合,先缝合前方,后缝合后方,将所有的缝线同时于关节囊外打结。缝合完毕后,再次用探针探查半月板的稳定性。

注意事项:在膝关节内外侧施加内外翻应力,可以增宽内侧或者外侧关节间隙,帮助缝合操作。在进行外侧半月板缝合时,需要将膝关节处于 4 字位。在缝合半月板后角时,需要建立后内侧或者后外侧附加切口。后内侧附加切口位于内侧副韧带后方,隐神经的前方,2/3 位于关节间隙下方,钝性分离筋膜组织和内侧后方关节囊,可保护隐神经。后外侧附加切口紧邻外侧副韧带后方,2/3 位于关节间隙下方,钝性分离筋膜组织和髂胫束,钝性分离外侧后方关节囊,可保护腓总隐神经。附加切口长度约为 3 cm,进入关节囊后方,向后方放入拉钩,可将缝针导向前方,帮助针头从后方入口中穿出,并可保护神经血管结构。在术中可以不断调节缝合套管的位置,虽然水平褥式缝合和垂直褥式缝合方法均可采用,建议采用垂直褥式缝合法,理由是根据半月板的超微结构中以环形胶原纤维为主,垂直缝合的强度较高,并且可以在半月板的股骨面和胫骨面交替进行缝合。假如同时施行前交叉韧带重建术,先缝合半月板,然后拉紧缝线证实半月板复位良好,在重建交叉韧带之后,再将缝线系紧。

(二) 由外向内技术

由外向内半月板缝合技术由 Warren 首先介绍,与由内向外技术相比,其优点是:只需要简单器械,甚至只需要使用单根腰椎穿刺针或者套管针,不需要使用坚硬的套管;缝合操作相对较简便,不需要附加后方较大的切口;在缝合外侧半月板时可减少损伤腓神经的可能性,费用低廉。但是缺点也同样很明显,主要有缝合后角区域困难、具有损伤关节软骨的可能性和需要额外的皮肤切口。

具体方法:器械一般只需要腰椎穿刺针头、缝线和小型抓线钳,部分学者使用过线装置(shuttle-relay,Lanvatec)等工具。手术开始前标记关节间隙,可以帮助穿刺。在开始阶段的操作步骤与由内向外技术相同,包括常规前外侧和前内侧入口,探查整个膝关节,评估半月板,对撕裂缘进行局部处理和复位。一般需要 2 根腰椎穿刺针头,大号套管针芯是良好的替代品。在腰椎穿刺针 1 内穿入缝线,使缝线的一端从针头中少量露出,在腰椎穿刺针 2 内也穿入缝线,缝线端需要露出 10 cm,然后反折,形成缝线环。从关节囊外根据关节镜光源的亮斑判断半月板撕裂的部位,并可帮助避开皮下血管,触诊确定胫骨的关节线。从关节囊外用带有缝线的腰椎穿刺针 1 向关节内穿刺,穿过半月板撕裂部和内侧撕裂瓣,针头从半月板的上表面(股骨面)或者下表面(胫骨面)穿出,用抓线钳抓住腰椎穿刺针 1 内的缝线头;在腰椎穿刺针 1 的穿刺点相隔约 5 mm 处,以同样的方式穿入腰椎穿刺针 2,将其上的缝线环送入关节内。利用抓线钳将腰椎穿刺针 1 的缝线端穿过腰椎穿刺针 2 的缝线反折圈中,回抽腰椎穿刺针 2 及缝线环,将腰椎穿刺针 1 的缝线带出关节外,去除腰椎穿刺针 1,在两线端之间切开皮肤,将其在关节囊外打结。一般从最深部的撕裂部位开始穿刺缝合,逐渐向前方完成缝合(图 12-9)。

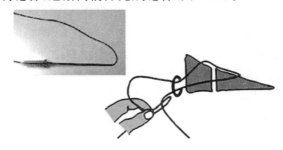

图 12-9　利用腰椎穿刺针由外向内缝合半月板

部分学者对部分操作技术进行修改,将 2 枚腰椎穿刺针中的缝线端均从前方入口中引出,在入口外将 2 根缝线打外科方结系紧,注意避免在两线端之间夹杂有软组织。然后拉紧关节外的缝线端,可以将缝线和线结拉回进入关节内,将半月板复位后,在关节囊外系紧。某些作者质疑将线结留置于半月板表面,认为可能会引起软骨磨损,因此建议拉动线结,使其穿过半月板,拉出关节囊外,但是在技术上具有一定的难度。

注意事项:在腰椎穿刺针穿刺过程中,可使用探针帮助半月板复位,并维持其稳定,以利于顺利穿过半月板实质。可根据所用的缝合器械选择缝线,假如单纯使用腰椎穿刺针,一般使用 PDS 缝线或者尼龙缝线,因为缝线的质地较硬,易于穿过腰椎穿刺针,假如使用过线装置,可使用不可吸收编织缝线。在缝合半月板后角时,可以将腰椎穿刺针弯曲成带有一定的弧度,可以帮助缝合,同时可以减少损伤血管神经的可能性,但是由于缝合角度不佳,可能影响修复和愈合。根据撕裂的长度,在半月板的上下表面行垂直褥式缝合有助于改善缝合强度。

(三)全关节内技术

近年来,半月板全内缝合技术迅速发展,并逐渐流行,其突出优点是完全在关节镜下完成操作,不需要附加皮肤切口,可以避免损伤皮神经;也不需要附加后方切口,可降低损伤腘窝部结构的风险。但是,需要关节镜下缝合和打结技术,具有一定的难度和较长的学习曲线。

半月板全内缝合技术以缝合钩技术为代表,认为可以减少损伤神经血管结构和后关节囊被缝合的可能性。该缝合技术类似于肩关节内缝合方法,难度较大,局限于缝合半月板后角的撕裂,要求其撕裂边缘宽度不超过 2.5 mm。术中需要将关节镜从髁间窝伸入后方关节囊,有些学者建议使用 70°关节镜,有利于观察后方撕裂部位。建立后内侧或者后外侧入路,并放入 7 mm 工作套管。可选择肩关节器械中的缝合钩,一般选择带 45°角的缝合钩,将 0 号或者 1 号 PDS 缝线,穿入缝合钩内,并外露一定的数量。将缝合钩经工作套管放入后方间室内,穿入半月板与滑膜交界处,通过撕裂部,然后在半月板撕裂内侧缘的上面穿出,保留缝线,回撤缝合钩,然后从套管中拉出缝线。将缝线经套管拉出关节外,在关节镜下打结系紧。偶尔需要从前方入路中放入探针或者神经拉钩,按压住后方撕裂部,防止移动,帮助缝合钩穿入。

(四)半月板缝合器械

随着半月板全内缝合技术的不断流行及生物可吸收材料研究的不断深入,近年来涌现出大量使用生物可降解材料的全内半月板缝合技术,可以使关节内缝合操作更加简便,手术更加快捷,通常只需术者即可完成操作。目前有多家公司推出新型内植物产品,例如,Fast-Fix 缝合锚、半月板箭(Meniscus Arrow)和 Rapidloc 技术等,具有各自的特点和操作技术,因此手术医师应该根据所具有的技术能力和器械条件,选择适当的半月板缝合修复技术。由于使用半月板缝合设备之后,操作方法更加容易,对于原本需要切除的半月板撕裂,手术医师更加乐于尝试缝合,但是半月板固定装置并不能缝合所有的半月板撕裂,因此需要严格掌握手术指征。

经过多年的发展,新型全内缝合固定装置不断面世,除相对更加简便快捷之外,关节内通常只保留缝线和线结,无坚硬的移植物,可避免发生副损伤。虽然生物力学比较研究证明这些新型缝合技术的最初握持能力与水平缝合基本相同,均具有足够的强度,但是目前尚缺乏长期随访资料,需要以经典的由内向外垂直缝合技术结果作为金标准,来衡量新型全内缝合技术。

1.半月板箭

半月板箭是一种由生物可降解多聚乳酸(polylactic acid,PLA)制成的半月板固定钉,呈T字形,体部带有倒刺(图 12-10),设计用于关节镜下固定位于有血液供应区域(如红区、红-白区)的纵向垂直半月板损伤(桶柄状撕裂)。植入人体后水解时间达 1 年以上,因此有足够的时间保证半月板组织愈合。半月板箭有 10 mm、13 mm 和 16 mm 等 3 种长度,可根据损伤部位和撕裂边缘宽度加以选择,选择正确长度的半月板箭是取得牢固固定和减少并发症的关键。文献中推荐后角损伤选择 16 mm 长度,前角损伤选择10 mm长度,其余部位选择 13 mm 长度。根据作者经验,对于大多数国人主要选择 13 mm 长度的半月板箭。植入半月板箭需要使用特殊器械,器械包括手动器械和发射枪两种(图 12-11),器械中配备有多根直的或者带弧度的套管,以满足不同缝合部位的需要。

手术要点:一般取常规前外侧和前内侧入口就可满足手术需要,部分前角损伤的患者需要附加入口。全面探查膝关节确定半月板损伤类型和部位,对于适于缝合的半月板损伤,用细口径的刨刀修整撕裂缘,然后将移位部分复位。然后选择适当的入口放入半月板箭套管,保持套管尖端与撕裂部位垂直。取出闭合器,套管尖顶住半月板的撕裂瓣,在植入部位和半月板撕裂缘之间至少要相隔 3 mm 半月板组织。固定套管,避免其在半月板上滑动。假如使用直套管,其中央孔旁有一个附加小孔,可以将固定针穿过半月板组织帮助固定。从中央孔中放入尖芯,穿入半月板内,形成通道,并通过其上的刻度,选择需植入半月板箭的长度。此时可略回撤套管,再次观察半月板撕裂处的对合情况。关闭入水管防止液体经套管反流,避免因液体压力将半月板箭从套管中推出。然后将半月板箭放入套管内,用推入器将其送入套管深部,轻敲推入器,将半月板箭推入半月板内。推入半月板箭后不要马上退出套管和推入器,而是略微移向侧方,观察半月板箭的T 形尾端,如果过于突起,可以将套管和推入器复位,再次加大力量击打推入器,使半月板箭尾部与半月板表面相平或者略微陷入半月板内。随后可放伸入探针调整半月板箭的 T 形尾端方向,使其与半月板环形纤维走行方向相平行。通过上述操作,可以降低半月板箭尾端引起软骨磨损的可能性(图 12-12)。在关节外皮下触摸关节囊,可以避免其过于突出关节囊外。新型半月板箭发射枪可在弹仓中预装 1~4 枚半月板箭,可以安装调换安装不同角度的套管,放置到位后,拉动扳机,即可植入半月板箭,操作更加方便快捷。所有半月板箭均从半月板的股骨面放入。从撕裂的最后方开始植入,然后移动套管,进行新的固定,两者之间相距为 0.5～1.0 cm。

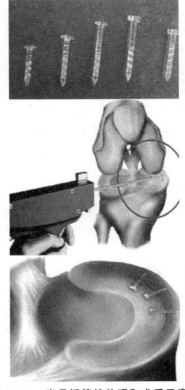

图 12-10　半月板箭的外观和术后示意图

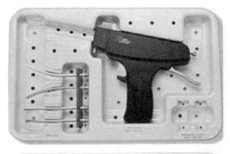

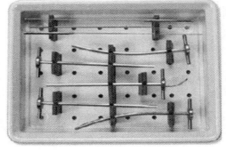

图 12-11　半月板箭的专用工具

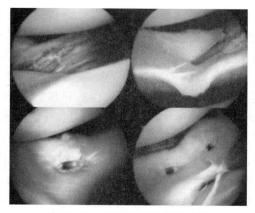

图 12-12 使用半月板箭的病例

Miller 于 1988 年首先报告采用自身增强型生物可降解固定材料(半月板箭)修复半月板撕裂的固定强度实验研究。在 1993 年,由 Albrecht-Olsen 等首先报告临床应用,已经成为半月板修复的常用方法之一。自身增强型半月板箭的体部带有倒刺,以增大固定强度。Becker 等发现,在人尸体上半月板箭的平均失败载荷约为 2-0 缝线垂直缝合的 1/2;Boenish 等进行了类似研究,使用 2-0 缝线进行水平或者垂直缝合,失败力量分别为 68 N 和 78 N,而 10 mm、13 mm 和 16 mm 半月板箭的失败力量分别为 18 N、39 N 和 53 N。大部分作者认为,尽管半月板箭与缝合相比,固定强度较小,但在临床上该力量已能达到固定半月板的要求。

半月板箭固定技术属于全内法,全部操作可以在关节镜下完成,不需要附加切口,创伤小。本法与其他缝合方法相比,操作方便简单,一人基本可完成操作,尤其在缝合固定半月板后角损伤时可明显降低缝合手术难度。采用半月板箭可明显缩短手术时间,每枚固定时间仅需 2～5 min,可以缩短处理半月板的时间,为其他手术赢得时间。

2.Ultra Fastfix 缝合技术

Ultra Fastfix 是美国 Smith&Nephew 公司产品,单个缝合装置内预先装载 2 枚固定钉(5 mm PEEK 或 PLLA 移植物),其上带有 0♯超高强度不可吸收编织缝线,并预先打有滑结;穿刺针头带有多种弧度(图 12-13),其原理是将 2 个带有缝线的微小可吸收 T 型固定钉放入半月板纤维环之外,然后收紧滑结,完成固定。Haas 等(2005 年)报道临床成功率高达 80%～90%。

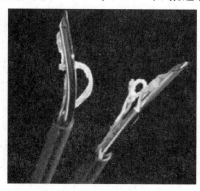

图 12-13 多种角度缝合装置,其内预装 2 枚固定钉

手术技术:打开无菌包装后,可发现 2 枚缝合锚钉已预先安放长针之内,其外有塑料套管包裹保护。常规建立关节镜入路,检查确定半月板损伤部位之后,用探针复位,用专用半月板锉或者刨刀将撕裂部位新鲜化,然后探针测量撕裂部位的长度和深度。选择适当的入路,最好能够使缝合针与撕裂部位相垂直,对于后角撕裂,缝针需要从同侧入路穿入;对于体部的撕裂,需要从对侧入路放入缝合装置进行缝合。将塑料保护套管剪短,或者使用保护通道。以握笔的方式握持缝合装置,便于控制,放入关节内。先穿入滑膜侧半月板,轻推扳机,释放第1个固定钉后,轻度旋转手柄,帮助缝线松脱。将第二个移植物推入至准备位置,可感觉或者听到轻微的咔嗒声。然后再次将穿刺针穿入半月板撕裂的周缘部分,注意避免穿入撕裂部位内。再次轻推扳机,释放第2个固定钉后,轻度旋转手柄,帮助缝线松脱,将缝合器退出关节外。用力收紧缝线和线结,可使用推结器帮助,观察半月板撕裂部位对合良好,剪断缝线,避免过度牵拉而致缝线断裂(图 12-14)。需要缝合多针时,可采用水平缝合方式,也可采用垂直缝合方式,并可在半月板上下表面交替进行缝合。文献报告使用该技术取得良好的疗效。

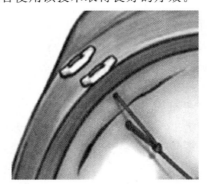

图 12-14　图示完成垂直缝合,收紧缝线

3.Rapidloc 技术

Rapidloc 半月板缝合修复系统具有 3 个部分,分别是 T 形小棒、缝线和挤压小帽,均为可吸收材料。原理:将带有缝线的 T 形小棒送入半月板边缘之后,利用穿在缝线的挤压小帽加压固定半月板撕裂部位。术中使用特制的缝合枪,其头部安装带有缝合装置的缝合针,具有 0°、12°和 27°的缝合针,可根据不同的缝合部位进行选择,避免损伤股骨髁软骨。通过保护引导浅槽,将缝合针穿过半月板撕裂部位,进入半月板边缘附着部后,扣动缝合枪的扳机,就会将 T 形小棒送入半月板边缘部,拉紧与 T 形小棒相连接的缝线,穿入推入器,推挤挤压小帽,挤压固定撕裂部位,然后剪断缝线,重复上述操作过程,完成全部缝合操作。

多个厂家还推出多种技术,基本原理相同。这些装置的共同缺点包括:费用较昂贵,尤其是需要多次缝合时;一次性产品,无法反复使用;技术方面具有学习曲线,才能确保以正确的位置和角度植入,才能避免发生误操作;植入半月板下表面相对困难;关节内存留线结和内植物,尾部突起具有损伤关节面软骨的可能性;由于过度穿入周围组织,神经血管损伤的风险仍然存在,或者突起于皮下组织内引起局部刺激;吸收时间长,有引起炎性异物反应和滑膜炎的可能性;内植物强度不足,发生断裂和失败;与垂直缝合方法相比,强度较弱;通常缝合装置具有较为粗大的穿刺针头,可造成医源性半月板损伤。

由于半月板缝合设备的主要优势在于修复传统技术缝合困难的半月板后角撕裂,加快手术速度,因此对于大多数位于后方 1/2 的半月板撕裂可选择使用缝合固定装置。但是,对于半月板前角撕裂缝合存在困难,同时需要有完整的半月板边缘,用于固定装置,假如存在半月板关节囊分离,无法取得牢固的缝合固定,需要换用其他缝合技术。因此,在临床实际运用中,可选择这些半月板固定技术和常规缝合技术相结合,可称为混合技术。混合技术的优点包括:①降低费用,经济困难的患者可选用;②通过常规缝合技术可增加固定的强度;③对半月板后角的撕裂使用各种固定技术,对其余部分行常规缝合,可降低手术难度,减少常规缝合方法发生神经血管损伤的危险性;④缩短手术时间。总之,技术的发展将会使半月板缝合更加简便,成功率更高。

三、术后康复程序

由于对半月板愈合过程的理解不断加深,近期研究认为在半月板缝合术后,通过积极的康复治疗能够取得满意疗效,适当的术后康复程序对于保证术后半月板组织愈合非常重要。因此,在手术前需要与患者沟通康复程序和恢复活动时间,如果患者无法在术后顺从康复训练程序和保证恢复时间,应避免选择半月板缝合术治疗。半月板缝合术后的康复程序目前仍存有争议,而且由于半月板撕裂程度不同、采用不同技术、固定强度不同、是否联合施行韧带重建手术或其他手术等原因,无法提出统一的康复治疗方案。目前具有较大争议的焦点集中于患肢开始负重的时间和程度、恢复完全负重的时间、限制膝关节活动范围和时间、全面恢复运动的时间。

一般原则如下:术后局部冷敷减轻疼痛和肿胀,麻醉恢复后即开始患肢的股四头肌和腘绳肌等长训练。基础研究发现,人体在负重时,纵向压缩力量作用于半月板上,由于半月板的形态结构特点,可以将纵向压缩力量转化为环状张力的形式,这种环状应力驱使半月板向外周扩张,但是由于半月板前后角坚固附着和胶原纤维环形走行的空间构造,足以抵抗这种形变,因此负重可以使垂直纵向撕裂的边缘受到压缩,而临床上大部分适于缝合的半月板撕裂类型是位于周缘部位的垂直纵向撕裂,因此负重不会对愈合产生不利影响。术后根据耐受程度,术后 2 周扶拐下地行走,在 6 周内就可部分负重,然后过渡到完全负重,对愈合无不良后果。根据基础研究,当膝关节屈曲介于 $15°\sim60°$ 之间,半月板几乎没有移位。Thompson 等观察到,在膝关节极度屈曲时,内侧半月板移位 5.1 mm,外侧半月板移位 11.2 mm;胫骨内旋和外旋并不会引起半月板移位,而是引起半月板变形。另外,研究表明膝关节制动可损害半月板的愈合,减少胶原形成,并妨碍其成熟。因此,在术后使用膝关节支具限制关节活动,时间为 $4\sim6$ 周,在 6 周内膝关节活动范围应保持在 $0°\sim60°$ 范围之内,在 8 周内注意膝关节屈曲不超过 $90°$,12 周内避免深蹲。运动不当会造成缝合修复失败或者半月板组织不愈合。Roeddecker 在犬半月板模型上发现缝合术后 6 个月时半月板强度为 62%。一般认为术后 6 个月后允许开始恢复体育运动,12 个月后可恢复轴移运动。对于联合施行 ACL 或者 PCL 重建术患者,原则上康复程序应该主要遵循交叉韧带重建术后的康复程序。

四、疗效和并发症

(一)疗效

Rosenberg 等在半月板缝合术后 3 个月对 29 例患者再次进行关节镜观察,发现 24 例完全愈合,5 例部分愈合,其中 4 例伴有 ACL 损伤。DeHaven 等(1995 年)报道半月板缝合术后的长期随访报告,经过近 11 年的随访,成功率高达 79%,并且与膝关节的稳定性有关。研究发现,在稳定的膝关节中,半月板缝合术后 10 年内再撕裂发生率为 $0\%\sim10\%$,而在不稳定的膝关节中可高达 50%。因此,对于伴有 ACL 损伤的半月板撕裂病例,在缝合半月板的同时,需要重建ACL,恢复膝关节的稳定性。对于临床上认定半月板已经愈合的患者,再次行关节镜检查,发现实际上部分病例半月板仅有部分愈合,因此需要进一步研究这些未能完全愈合的半月板对再次撕裂和远期功能的影响。半月板缝合固定装置与传统由内向外和由外向内缝合技术相比,愈合率基本相同。

(二)并发症

Cannon 报道 301 例采用 Henning 法缝合半月板的病例,1.3% 出现并发症,其中感染 1 例;腓神经麻痹 1 例,以后部分恢复;血栓性静脉炎 2 例。北美关节镜学会并发症委员会从 3 034 例大宗统计中发现,并发症发生率为 2.4%,包括 30 例隐神经损伤、11 例深部感染、6 例腓神经损伤和 3 例血管损伤。其他并发症包括常规关节镜并发症、软骨损伤、血肿形成,关节镜下半月板缝合术的感染发生率约为 0.3‰。因此,可以认为半月板缝合术属于比较安全的手术种类,但是部分学者认为轻微并发症受到忽视,Austin 和 Sherman 报告并发症发生率为 18%,Stone 报告 10% 的病例出现暂时性隐神经损伤。在缝合半月板时需要附加切口,可损伤隐神经和腓神经,引起相应皮肤感觉区域的感觉下降和肌肉麻痹。在缝合外侧半月板时,容易发生腓总神经的嵌压和损伤;在缝合内侧半月板时,容易发生隐神经的嵌压。如果怀疑发生腓神经损伤,且 24 h 内症状未能缓解,应考虑进行手术探查。

文献中报告使用各种半月板缝合装置可能发生的并发症有:植入物断裂和移位,可导致缝合和愈合失败;植入物的尾端外露于半月板表面,造成相对应的关节软骨面磨损;植入物反应,引起关节积液和反应性滑膜炎。目前多数半月板缝合装置由生物可吸收材料所制成,虽然经过实验研究及临床观察证实这些可吸收植入物具有良好的组织相容性,符合人体生理要求,最终将被降解吸收。但是部分病例在植入物水解过程中仍会出现炎性反应,出现膝关节肿胀积液,具有黄色清亮穿刺液,经实验室检查可排除关节内感染,考虑为分解吸收的残留物,引起迟发性滑膜炎和关节积液,因此由可吸收材料所引起术后迟发性滑膜炎仍然值得关注。

(王　勇)

第十三章

骨科疾病的康复治疗

第一节　肩袖损伤的康复治疗

　　肩袖又称旋转袖,是由冈上肌、冈下肌、肩胛下肌及小圆肌组成(图 13-1)。肩袖肌群起自肩胛骨不同部位,经盂肱关节的前、后、上、下,止于肱骨近侧的大、小结节部位,形成袖套样结构,冈上肌起自肩胛骨冈上窝,经盂肱关节上方止于肱骨大结节近侧,由肩胛上神经支配。主要功能是上臂外展,并固定肱骨头于肩盂上,使肩肱关节保持稳定。冈下肌起自肩胛骨冈下窝,经盂肱关节的后方止于大结节外侧面中部,也属肩胛上神经支配,其功能是使肩关节外旋。肩胛下肌起自肩胛下窝,经盂肱关节前方止于肱骨小结节前内侧,受肩胛下神经支配,具有内旋肩关节的功能。小圆肌起自肩胛骨外侧缘后面,经盂肱关节后方止于肱骨大结节的后下方,属腋神经支配。其功能也是使臂外旋。

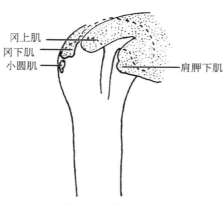

图 13-1　肩袖组成

　　冈上肌和肩胛下肌由于其解剖上的特点,容易受到损伤。肩关节内收、外展、上举及后伸等活动,冈上肌、肩胛下肌的肌腱在肩喙突下往复移动,易受夹挤、冲撞而致损伤。冈上肌腱在大结节止点近侧的终末端 1 cm 范围内是多血管区,即危险区域,是退变和肌腱断裂的好发部位。

一、病因和分类

(一)病因

肩袖损伤的病因除了解剖及病理上的因素外,肩袖的损伤及肩袖本身的退变也是其主要原因。损伤包括急性创伤和慢性累积性损伤两类。前者多见于青壮年,往往在体育运动或劳动作业中发生。后者则多发生于老年患者,在肌腱退变的基础上,累积性损伤同样导致肌腱断裂。

(二)分类

1.按损伤程度分

(1)挫伤:指肩袖受到挤压、撞击、牵拉造成肩袖肌腱水肿、充血乃至纤维变性。此种损伤一般是可复性的。其表面的肩峰下滑囊可伴有相应的损伤性炎症反应,滑液囊有渗出性改变。

(2)不完全性肌腱断裂:是肩袖肌腱纤维的部分断裂。可发生于冈上肌腱的滑囊面(上面)、关节面(下面)及肌腱内。不完全性肌腱断裂如处理不当将发展为完全性断裂。

(3)完全性肌腱断裂:指肌腱的全层断裂,是肌腱的贯通性破裂。可发生于冈上肌、肩胛下肌、冈下肌。小圆肌较少发生,以冈上肌最为多见,冈上肌和肩胛下肌腱同时被累及也不少见。

2.按肌腱断裂范围分

(1)广泛断裂:范围累及两个或两个以上的肌腱。

(2)大型断裂:单一肌腱断裂,长度大于肌腱横径的 1/2。

(3)小型断裂:单一肌腱,范围小于肌腱横径的 1/2。

上述肩袖断裂,其裂口方向与肌纤维方向呈垂直,称作肩袖的横形断裂。若裂口方向与肌纤维方向一致,则属于纵形断裂。肩袖间隙分裂也属于纵形撕裂,是肩袖损伤的一种特殊类型。

一般认为 3 周以内的损伤属于新鲜损伤,3 周以上属于陈旧性损伤。新鲜的断裂肌腱断端不整齐,肌肉水肿,组织松脆,肩肱关节腔内有渗出。陈旧性断裂则肌腱残端已形成瘢痕,光滑圆钝,比较坚硬,关节腔有少量纤维素样渗出物,大结节近侧的关节面裸区被血管翳或肉芽组织覆盖。

二、临床表现与诊断

(一)临床表现

有急性损伤史或重复的损伤及累积性劳损史。肩前方痛,累及三角肌前方及外侧。急性期疼痛剧烈,持续性,慢性期为自发性钝痛。疼痛在肩部活动后或增加负荷后加重。屈肘 90°使患臂作被动外旋及内收动作,肩前痛加重。往往夜间症状加重。压痛位于肱骨大结节近侧或肩峰下间隙。

(二)临床检查方法

(1)上举功能障碍:有肩袖大型断裂的患者,上举及外展功能均明显受限。外展及前举范围小于 45°。

(2)臂坠落试验阳性。

(3)撞击试验阳性。患肩被动外展 30°,前屈 15°～20°,向肩峰方向叩击尺骨鹰嘴,使大结节与肩峰之间发生撞击,肩峰下间隙出现明显疼痛为阳性。

(4)盂肱关节内摩擦音:盂肱关节在被动或主动运动中出现摩擦或砾轧音,常由肩袖断端瘢痕引起。少数病例在运动时可触及肩袖断端。

(5)疼痛弧征:患臂上举 60°～120°范围出现疼痛为阳性,但仅对肩袖挫伤及部分撕裂的患者有一定诊断意义。

(6)肌肉萎缩:病史超过 3 周,肩周肌肉出现不同程度的萎缩,以冈上肌、冈下肌及三角肌最常见。

(7)关节继发性挛缩:病程超过 3 个月,肩关节活动范围有程度不同的受限。以外展、外旋、上举受限程度较明显。

(三)诊断要点

对肩袖损伤做出正确的临床诊断并非易事。对凡有外伤史的肩前方疼痛伴大结节近侧或肩峰下区域压痛的患者,若合并存在下述 4 项中任何一项阳性体征,都应考虑肩袖撕裂的可能性。臂坠落试验阳性;撞击试验阳性;盂肱关节内摩擦音;举臂困难或 60°～120°阳性疼痛弧征。如同时伴有肌肉萎缩或关节挛缩,则表示病变已进入后期阶段。

(四)辅助诊断

1.X 线平片

(1)X 线平片:对本病诊断无特异性。肩袖断裂可促使肱骨头上移,使肩峰下间隙狭窄。部分病例大结节部皮质骨硬化,表面不规则,松质骨萎缩,骨质稀疏。此外,X 线平片对是否存在肩峰位置异常,肩峰下关节面硬化、不规则,以及大结节异常等撞击征因素提供依据。在上举位摄取前后位 X 线片,可直接观察大结节与肩峰的相对关系(图 13-2)。X 线平片检查还有助于排除和鉴别肩关节骨折、脱位及其他骨与关节疾病。

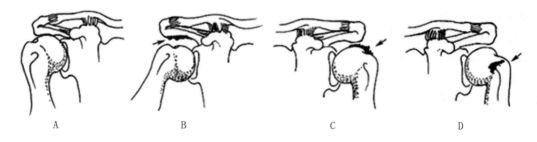

图 13-2 肩袖断裂的 X 线表现
A.肩峰下间隙狭窄;B.肩峰下骨赘;C.大结节骨赘;D.大结节骨质增生

(2)关节造影穿刺部位:喙突尖的外侧及下方各 1 cm 处,局部浸润麻醉后做盂肱关节腔穿刺。如针尖已进入盂肱关节间隙或注射 1 mL 造影剂,见造影剂均匀弥散于肱骨头及盂肱间隙,穿刺即告成功,把其余造影剂徐徐注入(图 13-3)。直至盂肱关节囊的腋下皱襞、肱二头肌长头腱鞘及肩胛下肌下滑液囊均已显影为止。若发现造影剂外溢,出现于肩峰下间隙或三角肌下滑囊内侧说明肩袖存在破裂,造影剂通过肩袖破裂孔从盂肱关节腔溢出,进入肩峰下滑囊或三角肌下滑囊,即可证实肩袖的完全性破裂。该方法是比较直接与可靠的诊断方法。也可采用碘造影剂和空气混合的双重对比造影方法,一般注入造影剂 5～6 mL,过滤空气 20～25 mL。双重对比造影对肩袖的关节面侧能更清晰的显示,对肩袖关节面侧部分肌腱断裂的诊断有一定帮助。关节造影术应严格遵循无菌操作,有碘过敏史者禁忌使用碘剂造影。

造影摄片一般摄取臂下垂位的盂肱关节内旋及外旋位,臂外展上举位的内旋、外旋位及在轴位摄取盂肱关节内旋及外旋位,共 6 个位置。也可在上臂被动运动过程中发现最清晰、最典型的造影图像予以摄录。肩关节造影对确定肩袖完全性破裂,做出鉴别诊断是一种可靠、安全的方法。

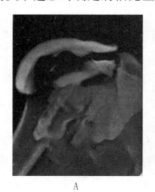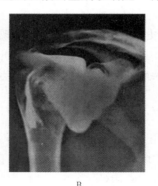

图 13-3　肩袖破裂造影剂外溢示意

A.进入肩峰下滑囊;B.进入三角肌下滑囊

2.MRI 检查

MRI 检查对软组织损伤有很高的敏感性,能依据受损肌腱在水肿、充血、断裂及钙盐沉积等方面不同的信号显示肌腱的病理变化。

3.超声诊断

超声诊断属于非侵入性诊断方法,简便、可靠,能重复检查。对肩袖损伤能作出清晰分辨。肩袖挫伤可见肩袖水肿、增厚。部分断裂则显示肩袖缺损或萎缩变薄。完全性断裂能显示断端及裂隙及缺损的范围。

4.关节镜检查

由后方入路能观察盂肱关节腔的前壁—肩胛下肌腱及上壁—冈上肌腱。能直接观察肩袖破裂的部位及范围,发现关节内的一些继发性病理变化,是一种直接的诊断方法。对小的损伤在关节镜下可直接进行修补。

三、康复治疗

(一)常规治疗

治疗方法的选择取决于肩袖损伤的类型及损伤时间。手法与外固定、中药治疗,可用于肩袖挫伤、部分性肩袖断裂和完全性肩袖撕裂的急性期。

1.肩袖挫伤的治疗

肩袖挫伤的治疗包括休息、三角巾悬吊、制动 2～3 周,同时局部给予中药敷贴或物理治疗,内服活血祛瘀,消肿止痛中药。疼痛剧烈的患者可采用 1% 利多卡因加激素做肩峰下间隙或盂肱关节腔内注射,有较好的止痛作用。疼痛减轻之后即开始做功能康复训练。

2.肩袖断裂的治疗

无论是部分或完全性肩袖断裂的急性期,一般应先采用严格的非手术方法治疗。

(1)手法及支具固定治疗:急性期肩袖断裂的患者,可在局部麻醉下,用手法将患肩置于外展、前屈、外旋位,使撕裂的肩袖的边缘接近,并用消瘀止痛膏药外贴患肩,以起到固定和消肿止痛的双重作用,然后按下述方法用支具将患肩固定于外展、前屈和外旋位 3～4 周,以期撕裂的肩袖能自行修复和愈合。后期解除固定后,可施以揉摩和搓按手法于肩前缘,并辅以肩外展及上举被动运动。

（2）持续牵引固定方法：肩袖断裂急性期采用卧位，上肢零卧位牵引持续 3 周。2～3 周后，每天间断解除牵引 2～3 次，循序渐进地行肩、肘部功能练习，防止关节僵硬。也可在卧床零位牵引 1～2 周后，改用零位肩人字石膏或零位支具固定，便于下地活动。零位牵引有利于冈上肌腱在低张力下得到修复和愈合。一般 4～6 周后去除牵引或外固定。

（3）医疗练功：早期宜做握拳和腕部练功，解除固定后应积极练习肩、肘部功能。

（4）药物治疗。①内服药。血瘀气滞证：肩部肿胀，或有皮下瘀血，刺痛不移，夜间痛剧，关节活动障碍。舌黯或瘀点，脉弦或沉涩，治以活血祛瘀，消肿止痛，方用活血止痛汤。肝肾亏损证：无明显外伤史或轻微扭伤日久，肩部酸困无力，活动受限，肌肉萎缩。舌淡，苔薄白，脉细或细数。治以补益肝肾，强壮筋骨，方用补肝肾汤加减。血不濡筋证：伤后日久未愈，肌萎筋缓，肩部活动乏力，面色苍白少华。舌淡苔少，脉细。治以补血荣筋，方用当归鸡血藤汤。②外用药：早期可用消瘀止痛药膏、双柏膏、消炎散等外敷。中后期可用外擦剂或腾洗剂。

（二）肌骨超声引导下精准注射

肌骨超声引导下精准注射的相关操作：抽吸积液、软组织活检及药物注射关节周围肌肉、韧带、关节腔等部位。肌骨超声的优势是，能够动态、实时的呈现穿刺针的位置，从而引导穿刺针准确定位病变的区域和结构，不会对周围软组织、神经等造成损伤，还规避了经血管注射药物的风险。针对特殊部位且分隔、复杂的积液，肌骨超声引导下，避免了盲目穿刺现象。

复方倍他米松属于类固醇类复方制剂，主要成分是微溶性的倍他米松脂及可溶性的倍他米松脂。前者吸收较慢，能够长时间的缓解炎症；后者吸收速度快，起效迅速。

应用 ARIETTA 70 超声诊断仪，使用宽频线阵探头，设置 13～6 MHz。注射药物：复方倍他米松。取坐位，充分暴露患侧肩膀，用探头寻找、明确注射部位，用长轴探查患者的冈上肌，准确定位肩峰下滑囊积液，对进针区域进行消毒，使用规模为 5 mL 的空注射器进针，进入滑囊，抽取干净滑囊内的积液。药物配置：1 mL 的复方倍他米松＋1 mL 的 2％利多卡因注射液＋2 mL 的生理盐水，推进 4 mL 药物，出针后在进针部位贴好敷料。告知患者 24 h 内不要擦洗注射部位，24 h 后可拿掉敷料。通过肌骨超声引导下注射药物，能够精准地定位肩峰下滑囊积液，在滑囊的内部，药物充分发挥抗炎功效。

（三）关节镜治疗

关节镜辅助或关节镜修复，适合于部分或中小范围全层肩袖撕裂伤。优点是可以检查盂肱关节内病变，不损伤三角肌附着、软组织分离少和切口小。用关节镜可以判断撕裂口的大小、肌腱的质量、肌腱的移动程度。

（四）手术治疗

适应证是肩袖的大型撕裂及非手术治疗无效的肩袖撕裂。经 4～6 周非手术治疗或卧位牵引制动，肩袖急性炎症及水肿已消退，未能愈合的肌腱断端形成了坚强的瘢痕组织，有利于进行肌腱的修复和重建。

肩袖修复的手术方法很多，较常用的方法如下。

1.Mclaughlin 修复术

在外展位使肩袖近侧断端缝合固定于大结节近侧的皮质骨上或在肩袖原止点部位的大结节近侧制成骨槽，使肩袖近侧断端埋入并缝合固定于该槽内（图 13-4）。此方法适应证广泛，适用于大型及广泛型的肩袖断裂。

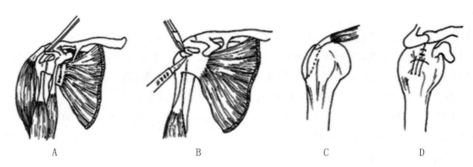

图 13-4 Mclaughlin 肩袖修补手术
A.肩袖大型撕裂;B.清除周围坏死组织;C.将断端重新固定于大结节近侧骨槽内;D.缝合裂口

为防止术后肩关节的撞击和粘连,同时切断喙肩韧带、喙肱韧带,并作肩峰前、外侧部分切除成形术。此手术的远期效果比较满意,关节功能康复程度高。

此外对于冈上肌腱和冈下肌腱广泛撕裂造成的肩袖缺损,也可用肩胛下肌的上 2/3 自小结节附丽部游离,形成肩胛下肌肌瓣,向上转移,覆盖固定于冈上肌与冈下肌的联合缺损部位。

2.Debeyre 的冈上肌推移修复法

对冈上肌腱的巨大缺损也是一种手术选择方法。在冈上窝游离冈上肌,保留肩胛上神经的冈上肌支及血管束,使整块冈上肌向外侧推移,覆盖肌腱缺损部位,重新固定冈上肌于冈上窝内。

对大型肩袖缺损还可以利用合成织物移植进行修复。肩袖缺损修复的患者经过术后物理、康复治疗,肩关节功能也可达到大部分或部分恢复。若不进行手术修复,顺其自然发展,往往造成"肩袖性关节病",肩关节出现不稳定或关节挛缩,导致关节功能的病变。

(苏道静)

第二节　肩周炎的康复治疗

一、概述

(一)定义

肩关节周围炎简称肩周炎,临床表现以疼痛与功能障碍为主要特征,多见于中年人和老年人,50 岁左右易患,因而有"五十肩"之称。如肩关节疼痛持续 3 个月以上仍无肩关节功能障碍,可排除肩周炎。本病有自愈趋势,但病程较长,一般可达 2 年。

(二)病因

肩周炎的确切病因至今尚不十分清楚,部分患者可有局部外伤史或某些诱因如慢性劳损、局部受湿受寒等,或继发于肩部软组织及全身性疾病。肩周炎的发病可能与某些代谢障碍或局部循环障碍有关,临床表现可分为三个阶段。了解发病过程,对于防治肩周炎有重要意义。

(三)临床分期

1.第Ⅰ期

第Ⅰ期是肩周炎的急性发病阶段,是由于炎症、疼痛而引起反射性肌肉痉挛等为主要病理变化,而无软组织粘连等不可逆转的病理改变。临床表现以疼痛和肩关节的功能障碍为主要特征,是肩周炎的初期阶段。

2.第Ⅱ期

第Ⅱ期是肩周炎的急性发病过程迁延至慢性的发病阶段,此时肩疼痛的症状减轻。但由于关节周围软组织在炎症反应以后发生挛缩、增生、肥厚和粘连等,严重限制了肩关节活动,所以此期为软组织发生器质性病理改变的阶段。

3.第Ⅲ期

第Ⅲ期炎症过程自行消退(如果自然发展的话),病理停止发展。所有的症状得到缓解,如果能坚持锻炼,功能可逐渐得到一定恢复,否则功能往往不会自行恢复。

(四)临床表现

1.一般表现

多见于中老年人,女性多于男性,左侧多于右侧,亦可两侧先后发病。

2.肩关节疼痛

逐渐出现肩部某一处痛,与动作、姿势有明显关系。随病程延长,疼痛范围扩大,并牵涉到上臂中段;同时伴肩关节活动受限。如欲增大活动范围,则有剧烈锐痛发生。患者初期尚能指出疼痛点,后期范围扩大,感觉疼痛来自肱骨。

3.关节活动受限

体检可见三角肌有轻度萎缩,斜方肌痉挛。冈上肌腱,肱二头肌长、短头肌腱及三角肌前、后缘均可有明显压痛。肩关节以外展、外旋、后伸受限最明显,少数人内收、内旋亦受限,但前屈受限较小。

4.X线表现

年龄较大或病程较长者,X线平片可见到肩部骨质疏松,或冈上肌腱、肩峰下滑囊钙化征。

二、康复问题

(一)功能障碍

1.感觉功能障碍

感觉功能障碍表现为患侧肩关节及关节周围的软组织疼痛。

2.运动功能障碍

运动功能障碍表现为患侧肩关节活动受限、肌力下降。

3.心理功能障碍

心理功能障碍主要表现为焦虑情绪。

(二)结构异常

(1)肩周炎患者X线初期无异常;后期可见肱骨大结节附近密度增高影,肩峰部骨硬化,边缘不规则等表现。

(2)MRI可显示盂肱关节腔、三角肌下滑囊和肩胛下肌滑囊积液及冈上肌肌腱、冈下肌肌腱和肱二头肌肌腱变性改变。

(3)肩周炎超声可显示肩关节囊下壁增厚毛糙或粘连,结构不清,低回声带明显水肿或消失,内回声增强或分布不均匀,结构紊乱等。

（三）活动受限

（1）基础性日常生活能力受限。

（2）工具性日常生活能力受限。

（四）参与受限

（1）职业受限。

（2）社会交往受限。

（3）休闲娱乐受限。

（4）生存质量下降。

三、康复评定

（一）功能评定

1.感觉功能评定

疼痛是肩周炎患者就诊的主要临床症状之一，一般采用视觉模拟评分法进行评定。

2.运动功能评定

主要评定肩关节各轴位的关节活动度及肌力，评定时应注意固定肩胛骨，防止肩胛胸壁间活动，造成肩关节活动度的代偿，导致测量不准确，同时需进行双侧对比。

3.心理功能评定

由于患侧肩关节疼痛明显、持续时间较长且关节活动受限，影响睡眠及日常生活活动，常导致患者出现焦虑、抑郁情绪，严重者发展为抑郁症等心理疾病。

（二）结构评定

肩周炎可导致影像学可见的轻度结构改变，应根据病情选择 X 线、CT、MRI、骨密度或者超声检查等方法，排除肩关节的骨折、肿瘤等疾病。

（三）活动评定

主要评定患者的日常生活活动情况。如患者有穿脱上衣困难，应了解其受限程度；询问如厕、个人卫生及洗漱（梳头、刷牙、洗澡等）受限的程度；了解从事家务劳动如洗衣、做饭等受限情况。针对肩周炎患者的活动能力评定，常采用 Constant-Murley 法。总分为 100 分，共包括四个部分，即疼痛、日常生活活动、关节活动度、肌力。

（四）参与评定

肩周炎患者功能障碍及活动受限可影响其职业、社会交往及休闲娱乐，降低患者生活质量。

四、康复治疗

（一）物理疗法

1.超声波治疗

超声波治疗具有较好的松解粘连，抗炎止痛的作用。炎症急性期可以采用 1 MHz，0.8 W/cm² 的治疗强度；在慢性期，可以采用 1.2～1.5 W/cm² 的强度进行治疗。

2.超短波治疗

超短波具有较好的抗炎止痛的效果，而且可以增加组织的延展性。炎症早期可用无热量进行治疗，后期可用温热量治疗。治疗疗程一般不超过 30 d。

3.中频电疗

中频电疗可以促进肌肉收缩,起到促进粘连吸收,抗炎止痛的效果。常用的中频电疗方法有立体动态干扰电疗法等。治疗时,强度以患者舒适为度,每天1～2次,每次20 min。

4.热疗

热疗可以增加局部循环,消除炎症,同时增加软组织的延展性。热疗后进行组织的牵拉治疗,关节松动治疗或运动治疗可提高疗效。常用的热疗包括:红外线治疗、蜡疗等。

(二)运动疗法

1.关节松动技术

关节松动技术是一种针对关节的治疗技术。通过一定的手法,解除关节僵硬,促进关节活动的一种特殊的手法治疗技术。在肩周炎患者中,常常出现盂肱关节侧方向、前后向的僵硬,肩锁关节、胸锁关节的僵硬,肩胛胸壁关节的受限。可以根据需要在受限的方向上运用关节松动技术进行治疗,常常可以获得较好的缓解疼痛和改善关节活动范围的效果。

在急性期、疼痛较为明显时主要采用Ⅰ级、Ⅱ级手法;以粘连为主时则主要采用Ⅲ、Ⅳ级的手法。每个方向的松动每组1～2 min,每次2～3组,每天或隔天1次。

2.肌力训练技术

肌力训练技术是通过肌肉收缩促进肌力增加的运动治疗技术。对于肩周炎的患者,常常出现肩袖的损伤、肌肉功能降低。此外,控制肩胛的一些肌肉也出现功能问题。因此需要对这些肌肉进行特殊的肌力训练以改善功能。常常需要注意的是肩关节的内旋和外旋的肌力训练以改善肩袖的功能。前锯肌、菱形肌也是常常需要训练的肌肉以改善肩胛胸壁关节的稳定和运动功能。

3.软组织松解技术

软组织松解技术是一种针对软组织的手法治疗。通过特殊的手法操作,实现软组织粘连松解,改善局部张力,促进软组织功能。肩周炎的患者常常出现肱二头肌长头腱炎症,附件的软组织出现粘连;此外,肩胛骨周围的肌肉也出现萎缩、短缩,也常常需要进行软组织的松解以改善延展性。

4.软组织牵拉技术

软组织牵拉是通过牵引力量使得软组织发生塑性延长,以改善软组织长度和张力的技术。

(三)作业疗法

作业疗法是以有目的、经过选择的作业活动为主要的治疗手段,用来维持、改善、补助患者的功能的康复技术。通过宣教、自我管理、特殊的训练教授等方式,促进功能的恢复。

（苏道静）

第三节　颈椎病的康复治疗

一、概述

(一)定义

颈椎病是由于颈椎间盘和颈椎退行性变导致颈神经、颈髓、椎动脉和交感神经受到刺激和压迫而出现的一系列临床症状和体征。

（二）流行病学

颈椎病是一种常见病和多发病，其患病率为 3.8％～17.6％，男女之比无显著差异，高发年龄为 30～50 岁。随着现代从事低头工作方式（如电脑的广泛使用）的人群增多及空调的广泛使用，人们屈颈和遭受风、寒、湿的机会不断增加，造成颈椎病的患病率不断上升，且发病年龄有年轻化的趋势。

（三）病因病理

颈椎病的直接病因是颈椎退行性改变及慢性劳损。颈椎位于较为固定的胸椎和头颅之间，在承重的情况下既要经常活动，又需要保持头部的平衡，容易发生劳损。其中 $C_{4\sim5}$ 和 $C_{5\sim6}$ 的活动度最大，应力集中，最容易发生退行性变。随着年龄增长，椎间盘髓核内的水分减少，使椎间盘吸收震动的能力下降，容易发生椎间盘膨出、突出，造成椎间隙狭窄。椎间盘变性后椎体间活动失调，不均匀活动增加，由于纤维环外周纤维的牵拉作用，椎体上下缘韧带附着部的骨膜发生牵伸性骨膜下血肿，血肿先软骨化，随之骨化而形成骨赘。另外，颈椎先天畸形、发育性椎管狭窄、交通意外、颈部过伸过屈运动、不得法的牵引或按摩等造成颈部损伤也是发病的重要因素。颈部扭伤、长期低头伏案工作或颈部处于非生理性的固定姿势等是颈椎病的诱发因素，可加重颈椎间盘及颈椎的退行性改变。

（四）发病机制

迄今为止，颈椎病的发病机制尚不完全清楚。一般认为颈椎病的发生与椎间盘及椎间关节退行性变、骨质增生压迫脊髓或神经根、椎动脉等因素有关。

椎间盘、钩椎关节及关节突关节的退行性变是一种随年龄增长而进行的长期病理过程。首先发生在活动量最大的 $C_{5\sim6}$ 椎间盘。退行性变的椎间盘含水量及蛋白多糖逐渐减少，胶原类型改变，细胞、基质纤维异变，结构紊乱，髓核及纤维环失去原来的生物力学性能，致使椎间盘的承载能力及应力分布异常，椎间隙逐渐变窄。这些改变伴随着节段间的活动异常及不稳定。同时，颈椎日常活动或过度劳累将使椎间关节产生损伤，加速退行性变的过程，骨质增生、关节突关节退变性关节病也随之而发生。骨质增生可使椎间关节重建稳定，这表明退行性变的过程不是单纯的退化，而具有重建的性质。当一个活动节段重建稳定之后，势必将增加其相邻节段的活动范围与载荷，加速了这些节段的退变进程。椎体后缘增生及突出的椎间盘组织可以压迫硬脊膜、脊髓前动脉、脊髓及神经根、根动脉、椎动脉及其伴行的交感神经。节段性不稳定容易因劳损使椎间关节产生创伤性关节炎，加重已存在的骨性压迫，并具有炎性刺激作用。颈椎过伸位不稳定使椎管矢状径及椎间孔变狭窄，也可能加重压迫程度。节段性不稳定存在时，往往因头颈位置偶然变动而引起椎间错动，可能刺激交感神经或椎动脉。

（五）临床分型

颈椎病的临床表现依病变部位、受压组织及压迫轻重的不同而有所不同。其症状部分可以自行减轻或缓解，亦可反复发作；个别病例症状顽固，影响生活及工作。根据受累组织和结构与临床表现的不同，颈椎病分为软组织型、神经根型、脊髓型、椎动脉型及交感型。如果两种以上类型同时存在，称为"混合型"。

1.软组织型颈椎病

软组织型颈椎病又称颈型颈椎病，症状多轻微，以颈部症状为主。在颈椎退行性变的起始阶段，髓核与纤维环的脱水、变性与张力降低，进而引起椎间隙的松动与不稳，常于晨起、过劳、姿势不当及寒冷刺激后突然加剧。

(1)症状:主要表现为颈项强直、疼痛,可有整个肩背疼痛,约半数患者颈部活动受限或强迫体位。少数患者上肢可有短暂的感觉异常。

(2)临床检查:可见颈椎活动受限,颈椎旁肌肉、$T_1 \sim T_7$椎旁或斜方肌、胸锁乳突肌压痛,冈上肌、冈下肌也可有压痛。X线正、侧位片一般无异常,或可有颈椎曲度改变;功能位片(过屈、过伸位片)可见颈椎节段性不稳定。

2.神经根型颈椎病

神经根型颈椎病是由于椎间盘突出、关节突移位、骨质增生或骨赘形成等原因在椎管内或椎间孔处刺激和压迫颈神经根所致。此型在各型中发病率最高,占60%～70%,是临床上最常见的类型,好发于$C_{5\sim6}$和$C_{6\sim7}$间隙。一般起病缓慢,多为单侧、单根发病,但是也有双侧、多根发病者。多见于30～50岁,多数患者无明显外伤史,男性多于女性1倍。

(1)症状:颈项痛和颈项部发僵常是最早出现的症状。有些患者还有肩部及肩胛骨内侧缘疼痛。上肢放射性疼痛或麻木,患侧上肢感觉沉重、握力减退,有时出现持物坠落。晚期可以出现肌肉萎缩。这种疼痛和麻木沿着受累神经根的走行和支配区放射,具有特征性,因此称为根性疼痛。疼痛或麻木可以呈发作性、也可以呈持续性。有时症状的出现与缓解和患者颈部的位置和姿势有明显关系。颈部活动、咳嗽、喷嚏、用力及深呼吸等,可以导致症状的加重。

(2)临床检查:查体可见颈部僵直、活动受限。患侧颈部肌肉紧张,棘突、棘突旁、肩胛骨内侧缘及受累神经根所支配的肌肉压痛。C_6神经根受累时拇指痛觉减退,肱二头肌肌力减弱,肱二头肌腱反射减弱或消失。C_7或C_8神经根受累则中、小指痛觉减退,肱三头肌肌力减弱,握力差,手内在肌萎缩,肱三头肌腱反射消失。C_5神经根受累时,前臂外侧痛觉减退,三角肌肌力减弱。椎间孔挤压试验、上肢张力试验及臂丛神经牵拉试验常出现阳性。X线片可出现颈椎生理曲度异常、椎间隙或椎间孔狭窄、钩椎关节增生等。

3.脊髓型颈椎病

该型较少见,主要由于脊髓受到压迫或刺激而出现感觉、运动和反射障碍,特别是出现双下肢的肌力减弱是诊断脊髓型颈椎病的重要依据。由于可造成单瘫、上下肢瘫、截瘫或四肢瘫痪,因而致残率高。本型通常起病缓慢,以40～60岁的中年人为多见。多数患者无颈部外伤史。

(1)症状:多数患者首先出现下肢无力、双腿发紧、抬步沉重感,渐而出现跛行、易跪倒、足尖不能离地、步态拙笨等。出现一侧或双侧上肢麻木、疼痛,双手无力、不灵活,写字、系扣子、持筷子等精细动作难以完成,持物易落。躯干部出现感觉异常,患者常感胸部、腹部或双下肢有如皮带样的捆绑感,称为"束带感"。同时下肢可有烧灼感、冰凉感。部分患者出现膀胱和直肠功能障碍。如排尿无力、尿频、尿急、尿不尽、尿失禁或尿潴留等排尿障碍,大便秘结。性功能减退。

(2)临床检查:颈部多无体征。上肢或躯干部出现节段性分布的浅感觉障碍区,深感觉多正常,肌力下降,双手握力下降。四肢肌张力增高,可有折刀感;反射障碍,腱反射早期活跃,后期减弱和消失。髌阵挛和踝阵挛阳性。病理反射阳性,以霍夫曼征阳性率为高,其次是髌阵挛、踝阵挛及巴宾斯基征。浅反射(如腹壁反射、提睾反射)减弱或消失。莱尔米征阳性。X线可见椎管有效矢状径减小、椎体后缘明显骨赘形成、后纵韧带骨化等征象。

4.椎动脉型颈椎病

该型是由于各种机械性与动力性因素致使椎动脉遭受刺激或压迫,以致血管狭窄、扭曲而造成以椎-基底动脉供血不足征象为主要临床表现的一类疾病。当颈椎出现节段性不稳定和椎间隙狭窄时,可以造成椎动脉扭曲并受到挤压;椎体边缘及钩椎关节等处的骨赘可以直接压迫椎动脉,或刺激椎动脉周围的交感神经纤维,使椎动脉痉挛而出现椎动脉血流瞬间变化,导致椎-基底供血不足而出现症状,因此不伴有椎动脉系统以外的症状。

(1)症状:典型症状为转头时突发眩晕,伴恶心、呕吐,四肢无力,甚至猝倒,但是意识清醒,卧床休息数小时至数天症状可消失。有的病例伴有偏头痛,常因头颈部突然旋转而诱发,以颞部为剧,多呈跳痛或刺痛,一般为单侧。偶有肢体麻木、感觉异常。可出现一过性瘫痪,发作性昏迷等症状。

(2)临床检查:患者头部转向健侧时眩晕加重,严重者可出现猝倒。旋颈试验可阳性。X线片可见钩椎关节增生、椎间孔狭窄(斜位片)或颈椎节段性不稳。

5.交感型颈椎病

该型是由于椎间盘退行性变或外力作用导致颈椎出现节段性不稳定,从而对颈部的交感神经节及颈椎周围的交感神经末梢造成刺激,产生交感神经功能紊乱。该型症状繁多,多数表现为交感神经兴奋症状,少数为抑制症状。由于椎动脉表面富含交感神经纤维,当交感神经功能紊乱时常常累及椎动脉,而伴有椎-基底动脉供血不足的表现。

(1)症状:主观症状多而客观症状少。表现为:头晕或眩晕、头痛或偏头痛、头沉、枕部痛,睡眠欠佳、记忆力减退、注意力不易集中;眼胀、干涩、视力变化、视物模糊、耳鸣或耳聋;心悸、胸闷、心率变化、心律失常、心前区疼痛;恶心、呕吐、腹胀、腹泻、消化不良、嗳气;面部或某一肢体多汗、无汗、畏寒或发热,有时感觉疼痛、麻木但不按神经节段或走行分布。另外患者常常情绪不稳定,对疾病恐惧多虑。

(2)临床检查:颈部活动多正常,有棘突位移征、颈椎棘突间或椎旁小关节周围的软组织压痛,膝腱反射活跃等。有时还可伴有心率、心律、血压等的变化。

6.混合型颈椎病

在实际临床工作中,混合型颈椎病也比较常见。常以某一类型为主,其他类型不同程度地合并出现,病变范围不同,其临床表现也各异。

二、颈椎病的常见康复问题

(一)疼痛和麻木

颈项部及上肢均可出现疼痛、酸胀不适、麻木,程度及持续时间不尽相同,并有可能引起其他许多问题,因此解除疼痛和麻木是康复治疗的重要目的,也是患者的迫切要求。

(二)肢体活动障碍

神经根型颈椎病可因上肢活动而牵拉神经根使症状出现或加重,限制了正常的肢体活动;另外,神经根或脊髓受压迫可导致相应肢体肌力下降,而出现肢体运动功能减退,如脊髓型颈椎病患者可出现四肢无力、沉重、步态不稳、足下踩棉花感及肌肉痉挛等。

(三)日常生活活动能力下降

颈椎病患者因复杂多样的临床症状(包括四肢、躯干和头颈部不适等)而使日常生活和工作受到不同程度的影响,甚至穿衣、修饰、提物、个人卫生、站立行走及二便控制等基本活动受到限制。

(四)心理障碍

颈椎病是以颈椎退行性变为基础的疾病,这种组织的改变无法逆转,因此尽管临床症状可以得到缓解,但症状可能反复发作,时轻时重,部分患者可能出现悲观、恐惧和焦虑的心理;另外,严重的颈椎病所致的疼痛、活动困难和日常生活活动能力下降也会导致严重的心理障碍。

三、颈椎病的康复评定

(一)疼痛的评定

疼痛是最常见的症状。疼痛的部位与病变的类型和部位有关,一般有颈后部和肩部的疼痛。神经根受到压迫或刺激时,疼痛可放射到患侧上肢及手部。若头半肌痉挛,可刺激枕大神经,引起偏头痛。常用视觉模拟评分法或简化的 McGil 疼痛评分表评估患者的疼痛程度。

(1)视觉模拟评分法(VAS 评分法):画一条长度为 100 mm 的直线,直线左端(或上端)代表"无痛",直线右端(或下端)代表"无法忍受的痛"。测试者要求患者将自己感受的疼痛强度标记在直线上,线左端(或上端)至标记点之间的距离即为该患者的疼痛强度。

(2)简化的 McGil 疼痛评分表(MPQ):是国际公认的描述与测定疼痛的量表,将疼痛分为感觉性、情绪性和判断性三大类 20 个亚类,含 78 个词,能灵敏有效地测定疼痛的性质和强度。但因词汇较多,难以准确理解,有些词难以找到中文对应词,在临床应用中受到一定限制。简化 MPQ 将词汇缩减为 15 个,并增加了视觉模拟量表(VAS 评分法)的内容,使其实用性大大提高。临床试验证实,与标准 MPQ 具有良好的相关性。国内有人应用简化 MPQ 对急性痛、慢性痛和术后痛患者的疼痛性质、强度及治疗前后的变化进行了比较,表明简化 MPQ 信度高、效度好,简便易行,是一种有实用价值的测痛工具。简化的 McGil 疼痛评分表主要包括 6 项指标:选词项目数,疼痛分级指数(PRI)感觉分、情绪分和总分,目测类比定级(VAS)与现有疼痛强度(PPI)。

(二)颈椎功能评定

应对患者的颈椎主被动关节活动度、颈肩部肌群及四肢肌群肌力、神经功能进行详细评估;应用影像学检查方法测量颈椎管狭窄及颈椎失稳程度;针对各型颈椎病的不同特点,进行针对性的颈椎特殊检查。详细评定见总论中脊柱常用骨科功能评定部分。

四、颈椎病的临床治疗原则

颈椎病的治疗可分为非手术疗法和手术疗法两大类。我国多采用中西医综合疗法治疗颈椎病,大多数患者通过非手术疗法可获得较好的疗效。只有极少数病例,神经、血管、脊髓受压症状进行性加重,或者反复发作,严重影响工作和生活者,才需手术治疗。

(一)非手术疗法

非手术疗法包括药物治疗、手法治疗、颈椎牵引治疗、局部封闭、理疗、针灸及功能锻炼等。

(二)手术疗法

目的是解除由于椎间盘突出、骨赘形成或韧带钙化所致的,对脊髓或血管的严重压迫,以及重建颈椎的稳定性。手术术式分颈前路和颈后路手术两种。手术疗法适应证:①经合理的保守治疗,半年以上无效,或反复发作,并影响正常生活或工作,而且同意手术治疗者。②颈椎间盘突出经非手术治疗后根性疼痛未得到缓解或继续加重,严重影响生活及工作者。③上肢某些肌肉,尤其是手内在肌无力、萎缩,经保守治疗 4～6 周仍有发展趋势者。④颈椎病有脊髓受累症状,经脊髓碘油造影有部分或完全梗阻者。⑤颈椎病患者突然发生颈部外伤或无明显外伤而发生急性肢体痉挛性瘫痪者。⑥颈椎病引起多次颈源性眩晕、晕厥或猝倒,经非手术治疗无效者。⑦颈椎病椎体前方骨赘引起食管或喉返神经受压症状者。

五、颈椎病的康复治疗

目的是改善或消除颈神经和血管组织受压症状,如消除炎性水肿、镇静止痛、解除肌肉痉挛等。颈椎病的康复治疗方法通常是以非手术治疗为主,包括物理因子治疗、颈椎牵引、针灸、手法治疗、运动疗法、矫形支具等。应用各种康复治疗方法可使颈椎病症状减轻、明显好转,甚至治愈,对早期颈椎病患者尤其有益。

(一)物理因子治疗

物理因子治疗的主要作用是解除神经根及周围软组织的炎症、水肿,改善脊髓、神经根及颈部的血液供应和营养状态,缓解颈部肌肉痉挛,减轻粘连,调节自主神经功能,促进神经和肌肉功能的恢复。常用治疗方法如下。

(1)直流电离子导入疗法:应用直流电导入各种药物治疗颈椎病,有一定治疗效果。可用中药、B族维生素、碘离子等进行导入,作用极置于颈后部,非作用极置于患侧上肢或腰骶部,电流密度为 $0.08\sim0.1$ mA/cm^2,每次 20 min,10～15 次为 1 个疗程。

(2)高频电疗法:常用超短波、短波疗法,通过其深部透热作用,改善脊髓、神经根、椎动脉等组织的血液循环,促进功能恢复。超短波及短波治疗时,颈后单极或颈后、患侧前臂斜对置,急性期应用无热量,每次 10 min,每天 1 次;亚急性期应用微热量,每次 12～15 min,每天 1 次,10～15 次为 1 个疗程。

(3)石蜡疗法:利用加热后的石蜡敷贴于患处,使局部组织受热、血管扩张,循环加快,细胞通透性增加。由于热能持续时间较长,故有利于深部组织水肿消散、消炎、镇痛。常用颈后盘蜡法,温度 40 ℃～45 ℃,每次 30 min,每天 1 次,20 次为 1 个疗程。

(4)磁疗:即利用磁场治疗疾病的方法。常用脉冲电磁疗,磁圈放置于颈部和/或患侧上肢,每次 20 min,每天 1 次,20 次为 1 个疗程。

(5)超声波疗法:作用于颈后及肩背部,常用接触移动法,$0.8\sim1.0$ W/cm^2,每次 8～10 min,15～20 次为 1 个疗程。可加用药物导入,常用 B 族维生素、氢化可的松、双氯芬酸等。

(6)低频调制中频电疗法:电极于颈后并置或颈后、患侧上肢斜对置,根据不同病情选择相应处方,如止痛处方、调节神经功能处方、促进血液循环处方,每次 20 min,每天 1 次,15～20 次为 1 个疗程。

(7)红外线照射疗法:红外线灯于颈后照射,照射距离 30～40 cm,温热量,每次 20～30 min,每天 1 次,20 次为 1 个疗程。

(8)泥疗:泥疗是将具有医疗作用的泥类,加热至 37 ℃～43 ℃,进行全身泥疗或颈、肩、背局部泥疗。由于泥的热容量小,并有可塑性和黏滞性,可影响分子运动而不对流,所以其导热性低、散热慢,保温性好,能长时间保持恒定的温度。其次,由于泥中含有各种微小沙土颗粒及大量胶体物质,当其与皮肤密切接触时,对机体可产生一定的压力和摩擦刺激,产生类似按摩的机械作用。另外,泥土尚有一些化学作用和弱放射作用,通过神经反射、体液传导和直接作用对机体产生综合效应。每天或隔天 1 次,每次 30 min,15～20 次为 1 个疗程。结束时要用温水冲洗。

(二)颈椎牵引治疗

颈椎牵引治疗是治疗颈椎病常用且有效的方法,有助于解除颈部肌肉痉挛,使肌肉放松,缓解疼痛;松解软组织粘连,牵伸挛缩的关节囊和韧带;改善或恢复颈椎的正常生理弯曲;使椎间孔增大,解除神经根的刺激和压迫;拉大椎间隙,减轻椎间盘内压力。调整小关节的微细异常改变,使关节嵌顿的滑膜或关节突关节的错位得到复位。

颈椎牵引治疗时必须掌握牵引力的方向(角度)、重量和牵引时间三大要素,才能取得牵引的最佳治疗效果。

1.颈椎牵引的方法

常用枕颌布带牵引法。通过枕颌牵引力进行牵引,患者可以坐位或卧位,衣领松开,自然放松。操作者将牵引带的长带托于下颌,短带托于枕部,调整牵引带的松紧,用尼龙搭扣固定,通过重锤、杠杆、滑轮、电动机等装置牵拉。轻症患者采用间断牵引,重症者可行持续牵引。每天1次,15～20次为1个疗程。

2.颈椎牵引的参数选择

(1)牵引时间:以连续牵引 20 min,间歇牵引 20～30 min 为宜,每天 1 次,10～15 d 为 1 个疗程。

(2)牵引角度:有观察表明,最大牵引力作用的位置与牵引的角度有关。颈椎前倾角度小时,牵引力作用于上颈椎,随着颈椎前倾角度加大,作用力的位置下移。因此牵引角度一般按病变部位而定,如病变主要在上颈段,牵引角度宜采用 0°～10°,如病变主要在下颈段(C_5～C_7),牵引角度应稍前倾,可在 15°～30°之间,同时注意结合患者舒适度来调整角度。

(3)牵引重量:牵引重量与患者的年龄、身体状况、牵引时间、牵引方式等有很大的关系。间歇牵引的重量可以其自身体重的 10%～20%确定,持续牵引则应适当减轻。一般初始重量较轻,如从 6 kg 开始,以后逐渐增加。

3.颈椎牵引禁忌证

牵引后有明显不适或症状加重,经调整牵引参数后仍无改善者;脊髓受压明显、节段不稳严重者;椎间关节退行性变严重、椎管明显狭窄、韧带及关节囊钙化骨化严重者。

4.颈椎牵引的注意事项

(1)对患者做好解释工作,嘱患者牵引过程中放松,有任何不适立即停止牵引。

(2)调整好牵引带的位置,枕部带以枕骨粗隆为中心,颌部带靠近下颌尖部,不要卡住患者喉部。调整好牵引带的松紧度,两侧牵引带等长。

(3)牵引过程观察患者的反应。牵引结束后休息 1～2 min。

(三)手法治疗

手法治疗是颈椎病治疗的重要手段之一,是以颈椎骨关节的解剖及生物力学的原理为治疗基础,针对其病理改变,对颈椎及其小关节施以推动、牵拉、旋转等手法进行被动活动治疗,以调整颈椎的解剖及生物力学关系,同时对颈椎相关肌肉、软组织进行松解、理顺,达到改善关节功能、缓解痉挛、减轻疼痛的目的。常用的方法有中式手法及西式手法。中式手法指中国传统的按摩推拿手法,一般包括软组织按摩手法和旋转复位手法。西式手法在我国常用的有关节松动手法(Maitland 手法)、麦肯基(Mckenzie)法及脊椎矫正术(chiropractic)等。

1.软组织按摩手法

治疗前对患者的病情应有全面的了解,手法要得当,切忌粗暴。在颈、肩及背部施用揉、拿、捏、推等手法,对神经根型颈椎病施行推拿手法时还应包括患侧上肢,椎动脉型和交感型颈椎病应包括头部。常取的穴位有风池、太阳、印堂、肩井、内关、合谷等。每次推拿 15～20 min,每天1 次。推拿治疗颈椎病对手法的要求高,不同类型的颈椎病,其方法、手法差异较大。

2.旋转复位手法

应用于颈椎小关节紊乱、颈椎半脱位等疾病。以棘突向右偏歪为例：医师立于患者后方，以左手握住装有橡皮头的"T"形叩诊锤的交接部，锤柄向左后方，锤的一端斜置于患颈棘突的右侧，尖端指向右前方。医师拇指把住锤的另一端，令患者屈颈并向后靠于医师的胸腹部，放松颈部肌肉。医师右手掌置于患者左侧下颌角部用力将其头部向右侧旋转，同时利用左拇指及身体的力量推动叩诊锤将患颈棘突推向左侧。在旋转过程中，一般可以听到清脆的响声，此时再查看棘突偏歪现象已消失，表明棘突偏歪已得到矫正，而患者即感症状已好转。旋转完毕后，按揉两侧颈项肌，并点揉双侧风池穴。若偏歪棘突已被矫正，患者仍有部分症状，可加用左右被动旋转头颈部及行左右两侧屈颈手法，往往可获症状的进一步改善。该法难度较大，存在一定风险，必须由有经验的术者操作。

3.关节松动术

关节松动术治疗颈椎病的手法主要有拔伸牵引、旋转、松动棘突及横突等。

(1)拔伸牵引：常用于颈部肌肉紧张或痉挛。上段颈椎和中段颈椎病变于中立位牵引，下段颈椎病变于 $20°\sim30°$ 前屈位牵引，持续 $15\sim20\ s$，休息 $5\ s$，重复 $3\sim4$ 次。

(2)旋转颈椎：患者去枕仰卧，颈部放在床沿。术者站在床头，一手四指分开放在患者健侧颈枕部，拇指放在对侧，用另一手托住其下颌，前臂放在耳前，使患者头部位于术者的手掌、前臂和肩前，操作时躯干及双手不动，双前臂向健侧缓慢地转动患者颈部。

(3)松动棘突：分垂直松动和侧方松动两种，对于颈椎因退行性变引起的活动受限和颈部肌肉紧张或痉挛特别有效。

(4)松动横突及椎间关节：术者双手拇指分别放在患侧横突背侧和棘突与横突交界处进行操作，对于颈部活动受限的患者效果较好。

(四)运动疗法

可增强颈与肩胛带肌的肌力，保持颈椎的稳定，改善颈椎各关节功能，防止颈部僵硬，矫正不良体姿或脊柱畸形，促进机体的适应代偿能力，防止肌肉萎缩、恢复功能、巩固疗效、减少复发。故在颈椎病的防治中运动疗法起着重要的作用。

颈椎运动疗法常用的方式有徒手操、棍操、哑铃操等，有条件也可用机械训练。类型通常包括颈椎柔韧性训练、颈肌肌力训练、颈椎矫正训练等。此外，还有全身性的运动如跑步、游泳、球类等，也是颈椎疾病常用的治疗性运动方式。

运动疗法适用于各型颈椎病症状缓解期及术后恢复期的患者。具体的方式方法因不同类型的颈椎病及不同个体体质而异，应在专科医师指导下进行。

颈椎病常用颈椎保健操(适用于非脊髓型颈椎病)。

(1)前伸探海：两脚开立，双手叉腰，头颈前伸并侧转向左前下方，眼看左前下方。还原，向右侧做同样动作，再还原。左右各 1 次为一组，重复 $4\sim6$ 组。

(2)双手举鼎：两脚开立，与肩同宽。两臂屈肘，双手虚握拳与肩平，平放于胸前，拳心向前。两拳逐渐松开，掌心向上，两臂向上直举，抬头向上看，停留 $2\sim3\ s$ 后，逐渐下降，掌也逐渐再变虚拳，低头看地。进行此训练时，双臂上举要用力，同时呼气；下降要放松，同时吸气。重复 $4\sim6$ 次。

(3)转腰推碑：两脚开立，与肩同宽。双手抱拳于腰部，先向左转体，右掌向前推出，左手仍握拳抽至左腰际抱肘。头向后转，眼随右掌推出，注视手掌动作。还原时缓慢吸气，然后向右侧完成同样动作。训练时，转动要缓慢，手掌推出时要用力，同时呼气，用力程度和转动幅度应循序渐进,逐步加大,不能操之过急。

(4)左右开弓:两脚开立,与肩同宽。两手掌放于眼前,掌心向前,拇指与四指分开,肘部斜向前方。动作开始时,两手掌同时向左右两侧分开,手掌逐渐变成虚拳,两前臂逐渐与地面垂直,胸部尽量向外挺出。然后两拳分开再变掌,还原。还原时含胸拔背。重复4～6次。两掌分开时吸气,还原时呼气。两臂拉开时不宜下垂,向后拉开时要挺胸,夹紧肩胛骨。

(5)挥臂扣球:两脚开立,与肩同宽。左脚向前跨一步,同时重心前移,右脚跟抬起,右臂高举,自肩部后上方向前挥动,形似排球扣球。然后还原,右脚向前跨一步,左臂重复上述动作。左右各一次为一组,重复4～6组。

(6)凤凰展翅:两脚开立比肩宽,两手下垂。上身前弯,两膝稍屈,左手向左上方撩起,头颈也向左上方转动,眼看左手,右手虚按左膝。还原后向相反方向重复动作,左右各一次为一组,重复4～6组。

(五)矫形支具的应用

颈椎的矫形支具主要用于固定和保护颈椎,矫正颈椎的异常力学关系,减轻颈部疼痛,防止颈椎过伸、过屈及过度转动,避免造成脊髓、神经的进一步受损,减轻脊髓水肿,减轻椎间关节创伤性反应,有助于组织的修复和症状的缓解。配合其他治疗方法同时进行,可巩固疗效,防止复发。最常用的有颈围、颈托,可应用于各型颈椎病急性期或症状严重的患者。颈托也多用于颈椎骨折、脱位,经早期治疗仍有椎间不稳定或半脱位的患者。乘坐高速汽车等交通工具时,无论有还是没有颈椎病,戴颈围保护都很有必要。但长期应用颈托和围领可以引起颈背部肌肉萎缩,关节僵硬,所以穿戴时间不宜过久,且在应用期间要经常进行医疗体育锻炼。在症状减轻时要即时除去围领和颈托,加强肌肉锻炼。

六、颈椎病的预防

随着年龄的增长,颈椎椎间盘发生退行性变几乎是不可避免的。但是如果在生活和工作中注意避免促进椎间盘退行性变的一些因素,则有助于防止颈椎退行性变的发生与发展。

(一)正确认识颈椎病,树立战胜疾病的信心

颈椎病病程比较长,椎间盘的退行性变、骨赘的生长、韧带钙化等与年龄增长、机体退行性病变有关。病情常有反复,发作时症状可能比较重,影响日常生活和休息。

(二)休息

颈椎病急性发作期或初次发作的患者,要适当注意休息,病情严重者更要卧床休息2～3周。从颈椎病的预防角度说,应该选择有利于病情稳定,有利于保持脊柱平衡的床铺为佳。枕头的位置、形状与选料要有所选择,也需要一个良好的睡眠体位,做到既要维持整个脊柱的生理曲度,又应使患者感到舒适,达到使全身肌肉松弛,调整关节生理状态的作用。

(三)保健

(1)医疗体操:无症状的颈椎病患者,可以每天早、晚各进行数次缓慢前屈、后伸、左右侧屈及旋转颈部的运动,还可加强颈背肌肉等长抗阻收缩锻炼。

(2)避免长期低头姿势:要避免长时间低头工作。办公室伏案工作、电脑操作等人员的体位,可使颈部肌肉、韧带长时间受到牵拉而劳损,促使颈椎椎间盘发生退行性变。因此,此类工作人员工作1h左右后,应该改变一下体位。同时,也改变其他不良的工作和生活习惯,如卧在床上阅读、看电视等。

（3）颈部放置在生理状态下休息：一般成年人颈部垫高约 10 cm 较好，高枕使颈部处于屈曲状态，其结果与低头姿势相同。侧卧时，枕头要加高至头部不出现侧屈的高度。

（4）避免颈部外伤：乘车外出应系好安全带并避免在车上睡觉，以免急刹车时因颈部肌肉松弛而损伤颈椎。出现颈肩臂痛时，在明确诊断并除外颈椎管狭窄后，可行轻柔按摩，避免过重的旋转手法，以免损伤椎间盘。

（5）避免风寒、潮湿：夏天注意避免风扇、空调直接吹向颈部，出汗后不要直接吹冷风，或用冷水冲洗头颈部，或在凉枕上睡觉。

（6）重视青少年颈椎健康：随着青少年学业竞争压力的加剧，长时间看书学习对广大青少年的颈椎健康造成了极大危害，从而出现颈椎病发病低龄化的趋势。建议在中小学乃至大学中，大力宣传有关颈椎的保健知识，教育学生们树立颈椎的保健意识，重视颈椎健康，树立科学学习、健康学习的理念。

（苏道静）

第四节　腰椎间盘突出症的康复治疗

腰椎间盘突出症主要是指腰椎，尤其是 $L_{4\sim5}$、$L_5\sim S_1$、$L_{3\sim4}$ 的纤维环破裂和髓核组织突出压迫和刺激相应水平的一侧或双侧坐骨神经引起的一系列症状和体征。在腰椎间盘突出症的患者中，$L_{4\sim5}$、$L_5\sim S_1$ 突出占 90％以上，年龄以 20～50 岁多发，随年龄增大，$L_{3\sim4}$、$L_{2\sim3}$ 发生突出的危险性增加。病理上将腰椎间盘突出分为退变型、膨出型、突出型、脱出后纵韧带下型、脱出后纵韧带后型和游离型。前三型为未破裂型，占 73％，后三型为破裂型，约占 27％。

一、康复评定

（一）功能评定

1.感觉功能评定

腰部及患侧下肢疼痛是 LDH 患者的主要症状，一般采用视觉模拟评分法（VAS）、麦吉尔（McGill）疼痛调查表、腰痛的 Quebec 分类评定。

2.运动功能评定

LDH 患者的疼痛通常影响患者的腰椎活动度及肌力，因此，应当对腰椎活动度、肌力、肌肉耐力进行评定。

（1）腰椎活动度评定：腰痛患者往往伴有腰部僵直或活动受限，因此在对腰痛症状进行评定时，有必要对腰椎关节活动度进行评定，以明确腰痛的严重程度指导下一步治疗。腰椎的运动范围较大，运动形式多样，表现为屈曲、伸展、侧弯、旋转等多方向的运动形式，其中尤以腰椎前屈活动度的测量最为重要。一般采用量角器法、旋转测量法、改良的 Schober 法、距离测定法。

（2）肌力和耐力评定：腰痛症状严重者常伴有局部肌肉力量和耐力的减弱，腰椎间盘突出较重，腰神经根受压严重者，常伴有患侧下肢的肌麻痹，因此有必要对患者进行肌力和耐力评定。肌力测定多采用 MMT 法。

躯干肌肉耐力评定如下。①躯干屈肌耐力评定：患者仰卧位，双下肢伸直，并拢抬高 45°，测量能维持该体位的时间,正常值为60 s。②躯干伸肌耐力评定:患者俯卧位,双手抱头,脐以上在床沿以外,固定下肢,测量能保持躯干水平位的时间,正常值为60 s。

3.步态分析

疼痛较重者,步态为跛行,又称减重步态,其特点是尽量缩短患侧支撑期,重心迅速从患侧下肢移向健侧下肢,并且患腿常以足尖着地,避免足跟着地震动疼痛,坐骨神经被拉紧。

4.心理功能评定

常采用Zung焦虑、抑郁自评量表。

(二)结构评定

可通过X线、CT或MRI对LDH患者的腰椎结构进行检查,明确腰段结构异常的具体情况,如脊柱腰段外形的改变、椎体外形的改变、椎间隙的改变、突出物征象、压迫征象、伴发征象等。

(三)活动评定

LDH疼痛患者中,20%的患者日常生活活动明显受限,其中5%的患者日常生活活动严重受限。因此,有必要对患者的日常生活活动情况进行评定。

(四)参与评定

应该对患者的社会参与能力及生存质量进行评定,如职业评定、社会交往评定、生存质量评定等。

二、康复诊断

本病临床主要功能障碍/康复问题表现为以下4个方面。

(一)功能障碍

1.感觉功能障碍

表现为腰部及患侧下肢疼痛。

2.运动功能障碍

表现为腰椎活动范围受限、躯干肌肉肌力及耐力下降、患侧下肢肌力下降。

3.步态异常

表现为减痛步态。

4.心理功能障碍

表现为焦虑及抑郁情绪。

(二)结构异常

主要表现为腰段脊柱外形改变、椎体外形改变、椎间隙左右不等宽、突出物征象、硬膜囊和神经根受压及伴发黄韧带增厚等。

(三)活动受限

1.转移能力受限

主要表现为床-地转移、行走、上下楼梯等受限。

2.日常生活能力受限

主要表现为因疼痛导致穿衣、如厕、转移、行走、上下楼梯、洗澡、家务等活动受到不同程度限制。

(四)参与受限

主要表现为对工作、社会交往、休闲娱乐及社会环境适应等方面受到不同程度限制。

三、康复治疗

近期目标:缓解或消除腰部及患侧下肢疼痛,改善腰椎活动度、提高躯干肌肉肌力及患侧下肢肌力,提高日常生活能力。

远期目标:增强患者腰椎稳定性,减少 LDH 复发可能性,提高患者社会参与能力及生活质量。

(一)卧床休息

LDH 急性发作期,患者应短时间卧床休息,一般以 2～3 d 为宜,不主张长期卧床。严格的卧床休息不仅对腰痛的恢复无积极治疗作用,而且会使患者产生过多的心理负担等问题而延误功能恢复,造成慢性腰痛。

(二)物理治疗

1.物理因子治疗

临床常根据患者的症状、体征、病程等特点选用高频电疗、低中频电疗、直流电药物离子导入、光疗、蜡疗等治疗。

2.运动疗法

急性期疼痛较重时,患者不进行特异性的腰背活动,疼痛减轻后患者除了进行有氧运动以外,还应该着重于腰腹肌的训练和腰及下肢的柔韧性训练。训练方法包括放松运动、腰椎活动度训练、肌力训练(如躯干肌、患侧下肢肌肉力量的训练)等。

(三)药物治疗

常用的药物有以下几种。①止痛药物:仅短期应用于中度以上疼痛患者,用药不宜超过 2 周。常用药物有:吲哚美辛、对乙酰氨基酚、布洛芬等。②肌肉松弛剂、麻醉性镇痛药、各种复方药物,近年研究小剂量三环抗抑郁药物对慢性腰痛有效。③扩张血管药物。④营养神经药物:常用的有谷维素、维生素 B_1、维生素 B_{12} 等,有助于神经变性的恢复。

(四)注射疗法

经皮阻滞疗法:常用骶裂孔注射阻滞疗法,该疗法是将药液经骶裂孔注射至硬膜外腔,药液在椎管内上行至患部神经根处发挥治疗作用。所用药液包括维生素 B_1、维生素 B_{12}、利多卡因、地塞米松和生理盐水,30～50 mL,3～5 d 1 次,一般注射 1～3 次。

(五)腰椎牵引治疗

腰椎牵引是治疗 LDH 的有效方法。根据牵引力的大小和作用时间的长短,将牵引分为慢速牵引和快速牵引。

(六)手法治疗

手法治疗是国外治疗腰痛的常用方法,手法的主要作用为缓解疼痛,改善脊柱的活动度。各种手法治疗都各成体系,有独特的操作方法。以 Maitland 的脊柱关节松动术和 Mckenzie 脊柱力学治疗法最为常用。

(七)椎间盘微创手术

微创介入治疗 LDH 具有创伤小、恢复快、不影响脊柱稳定性和操作简便等优点,但也有一定的局限性,在临床治疗中要根据病情合理应用。

(八)心理治疗

对有焦虑及抑郁情绪的患者,医师、治疗师及护士要及时进行心理疏导与心理支持。

(苏道静)

第五节　类风湿关节炎的康复治疗

一、概述

(一)定义

类风湿关节炎是一种以慢性进行性关节滑膜炎症为主的多系统受累的自身免疫性疾病。其特征是对称多关节滑膜炎,以双手、腕、肘、膝、踝和足的关节受累最为常见,关节软骨及骨质破坏,最终导致关节畸形及功能障碍,还可累及多器官、多系统,引起全身系统性病变。由于该病的特点是病程长、反复发作并逐渐加重,终身延续,约有8%的患者关节功能减退或丧失,对个人、家庭、社会都会造成很大的影响。

(二)病因和发病机制

1.病因

本病病因尚不清楚,可能与下列两种因素有关。

(1)感染因子:尚无被证实有导致本病的直接感染因子,但一些病毒、支原体、细菌都可能通过某些途径影响 RA 的发病和病情进展。

(2)遗传倾向:流行病学调查显示 RA 的家族及同卵双胞胎中 RA 的发病率约为 15%,说明有一定的遗传倾向。

2.发病机制

抗原进入人体后,首先被巨噬细胞或巨噬细胞样细胞吞噬,经消化浓缩后与其细胞膜的Ⅱ类主要组织相容性复合物分子结合成复合物,若此复合物被其 T 细胞的受体所识别,则该 T 辅助淋巴细胞被活化,通过其所分泌的细胞因子、生长因子及各种介质,不仅使 B 细胞激活分化为浆细胞,分泌大量免疫球蛋白(其中有类风湿因子和其他抗体),同时也使关节出现炎症反应和破坏。免疫球蛋白和 RF 形成的免疫复合物,经补体激活后可以诱发炎症。由此可见 RA 是由免疫介导的,但其原始的抗原至今不明确。

(三)病理和病理生理

类风湿关节炎的基本病理改变是滑膜炎。急性期,滑膜表现为渗出性和细胞浸润性,滑膜下层有小血管扩张,内皮细胞肿胀、细胞间隙增大,间质有水肿和中性粒细胞浸润。当病变进入慢性期,滑膜变得肥厚,形成许多绒毛样突起,突向关节腔或侵入到软骨和软骨下的骨质。这种绒毛在显微镜下呈现滑膜细胞层由原来的 1~3 层增生到 5~10 层或更多,其中大部分为具有巨噬细胞样功能的 A 型细胞及纤维样的B 型细胞。滑膜下层有大量淋巴细胞,呈弥漫状分布或聚集成结节状,如同淋巴滤泡。其中大部分为CD4$^+$T 细胞,其次为 B 细胞和浆细胞。另外,还出现新生血管和大量被激活的纤维母样细胞及随后形成的纤维组织。

绒毛具有很强的破坏性,它又名血管翳,是造成关节破坏、关节畸形、功能障碍的病理基础。

血管炎可发生在类风湿关节炎患者关节外的任何组织。它累及中、小动脉和/或静脉,管壁有淋巴细胞浸润、纤维素沉着,内膜有增生,导致血管腔的狭窄或堵塞。类风湿结节是血管炎的一种表现,常见于关节伸侧受压部位的皮下组织,但也见于肺。结节中心为纤维素样坏死组织,周围有上皮样细胞浸润，排列成环状，外被以肉芽组织。肉芽组织间有大量的淋巴细胞和浆细胞。

(四)临床表现

本病在成人任何年龄都可发病，80%于35～50岁发病，然而60岁以上者的发病率明显高于30岁以下者。女性患者约是男性的3倍。类风湿关节炎是主要的致残性疾病之一。其特点是病程长，发作和缓解反复出现，晚期有关节畸形和严重的运动功能障碍。功能障碍表现为近端指间关节、掌指关节及腕关节的对称性肿痛，活动受限；晨僵在活动后缓解或消失，晚期出现关节畸形，手功能明显障碍，生活自理能力不同程度或完全受限。

最常以缓慢而隐匿的方式起病，在出现明显关节症状前有数周的低热、乏力、全身不适、体重下降等症状，以后逐渐出现典型关节症状。少数则有较急剧的起病，在数天内出现多个关节症状。

1.关节表现

关节表现可分为滑膜炎症状和关节结构破坏的表现，前者经治疗后有一定的可逆性，但后者则很难逆转。虽然发病时累及身体中任何一个滑膜关节(可活动关节)，但主要为近端指间关节、掌指关节及腕关节等，表现为手指和腕关节的疼痛、肿胀、僵硬，其他常见受累的关节是趾、踝、腕、肘、膝、髋、颞颌、胸肋、颈和肩，极少侵犯远端指、趾关节。晚期可见关节畸形，常见的畸形为腕关节半脱位、手指尺偏、手指鹅颈样畸形(掌指关节屈曲，远端指间关节过度屈曲，近端指间关节过度伸展，从侧面看手指的形状很像鹅的颈部)。

(1)晨僵：病变的关节在夜间或日间停止不动后出现较长时间(至少1 h)的僵硬，如胶黏着样的感觉，出现于95%以上的患者。晨僵持续时间和关节炎症的程度成正比，它常被当作观察本病活动的指标之一，只是主观性很强。其他病因的关节炎也可出现晨僵，但不如本病明显和持久。晨僵是类风湿关节炎患者功能障碍的典型特征之一，常在关节疼痛之前出现。表现为患者早晨起床后或经过一段时间不活动后出现的较长时间受累关节或周围组织的僵硬、活动受限，可伴有肢端或指(趾)发冷或麻木感。起床活动后或温暖后，症状可减轻或消失。晨僵一般持续半小时至数小时。晨僵的时间与关节炎症程度呈正比，病情缓解时持续时间缩短，程度减轻。因此，临床上常把晨僵作为疾病活动的指标之一。

(2)痛与压痛：关节痛往往是最早的症状，最常出现的关节为腕、掌指关节、近节指间关节，其次是足趾、膝、踝、肘、肩等关节。多呈对称性、持续性，但时轻时重。疼痛的关节往往伴有压痛。受累关节的皮肤出现色素沉着。某些特殊部位如颞颌关节及颈椎偶可受累。若有颞颌关节炎时，可表现为咀嚼时疼痛，严重时出现局部肿胀、压痛和张口困难，当颈椎病变时，表现为颈部疼痛，并可向锁骨和肩部放射，也可发生颈椎半脱位，严重时脊髓可受压迫，甚至危及生命。骶髂关节、耻骨联合可有侵蚀，但常无症状。胸椎、腰椎、骶椎常不受累。

关节痛在早晨、夜里和阴天、下雨、寒冷、受冻尤其是感冒时加重，如久坐后站立起步或行走则困难。在同时伴有关节僵硬和肿痛严重时，患者生活自理能力部分或全部丧失。

(3)关节肿胀：多因关节腔内积液或关节周围软组织炎症引起。病程较长者，可因护膜慢性炎症后的肥厚而引起肿胀。凡受累的关节均可肿胀，关节炎症加剧时，可出现明显肿胀和关节积液，凡受累的关节均可发生。常见于腕关节、近端指关节、掌指关节、膝关节，多为对称性。表现为关节周围均匀性肿大(梭形肿胀)。也可以侵犯颈椎，尤其是颈部屈曲时间过长更明显，头向肩部旋转活动时头痛加剧，肩或臂部感觉异常。

关节疼痛的轻重通常与关节肿胀的程度相平行,肿胀越明显,疼痛越重,甚至剧烈疼痛和终日关节疼痛,但以清晨关节疼痛最显著,以致患者不能活动。久之炎症关节周围的肌肉萎缩,肌肉软弱无力,甚至上楼、拿轻物品或开门都感到困难。

(4)关节畸形:多见于较晚期患者。因滑膜炎的绒毛破坏了软骨和软骨下的骨质结构,造成关节纤维性或骨性强直,又因关节周围的肌腱、韧带受损,使关节不能保持在正常位置,出现手指关节的半脱位,如尺侧偏斜、屈曲畸形、天鹅颈样畸形等。关节周围肌肉的萎缩、痉挛则使畸形加重。

(5)常见特殊体征"类风湿手"和"类风湿足"是导致类风湿关节炎患者功能障碍的主要原因。①类风湿手:表现为手僵硬、疼痛,不能握拳,近端指关节梭形肿胀,腕背肿胀,夜间麻痛,掌骨突出,尺骨茎突压痛,指伸肌腱撕裂,掌指关节远端压痛。晚期手的畸形随骨关节破坏部位不同,肌腱损伤程度、部位不同,患者用手持力动作不同,出现的畸形也不同,最多见者为掌指关节的半脱位或尺侧偏斜、手指天鹅颈畸形、琴键征(下尺桡关节向背侧拖尾,突出的尺骨茎突受压后可回缩,放松后可向上回复,伴剧痛,如同弹钢琴键)、纽扣花畸形(又称扣眼畸形,近端指关节屈曲,远端指关节过伸,手呈扣眼状)、鳍形手(初起仅见掌指关节与近端指关节梭形肿胀,以后逐渐向尺侧偏斜,形如鱼鳍),其他还有望远镜手、槌状指、扳机指等。严重者可向腕关节发展。②类风湿足:足的畸形多发生于跖趾关节炎及其内缩肌腱鞘炎后,特征为跖趾关节半脱位及趾关节外翻,以及向腓侧偏移和跖趾关节偏向跖侧,可引起严重的疼痛及步行困难。由于足掌痛,患者常以足跟行走,足呈过伸,导致足趾呈爪样,最后跖趾关节脱位。足变宽,出现外翻畸形、继发性足肌痉挛,也可导致强直性扁平足。

(6)特殊关节:①颈椎的可动小关节及周围腱鞘受累,出现颈痛、活动受限。有时甚至因颈椎脱位而出现脊髓受压。②肩、髋关节周围有较多肌腱等软组织包围,由此很难发现肿胀。最常见的症状是局部痛和活动受限。髋关节经常表现为臀部及下腰部疼痛。③颞颌关节受累出现于1/4的 RA 患者,早期表现为讲话或咀嚼时疼痛加重,严重者有张口受限。

(7)关节功能障碍:关节肿胀和结构破坏都可引起关节活动障碍。

2.关节外表现

基本病理改变为滑膜炎、类风湿血管炎和类风湿结节。主要为皮下结节,多见于关节隆突部位,单个或多个,数毫米至数厘米大小,持续数个月至数年,是病情活动的表现。部分患者病情活动时有胸膜炎、间质性肺炎、心包炎、浅表淋巴结肿大、肝脾大等。活动期血沉升高,常有贫血,血清类风湿因子、抗核抗体试验阳性。由此可知,所谓的类风湿关节炎并非只是关节发生了炎症病变,而是全身性的广泛性病变,是一种致残率较高的疾病。

总之,本病是一个主要累及小关节尤其是手关节的对称性多关节炎。病情多呈慢性且反复发作,个体间病情发展和转归差异甚大,如不给予恰当的治疗则逐渐加重,加重的程度和速度在个体之间差异也很大。

二、康复问题

(一)功能障碍

1.感觉功能障碍

感觉功能障碍表现为受累关节疼痛、肿胀。

2.运动功能障碍

运动功能障碍表现为受累关节僵硬、活动受限、肌力下降。

3.平衡功能障碍

手、髋、膝及踝受累的 RA 患者还常常表现有平衡协调功能障碍。

4.心理功能障碍

心理功能障碍主要表现为焦虑情绪。

（二）结构异常

结构异常主要表现为指间关节、掌指关节肿胀、变形，手 X 线示：关节间隙变窄、软骨下骨硬化和/或囊性变、关节边缘增生和骨赘形成、关节变形或关节积液或关节内游离体。

（三）活动受限

（1）基础性日常生活能力受限。

（2）工具性日常生活能力受限。

（四）参与受限

（1）职业受限：RA 患者多为 20～50 岁人群，故对职业影响较大。

（2）社会交往受限。

（3）休闲娱乐受限。

（4）生存质量下降。

三、康复评定

（一）功能评定

1.感觉功能评定

疼痛是类风湿关节炎最常见的症状，一般采用视觉模拟评分法进行评定。僵硬是较常见的症状，应记录发作的固定时间、持续时间、僵硬部位。

2.运动功能评定

对受累关节的活动度、肌力进行评定。手的肌力评估常用握力计法。

3.平衡功能评定

RA 患者的疼痛常常影响生物力线及负荷平衡，患者的本体感觉障碍常常影响其平衡功能，而平衡功能障碍又可能成为关节损伤，甚至导致患者跌倒的原因。所以，对这类患者进行平衡功能评定非常重要。

4.步态分析

RA 患者的异常步态有髋关节活动受限步态腰段出现代偿运动，骨盆和躯干倾斜，腰椎和健侧髋关节出现过度活动；膝关节活动受限步态以膝关节屈曲挛缩大于 30°，慢走时呈短腿跛行。

5.心理功能评定

由于 RA 患者出现关节疼痛、肿胀、僵硬、变形及活动范围受限，这些异常改变及带来的功能障碍常会导致患者出现焦虑、抑郁情绪，严重者发展为抑郁症等心理疾病。

（二）结构评定

RA 患者不仅要详细收集病史，还要用视诊和量诊检查评定其病变关节，受累关节会出现结构异常，所以要根据病情选择 X 线、CT、MRI、骨密度或者超声检查等不同方法检查病变关节的结构异常的具体情况，同时会有血沉增高、血清类风湿因子阳性。

（三）活动评定

主要评定患者的日常生活活动情况。

（四）参与评定

RA 好发年龄为 20～50 岁,RA 患者会出现受累关节结构异常、肿胀、疼痛等症状致功能障碍及活动受限从而影响其职业、社会交往及休闲娱乐,致其生活质量必然降低。

四、康复治疗

RA 目前尚无特效疗法。治疗的目的在于控制炎症,消除关节水肿,减轻症状,延缓病情进展,保持关节功能和防止畸形。

（一）一般治疗

1.卧床休息

活动期的患者需卧床休息。注意保持良好体位,避免畸形发生。长期卧床会引起骨质疏松、高钙血症、高钙尿症、肌萎缩无力、心动减慢,故卧床期间也应进行相应的运动疗法。

2.局部休息

急性炎症期,关节用夹板制动。固定期间每天应去除夹板进行 ROM 训练。

3.关节功能位保持

在关节有一定活动度时,应力争将关节活动度保持在满足最低功能活动度。如关节制动时,应将其固定于功能位。

4.药物治疗

非甾体抗炎药、糖皮质激素、抗风湿药物等。

（二）运动疗法

RA 患者的关节灵活性降低,肌肉萎缩,肌力减退,耐力降低和心肺功能低下,通过合理的运动疗法能改善功能而不会加重关节固有炎症。

运动疗法的目的:增加或保持关节活动,满足各项功能活动;增加或维持肌力以满足患者功能的需要,增加受累关节的稳定性,减少生物力学的应力,增加各种功能活动的耐力,改善步态的效率和安全性,增加骨密度,减轻疼痛和僵硬,防止出现畸形,改善 ADL 和健康,增加社会交往。

1.ROM 训练

维持 ROM 训练是恢复关节活动最常用的方法。

（1）被动运动:由外力进行,无须肌肉主动收缩。用于炎症消退,疼痛不明显时。其目的是对不能活动的关节进行 ROM 训练,避免产生挛缩。具有伸张作用,压迫肌肉,增加静脉回流,用于减轻水肿、保持功能,为主动锻炼做准备。关节有积液时,被动运动能使关节内压力升高,甚至关节囊破裂。急性炎症期,关节可以被动地进行 ROM 训练,每天 1～2 次。肌肉有炎症、严重无力的卧床患者每天做被动 ROM 训练能避免关节挛缩。

（2）主动和主动助力运动:由肌肉主动收缩所产生的关节活动为主动活动,能产生更多良性效应,如更好地维持生理柔软性和收缩性,对骨组织产生必要的应力刺激,更好促进淋巴与血液循环,有利于关节功能的保持。用于关节炎慢性期轻度患者,每天至少 1 次完整的 ROM 训练。主动活动时需要部分外力协助完成,称为主动助力活动,用于关节活动肌力不足者。不能充分对抗重力来活动关节者,只能通过主动助力活动来完成 ROM 训练。

（3）牵张活动:因为紧张的肌腱、肌肉和关节囊的挛缩,使患者 ROM 受限,此时应做牵张训练。常先于其他训练进行。

2.增强肌力训练

严重 RA 患者比正常人肌力减少 33％～55％,原因有疾病本身、活动受限、甾体性肌炎、疼痛或关节积液反射性抑制肌肉收缩等。增强肌力的基本原则和方法是使肌肉产生较大强度收缩,重复一定次数或维持一段时间,使肌肉产生适度疲劳。

3.一般耐力训练(有氧训练)

RA 患者由于炎症、积液、肌无力,以致 ADL 受影响,有氧能力亦减少。通常采用 50％ 最大运动能力,每次运动持续 15～60 min,每周训练 3 次以上。应根据个体情况适度安排训练。

运动治疗时应避免训练过量。训练后疼痛时间超过 2 h,训练后出现过度疲劳;患者虚弱无力现象加重;原有关节活动度减少;关节肿胀增加均为训练过度。若出现训练过度,应及时对原有训练做调整。

(三)物理治疗

急性炎症期和慢性期,在患者能够耐受的情况下可运用。

1.热疗法

热作用具有镇静、止痛作用,还能增加胶原黏弹性,减少肌痉挛,增加关节周围组织和肌肉柔韧性。

(1)透热疗法:常用的有短波、超短波、微波,其透热深度依次增加。

(2)传导热疗法:常用的有局部热敷、蜡疗等。

2.控制疼痛的理疗方法

超刺激电疗法、干扰电疗法、TENS、等幅中频电疗法等。

(四)作业疗法

ADL 的目的在于训练患者在能力范围内参加日常家庭生活、工作和娱乐活动,得以发挥出最好的功能。RA 患者 ADL 能力训练以行走、梳洗、化妆、如厕、穿脱衣、进食等动作为前提。通过训练由患者自己来完成,必要时借助自助具,对周围事物合理安排和布局来完成。

1.厨房的设施和布局

尽量减少患者在厨房内的活动。炊具、洗涤池、冰箱等集中于工作区。各种电器插座的高度应适宜。常用物件放置应方便使用,易于取拿。刀叉等适当延长或增粗把手便于掌握。门窗把手采用杠杆式。

2.日常生活的安排

电灯开关拉线、窗帘下端拉线系以大环便于手拉。电器开关采用按压式,桌凳高低能调整,椅扶手应便于抓握且与肘部同高。各种材料均需防火。

3.其他安排与设计

将高台阶改为低斜率坡道,改为镶边石。地毯铺设不可过厚,避免行走时增加阻力。房门应便于轮椅进出。浴室装扶手,备有防滑带,浴池亦须防滑。坐便位可调节高度,能自动冲洗、烘干。

4.自身照顾

备有经改造适用于患者的特殊器具,如长柄取物器、纽扣钩等。

5.步行器的选用

辅助步行的工具,用以支撑体重,保持平衡,保护关节。难以站立或无法步行者只能使用轮椅。

（五）矫形器的应用

RA 患者除了合理的运用运动疗法外，还应采用矫形器，通过力的作用防止畸形。矫形器具有稳定的支持、助动、矫正、保护等功能。夹板功能与矫形器功能相似，目的在于减少炎症，使肢体处于最佳功能位，保持术后关节的稳定，对紧张肌腱和韧带进行牵伸并增加其功能。RA 患者以手、足畸形为多见，常用矫形器有制动夹板、功能性腕夹板等。

（六）心理疗法

可根据条件选择一般心理疗法、行为疗法、集体心理疗法。

（七）手术治疗

部分患者的病变和残疾，经保守治疗仍无法解决，从而难以独立生活，需要手术治疗。手术的介入在于保持关节良好的组合，减少病变滑膜组织，控制疼痛，稳定关节，改善功能。常用的手术有软组织松解术、滑膜切除、截骨、软组织重建和关节成形术等。

（八）传统康复

RA 属于中医"痹症"范畴，以祛风通络、散寒止痛、除湿蠲痹为治疗原则。同时辅以针灸、推拿等方法，以舒筋活血、调整气血、平衡阴阳，应根据临床症状加以选用。

（苏道静）

第六节　骨关节炎的康复治疗

一、概述

（一）定义

骨关节炎是一种常见的慢性关节疾病。其主要病变是关节软骨的退行性变和继发性骨质增生。多见于中老年人，女性多于男性。好发于负重较大的膝关节、髋关节、脊柱及手指关节等部位。该病亦称为骨关节病、退行性关节炎、增生性关节炎、老年关节炎和肥大性关节炎等。

（二）病因和发病机制

原发性骨关节炎的发病原因迄今为止尚不完全清楚。它的发生发展是一种长期、慢性、渐进的病理过程，涉及全身及局部许多因素，可能是综合原因所致，诸如有软骨营养、代谢异常；生物力学方面的应力平衡失调；生物化学的改变；酶对软骨基质的异常降解作用；累积性微小创伤；肥胖、关节负载增加等因素。

（三）病理和病理生理

最早期的病理变化发生在关节软骨，首先是关节软骨局部发生软化、糜烂，导致软骨下骨外露；随后继发的骨膜、关节囊及关节周围肌肉的改变使关节面上的生物应力平衡失调，有的部位承受应力过大，有的部位较小，形成恶性循环，病变不断加重。

1.关节软骨

正常关节软骨呈淡蓝白色、透明，表面光滑，有弹性，边缘规整。在关节炎的早期，软骨变为淡黄色，失去光泽，继而软骨表面粗糙，局部发生软化，失去弹性。在关节活动时发生磨损，软骨可碎裂、剥脱，软骨下骨质外露。

2.软骨下骨

软骨磨损最大的中央部位骨质密度增加,骨小梁增粗,呈象牙质改变。外围部位承受应力较小,软骨下骨质发生萎缩,出现囊性改变。由于骨小梁的破坏吸收,使囊腔扩大,周围发生成骨反应而形成硬化壁。在软骨的边缘或肌腱附着处,因血管增生,通过软骨内化骨,形成骨赘。

3.滑膜

滑膜的病理改变有两种类型,如下。

(1)增殖型滑膜炎:大量的滑膜增殖、水肿,关节液增多,呈葡萄串珠样改变。

(2)纤维型滑膜炎:关节液量少,葡萄串珠样改变大部分消失,被纤维组织所形成的条索状物代替。滑膜的改变不是原发病变,剥脱的软骨片及骨质增生刺激滑膜引起炎症,促进滑膜渗出。

4.关节囊与周围肌肉

关节囊可发生纤维变性和增厚,限制关节的活动。周围肌肉因疼痛产生保护性痉挛,关节活动进一步受到限制,可发生畸形(屈曲畸形和脱位)。

(四)临床表现

1.关节疼痛

关节疼痛为首发症状,也是多数患者就诊的主要原因。通常只局限在受累关节内,下肢髋、膝关节骨关节炎可致大腿有痛感。疼痛可因关节负重或活动较多而加剧。

2.关节僵硬

部分患者于早晨起床时感觉受累关节轻度僵硬;长期处于静止状态的受累关节开始活动时也会出现僵硬感,启动困难。骨关节炎的关节僵硬在活动开始后 15～30 min 内消失。

3.关节肿胀

当骨关节炎合并有急性滑膜炎发作会出现关节肿胀。

4.关节变形

关节变形见于病程较长、关节损害较严重的患者。由于长时间的关节活动受限、关节囊挛缩、关节周围肌肉痉挛而出现畸形。

5.肌肉萎缩

肌肉萎缩见于支撑关节的肌肉,由于长期关节活动受限出现失用性萎缩。

6.关节弹响

关节弹响见于病程较长的患者,由于关节面受损后变得粗糙,甚至关节面破裂、增生的骨赘破碎在关节腔内形成游离体,以及包绕关节维持关节稳定的韧带变得松弛,故在关节活动时出现弹响。

二、康复问题

本病临床主要功能障碍/康复问题表现为以下 4 个方面。

(一)功能障碍

1.感觉功能障碍

感觉功能障碍表现为罹患关节疼痛。

2.运动功能障碍

运动功能障碍表现为罹患关节发僵、活动受限、肌力下降。

3.平衡功能障碍

髋、膝、踝及手 OA 患者还常常表现有平衡协调功能障碍。

4.心理功能障碍

心理功能障碍主要表现为焦虑情绪。

（二）结构异常

结构异常主要表现为关节间隙变窄、软骨下骨硬化和/或囊性变、关节边缘增生和骨赘形成、关节变形或关节积液或关节内游离体。

（三）活动受限

（1）基础性日常生活能力受限。

（2）工具性日常生活能力受限。

（四）参与受限

（1）职业受限。

（2）社会交往受限。

（3）休闲娱乐受限：下肢、脊柱 OA 患者常常影响其涉及下肢的休闲娱乐如球类，上肢 OA 常常影响涉及上肢的休闲娱乐如搓麻将、太极拳。

（4）生存质量下降：OA 患者因为疼痛、功能障碍及活动参与受限常常导致其生存质量下降。

三、康复评定

（一）功能评定

1.感觉功能评定

疼痛是骨关节炎患者就诊的主要临床症状，所以必须对疼痛进行评定，一般采用视觉模拟评分法。

2.运动功能评定

OA 患者的疼痛和炎症通常影响罹患关节活动度及肌力，因此，应当对受累关节的活动度、肌力进行评定。

3.平衡功能评定

髋、膝、踝及脊椎 OA 患者的疼痛常常影响生物力线及负荷平衡，部分关节畸形患者由于异常步态同样影响其生物力线及负荷平衡，髋、膝、踝 OA 患者的本体感觉障碍常常影响其平衡功能，而平衡功能障碍又可能成为关节损伤、加重 OA 病理改变，甚至导致患者跌倒的原因。所以，对这类患者进行平衡功能评定非常重要。

4.步态分析

髋、膝、踝 OA 患者常常有步态异常，因此，有条件者还应该进行步态分析。

5.心理功能评定

由于 OA 患者反复发作关节疼痛、活动受限，常常导致患者出现焦虑、抑郁情绪，严重者发展为抑郁症等心理疾病。

（二）结构评定

OA 患者不仅要采用视诊和量诊检查评定其病变关节外，而且由于其关节间隙常常变窄、关节边缘骨质增生、软骨下骨硬化、关节积液或者滑膜病变，所以要根据病情选择 X 线、CT、MRI、骨密度或者超声检查等不同方法检查病变关节的结构异常的具体情况。

（三）活动评定

主要评定患者的日常生活活动情况。针对下肢 OA 患者，国外研究（包括美国、巴西、日本等）及中华医学会骨科学分会均以活动评定为重点，推荐应用西部安大略省和麦克马斯特大学 OA 指数（WOMAC）进行评定。WOMAC 评分量表总共有 24 个项目，其中疼痛的部分有 5 个项目、僵硬的部分有 2 个项目、关节功能的部分有 17 个项目，从疼痛、僵硬和关节功能三大方面来评估髋膝关节的结构和功能。

国内对 OA 活动能力评定所使用的测试还有站立行走测试、Lysholm 膝关节评分标准等。

（四）参与评定

OA 结构异常、功能障碍及活动受限可影响其职业、社会交往及休闲娱乐，因而必然降低患者生活质量。因此有必要根据患者情况对患者进行社会参与能力评定，如职业评定、生存质量评定。主要评定近 1～3 个月的社会生活现状、工作、学习能力、社会交往及休闲娱乐。

四、康复治疗

骨关节炎时，随着年龄的增长，结缔组织退变老化，一般来说病理学改变不可逆转，但适当的治疗可达到阻断恶性循环，缓解或解除症状的效果。

活动期应局部制动，给予非甾体镇痛抗炎药，可抑制环氧化酶和前列腺素的合成，对抗炎症反应，缓解关节水肿和疼痛。可选用布洛芬每次 200～400 mg，1 日 3 次；或氨糖美辛每次 200 mg，1 日 3 次；尼美舒利每次 100 mg，1 日 2 次，连续 4～6 周。

静止期则应增加活动范围，增强关节稳定性，延缓病变发展，进而提高 ADL 能力，改善生活质量。

（一）调整和改变生活方式

控制体重、减少活动量，这是支持和保护病变关节的重要措施，它的目的是减轻病变关节的负荷，减轻或避免病变关节进一步劳损。超重引起膝、踝关节负荷加大，关节受损危险增加。

（二）保护关节

避免有害的动作，在文体活动中注意预防肩、膝、踝等关节的损伤，以免日后增加这些关节患骨关节炎的危险。尤其注意大的损伤。预防职业性关节慢性劳损。

（三）运动疗法

运动疗法包括肌肉力量练习、提高耐力的训练、本体感觉和平衡训练。有报道称膝关节 OA 患者的肌肉力量、耐力和速度比无膝关节 OA 者小 50％，而运动疗法可维持或改善关节活动范围，增加肌力，改善患者本体感觉和平衡，可提高关节稳定性，从而间接地减轻关节负荷，改善患者运动能力。

1.休息和运动

休息可以减少炎症因子的释放，减轻关节炎症反应，缓解关节疼痛症状。因此，在关节疼痛严重的急性期，适当的休息是必要的。可采用 3 种休息方式，即使用夹板和支具使关节局部休息、完全卧床休息和分散在一天之中的短期休息。但是，关节较长时间固定在某一角度会导致关节僵硬、关节周围肌肉疲劳；长时间的关节制动还会导致肌肉失用性萎缩、关节囊和韧带挛缩。因此，还需要进行适度的关节活动。另外，因为制动导致的全身活动减少，也会出现各系统的功能下降和各种并发症的发生，适当的运动同样可以避免这些问题。

2.关节活动

适当的关节活动可以改善血液循环,促进局部炎症消除,维持正常关节活动范围,同时通过对关节软骨的适度挤压,促进软骨基质液和关节液的营养交换,改善关节软骨的营养和代谢。关节活动包括以下方法。

(1)关节被动活动:可以采用手法关节被动活动和使用器械的连续被动活动。活动时要嘱患者放松肌肉,以防止因肌肉痉挛性保护导致疼痛。

(2)关节功能牵引:主要目的是逐渐缓慢地牵伸关节内粘连和挛缩的关节囊及韧带组织。可使用支架或牵引器将关节固定在不引起疼痛的角度,在远端肢体施以牵引力。牵引时应注意保护,以防出现压疮,牵引力量控制在不引起明显疼痛的范围内,以免引起反射性肌痉挛,反而加重症状。

(3)关节助力运动和不负重的主动运动:在不引起明显疼痛的关节活动范围内进行主动活动,活动时应避免重力的应力负荷,如采用坐位或卧位行下肢活动等。如果患者力量较弱无法完成,可以予以助力。

3.肌力和肌耐力练习

肌力练习的目的是增强肌力,防止失用性肌萎缩,增强关节稳定性,从而控制症状、保护关节。进行肌力练习的同时还应加强肌耐力练习,以维持肌肉持久做功的能力。OA患者的肌力和肌耐力练习主要以静力性练习为主。在不引起关节疼痛的角度做肌肉的等长收缩,一般认为最大收缩持续 6 s 可以较好地增强肌力,而持续较长时间的较小幅度的收缩更有利于增强肌耐力。因为在不同角度下做功的肌肉可能是不同的,而同一肌群在不同角度下收缩力量也不一样,因此应在不引起关节疼痛的范围内从各个角度进行静力性肌力训练。动力性肌力训练和等速肌力练习因为伴有关节活动,会增加关节负荷,一般不适用于 OA 患者。另外,肌力练习还要注意关节的稳定性。因为关节的稳定性是靠原动肌和拮抗肌共同维持,所以应该同时进行原动肌和拮抗肌的肌力练习,以防肌力的不平衡导致关节的不稳定。如在膝关节 OA 患者,不但要进行股四头肌肌力训练,同时应该注重腘绳肌肌力训练,才可以更好地维持膝关节的稳定性。

(四)关节腔注射

1.关节腔内注射玻璃酸钠

患者膝关节腔滑液中的玻璃酸浓度低,分子量低,直接导致了患者膝关节易受到损伤,玻璃酸钠能够与患者的滑液发挥同样的润滑作用,所以在患者关节腔内注射玻璃酸钠能够缓解患者疼痛症状,减轻患者病情,提升患者机体功能的恢复效率。

对中老年膝关节骨性关节炎患者,可采用关节腔内注射玻璃酸钠的方式进行治疗。其具体方案如下:取患者的仰卧位,让患者弯曲自身的膝关节,弯曲程度应在 90° 左右,进而对患者的膝盖进行消毒,进行手卫生消毒处理,进而手戴无菌手套,取患者的髌骨外侧或者内侧作为穿刺位置,将针头刺入患者关节腔内进行药物注射,若是患者关节腔内存在积液,首先需要将积液抽取,进而再进行玻璃酸钠的注射,在注射完成之后,帮助患者进行膝关节的活动,时间以 2 min 为宜,且需要保证玻璃酸钠能够在患者关节表面内涂抹均匀,每周对患者进行一次注射,连续注射 5 次。

2.超声引导下膝周神经脉冲射频联合关节腔注射富血小板血浆

对于膝关节骨性关节炎患者,在关节腔注射自体富血小板血浆治疗的基础上联合超声引导下膝周神经脉冲射频治疗可提高止痛效果,改善患者生活质量。

方法:关节腔注射自体富血小板血浆后,于穿刺点处置入 1 根脉冲射频套管针,在超声引导下将电压调至 0.3 V 以下与 50 Hz 频率进行感觉刺激,然后再以 2 Hz 频率进行运动刺激,当电压调至 0.4 V 时膝关节周围肌肉开始收缩;设置电压为 32 V,温度调至 42 ℃,以 2 Hz 频率对膝关节进行 120 s 治疗。

(五)物理治疗

可选择 TENS、中频电疗、针灸疗法、热疗(蜡疗、热敷、中药熏洗、红外线、局部温水浴)消炎止痛。

(1)轻症 OA 患者,可先试用物理因子治疗配合其他非药物疗法消炎止痛,无效时再使用药物。

(2)视病情需要和治疗条件,必要时可 2～3 种物理因子综合治疗。

(3)物理因子治疗只是一种辅助性对症性的(止痛消肿)治疗,常需配合其他治疗手段使用。

(4)尽量使用简便、经济、安全的物理因子治疗,能在家中自行应用治疗者更好。热疗每次不超过 30 min。

(六)矫形器或助行器

1.手杖

手杖适用于髋或膝 OA 患者步行时下肢负重引起的疼痛或肌肉无力、负重困难者,可用手杖辅助减轻患肢负重,缓解症状。

2.护膝及踝足矫形器

护膝及踝足矫形器等可保护局部关节,急性期限制关节活动,缓解疼痛。

3.轮椅

轮椅适用于髋、膝关节负重时疼痛剧烈,不能行走的患者。

(七)心理治疗

针对存在的抑郁焦虑进行心理辅导、卫生教育,心理状况改善有助于预防和减轻疼痛。

(八)手术治疗

手术治疗主要用于髋、膝 OA 患者,目前多采用关节镜手术,其次可选择保膝手术,最后采用人工关节置换术。可根据适应证,采用截骨手术或采用关节镜手术行关节清理。

(九)传统疗法

推拿能够促进局部毛细血管扩张,使血管通透性增加,血液和淋巴循环速度加快,从而改善病损关节的血液循环,减轻炎症反应,改善症状。应用推、拿、揉、捏等手法和被动活动,可以防止骨、关节、肌肉、肌腱、韧带等组织发生萎缩,松解粘连,防止关节挛缩、僵硬,改善关节活动度。对于 OA 患者出现的关节脱位和畸形,推拿可使骨、关节、肌肉、肌腱、韧带等组织恢复到尽可能好的解剖位置和较好的功能。这些方法十分符合力学的作用机制。推拿和按摩还能通过神经反射效应引起全身血流动力学改变。

五、预防保健

(1)应尽量减少关节的负重和大幅度活动,以延缓病变的进程。

(2)肥胖的人,应减轻体重,减少关节的负荷。

(3)下肢关节有病变时,可用拐杖或手杖,以减轻关节负担。

(4)发作期应遵医嘱服用消炎镇痛药,尽量饭后服用。关节局部可用湿热敷。

(5)病变的关节应用护套保护。

(6)注意天气变化,避免潮湿受冷。

（苏道静）

第七节 骨质疏松症的康复治疗

一、概述

骨质疏松症是一类伴随增龄衰老或医学原因引起的,以骨量丢失、骨组织显微结构破坏为病理改变,以骨强度下降、骨脆性增加、骨折危险频度增大为特征,以骨痛、易于发生骨折为主要临床表现的全身性骨代谢疾病。骨强度包括骨密度和骨质量。影响骨质量的因素主要有骨的有机质、骨矿化程度、骨微结构和骨的转换率。骨折是骨质疏松症最严重的后果。

(一)分类

骨质疏松症主要分为原发性骨质疏松症和继发性骨质疏松症两大类。

1.原发性骨质疏松症

原发性骨质疏松症分为绝经后骨质疏松症(Ⅰ型)、老年性骨质疏松症(Ⅱ型)和特发性骨质疏松症3类,占骨质疏松症发病总数的85%～90%。

(1)绝经后骨质疏松症(Ⅰ型):是指自然绝经后发生的骨质疏松症,一般发生在绝经后5～10年。

(2)老年性骨质疏松症(Ⅱ型):是单纯伴随增龄衰老发生的骨质疏松症。

(3)特发性骨质疏松症:包括青少年和成年特发性骨质疏松症,是一种全身骨代谢疾病,很轻微损伤即可引起骨折,进入青春期后病程发展逐渐停止,确切病因尚不清楚,本病临床上罕见,可能与基因缺陷和遗传因素有关。

2.继发性骨质疏松症

继发性骨质疏松症主要由疾病等医学原因和不良嗜好所致,占骨质疏松症发病总数的10%～15%。

(二)危险因素

危险因素有种族、性别、年龄、女性绝经年龄、体型、体重、家族史、骨密度峰值和个人不良生活习惯(营养、酗酒、吸烟、运动)等。

(三)发病率

我国原发性骨质疏松症的人数约占总人口的6.97%。由于人们生活水平的提高和保健事业的发展,平均预期寿命已由1945年的35岁增长到70岁,随着老年人的增多,骨质疏松症人数急剧增加。预计在我国2050年将达2.5亿,其中25%～70%的患有骨质疏松症。

(四)诊断

临床诊断主要根据有无骨痛、身高变矮、骨折等临床表现,结合年龄、绝经与否、病史、骨质疏松家族史、X线片和骨密度测定等进行诊断。双能X线因其精确度较高、重复性好被认为是目前骨质疏松症诊断的金标准。

二、主要功能障碍及临床表现

(一)骨痛

原发性骨质疏松症常以骨痛为主要临床表现,其中女性患者骨痛的发生率最高,占 80%,男性占 20%。骨痛的发生可在不同部位,可有不同程度,以腰背疼痛最常见,占 67%,腰背伴四肢酸痛占 9%,伴双下肢麻木感占 4%,伴四肢麻木、屈伸腰背时肋间神经痛、无力者占 10%。疼痛性质多呈冷痛、酸痛、持续性疼痛,有突发性加剧,部分患者可出现腓肠肌阵发性痉挛,俗称"小腿抽筋"。男性患者部分骨痛不明显,常表现为全身乏力,双下肢行走时疲乏,体力下降,精力不足等。若腰背突发锐痛,脊柱后凸,躯干活动受限,不能站立,不能翻身、侧转,局部叩击痛,多为椎体压缩性骨折引起的骨痛。

(二)驼背

驼背多发生于胸椎下段。表现为身高缩短,背曲加重。脊柱椎体结构的 95% 由松质骨组成,因骨量丢失、骨小梁萎缩,使椎体疏松即脆弱,负重或体重本身的压力使椎体受压变扁,致胸椎后突畸形。

(三)骨折

因骨质疏松,骨脆性增加而致椎体压缩性骨折。股骨颈骨折及少数桡骨远端及肱骨近端骨折,常在扭转身体、肢体活动时致自发性、倒地性轻伤性骨折。椎体压缩性骨折最常见,多发生于 $T_1 \sim L_1$。表现为突然腰背锐痛、脊柱后突、不能翻身、局部叩击痛。常见有楔形、平行压缩、鱼椎样变 3 种类型骨折。股骨颈骨折表现为腹股沟中点附近压痛,纵轴叩痛;股骨转子间骨折在大转子处压痛,病变下肢呈内收或外旋畸形,不能站立和行走。

(四)负重能力下降

骨质疏松症患者的负重能力降低,甚至不能负担自己的体重。

(五)腰背部活动障碍

腰背部活动障碍主要表现为腰椎屈、伸、侧屈、旋转障碍和腰背肌肌力下降。

(六)日常功能障碍

日常功能障碍主要表现为坐、站、行走和个人护理等功能障碍。髋部骨折的患者中有 1/4 需要长期卧床,其日常功能活动受到严重影响。

三、康复评定

(一)生化指标检测

(1)骨矿代谢指标:主要检测血清钙、磷。原发性骨质疏松症的血清钙、磷一般在正常范围内。

(2)骨形成指标:骨碱性磷酸酶、骨钙素与 I 型胶原羧基末端肽。

(3)骨吸收指标:主要检测抗酒石酸酸性磷酸酶、尿羟脯氨酸。但尿羟脯氨酸检测受诸多因素影响,其敏感性和特异性较低。近年来,把尿中吡啶啉和脱氧吡啶啉作为骨吸收的敏感和特异性生化标志物,有条件者可检测。

(4)钙调节激素:活性维生素 D、甲状旁腺激素、降钙素等。

原发性骨质疏松症 I 型表现为骨形成和骨吸收指标均有增高,即高转换型;II 型骨形成和骨吸收生化指标多在正常范围内或降低,属低转换型,甲状旁腺激素水平升高。

（二）X 线评定

常根据骨皮质厚度、骨小梁粗细数量、骨髓腔横径与骨皮质厚度比及骨髓腔与周围软组织之间的密度差来初步判断有无骨质疏松症、骨质疏松性骨折的类型与程度及排除其他疾病。但 X 线估计骨密度的误差达 30%～50%。

（三）双能 X 线吸收法

双能 X 线吸收法是目前诊断骨质疏松症的金标准，能明确诊断轻、中、重度骨质疏松。双能 X 线吸收法可以测量全身任意部位的骨密度和脂肪组织的百分比，测量的速度快、精度高、空间分辨率高、散射线少。国际上对骨质疏松症的诊断、抗骨质疏松疗效的观察、不同生理和病理状况的比较、动物钙磷代谢的研究、抗骨质疏松新药的研究都要求用双能 X 线吸收法或定量 CT 法观察。

（四）平衡功能评定方法

评定方法包括仪器评定与非仪器评定，内容包括对平衡的功能、能力及心理状况做全面的评定。通过平衡评定预测被试者跌倒的风险及其程度是骨质疏松症患者功能评定的重要方面。

（五）日常生活能力评定

骨质疏松症会对患者的日常活动和生活质量带来严重影响，常用的量表除了巴塞尔指数外，还有 Oswestry 功能障碍指数等。

四、康复治疗

（一）康复治疗的目标

1.近期目标

缓解疼痛，增强肌力，增强平衡功能，降低跌倒风险。

2.远期目标

提高骨密度或延缓骨密度下降趋势，降低骨折风险，提高患者日常生活能力，提高患者生活质量。

（二）康复治疗的方法

1.药物治疗

骨质疏松的药物治疗主要包含 3 个部分，即钙补充剂、维生素 D 制剂及影响骨代谢药物。其中影响骨代谢药物又分为骨吸收抑制剂和骨形成促进剂。骨吸收抑制剂包括了双膦酸盐、降钙素、选择性雌激素受体调节剂及雌激素；而骨形成促进剂则为甲状旁腺激素。临床上，3 种药物联用可有效增强骨密度，延缓骨密度下降趋势，降低骨折风险。其中降钙素还具有缓解疼痛的作用。

2.物理因子治疗

物理因子治疗是治疗骨质疏松症的重要方法之一，对骨质疏松症有着良好的防治效果。物理因子治疗可以增加骨密度、缓解疼痛、维护骨骼结构、促进骨折愈合。临床上用于骨质疏松症的物理因子包括紫外线治疗、脉冲电磁场治疗、直流电钙离子导入治疗等。

3.运动治疗

运动治疗是骨质疏松症康复治疗的重要组成部分。它包含了肌力训练、有氧运动训练、平衡协调功能训练 3 个内容。肌力训练能够防治骨质疏松引起的失用性肌萎缩，改善因年龄增长所致的肌力下降，并且对于骨质疏松所致的畸形也有着较好的防治效果。有氧运动训练可以提高机体新陈代谢能力,尤其适用于伴有各种心脑血管疾病的骨质疏松患者。而平衡协调功能训练则可以显著降低跌倒的发生率,从而减少骨折的发生可能。

4.作业治疗

作业治疗的目的是使得患者能够恢复日常生活能力、工作能力及娱乐能力。这主要包括了日常生活能力的训练、职业能力恢复性训练等。此外日常起居环境的改进也是作业治疗的重要内容。例如,沙发不能过软,要有坚固的扶手,床不宜过高、过窄,最好装有护栏。而日常起居活动区域也不宜堆放过多的物品,地面要平整,具有良好的防滑功能,并且照明条件要好,光线充足等。

5.康复辅具

骨质疏松症患者常伴有椎体骨折、疼痛,使用矫形器能有效地控制脊柱畸形的发生,并能起到缓解疼痛的作用。而各种拐杖、助行器也能用于平衡功能较差的骨质疏松症患者及长期卧床肌力差的骨质疏松症患者,防止其摔倒。

6.日常生活方式调整

日常生活方式的调整对骨质疏松症患者的康复来说具有至关重要的作用。它包括了体重的调整、饮食结构的调整、日常习惯的调整及日常起居的调整。体重的调整指的是不能盲目减肥,因为体重偏大者的骨密度要高于瘦小者的骨密度。而饮食结构方面则避免食用过多的膳食纤维,对含钠多的食物如酱油、咸鱼、咸肉等尽量少吃,多食用牛奶、鱼虾、牛羊肉、豆类(含豆制品)及干果等含钙较高的食物。日常习惯方面需要戒烟酒,减少喝咖啡、浓茶及碳酸饮料。而日常起居方面则需要患者多增加户外活动,增加与阳光的接触。

五、康复教育

主要进行防跌倒宣传教育与训练,要求患者戒除不良嗜好、坚持均衡饮食、多进行户外活动和家庭自我运动训练,特别是静力性体位训练和步行锻炼。

(1)坚持多进行户外活动,多晒太阳。

(2)戒除不良嗜好,如偏食、酗酒、嗜烟及长期饮用咖啡因饮料;坚持每天食用新鲜蔬菜、水果。

(3)进行家庭自我运动训练。在医师的指导下,在家中长期坚持进行肌力、肌耐力、关节活动度和平衡功能训练,以提高运动的反应能力和对环境的适应能力,有效防止跌倒。

(4)改造环境。尽量改造和去除家庭及周边环境中的障碍,以减少跌倒的机会;采取切实有效的防跌倒措施,如穿戴髋保护器。

(5)进行步行锻炼,以每天步行大于 5 000 步、小于 10 000 步为宜,能防治下肢及脊柱的骨质疏松。适合老年骨质疏松症患者。

(6)进行静力性体位训练:坐或立位时应伸直腰背,收缩腹肌、臀肌,增加腹压,吸气时扩胸伸背,接着收颏和向前压肩,或坐直背靠椅;卧位时应平仰,低枕,尽量使背部伸直,坚持睡硬板床,对所有骨质疏松症患者无论其有无骨折都应进行本项训练,使其习惯本训练所要求的姿势,以防骨折、驼背的发生。

(7)治疗的初期应用双腋拐帮助行走,逐渐改为手杖,然后改为不用杖。老年人如不训练,则神经、肌肉的应急能力差,稍步态不稳,易于跌倒引起骨折,所以应帮助老人及骨质疏松症患者进行神经肌肉系统的训练,增加灵活性和应急能力。

(苏道静)

参 考 文 献

[1] 刘建宇,李明.骨科疾病诊疗与康复[M].北京:科学出版社,2021.

[2] 张建.新编骨科疾病手术学[M].开封:河南大学出版社,2021.

[3] 邹天南.临床骨科诊疗进展[M].天津:天津科学技术出版社,2020.

[4] 王文革.现代骨科诊疗学[M].济南:山东大学出版社,2021.

[5] 刘洪亮.现代骨科诊疗学[M].长春:吉林科学技术出版社,2020.

[6] 孟涛.临床骨科诊疗学[M].天津:天津科学技术出版社,2020.

[7] 程斌.现代创伤骨科临床诊疗学[M].北京:金盾出版社,2020.

[8] 王振兴.骨科临床常见疾病诊断与手术[M].哈尔滨:黑龙江科学技术出版社,2021.

[9] 张宝峰.骨科常见疾病治疗与康复手册[M].北京:中国纺织出版社,2021.

[10] 孙磊.实用创伤骨科诊疗进展[M].长春:吉林科学技术出版社,2020.

[11] 闫文千.实用临床骨科诊疗学[M].天津:天津科学技术出版社,2020.

[12] 张应鹏.现代骨科诊疗与运动康复[M].长春:吉林科学技术出版社,2020.

[13] 侯斌.骨科基础诊疗精要[M].长春:吉林科学技术出版社,2020.

[14] 张鹏军.骨科疾病诊疗实践[M].北京:科学技术文献出版社,2020.

[15] 王建航.实用创伤骨科基础与临床诊疗[M].天津:天津科技翻译出版有限公司,2020.

[16] 何耀华,王蕾.实用肩关节镜手术技巧[M].北京:科学出版社,2021.

[17] 王磊升.骨科疾病临床诊疗技术与康复[M].长春:吉林科学技术出版社,2020.

[18] 葛磊.临床骨科疾病诊疗[M].北京:科学技术文献出版社,2020.

[19] 户红卿.骨科疾病临床诊疗学[M].昆明:云南科技出版社,2020.

[20] 王勇.临床骨科疾病诊疗研究[M].长春:吉林科学技术出版社,2020.

[21] 付维力.骨科的生物治疗[M].北京:北京大学医学出版社,2021.

[22] 田华,李危石.北医三院骨科晨读荟萃[M].北京:北京大学医学出版社,2021.

[23] 管人平.骨科常见病诊疗手册[M].天津:天津科学技术出版社,2020.

[24] 朱定川.实用临床骨科疾病诊疗学[M].沈阳:沈阳出版社,2020.

[25] 王作伟,菅凤增.神经脊柱外科手册[M].北京:科学出版社,2021.

[26] 陈世杰.脊柱外科与骨科疾病诊疗指南[M].昆明:云南科技出版社,2020.

［27］徐永胜.半月板损伤诊疗与康复［M］.赤峰:内蒙古科学技术出版社,2020.

［28］仝允辉.临床骨科疾病诊断与实践应用［M］.南昌:江西科学技术出版社,2020.

［29］杨庆渤.现代骨科基础与临床［M］.北京:科学技术文献出版社,2020.

［30］张钦明.临床骨科诊治实践［M］.沈阳:沈阳出版社,2020.

［31］程省.实用临床骨科诊断与治疗学［M］.长春:吉林科学技术出版社,2020.

［32］王海军.临床骨科诊治基础与技巧［M］.天津:天津科学技术出版社,2020.

［33］谢显彪.骨科疾病诊治精要与微创技术［M］.北京:科学技术文献出版社,2020.

［34］苟永胜,丁柯元,许圣茜,等.双枚克氏针与双固定螺钉治疗末节指骨基底部撕脱性骨折的
比较［J］.中国组织工程研究,2022,26(18):2849-2853.

［35］刘荣灿,常峰.单侧双通道内镜技术在腰椎退行性疾病治疗中的应用进展［J］.山东医药,
2022,62(3):107-112.

［36］刘泽民,吕欣.髓内钉在四肢长管状骨骨折治疗中的应用:扩髓与不扩髓［J］.中国组织工程
研究,2022,26(3):481-488.

［37］林增平,钟继平,章宏杰.经皮微创接骨板固定术外侧切口在老年肱骨近端骨折中的应用
［J］.骨科临床与研究杂志,2022,7(1):41-43,47.

［38］唐兆鹏,李玉吉,吴锦秋,等.关节镜下 Endo-Button 钛板结合高强线 SMC 结治疗后交叉韧
带撕脱骨折［J］.实用骨科杂志,2022,28(1):83-85,95.

［39］华伟伟,刘数敬,王波.一期前、后交叉韧带及后外侧复合体重建联合内侧副韧带修复治疗
KD-Ⅳ型膝关节脱位的近期疗效［J］.中国修复重建外科杂志,2022,36(1):10-17.